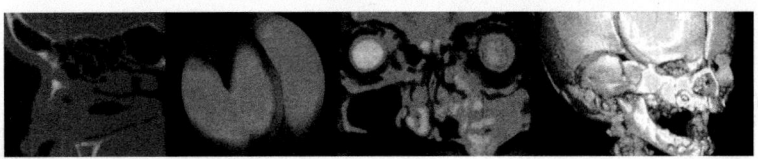

ATLAS DE IMAGEM DOS
SEIOS PARANASAIS

ATLAS DE IMAGEM DOS SEIOS PARANASAIS

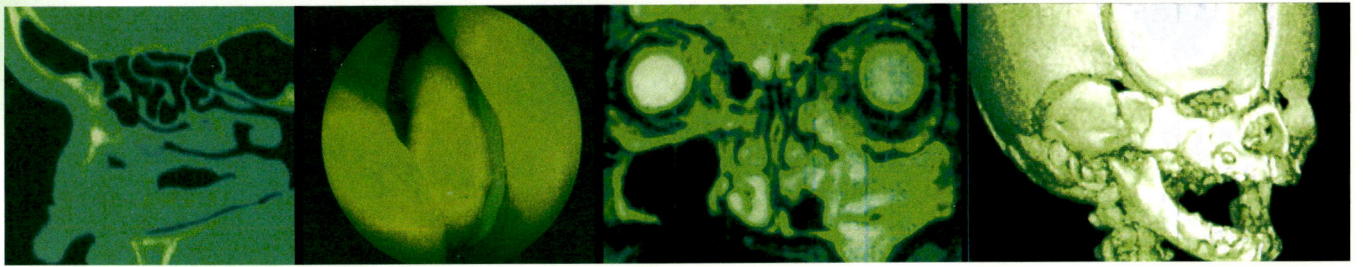

LALITHA SHANKAR
University of Toronto
Toronto, Canada

KATE EVANS
Ear, Nose and Throat Department
Gloucestershire Royal Hospital
Gloucester, UK

THOMAS R. MAROTTA
St. Michael's Hospital
University of Toronto
Toronto, Canada

MICHAEL HAWKE
University of Toronto
Toronto, Canada

EUGENE YU
University of Toronto
University Health Network
Toronto, Canada

HEINZ STAMMBERGER
University ENT Clinic
Graz, Austria

Revisão Técnica
ALDO CASSOL STAMM
Mestrado em Otorrinolaringologia e Doutorado em Medicina pela
Universidade Federal de São Paulo
Chefe do Centro de Otorrinolaringologia de São Paulo
Hospital Professor Edmundo Vasconcelos – São Paulo, SP

2ª EDIÇÃO

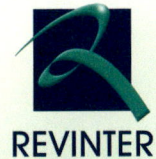

REVINTER

Atlas de Imagem dos Seios Paranasais, Segunda Edição
Copyright © 2007 by Livraria e Editora Revinter Ltda.

ISBN 978-85-372-0106-0

Todos os direitos reservados.
É expressamente proibida a reprodução
deste livro, no seu todo ou em parte,
por quaisquer meios, sem o consentimento
por escrito da Editora.

Tradução:
NELSON GOMES DE OLIVEIRA
Médico, RJ

Revisão Técnica:
ALDO CASSOL STAMM
Mestrado em Otorrinolaringologia e Doutorado em Medicina pela
Universidade Federal de São Paulo
Chefe do Centro de Otorrinolaringologia de São Paulo
Hospital Professor Edmundo Vasconcelos – São Paulo, SP

RONALDO AMÉRICO DOS REIS
Residente do 3º Ano do Centro de Otorrinolaringologia de São Paulo
Hospital Professor Edmundo Vasconcelos – São Paulo, SP

DIEGO RODRIGO HERMANN
Residente do 2º Ano do Centro de Otorrinolaringologia de São Paulo
Hospital Professor Edmundo Vasconcelos – São Paulo, SP

JOÃO FLÁVIO NOGUEIRA JUNIOR
Residente do 1º Ano do Centro de Otorrinolaringologia de São Paulo
Hospital Professor Edmundo Vasconcelos – São Paulo, SP

Nota: A medicina é uma ciência em constante evolução. À medida que novas pesquisas e experiências ampliam os nossos conhecimentos, são necessárias mudanças no tratamento clínico e medicamentoso. Os autores e o editor fizeram verificações junto a fontes que se acredita sejam confiáveis, em seus esforços para proporcionar informações acuradas e, em geral, de acordo com os padrões aceitos no momento da publicação. No entanto, em vista da possibilidade de erro humano ou mudanças nas ciências médicas, nem os autores e o editor nem qualquer outra parte envolvida na preparação ou publicação deste livro garantem que as instruções aqui contidas são, em todos os aspectos, precisas ou completas, e rejeitam toda a responsabilidade por qualquer erro ou omissão ou pelos resultados obtidos com o uso das prescrições aqui expressas. Incentivamos os leitores a confirmar as nossas indicações com outras fontes. Por exemplo e em particular, recomendamos que verifiquem as bulas em cada medicamento que planejam administrar para terem a certeza de que as informações contidas nesta obra são precisas e de que não tenham sido feitas mudanças na dose recomendada ou nas contra-indicações à administração. Esta recomendação é de particular importância em conjunto com medicações novas ou usadas com pouca freqüência.

Título original:
An Atlas of Imaging of the Paranasal Sinuses, Second Edition
Copyright © 2006 by Informa Healthcare, an imprint of Informa UK Ltd

Livraria e Editora REVINTER Ltda.
Rua do Matoso, 170 – Tijuca
20270-135 – Rio de Janeiro – RJ
Tel.: (21) 2563-9700 – Fax: (21) 2563-9701
livraria@revinter.com.br – www.revinter.com.br

Agradecimentos

Este livro é dedicado aos nossos esposos e filhos, que, por livre iniciativa, nos apoiaram neste projeto — alguns ajudando a realizá-lo, outros ficando fora do caminho! Radiologia é pura observação.

*"Esta observação é mais do que ver;
é conhecer o que você vê e compreender o seu significado." (Anônimo)*

Dedicamos, também, este livro a todos os nossos mestres.

COLABORADORES DA SEGUNDA EDIÇÃO:

Capítulo 1: K. Evans, L. Shankar, H. Stammberger
Capítulo 2: K. Evans, L. Shankar, M. Hawke, S. Shankar, H. Stammberger
Capítulo 3: K. Evans, L. Shankar, M. Hawke, S. Shankar, H. Stammberger
Capítulo 4: E. Yu, L. Shankar, T. Marotta
Capítulo 5: K. Evans, L. Shankar, M. Hawke
Capítulo 6: L. Shankar, K. Evans, M. Hawke
Capítulo 7: K. Evans, L. Shankar, M. Hawke, E. Yu
Capítulo 8: L. Shankar, K. Evans, M. Hawke, T. Marotta
Capítulo 9: E. Yu, T. Marotta, L. Shankar, K. Evans
Capítulo 10: K. Evans, L. Shankar, M. Hawke, E. Yu, T. Marotta
Capítulo 11: H. Parwar, M. Schroff
Capítulo 12: E. E. Kassel

Imagens: W. Kucharczyk, H. M. Schuttevaer, R. Wilinsky, C. Hunter, W. Hodge
Diagramas: S. Shankar – recesso frontal, lâmina cribriforme, complexo ostiomeatal, artérias do seio

Prefácio

Esta Segunda Edição do *Atlas de Imagem dos Seios Paranasais* procura oferecer uma visão abrangente das modalidades de diagnóstico por imagem, que, atualmente, são consideradas o padrão-ouro no tratamento das doenças dos seios paranasais. Juntas, a tomografia computadorizada (TC) e a ressonância magnética (RM) revolucionaram o diagnóstico das doenças dos seios paranasais. A capacidade de reformatar imagens em qualquer plano e em três dimensões acrescentou um valor enorme ao diagnóstico, estadiamento e planejamento da ressecção ou reconstrução cirúrgicas. Este Atlas visa aumentar a compreensão dos radiologistas e otorrinolaringologistas a respeito da complexa anatomia dos seios paranasais quando normais e quando afetados por variação anatômica, cirurgia ou doença.

Lalitha Shankar

Kate Evans

Michael Hawke

Heinz Stammberger

Thomas R. Marotta

Eugene Yu

Colaboradores

Kate Evans MB FRCS
Ear, Nose and Throat Department
Gloucestershire Royal Hospital
Gloucester, UK

Michael Hawke MD FRCS(C)
University of Toronto
Toronto, Canada

William Hodge
North Bay General Hospital
North Bay, Ontario
Canada

Cameron Hunter
North Bay General Hospital
North Bay, Ontario
Canada

Edward Kassel MD
Mount Sinai Hospital
University of Toronto
Toronto, Canada

Walter Kucharczyk MD
Division of Applied and Interventional Research
Toronto Western Research Unit
Toronto, Canada

Thomas R. Marotta MD FRCP(C)
St. Michael's Hospital
University of Toronto
Toronto, Canada

Hemant Parwar MBBS
Hospital for Sick Children
University of Toronto
Toronto, Canada

Lalitha Shankar MD FRCP(C)
University of Toronto
Toronto, Canada

Samantha Shankar BSc
Albany Medical College
Albany, NY, USA

Manohar Schroff
Hospital for Sick Children
University of Toronto
Toronto, Canada

Herman M. Schuttevaer MD
Department of Radiology
Rijnland Hospital
Leiderdorp
The Netherlands

Heinz Stammberger MD
University ENT Clinic
Graz, Austria

Robert Wilinsky MD FRCP(C)
University of Toronto
Toronto, Canada

Eugene Yu MD FRCP(C)
University of Toronto
University Health Network
Toronto, Canada

Sumário

Capítulo 1
Introdução 1

Capítulo 2
Fisiologia Nasal 5
Secreção mucosa 5
Ventilação e drenagem 5
Fluxo sanguíneo nasal 6
RM dos seios paranasais normais 7

Capítulo 3
Anatomia Macroscópica e em Cortes da Cavidade Nasal e Seios Paranasais 9
Osso nasal, cavidade nasal e septo nasal 9
Estruturas da parede nasal lateral 14
Seios paranasais 18
Estruturas importantes relacionadas aos seios paranasais 22
Suprimento vascular da cavidade nasal e seios paranasais 23
Suprimento nervoso dos seios paranasais 24

Capítulo 4
Tomografia Computadorizada dos Seios Paranasais 25
Introdução 25
Visão geral da TC 25
TC dos seios paranasais 26
Esquema de laudo 30

Capítulo 5
Anatomia Normal dos Seios Paranasais Conforme Demonstrada por Tomografia Computadorizada e Ressonância Magnética .. 31
Nariz externo e ossos nasais 31
Septo nasal 31
Crista galli 32
Seio frontal 33
Bolha frontal 33
Recesso frontal 34
Células da *Agger Nasi* 36
Seio maxilar 37
Seio etmoidal 40
Seios etmoidais anteriores 41
Bolha etmoidal (*bulla ethmoidalis*) 42
Processo uncinado 43
Infundíbulo etmoidal 43
Hiato semilunar 44
Seio (recesso) lateral ou fundamental e lamela basal 44
Meato médio 44
Concha média 45
Concha inferior e meato inferior 45
Seios etmoidais posteriores 46
Seio esfenoidal 47
Fossa pterigopalatina 50
Ápice da órbita 51
Saco lacrimal e ducto nasolacrimal 52

Capítulo 6
Variações Anatômicas do Complexo Ostiomeatal nos Seios Paranasais 55
Células da *Agger Nasi* 56
Processo uncinado 57
Anomalias da concha média 61
Bolha etmoidal 64
Células de *Haller* 65
Desvio do septo nasal 67
Deiscência da lâmina papirácea e assoalho da órbita 69
Fóvea etmoidal e lâmina cribriforme em situação baixa 70
Deiscência da parede óssea em torno do nervo óptico 72
Deiscência da parede no sulco da artéria carótida interna 72
Variações anatômicas do seio maxilar 72
Atresia coanal 83

Capítulo 7
Características Radiológicas das Doenças Inflamatórias 85
Introdução 85
Sinusite aguda 85
Sinusite crônica 86
Características da sinusite em ressonância magnética (RM) 87
Cistos de retenção mucosos dos seios paranasais . 89
Pólipos nasais 89
Pólipos antrocoanais 95
Infecção fúngica dos seios paranasais 96
Rinite atrófica 100
Hemorragia sinusal 100

Capítulo 8
Complicações da Sinusite 109
Introdução 109
Mucocele 110
Piocele 118
Empiema 118
Osteomielite 118
Osteíte 121
Celulite facial 121
Complicações orbitárias 124
Celulite periorbitária 124
Abscesso orbitário 127
Neurite óptica 127
Oclusão da artéria central da retina 127
Complicações intracranianas 127
Granuloma de colesterol dos seios 128

Capítulo 9
Tumores e Condições Semelhantes a Tumores da Cavidade Nasossinusal 131
Tumores benignos 131
Condições semelhantes a tumores 140
Tumores malignos 145

Capítulo 10
Aspectos Pós-Operatórios dos Seios Paranasais 155
Introdução 155
Alterações pós-operatórias na TC/RM 155
Causas de falha da cirurgia sinusal 155
Turbinectomia inferior 157
Antrostomia meatal inferior 157
Procedimento de Caldwell–Luc 158
Etmoidectomia 159
Etmoidectomia transnasal 159
Etmoidectomia transantral 160
Etmoidectomia externa 160
Etmoidectomia transorbitária 160
Cirurgia sinusal endoscópica 161
Achados radiográficos após etmoidectomia 161
Trepanação do seio frontal 164
Frontoetmoidectomia externa 164
Retalho osteoplásico com obliteração do seio frontal 164
Rinotomia lateral 165
Maxilectomia 165
Esfenoidotomia 166
Complicações após cirurgia dos seios paranasais 166

Capítulo 11
Anormalidades Congênitas Mediofaciais e dos Seios Paranasais 175
Introdução 175
Embriologia mediofacial básica 175
Atresia das coanas 176
Estenose da abertura piriforme anterior .. 178
Fendas faciais 178
Obstrução congênita do ducto nasolacrimal ... 179
Estenose do ducto nasolacrimal 179
Dacriocistoceles 180
Massas nasais congênitas na linha mediana 180
Craniossinostose 187
Conclusão 192

Capítulo 12

Diagnóstico por Imagem dos Traumatismos da Face e Seios Paranasais 193

Estrutura do esqueleto facial 193
Classificação das fraturas da face 194
Padrões de lesão clínica associados às fraturas mediofaciais 195
Diagnóstico clínico e o uso de diagnóstico por imagem 195
Técnicas e objetivos do diagnóstico por imagem . 195
Tratamento das fraturas faciais 197
Fraturas mediofaciais 197
Fraturas mediofaciais centrais 197
Fraturas mediofaciais laterais. 212
Fraturas do seio frontal 214
Fraturas do seio esfenoidal 214

Bibliografia. **243**

Índice Remissivo **249**

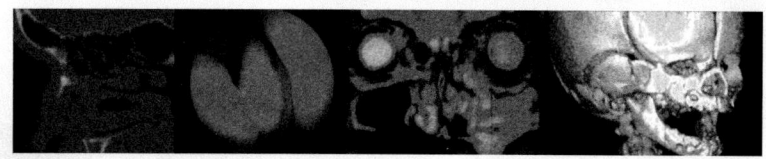

ATLAS DE IMAGEM DOS SEIOS PARANASAIS

CAPÍTULO 1

Introdução

O conceito de cirurgia sinusal endoscópica funcional foi desenvolvido por Walter Messerklinger em Graz, na Áustria, no começo dos 1970, após extensa pesquisa sobre a fisiopatologia e anatomia dos seios paranasais. Os conceitos de Messerklinger revolucionaram, aperfeiçoaram e alteraram radicalmente as técnicas usadas para o diagnóstico e tratamento dos pacientes com doenças dos seios paranasais. Os conceitos da cirurgia sinusal endoscópica funcional foram popularizados e exportados dos países de língua alemã por Heinz Stammberger em 1984 e David Kennedy em 1985.

A cirurgia sinusal endoscópica evoluiu a partir de uma combinação de técnicas de cirurgia intranasal, que se originaram no século XIX, e endoscopia da parede nasal lateral, que era inicialmente usada apenas como ferramenta diagnóstica.

A cirurgia intranasal para facilitar a drenagem de secreções purulentas foi descrita inicialmente em fins do século XIX. A antrostomia (fenestração) meatal inferior foi descrita em fins dos anos 1890, e a antrostomia meatal média foi descrita em 1886 por Mikulicz e novamente em 1899 por Siebenman. Naquela época, foi observado que as antrostomias meatais médias não se estenosavam com a mesma rapidez que as efetuadas no meato inferior; entretanto, os cirurgiões daqueles tempos pré-antibióticos foram dissuadidos pela estreita relação anatômica entre a órbita e o local da antrostomia meatal média.

Hirschmann descreveu pela primeira vez a endoscopia das cavidades nasais em 1903. Usou um instrumento que tinha sido originalmente projetado como um cistoscópio. Houve muitas tentativas subseqüentes, por uma variedade de rinologistas, de desenvolver um instrumento mais sofisticado. O desenvolvimento do microscópio operatório no final dos anos 1950 melhorou o exame perioperatório da cavidade nasal, especialmente a dos seios etmoidais posteriores e esfenoidais. A principal desvantagem do microscópio era o seu campo visual direto, que não permitia um exame adequado das fendas etmoidais. O desenvolvimento do telescópio de haste fibroscópica por Hopkins no começo dos anos 1950 foi um avanço dramático. Este sistema óptico inclui uma fonte de luz distante do instrumento e um sistema de haste de lente de quartzo e ar que fornece excelente resolução com alto contraste, e (apesar do pequeno diâmetro do endoscópio) um amplo ângulo de visão. Com a adição de lentes anguladas, estes endoscópios tornaram possível examinar em detalhe as fendas e recessos da cavidade nasal (Figuras 1.1 e 1.2).

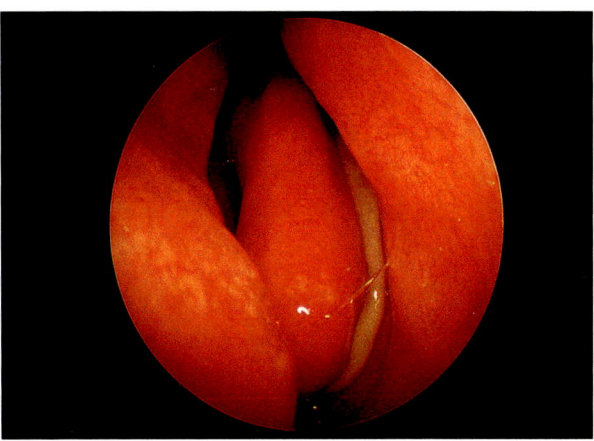

Figura 1.1 *Imagem endoscópica de sinusite crônica.* Este paciente apresentou-se com sinusite maxilar crônica esquerda. Observe o material purulento branco cremoso drenando do hiato semilunar esquerdo.

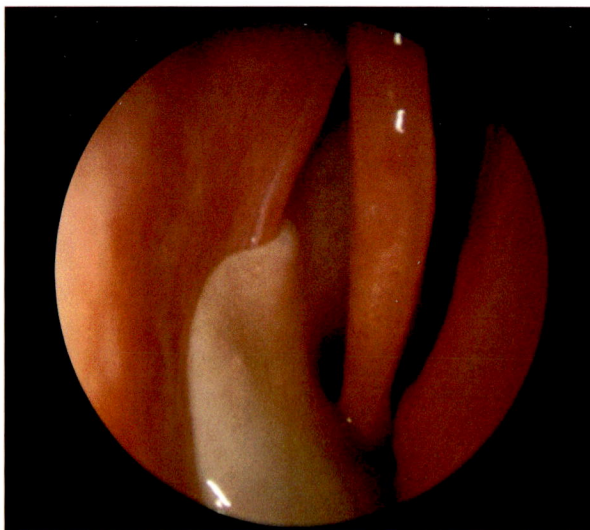

Figura 1.2 *Imagem endoscópica de pólipos nasais.* Vários pólipos nasais amarelados podem ser vistos surgindo do meato médio direito.

Inicialmente, foram usados apenas para finalidades diagnósticas. Messerklinger mostrou que era possível introduzir instrumentos apropriadamente desenhados lado a lado com os endoscópios para executar ressecção cirúrgica precisa sob visão direta.

Até o desenvolvimento da cirurgia sinusal endoscópica, doença inflamatória dos seios paranasais exigindo cirurgia era tratada, usando-se procedimentos radicais como a antrostomia radical de Caldwell–Luc, etmoidectomia intranasal e frontoetmoidectomia externa. Todos estes procedimentos cirúrgicos radicais envolvem a remoção extensa de mucosa doente. Embora um conhecimento prático desses procedimentos ainda seja requerido como opções cirúrgicas para o tratamento de doença sinusal benigna, a maioria dos pacientes com sinusite crônica é mais apropriadamente tratada com a técnica minimamente invasiva e mais conservadora da cirurgia sinusal endoscópica funcional.

Em 1944, Hilding demonstrou elegantemente em animais que havia trajetos definidos ao longo dos quais os cílios transportavam e removiam o muco produzido dentro de um seio, e que o muco inevitavelmente passaria para e através do óstio natural, apesar da presença de uma antrostomia intranasal meatal inferior, que seria circunavegada. A importância deste trabalho não foi concebida na época, e o procedimento de Caldwell–Luc permaneceu sendo o sustentáculo principal do tratamento cirúrgico.

Messerklinger estabeleceu que a saúde dos seios frontais e maxilares é subordinada à do seio etmoidal anterior, uma vez que estes são ventilados a partir e drenam para dentro da cavidade nasal por meio das suas pré-câmaras (o recesso frontal na entrada para o seio frontal e o infundíbulo na entrada para o seio maxilar), que conectam seus óstios ao seio etmoidal anterior. Ele também demonstrou que a oclusão das fendas estreitas e estenóticas (pré-câmaras) do labirinto etmoidal, que conectam os óstios dos seios frontais e maxilares ao etmoidal anterior, levava à ventilação desordenada e remoção mucociliar diminuída a partir dos maiores seios paranasais (frontais e maxilares) e por essa razão predispunha o paciente a infecções recorrentes.

Messerklinger observou que a infecção destes seios maiores era usualmente de origem rinogênica, alastrando-se a partir do nariz através do etmoidal anterior para comprometer os seios frontais e maxilares secundariamente. Também demonstrou que, apesar do fato de que os sintomas de infecção nestes seios maiores eram usualmente clinicamente dominantes, a causa subjacente geralmente não era encontrada nos próprios seios maiores, mas em vez disso nas fendas dos seios etmoidais anteriores na parede nasal lateral (Figura 1.3). Messerklinger observou que quando as infecções nos seios frontais e maxilares não se curavam ou quando elas recidivavam prontamente, um foco de infecção usualmente persistia em uma das fendas estreitas do seio etmoidal anterior; esta infecção interferia com a ventilação e drenagem normais dos seios e se alastrava localmente para comprometer as pré-câmaras e secundariamente os seios maiores.

Messerklinger também observou que, depois de uma ressecção endoscópica limitada da doença dentro do etmoidal anterior, que era responsável pela obstrução dos trajetos de ventilação e drenagem dos maiores seios paranasais, e com restabelecimento de drenagem e ventilação através dos trajetos naturais, até mesmo patologia maciça da mucosa dentro dos seios frontais e maxilares usualmente se curava sem intervenção cirúrgica direta envolvendo os seios maiores (Figura 1.3). Alterações mucosas dentro dos seios frontais e maxilares que tinham previamente sido vistas como irreversíveis retornavam ao normal várias semanas subseqüentemente ao que foi essencialmente uma ressecção mínima, endoscopicamente controlada, da doença.

Em resumo, a teoria-chave da cirurgia sinusal endoscópica é que, pela remoção da doença localizada que obstrui as estreitas fendas etmoidais, e desse modo restaurando remoção mucociliar e ventilação normais, a resolução espontânea da doença mucosa nos seios maxilares e frontais se seguirá sem a necessidade de excisão radical da mucosa.

Desenvolvimentos no desenho dos endoscópios diagnósticos e na reavaliação das imagens radiográfi-

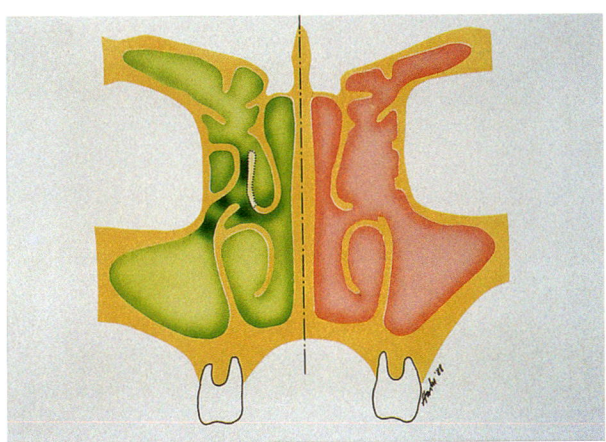

Figura 1.3 *Desenho esquemático demonstrando a área-chave doente do etmoidal anterior à esquerda.* A anatomia após cirurgia sinusal endoscópica funcional é mostrada à direita. De: Functional Endoscopic Sinus Surgery: The Messerklinger Technique, pelo Professor Heinz Stammberger, com cortês permissão do editor Mosby-Year Book.

cas foram os instrumentos na evolução destas técnicas cirúrgicas endoscópicas.

Técnicas cirúrgicas precisas visando a restaurar condições fisiológicas normais e a preservação de tanta mucosa quanto possível só se desenvolveram com a informação adicional anatômica e fisiopatológica que foi proporcionada pela imagem radiográfica. De fato, a cirurgia sinusal endoscópica funcional só conseguiu se desenvolver ao seu nível atual em virtude dos avanços que ocorreram no campo da radiologia.

O trabalho inicial de Messerklinger em Graz foi realizado com informação derivada de tomografia convencional. Esta técnica agora foi superada pela tomografia computadorizada (TC), que é agora considerada um componente essencial da investigação diagnóstica dos pacientes que se apresentam com sintomas sugestivos de doença dos seios paranasais. A TC é um método ideal para a demonstração dos delicados folhetos ósseos do labirinto etmoidal. Ela também identifica as variedades anatômicas que podem comprometer a ventilação dos seios, e é capaz de demonstrar as áreas individualizadas de mucosa doente que são responsáveis por doença recorrente nos maiores seios paranasais (os seios frontais e maxilares). A maioria destas últimas anormalidades não será evidente, mesmo com avaliação endoscópica diagnóstica. Uma vez que o rinologista esteja interessado no detalhe das delicadas estruturas dentro da parede lateral do nariz, os radiologistas terão que dirigir sua atenção para os trajetos de drenagem e pré-câmaras dos maiores seios paranasais e para longe das anormalidades mais óbvias que podem estar secundariamente presentes nos maiores seios paranasais. A TC agora é encarada como essencial quando o paciente se submeteu à cirurgia sinusal prévia. Nesta situação, as imagens de TC fornecerão informações valiosas sobre a presença de situações potencialmente perigosas, como uma deiscência da lâmina papirácea, a proximidade da órbita a áreas de doença, septação dos seios frontais ou esfenoidais, e a localização da artéria carótida interna e nervo óptico.

A avaliação sistemática da parede nasal lateral em conjunção com TC do nariz e seios paranasais permite localização precisa dos processos de doença subjacentes e assim ajuda o clínico no planejamento da terapia apropriada. A capacidade de identificar radiologicamente aquelas anormalidades que podem aumentar a morbidade cirúrgica, antes de começar a dissecção cirúrgica, é importante para o cirurgião e o paciente.

O desenvolvimento da navegação por imagem para cirurgia sinusal endoscópica, também conhecida como cirurgia sinusal assistida por computador (CSAC; *CASS*), é uma tecnologia bastante nova que pode ajudar a reduzir complicações intra-operatórias, bem como desempenhar um papel valioso no planejamento de ressecções cirúrgicas complexas. O sistema depende da colocação precisa de uma armação de referência sobre a cabeça do paciente, ligada a imagens de TC multiplanares pré-operatórias por um sistema óptico ou eletromagnético. Instrumentos especiais permitem ao cirurgião ter uma visão endoscópica em tempo real do local operatório correlacionada a imagens axial, coronal e sagital (Figura 1.4). Há benefícios particulares no treinamento dos otorrinolaringologistas, na redução de lesão intra-operatória da órbita e cérebro, em cirurgia de revisão, e durante procedimentos complexos envolvendo deiscência do nervo óptico ou da artéria carótida interna

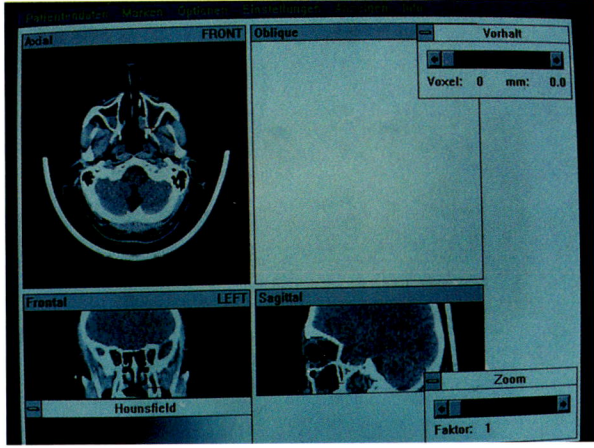

Figura 1.4 Tela de sistema guiado por imagem indicando as imagens de TC multiplanares.

e outras anomalias preexistentes nas paredes sinusais. Estes benefícios necessitam ser considerados em relação a um aumento inicial no tempo operatório e nos custos.

Compreensivelmente, há considerável interesse entre os radiologistas e os rinologistas pela anatomia radiológica da região paranasal. Mais recentemente, o conhecimento das técnicas radiográficas exigidas, anatomia e patologia importante das estruturas identificadas por TC foram incluídos no currículo de treinamento de radiologistas.

Este livro tem a intenção de ser um atlas conciso simples para apresentar os rinologistas e radiologistas aos conceitos essenciais da cirurgia sinusal endoscópica, e para identificar a anatomia relevante e as variações que podem influenciar a doença e a cirurgia. Esta informação é importante para os cirurgiões e os radiologistas, de tal modo que as imagens de TC possam ser interpretadas acuradamente antes e no momento da cirurgia.

CAPÍTULO 2

Fisiologia Nasal

O nariz e os seios paranasais têm múltiplas funções que incluem prover um canal aéreo respiratório superior, filtração e umidificação do ar inspirado, olfação, ressonância vocal, fala e funções reflexas nasais. Para as finalidades deste texto, atenção será chamada apenas para as funções que são de importância na patogenia da sinusite, ou na interpretação de radiografias dos seios e imagens de tomografia computadorizada (TC) dos seios paranasais.

O nariz e os seios paranasais são revestidos por um epitélio colunar pseudo-estratificado ciliado, abaixo do qual está situada a túnica própria que contém glândulas serosas e mucosas. A principal função do nariz é transmitir, filtrar, aquecer e umidificar o ar inspirado. Os fatores mais importantes que contribuem para a manutenção da fisiologia normal dos seios paranasais e suas membranas mucosas de revestimento são secreções mucosas, limpeza e ventilação. A drenagem normal dos seios paranasais exige um equilíbrio complexo entre a produção de muco e o seu transporte através e para fora do seio. Este equilíbrio é em grande extensão dependente da quantidade de muco produzida dentro do seio, sua composição e viscosidade, a eficácia do batimento ciliar, reabsorção pela mucosa e a condição dos óstios e as fendas etmoidais através das quais o muco tem que passar no seu caminho para dentro da cavidade nasal. A ventilação e a drenagem dos seios frontais e maxilares dependem principalmente do desimpedimento de ambos os óstios sinusais reais e suas pré-câmaras etmoidais que conectam os óstios com a cavidade nasal por meio do seio etmoidal anterior.

SECREÇÃO MUCOSA

Em condições normais, o cobertor que cobre e protege a mucosa nasal é produzido continuamente pelas glândulas nasais mucosserosas e as células caliciformes intra-epiteliais. O cobertor possui 2 camadas: uma camada serosa interna, a fase sol, na qual os cílios batem, e uma camada mais viscosa externa, a fase gel, que é transportada em cima da fase sol pelo batimento ciliar. O equilíbrio entre a fase sol subjacente e a fase gel externa é criticamente importante para a manutenção da limpeza mucociliar normal. Em condições normais, poeira e outras partículas finas se tornam incorporadas dentro da fase gel e são transportadas com o muco para fora dos seios. A camada é produzida continuamente e transportada constantemente para longe do seio. Um seio maxilar sadio renova sua camada mucosa em média a cada 20–30 minutos.

VENTILAÇÃO E DRENAGEM

Os óstios dos dois seios maiores e mais importantes, os seios frontais e maxilares, comunicam-se com o meato médio por pré-câmaras muito estreitas e delicadas. O seio frontal se abre para dentro de uma fenda em forma de ampulheta, o recesso frontal (Figura 2.1). O óstio do seio maxilar se abre para dentro de uma fenda na parede nasal lateral, o infundíbulo etmoidal (Figura 2.2). Ambos, o recesso frontal e o infundíbulo, são partes do complexo etmoidal anterior. Se estas pré-câmaras se tornarem obstruídas, então a drenagem e ventilação dos seios frontal e maxilar serão prejudicadas e uma infecção secundária dentro destes seios tem maior probabilidade de se desenvolver.

A mucosa nasal é inervada pelo sistema nervoso autônomo, com estimulação parassimpática causando um aumento de secreção serosa, e estimulação simpática causando uma secreção mucinosa aumentada.

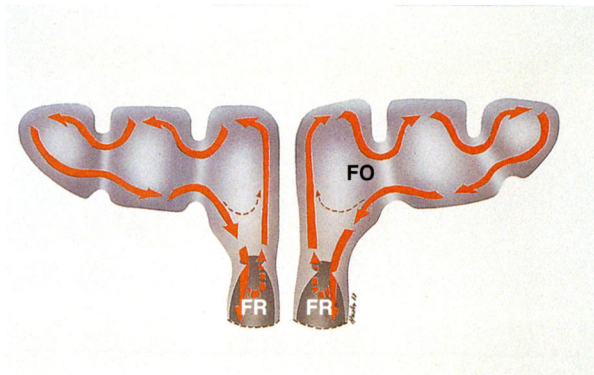

Figura 2.1 Desenho esquemático mostrando o caminho normal de transporte mucociliar dentro e saindo dos seios frontais. FO, óstio do seio frontal; FR, recesso fontal, que é a pré-câmara etmoidal que conecta o óstio do seio frontal ao etmoidal anterior. De: Functional Endoscopic Sinus Surgery: The Messerklinger Technique, pelo Professor Heinz Stammberger, com cortês permissão do editor Mosby-Year Book.

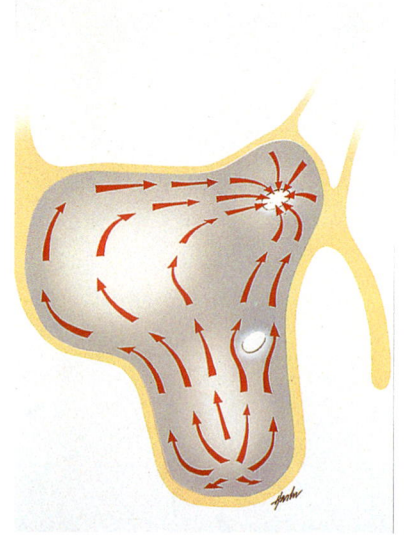

2.2a

2.2b

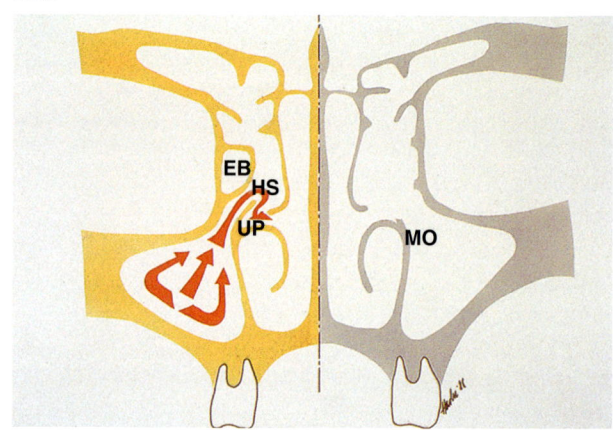

Figura 2.2 Desenhos esquemáticos mostrando os caminhos normais de transporte de muco no interior (**a**) e saindo (**b**) do seio maxilar direito. EB, bolha etmoidal; HS, hiato semilunar; MO, óstio do seio maxilar. Observe o infundíbulo, a pré-câmara que conecta o óstio do seio maxilar com a cavidade nasal através do hiato semilunar. O infundíbulo é o espaço situado entre o processo uncinado (UP) e a bolha etmoidal (EB). Modificado de W Messerklinger. De: Functional Endoscopic Sinus Surgery: The Messerklinger Technique, pelo Professor Heinz Stammberger, com cortês permissão do editor Mosby-Year Book.

FLUXO SANGUÍNEO NASAL

A mucosa nasal possui um fluxo sanguíneo abundante, que é derivado de ambos os sistemas arteriais das carótidas interna e externa. O principal suprimento arterial é derivado do ramo esfenopalatino da artéria maxilar, tendo também contribuições dos ramos etmoidais anterior e posterior da artéria oftálmica.

Sinusóides venosos formam áreas especiais de tecido cavernoso erétil sobrejacente à concha inferior e a margem inferior e extremidade posterior da concha média. Tecido semelhante pode também estar presente na submucosa do septo nasal anteriormente, onde ele é conhecido variadamente como corpo intumescido septal, *tuberculum septi* e tumescência de Zuckerkandl (Figura 2.3).

O suprimento nervoso autonômico dos vasos sanguíneos é derivado do gânglio simpático cervical superior e do gânglio esfenopalatino, que transmite as fibras nervosas parassimpáticas. Estimulação simpática causa vasoconstrição, e estimulação parassimpática causa vasodilatação. O fluxo sanguíneo pode ser afetado por uma variedade de fatores locais, incluindo temperatura, umidade, trauma e infecção, bem como a administração de drogas vasodilatadoras ou vasoconstritoras. O fluxo sanguíneo também é alterado por alterações hormonais (p. ex., hiper e hipotireoidismo), bem como por concentrações aumentadas de estrogênios durante a menstruação e a gravidez. Estresse emocional pode causar vasoconstrição ou vasodilatação.

A administração de descongestionantes nasais tópicos como cloridrato de xilometazolina 0,1% solução nasal antes do exame por TC leva à retração das conchas inferiores e do corpo intumescido nasal. As conchas médias e as pré-câmaras etmoidais permanecem não afetadas.

O grau de vasodilatação (intumescimento) da mucosa nasal tem um grande efeito sobre a resistência da via aérea nasal. Vasodilatação é dependente do controle autonômico do fluxo sanguíneo e do ciclo nasal. O ciclo nasal é o termo usado para descrever a abertura e a obstrução parcial paradoxais normais de lados alternados da via aérea nasal. Isto normalmente se alterna de lado para lado aproximadamente a cada 2–3 horas. Os

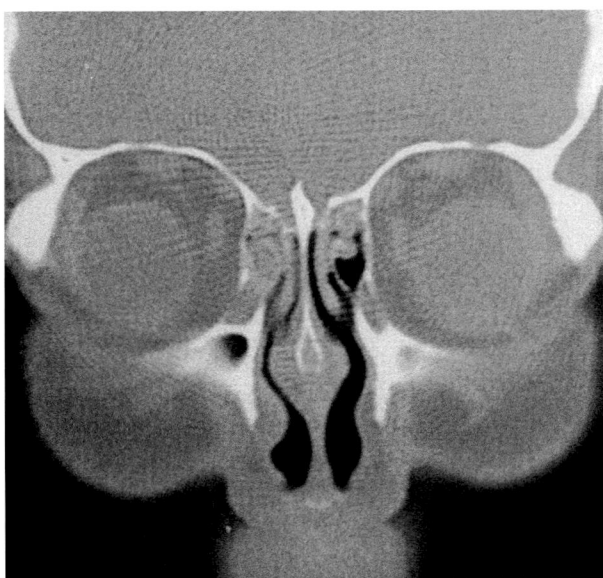

Figura 2.3 *O corpo intumescido septal.* O intumescimento bulboso no septo nasal anterior nesta imagem de TC coronal é produzido por uma área submucosal conhecida variadamente como o corpo intumescido septal nasal, o *tuberculum septi* e a tumescência de Zuckerkandl.

fatores que controlam o ciclo nasal são desconhecidos atualmente (Figura 2.4).

Zinreich e Kennedy demonstraram as alterações cíclicas do ciclo nasal em voluntários normais usando imagem de ressonância magnética (RM). Em imagens ponderadas para T2, o aumento na intensidade do sinal e volume da mucosa foi constatado limitado às conchas inferior e média, às pré-câmaras etmoidais e ao septo nasal. Estas alterações alternaram-se de lado para lado ao longo do curso do dia. Esta intensidade aumentada de sinal é indistinguível de mucosa inflamada. Para definir a extensão da inflamação separadamente do ciclo nasal normal, descongestionantes tópicos podem ser administrados. Isto resulta em uma pronta vasoconstrição. Malignidade, como carcinoma de células escamosas, tem uma baixa intensidade de sinal em imagens ponderadas para T2, e assim pode facilmente ser diferenciada do ciclo nasal normal e de mucosa inflamada.

O ciclo nasal é associado a várias alterações fisiológicas nos lados alternados do nariz. Estudos de fisiologia nasal estão atualmente sendo feitos usando rinometria e rinorresistometria. Alterações cíclicas foram observadas na largura da cavidade nasal e resistência ao fluxo de ar. Fluxo aéreo turbulento é necessário para contato suficiente entre o ar inspirado e a mucosa nasal. O fluxo aéreo inicialmente laminar entrando no lado descongestionado ou "fase de trabalho" rapidamente se torna turbulento, e este efeito é intensificado pela maior largura da via aérea nasal. No lado congestionado ou em "fase de repouso", o fluxo aéreo é constatado permanecendo principalmente laminar. Esta ciclagem rítmica entre perviedade e obstrução diminui com a idade.

Foi demonstrado que o ciclo de descongestão e congestão tem um impacto sobre a limpeza mucociliar. Pesquisa por Sone e colaboradores demonstrou que a remoção de um agente radioativo foi mais rápida no lado desimpedido do nariz, em comparação com o lado congestionado. Admite-se que o ciclo nasal permita ao nariz recarregar o muco nasal com água perdida quando a mucosa está no estado descongestionado. Quando o ciclo reverte para obstrução nasal, a viscosidade do muco é aumentada, causando uma freqüência diminuída do batimento ciliar e a limpeza retardada resultante.

O tecido erétil da cavidade nasal também é afetado por alterações posturais, por exemplo, ao se deitar de lado na cama. Neste caso, a mucosa da cavidade nasal que está em posição inferior sofre lentamente ingurgitamento à medida que a gravidade faz acumular sangue nos sinusóides venosos.

RM DOS SEIOS PARANASAIS NORMAIS

A TC e a RM ambas demonstram a mucosa septonasal. A alta incidência de anormalidades assintomáticas dos seios paranasais observadas durante diagnóstico por imagem por TC de rotina da cabeça é bem conhecida. A RM é mais sensível que a TC porque detecta espessamento da mucosa além das alterações na cavidade nasal resultantes do ciclo nasal normal (Figura 2.4). A mucosa da cavidade nasal, as conchas e o complexo etmoidal são vistos como baixa intensidade de sinal em imagens ponderadas para T1, intensidade intermediária de sinal em imagens ponderadas para densidade de prótons (DP) e hiperintensos (isto é, mais brilhantes) em imagens ponderadas para T2. O

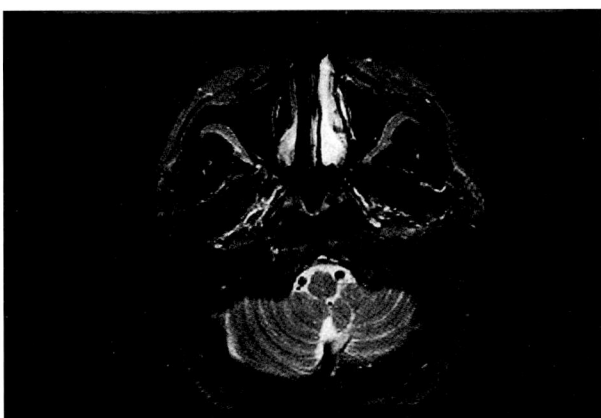

Figura 2.4 *O ciclo nasal.* O ingurgitamento e a vasodilatação da concha inferior esquerda pelo ciclo nasal normal podem ser vistos nesta imagem de RM ponderada para T2 como uma área hiperintensa (branca).

ciclo nasal alternante é visto como brilho aumentado das conchas, os seios etmoidais e a mucosa sobrejacente ao septo nasal em imagens ponderadas para T2. Como resultado do ciclo nasal normal as conchas inferiores aparecem maiores e mais brilhantes quando o volume da mucosa é maior. Até 3 mm de espessura na mucosa septonasal é considerado clinicamente insignificante. Estas alterações cíclicas são vistas apenas nos seios etmoidais e não ocorrem nos maiores seios paranasais. Os seios normais são vistos como cavidades vazias de sinal.

Qualquer coisa maior que 4 mm de espessura tem mais probabilidade de ser patológica, embora não seja incomum ver pacientes com mucosa hiperintensa com menos de 3 mm de espessura que têm sintomas de rinossinusite. As alterações em RM que são observadas na mucosa septonasal devem ser correlacionadas com a história clínica e os achados físicos do paciente. Nem o osso nem o ar dentro dos seios produzem um sinal, e a demarcação entre ar e osso não é possível em RM. A principal desvantagem da RM é que as densidades de ar, osso, calcificação e metálicas são todas vistas como áreas vazias de sinal, e conseqüentemente as sutis calcificações que caracterizam certos tumores permanecem não detectadas em RM. Mucosa sadia fina pode ocasionalmente ser vista como uma fina camada de baixa intensidade de sinal em seqüências ponderadas para T1. As conchas e o septo nasal são isointensos com o cérebro, ou de intensidade intermediária de sinal em seqüências normais de RM.

CAPÍTULO 3

Anatomia Macroscópica e em Cortes da Cavidade Nasal e dos Seios Paranasais

Este capítulo é subdividido como se segue a fim de simplificar a descrição da complexa anatomia nasal e dos seios paranasais e estruturas circundantes:

- Osso, cavidade e septo nasais:
  - Osso nasal.
  - Cavidade nasal.
  - Septo nasal.
  - Concha superior.
  - Concha média e lamela basal.
  - Concha inferior.

- Estruturas da parede nasal lateral:
  - Complexo ostiomeatal (processo uncinado, infundíbulo etmoidal, hiato semilunar, seio lateral).
  - Meato superior e recesso esfenoetmoidal.
  - Meato médio.
  - Meato inferior.
  - Aparelho lacrimal e ducto nasolacrimal.

- Seios paranasais:
  - Osso e seio frontais.
  - Recesso e drenagem frontais.
  - Maxila e seio maxilar.
  - Osso etmóide.
  - Seios etmoidais (seio etmoidal anterior, *agger nasi*, bolha etmoidal, células de Haller, seio etmoidal posterior).
  - Osso esfenóide, seio e drenagem esfenoidais.

- Estruturas que circundam os seios paranasais:
  - Fossa pterigopalatina.
  - Ápice orbitário.

- Suprimento vascular da cavidade nasal e seios paranasais:
  - Artérias etmoidais anterior e posterior.
  - Artéria esfenopalatina.

- Suprimento nervoso dos seios paranasais.

OSSO NASAL, CAVIDADE NASAL E SEPTO NASAL

Osso nasal

Os ossos nasais, formando um par, articulam-se nos seus bordos mediais. Lateralmente, o osso nasal articula-se com o processo frontal da maxila; superiormente, articula-se com o osso frontal. Inferiormente, os ossos nasais são fixados à cartilagem nasal lateral superior. A superfície interna possui um sulco que transmite o nervo etmoidal anterior. A superfície externa oferece inserção ao músculo nasal.

Cavidade nasal (Figuras 3.1–3.7; Tabela 3.1)

A cavidade nasal é uma estrutura na linha mediana que se estende da base do crânio ao teto da boca. O ar passa através da cavidade oral e a cavidade nasal durante a respiração. As estruturas dentro da cavidade nasal aquecem, umidificam e filtram o ar inspirado antes de ele atingir o trato respiratório inferior. A cavidade nasal é dividida pelo septo nasal em duas fossas nasais simétricas.

O teto da cavidade nasal é formado pelos ossos nasais e frontais anteriormente, a lâmina cribriforme do osso etmóide na parte média, e pelo esfenóide, as asas do vômer e o processo esfenoidal do osso palatino posteriormente.

A lâmina cribriforme, que tem apenas 2–3 mm de largura, é perfurada por aproximadamente 20 fora-

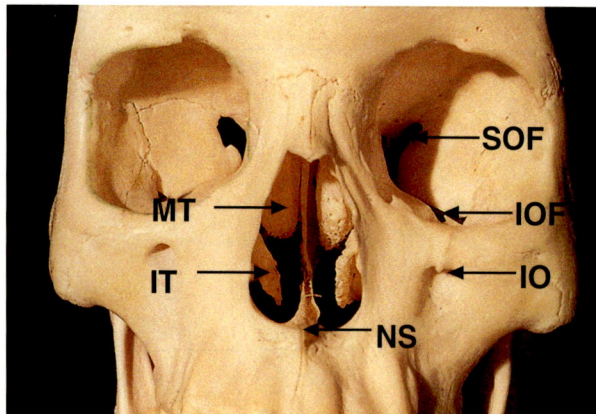

Figura 3.1 *Osteologia*. Visão anterior do crânio demonstrando algumas das características ósseas da cavidade nasal e órbita. A espinha nasal (NS) pode ser vista na base do septo nasal ósseo. A concha média (MT) e a concha inferior (IT) proeminentes são mostradas. A fissura orbitária superior (SOF) e a fissura orbitária inferior (IOF) são demonstradas. O forame orbitário inferior (IO) transmite o nervo infra-orbitário.

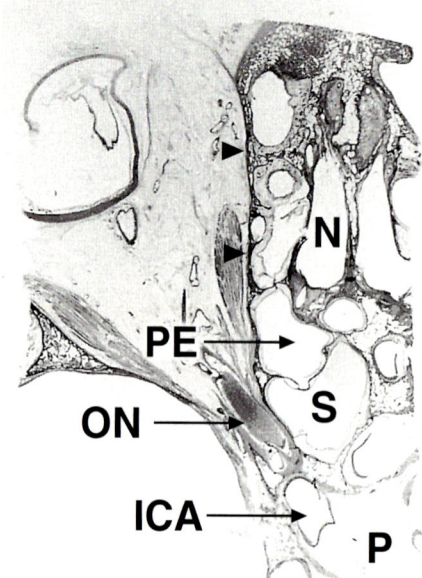

Figura 3.3 *Corte axial ao nível do teto da cavidade nasal e o diafragma da sela*. Corte axial demonstrando a lâmina papirácea (pontas de setas), a cavidade nasal (N), o seio etmoidal posterior (PE), o nervo óptico (ON), o seio esfenoidal (S), a fossa hipofisária (P) e a artéria carótida interna (ICA). De: Studying whole-mounted sections of the paranasal sinuses to understand the complications of endoscopic sinus surgery, por Michael e Eugene Rontal, The Laryngoscope 101, April 1991, reproduzido por cortês permissão de The Laryngoscope e os autores.

mes, os quais transmitem fibras do nervo olfatório. A fina lâmina lateral da lâmina cribriforme é a área mais vulnerável cirurgicamente.

O assoalho da cavidade nasal é formado pelos ossos do palato duro, a saber, o processo palatino da maxila anteriormente e a lâmina horizontal do osso palatino posteriormente.

A parede lateral da cavidade nasal pode ser dividida em três partes. A parte anterior é formada pelo processo frontal da maxila e o osso lacrimal. A parte média é formada pelo labirinto etmoidal, a maxila e a concha inferior. A parte posterior é formada pela lâmina perpendicular do osso palatino e a lâmina medial do processo pterigóide do esfenóide. A concha inferior salienta-se da parede lateral com a parte posterior da concha média. A parte anterior da concha média e a concha superior originam-se da base

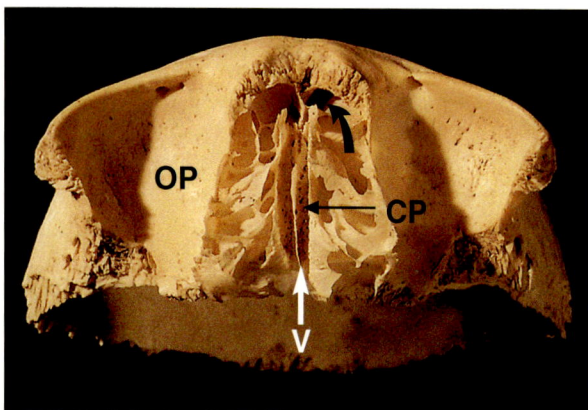

Figura 3.2 *Aspecto inferior do osso frontal*. Visão inferior do osso frontal mostrando a incisura etmoidal com as depressões das fovéolas etmoidais (*foveolae ethmoidales ossis frontalis*) *in situ*. A relação do vômer (V) e da lâmina cribriforme (CP) às fovéolas etmoidais, vistas na Figura 3.21, é demonstrada. A seta curva indica o recesso frontal entrando no seio frontal. A lâmina orbitária (OP) também é mostrada.

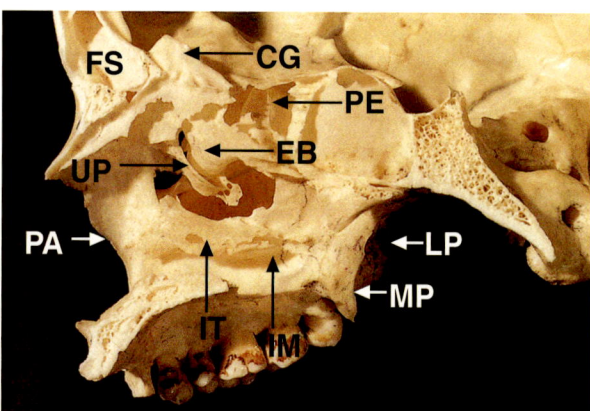

Figura 3.4 *Parede lateral do nariz*. Meio crânio mostrando as características ósseas da parede lateral do nariz. A concha média e a concha superior foram removidas, abrindo as células aéreas etmoidais posteriores (PE). Os aspectos demonstrados incluem o seio frontal (FS), a *crista galli* (CG), a abertura piriforme (PA), as lâminas medial (MP) e lateral (LP) do processo pterigóide, a concha inferior (IT) e o meato inferior (IM). O processo uncinado (UP) situa-se anterior à bolha etmoidal (EB). O hiato semilunar é a fenda bidimensional situada entre estas duas estruturas.

Capítulo 3 • Anatomia Macroscópica e em Cortes da Cavidade Nasal e dos Seios Paranasais

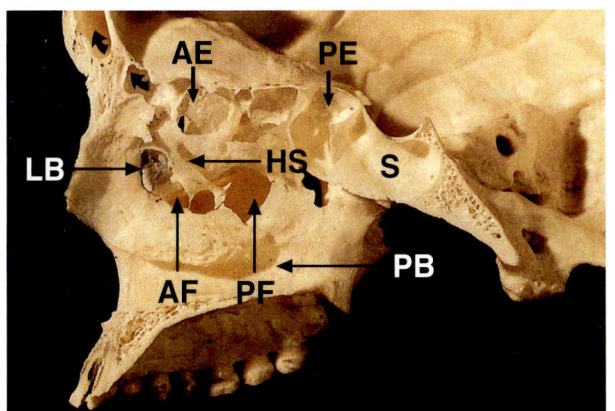

Figura 3.5 *Parede lateral do nariz.* Meio crânio mostrando as características ósseas da parede lateral do nariz. A concha média e a concha superior foram removidas, abrindo as células aéreas etmoidais anteriores (AE) e posteriores (PE). As pequenas setas curvas situam-se dentro do recesso frontal e do seio frontal, respectivamente. Outras características demonstradas incluem o seio esfenoidal (S), a lâmina perpendicular do osso palatino (PB), as fontanelas anterior (AF) e posterior (PF), o osso lacrimal (LB) e o hiato semilunar (HS).

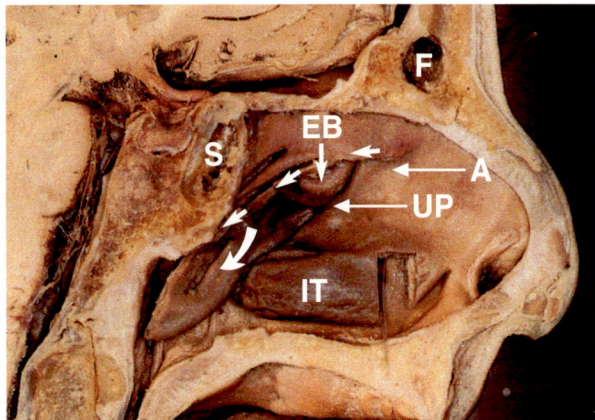

Figura 3.7 *Parede lateral do nariz.* Dissecção em cadáver revelando mais detalhes da parede lateral do nariz em seguida à remoção do septo nasal e à reflexão da concha média póstero-inferiormente (seta curva). O bordo cortado da concha média está realçado com pequenas setas brancas. Outras características demonstradas incluem o seio frontal (F), o seio esfenoidal (S), a bolha etmoidal (*bulla ethmoidalis*) (EB), o processo uncinado (UP), e *a agger nasi* (A). Parte da concha inferior (IT) foi ressecada, e um tubo fino de polietileno é mostrado salientando-se da abertura do ducto nasolacrimal. A fenda vista entre a bolha etmoidal e o processo uncinado é o hiato semilunar.

do crânio. Abaixo e lateral a cada concha há o meato correspondente. A parede lateral da cavidade nasal será discutida em detalhe mais tarde.

Anteriormente, a cavidade nasal comunica-se com o exterior através do vestíbulo nasal que está situado entre a cartilagem alar e o septo nasal anterior. Posteriormente, a cavidade nasal comunica-se com a nasofaringe através das coanas. Estas são limitadas superiormente pelo corpo do esfenóide e as asas do vômer, inferiormente pelo bordo posterior do processo horizontal do osso palatino e o palato mole, lateralmente pela lâmina medial do processo pterigóide do esfenóide, e medialmente pelo bordo posterior do vômer.

Septo nasal (Figura 3.8)

O septo nasal forma a parede medial de cada cavidade nasal e passa do teto da cavidade nasal ao assoalho. Ele é composto de três estruturas separadas, duas ósseas e uma cartilaginosa. A cartilagem quadrangular é fixada anteriormente às cartilagens nasais laterais superior e inferior, superiormente, e à crista maxilar inferiormente. Uma cartilagem acessória de Huschke pode estar situada ao longo desta última articulação e estreitar a cavidade nasal.

O septo ósseo é composto da lâmina perpendicular do etmóide superiormente e o vômer póstero-inferiormente. O septo ósseo está fixado posteriormente à face do esfenóide e anteriormente a ambos os ossos nasais e a espinha do osso frontal.

Até 25% da população tem algum desvio do septo nasal sem qualquer causa ou sintomas. Esses desvios podem ocorrer no septo cartilaginoso, no septo ósseo ou em ambos. Podem ser causados por crescimento assimétrico ou trauma ocorrendo durante o parto ou em data mais tardia.

A cartilagem quadrangular pode ser luxada da crista maxilar. Às vezes há um espessamento aparente do septo nasal cartilaginoso no seu terço anterior conhecido como *tuberculum septi* ou corpo intumescido

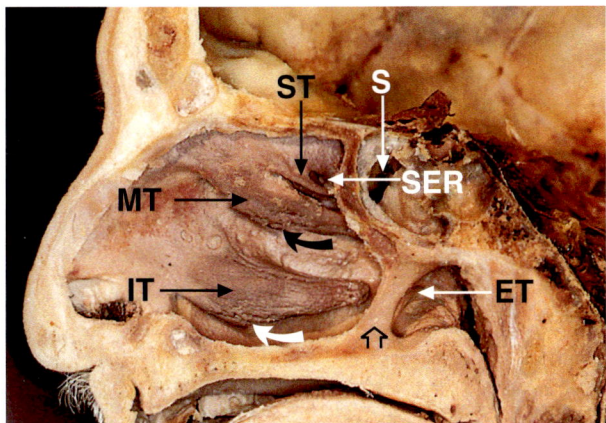

Figura 3.6 *Parede lateral do nariz.* Dissecção em cadáver revelando a parede lateral do nariz em seguida à remoção do septo nasal. A porção posterior do septo nasal permanece ao nível da coana (seta aberta). As características demonstradas incluem a concha inferior (IT), o meato inferior (seta curva branca), a concha média (MT), o meato médio (seta curva preta), a concha superior (ST), o recesso esfenoetmoidal (SER) acima dela, o seio esfenoidal (S) e o orifício da tuba auditiva (ET).

Tabela 3.1 Paredes ósseas da cavidade nasal

Teto
- Teto anterior: osso nasal e frontal
- Teto médio: lâmina cribriforme do osso etmóide
- Teto posterior: esfenóide

Assoalho
- Assoalho anterior: processo palatino da maxila
- Assoalho posterior: processo horizontal do osso palatino

Parede lateral
- Anterior: processo frontal da maxila e osso lacrimal
- Médio: labirinto etmoidal
- Posterior: lâmina perpendicular do osso palatino e lâmina medial do processo pterigóide do esfenóide

Parede medial ou septo nasal
- Cartilagem quadrangular
- Ossos palatinos
- Vômer
- Lâmina perpendicular do osso etmóide
- Crista maxilar

septal nasal conforme descrito por Zuckerkandl. Esta é uma área de tecido erétil rudimentar encontrada em cada lado do septo. Este corpo intumescido freqüentemente é sobrejacente a um espessamento do septo cartilaginoso.

Concha superior (Figuras 3.9, 3.12 e 3.14)

A concha superior é uma parte integrante do osso etmóide e é representada por uma fina lâmina curva de osso, colocando-se acima do terço posterior da concha média.

Concha média e lamela basal (Figuras 3.6 e 3.9–3.15)

A concha média é uma parte integrante do osso etmóide. Ela tem um bordo livre vertical anterior que pode ser delgado ou bulboso. Ocasionalmente, este bordo livre é lobulado. A margem posterior é fixada à parede nasal lateral e à lâmina perpendicular do osso palatino. Imediatamente posterior a esta fixação situa-se o forame esfenopalatino, que transmite os vasos esfenopalatinos e os nervos nasais póstero-superiores. A concha média pode ser pneumatizada em ambos os seus segmentos anteriores vertical ou horizontal. Essa célula aérea da concha média é chamada "concha bulhosa".

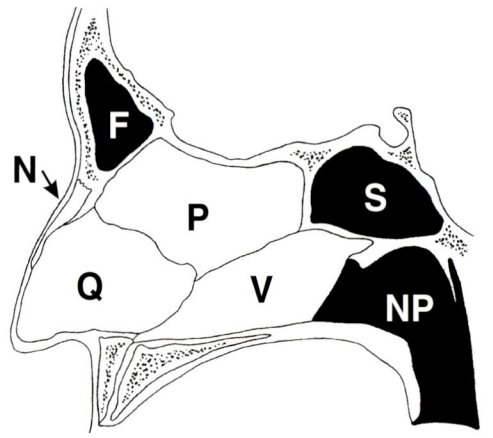

Figura 3.8 *Septo nasal.* Diagrama ilustrando os vários componentes do septo nasal: a lâmina perpendicular do osso etmóide (P), o vômer (V) e a cartilagem quadrangular (Q) juntamente com o seio esfenoidal (S), o seio frontal (F), o osso nasal (N) e a nasofaringe (NP).

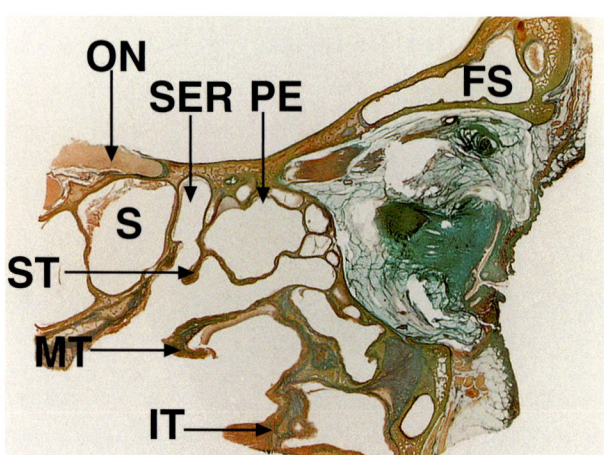

Figura 3.9 *Corte parassagital através do canal orbitário.* Corte parassagital demonstrando o seio frontal (FS) estendendo-se para o teto orbitário, o seio etmoidal posterior (PE), o recesso esfenoetmoidal (SER), o nervo óptico (ON), a concha superior (ST), o seio esfenoidal (S), a concha média (MT) e a concha inferior (IT) (coloração tricrômica de Masson). De: Studying whole-mounted sections of the paranasal sinuses to understand the complications of endoscopic sinus surgery, por Michael e Eugene Rontal, The Laryngoscope 101, April 1991, reproduzido por cortês permissão de The Laryngoscope e os autores.

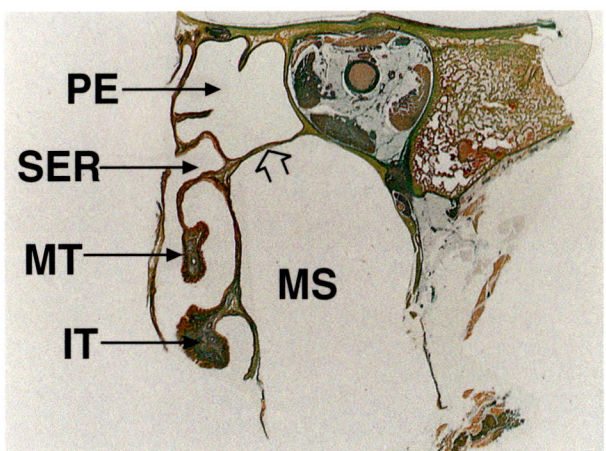

Figura 3.10 *Corte coronal através do seio etmoidal posterior.* Corte coronal demonstrando o seio etmoidal posterior (PE), o recesso esfenoetmoidal (SER), a concha média (MT), a concha inferior (IT), o seio maxilar (MS) e a lâmina etmomaxilar (seta aberta) (coloração tricrômica de Masson). De: Studying whole-mounted sections of the paranasal sinuses to understand the complications of endoscopic sinus surgery, por Michael e Eugene Rontal, The Laryngoscope 101, April 1991, reproduzido por cortês permissão de The Laryngoscope e os autores.

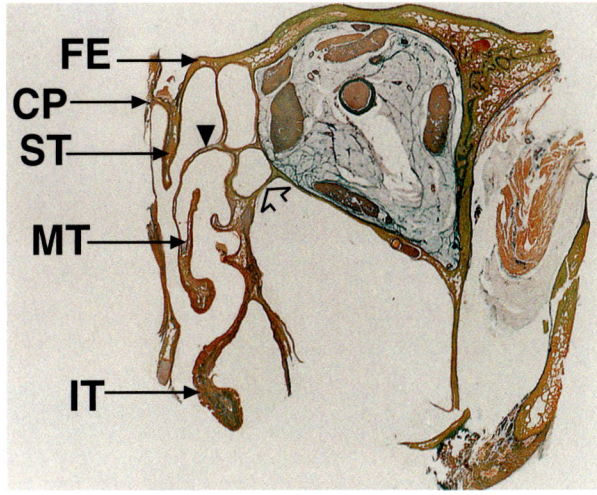

Figura 3.12 *Corte coronal através do seio etmoidal posterior.* Corte coronal demonstrando a concha superior (ST), a concha média (MT) com sua inserção horizontal (ponta de seta), a concha inferior (IT) e a lâmina etmomaxilar (seta aberta); observe como a fóvea etmoidal (FE), que faz o teto das células aéreas etmoidais, situa-se em um plano muito mais alto que a lâmina cribriforme (CP) (coloração tricrômica de Masson). De: Studying whole-mounted sections of the paranasal sinuses to understand the complications of endoscopic sinus surgery, por Michael e Eugene Rontal, The Laryngoscope 101, April 1991, reproduzido por cortês permissão de The Laryngoscope e os autores.

A concha média se fixa à base do crânio superiormente e à parede lateral da cavidade nasal de uma maneira diferente. Esta fixação pode ser dividida em três partes:

- A porção anterior da concha média situa-se em um plano sagital paramediano. A lamela vertical da concha média insere-se no bordo lateral da lâmina cribriforme e é coberta medialmente por epitélio olfatório contendo fibras do nervo olfatório na porção superior. Dissecção descuidada levando à avulsão desta lamela medial pode levar ao vazamento de líquido cerebroespinal e ao risco de infecção intracraniana.

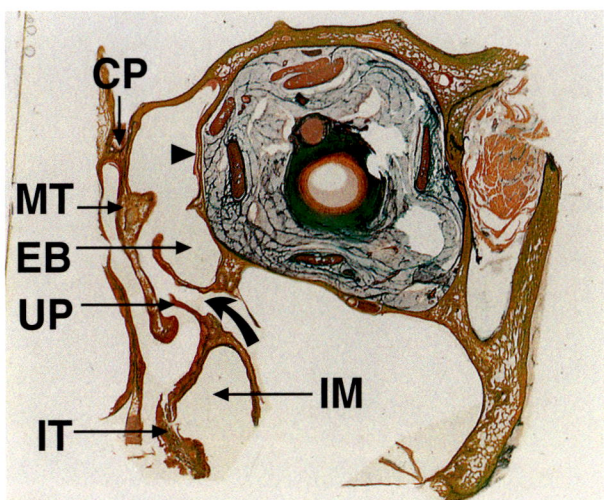

Figura 3.11 *Corte transversal através do infundíbulo etmoidal e óstio do seio maxilar.* Corte transversal demonstrando a lâmina cribriforme (CP), a lâmina papirácea (ponta de seta), a concha média (MT), a bolha etmoidal (*bulla ethmoidalis*) (EB), o processo uncinado (UP), a concha inferior (IT) e o meato inferior (IM); a seta curva passa através do óstio do seio maxilar para dentro do infundíbulo etmoidal (coloração tricrômica de Masson). De: Studying whole-mounted sections of the paranasal sinuses to understand the complications of endoscopic sinus surgery, por Michael e Eugene Rontal, The Laryngoscope 101, April 1991, reproduzido por cortês permissão de The Laryngoscope e os autores.

- A lâmina vertical da porção central da concha média roda para encostar-se no plano coronal entre a porção anterior medialmente e a lâmina papirácea lateralmente. Esta parte é conhecida como lamela basal ou basal da concha média. Esta lamela é anatomicamente importante porque ela divide as células aéreas etmoidais anteriores das células aéreas etmoidais posteriores. Todas as células aéreas anteriores à lamela basal possuem seus óstios localizados no etmóide anterior, enquanto todas as células aéreas etmoidais posteriores à lamela basal possuem seus óstios localizados no meato superior. Os óstios do seio esfenoidal se abrem para dentro do recesso esfenoetmoidal.

- A porção posterior da inserção da concha média corre em um plano horizontal, formando o teto do meato médio posterior. O osso se insere na lâmina papirácea ou parede medial da maxila.

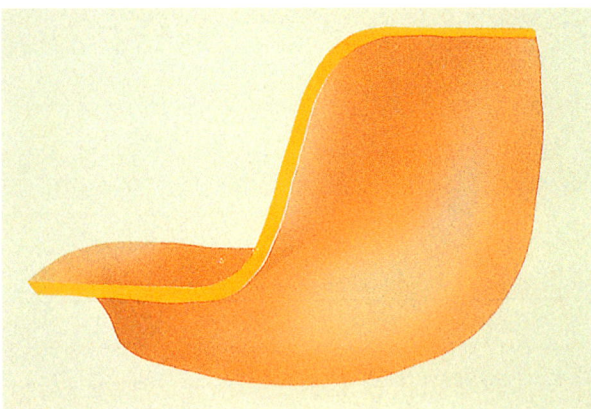

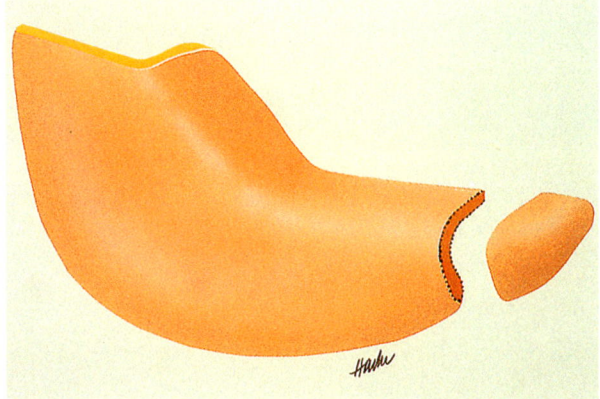

Figura 3.13 *Concha média.* Diagramas mostrando a lamela fundamental da concha média vista (**a**) medialmente e (**b**) lateralmente. A extremidade posterior da vista lateral (**b**) foi dividida para demonstrar as lâminas vertical e horizontal da concha. De: Functional Endoscopic Sinus Surgery: The Messerklinger Technique, pelo Professor Heinz Stammberger, com cortês permissão do editor Mosby-Year Book.

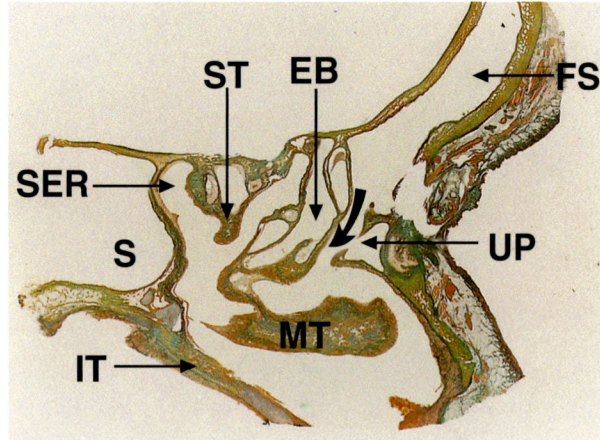

Figura 3.14 *Corte parassagital através da lâmina cribriforme.* Corte parassagital demonstrando o seio frontal (FS), o processo uncinado (UP), a bolha etmoidal (*bulla ethmoidalis*) (EB), a concha superior (ST), o recesso esfenoetmoidal (SER), o seio esfenoidal (S), a concha inferior (IT) e a concha média (MT); a seta curva mostra o trajeto do recesso frontal para dentro do infundíbulo etmoidal (coloração tricrômica de Masson). De: Studying whole-mounted sections of the paranasal sinuses to understand the complications of endoscopic sinus surgery, por Michael e Eugene Rontal, The Laryngoscope 101, April 1991, reproduzido por cortês permissão de The Laryngoscope e os autores.

tua-se o meato inferior, que é mais profundo na junção dos seus terços anterior e médio.

ESTRUTURAS DA PAREDE NASAL LATERAL

Complexo ostiomeatal (Figuras 3.4, 3.5, 3.7, 3.12 e 3.16)

O termo "complexo ostiomeatal" é usado para designar coletivamente o óstio do seio maxilar, infundíbulo etmoidal, hiato semilunar, meato médio, recesso fron-

Concha inferior (Figuras 3.1, 3.4, 3.6, 3.7 e 3.10)

A concha inferior é um osso independente fino, curvo, que se articula com a superfície nasal da maxila e a lâmina perpendicular do osso palatino. Seu bordo livre inferior é delicadamente recurvado. Três proeminências ósseas se projetam do bordo livre superior da concha inferior. A mais anterior é o processo lacrimal, que se fixa ao osso lacrimal e ao sulco nasolacrimal da maxila, desse modo ajudando a formar a parede medial do ducto nasolacrimal. O processo etmoidal da concha inferior se fixa ao processo uncinado e separa a fontanela anterior da posterior. A terceira proeminência, o processo maxilar, projeta-se inferior e lateralmente para fixar-se à maxila e ao processo maxilar do osso palatino, assim formando parte da parede medial do seio maxilar. Ínfero-lateral à concha inferior si-

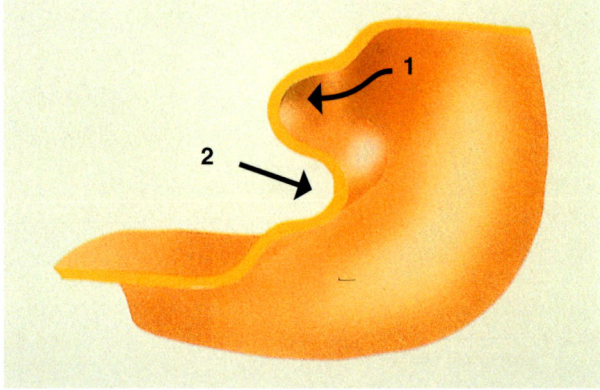

Figura 3.15 *Seio lateral.* Diagrama da concha média demonstrando como a lamela basal pode ser deformada pelo seio lateral (1) e pelo etmoidal posterior (2). Reproduzido de: Functional Endoscopic Sinus Surgery: The Messerklinger Technique, pelo Professor Heinz Stammberger, com a cortês permissão do editor Mosby-Year Book.

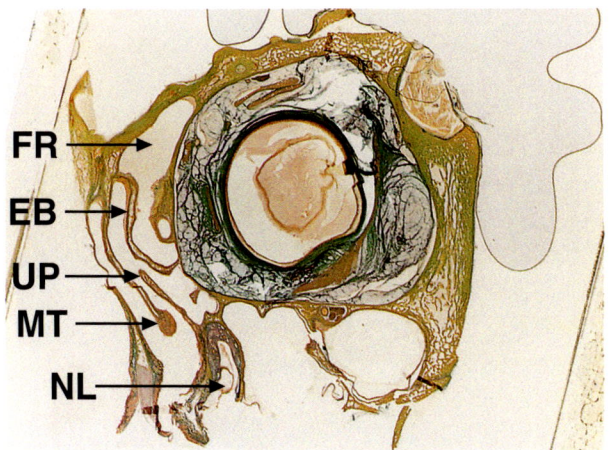

Figura 3.16 *Corte coronal através do infundíbulo etmoidal anterior ao óstio do seio maxilar.* Corte coronal demonstrando o recesso frontal (FR), a bolha etmoidal (*bulla ethmoidalis*) (EB), o processo uncinado (UP), a concha média (MT), o infundíbulo etmoidal (EI) e o ducto nasolacrimal (NL) (coloração tricrômica de Masson). De: Studying whole-mounted sections of the paranasal sinuses to understand the complications of endoscopic sinus surgery, por Michael e Eugene Rontal, The Laryngoscope 101, April 1991, reproduzido por cortês permissão de The Laryngoscope e os autores.

tal, bolha etmoidal e processo uncinado, e descreve os caminhos de drenagem finais comuns dos seios frontal, maxilar e etmoidal anterior.

A parede lateral do meato médio abriga várias características-chave anatômicas:

- Processo uncinado.
- Hiato semilunar.
- Infundíbulo etmoidal.
- Bolha etmoidal (*bulla ethmoidalis*).
- Seio lateral.
- Recesso frontal.

Processo uncinado *(Figuras 3.4, 3.7, 3.11, 3.16 e 3.17)*

O processo uncinado é um fino folheto ósseo, situado imediatamente posterior à *agger nasi*. Esta fina proeminência óssea é usualmente encontrada posterior ao bordo vertical de avanço da concha média sobre a parede lateral da cavidade nasal. Ela pode ser exposta pelo delicado afastamento medial da concha média. A origem superior do processo uncinado a partir da parede nasal óssea lateral é variável. Ele pode inserir-se na lâmina papirácea, no osso lacrimal ou na base do crânio, e pode mesmo oscilar medialmente para inserir-se na superfície lateral da concha média. Sua extremidade superior é usualmente ocultada pela inserção anterior da concha média. O processo uncinado então passa para baixo em uma direção póstero-inferior, curvando-se mais posteriormente na sua porção inferior. O processo uncinado forma a parede medial do infundíbulo etmoidal e sua margem livre posterior forma a margem ântero-inferior do hiato semilunar.

Pneumatização das células infundibulares, células da *agger nasi* ou do processo uncinado pode ocorrer, distorcendo a anatomia e, às vezes, fazendo o processo uncinado dobrar-se medial e anteriormente.

Na inserção póstero-inferior do processo uncinado, delicadas espículas ósseas fixam o processo à lâmina perpendicular do osso palatino. Espículas ósseas também podem originar-se da margem inferior do processo uncinado e articular-se com o processo etmoidal da concha inferior. É esta última inserção que separa as fontanelas anterior e posterior. As fontanelas são deiscências ósseas de tamanho e número variáveis na parede medial do seio maxilar. Elas são fechadas por mucoperiósteo. Deficiências podem, às vezes, ser encontradas em ambas as fontanelas anterior e posterior, e são conhecidas como óstios maxilares acessórios.

O óstio natural do seio maxilar está oculto profundamente na porção inferior do infundíbulo e não pode ser visto com um endoscópio no meato médio no nariz não operado, diferentemente dos óstios maxilares acessórios, os quais podem ser vistos facilmente perfurando as fontanelas anterior e posterior.

Infundíbulo etmoidal *(Figura 3.11)*

O infundíbulo etmoidal é um espaço tridimensional, situado lateral ao processo uncinado. A parede medial do infundíbulo etmoidal é formada pelo processo uncinado, enquanto sua parede lateral é formada pela lâmina papirácea, com contribuições variáveis do processo frontal da maxila e do osso lacrimal.

A anatomia da parte superior do infundíbulo varia, dependendo da inserção óssea do processo uncinado. O conhecimento desta anatomia é de grande importância para o cirurgião sinusal endoscópico para identificar o recesso frontal.

A parte superior do processo uncinado pode inserir-se lateralmente na lâmina papirácea, superiormente na base do crânio ou medialmente na concha média. Se o processo uncinado se inserir lateralmente na lâmina papirácea, o infundíbulo etmoidal termina superiormente como uma fosseta cega, conhecida como recesso terminal. O seio frontal drena para o recesso frontal, o qual nesta situação é separado do infundíbulo etmoidal. Esta configuração limita a disseminação de infecção a partir do infundíbulo etmoidal e seio maxilar para o seio frontal. Se o processo uncinado se inserir no teto do etmóide, ou passar medialmente para inserir-se na concha média, então o seio frontal e o recesso frontal abrir-se-ão diretamente

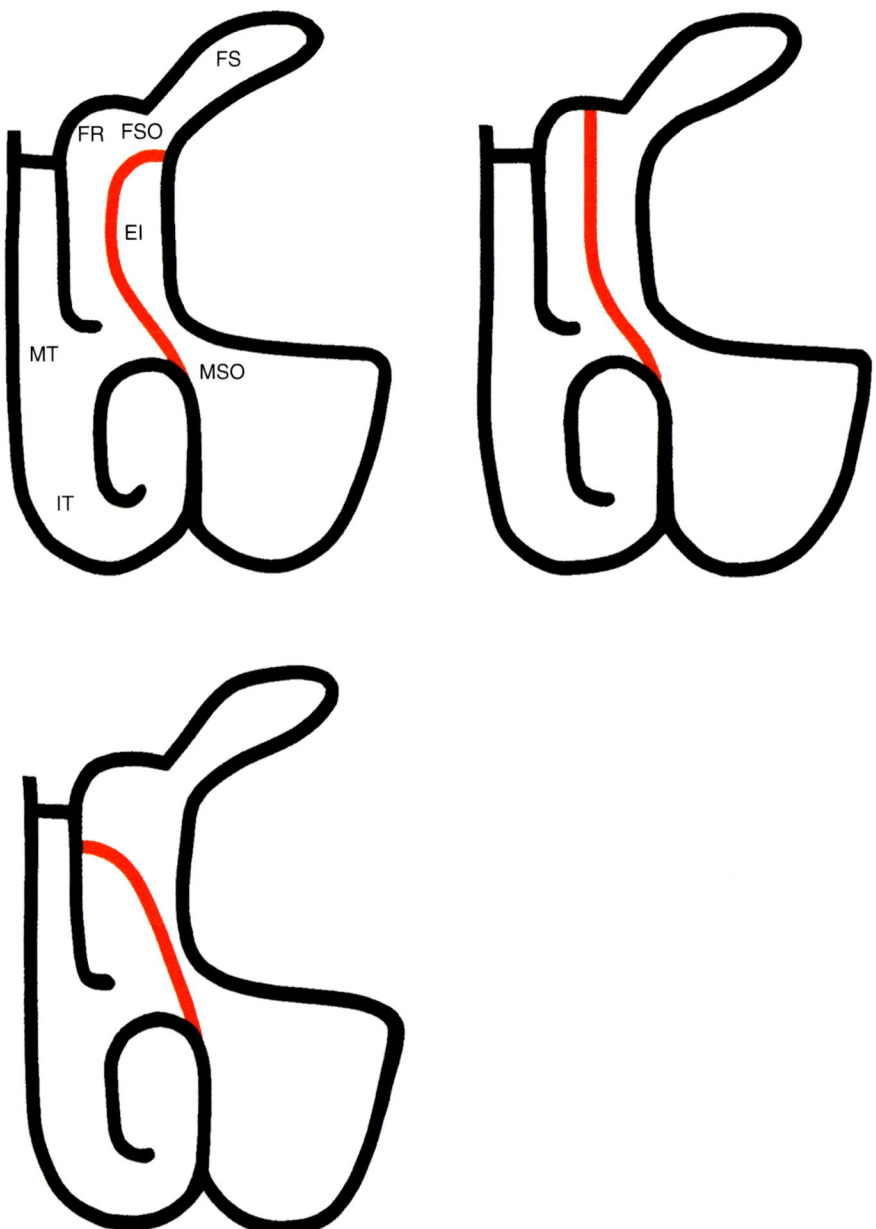

Figura 3.17 *Inserção do processo uncinado.* Diagrama mostrando uma versão simplificada das variações da inserção do processo uncinado e seu efeito sobre o padrão de drenagem do recesso frontal. EI, infundíbulo etmoidal; FR, recesso frontal; FSO, óstio do seio frontal; FS, seio frontal; MSO, óstio do seio maxilar; MT, concha média; IT, concha inferior. Reproduzido de: Functional Endoscopic Sinus Surgery: The Messerklinger Technique, pelo Professor Heinz Stammberger, com a cortês permissão do editor Mosby-Year Book.

para dentro do infundíbulo, e doença no infundíbulo etmoidal ou no seio maxilar pode afetar a drenagem do seio frontal.

O infundíbulo usualmente termina posteriormente na parede anterior da bolha etmoidal, onde ele se comunica com o meato médio pelo hiato semilunar.

A margem lateral do infundíbulo raramente fica a mais de 1–1,5 mm da lâmina papirácea. Ela pode ser ainda mais colapsada se houver variações anatômicas como a concha bolhosa, ou condições patológicas que comprimam o processo uncinado contra a parede nasal lateral.

Hiato semilunar *(Figuras 3.4, 3.5 e 3.7)*

O hiato semilunar é um espaço bidimensional que está situado entre a margem livre posterior do processo uncinado e a parede anterior da bolha etmoidal. Ele geralmente tem 1–2 mm de largura e forma a entrada para o infundíbulo etmoidal, que se situa lateral ao processo uncinado.

Seio lateral (Figura 3.15)

O seio lateral é uma fenda variável encontrada superior e posterior à bolha etmoidal. O seio lateral está situado entre a lâmina papirácea lateralmente e a concha média medialmente. O teto do etmoidal é encontrado superiormente, e a bolha etmoidal, inferiormente. Posteriormente, a fenda pode ser extensa entre a bolha e a lamela basal da concha média. Anteriormente, o seio lateral pode se comunicar com o recesso frontal, ou pode ser separado pela bolha inserindo-se no teto do etmoidal.

Meato superior e recesso esfenoetmoidal (Figuras 3.6, 3.9 e 3.10)

O meato superior está situado ínfero-lateral à concha superior. Ele é sobrejacente às células aéreas etmoidais posteriores, as quais se comunicam com o meato superior. Posterior ao meato superior situa-se o recesso esfenoetmoidal, que é relacionado ao óstio esfenoidal, o qual por sua vez ventila o seio esfenoidal.

Meato médio

O meato médio é inferior e lateral à concha média e abriga os seios etmoidais anteriores. Ele é a via final comum para drenagem de secreções dos seios frontal, maxilar e etmoidal anterior.

Meato inferior (Figura 3.11)

O meato inferior está situado inferior e lateral à concha inferior. O ducto nasolacrimal se abre para o meato inferior na junção do terço anterior e o médio. O ducto é protegido pela válvula de Hasner.

Aparelho lacrimal e ducto nasolacrimal (Figuras 3.18 e 3.19)

A glândula lacrimal produz lágrimas. É uma glândula serosa situada em uma fossa rasa na área súpero-lateral da órbita. Tem um lobo orbitário e um lobo palpebral menor. Doze ou mais ductos liberam lágrimas para umidificar a conjuntiva. Lágrimas em excesso drenam através dos canalículos lacrimais superior e inferior para dentro do saco lacrimal que está situado na fossa lacrimal, anterior à crista lacrimal posterior.

Atrás do saco lacrimal, originando-se da crista lacrimal posterior, situa-se o ligamento palpebral medial da órbita. Entre este e o lateralmente situado tubérculo de Whitnall situa-se o ligamento suspensor de Lockwood, que desempenha um papel importante de suspender o globo na órbita. O saco lacrimal drena inferiormente para dentro do ducto nasolacrimal, que passa através da parede medial da maxila, finalmente se abrindo para dentro do meato inferior através da válvula de Hasner.

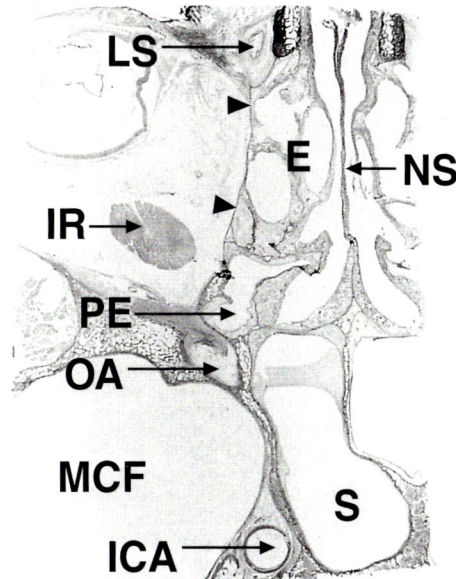

Figura 3.18 *Corte axial ao nível do saco lacrimal e ápice orbitário.* Corte axial demonstrando o saco lacrimal (LS), as células aéreas etmoidais anteriores (E), o septo nasal (NS), o reto inferior (IR), a lâmina papirácea (pontas de setas), o seio etmoidal posterior com uma célula de Onodi (PE), o ápice orbitário (OA), o seio esfenoidal (S), a fossa média do crânio (MCF) e a artéria carótida interna (ICA). De: Studying whole-mounted sections of the paranasal sinuses to understand the complications of endoscopic sinus surgery, por Michael e Eugene Rontal, The Laryngoscope 101, April 1991, reproduzido por cortês permissão de The Laryngoscope e os autores.

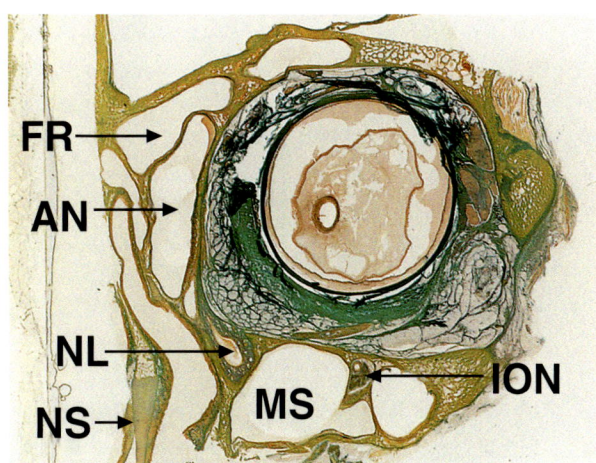

Figura 3.19 *Corte coronal através dos seios etmoidais anteriores.* Corte coronal demonstrando o recesso frontal (FR), agger *nasi* (AN), o ducto nasolacrimal (NL), o septo nasal (NS), seio maxilar (MS) e o nervo infra-orbitário (ION) (coloração tricrômica de Masson). De: Studying whole-mounted sections of the paranasal sinuses to understand the complications of endoscopic sinus surgery, por Michael e Eugene Rontal, The Laryngoscope 101, April 1991, reproduzido por cortês permissão de The Laryngoscope e os autores.

SEIOS PARANASAIS

Os seios paranasais principais consistem nos seios maxilar, etmoidal, frontal e esfenoidal. O tamanho e a forma de cada um destes seios pareados são altamente variáveis, mas é a anatomia do osso etmóide e suas células aéreas acompanhantes que é mais desafiadora para ser compreendida. Compreender a anatomia do meato médio e da parede nasal lateral, com suas importantes variações anatômicas e anormalidades, é de importância capital para o cirurgião sinusal endoscópico e o radiologista que interpreta a imagem de TC.

Osso frontal e seio frontal (Figuras 3.4, 3.5 e 3.9; Tabela 3.2)

O osso frontal é um dos ossos cranianos ímpares e forma a parte anterior do crânio. Ele se articula com os ossos etmóide, esfenóide, parietais e nasais, bem como com o zigoma e a maxila.

O osso frontal é ocasionalmente dividido na linha mediana por uma sutura metópica persistente. O osso frontal contém medula e conseqüentemente é suscetível à osteomielite.

O osso frontal faz uma contribuição importante para o assoalho da fossa anterior do crânio e ao assim fazer também forma o teto das órbitas. A superfície inferior do osso frontal é incisurada pelas fovéolas etmoidais, as quais fecham o teto aberto dos labirintos etmoidais.

O seio frontal se desenvolve a partir da pneumatização da parte anterior do recesso frontal. Ele não está desenvolvido ao nascimento, aparecendo no segundo ano como um crescimento que se projeta do recesso frontal. Em média, o topo do seio frontal situa-se ao nível da meia altura vertical da órbita pelos 4 anos e atinge a altura da margem supra-orbitária pelos 8 anos. Ele se estende acima da órbita pelos 10 anos. A extensão da pneumatização do seio frontal é altamente variável. Aplasia é observada em cerca de 4% da população. Os dois seios frontais são usualmente desiguais em tamanho e separados por um septo ósseo que não se situa na linha mediana.

O seio frontal pode estender-se superiormente para a região superciliar e posteriormente acima da parte medial do teto da órbita.

Pode haver numerosos septos incompletos, dando ao seio seu contorno festonado característico. A fina parede posterior do seio frontal é sobrejacente à dura da fossa anterior do crânio, e conseqüentemente infecções dentro do seio frontal podem alastrar-se através da sua parede posterior, resultando em um abscesso extradural.

Recesso frontal (Figuras 3.5, 3.10, 3.12, 3.14, 3.16, 3.19 e 3.20; Tabela 3.3)

Os grandes seios paranasais são conectados à cavidade nasal por pré-câmaras, que são pequenos condutos através dos quais a ventilação do seio paranasal ocorre e para fora dos quais o muco é propelido pelo sistema de limpeza mucociliar.

A ventilação e remoção mucociliar do seio frontal ocorre através do recesso frontal para o meato médio. A anatomia e drenagem do recesso frontal é variável e depende principalmente da inserção da bolha etmoidal e da porção superior do processo uncinado.

Quando a parede anterior da bolha etmoidal se insere no teto da galeria etmoidal ela formara a pare-

Tabela 3.2 Relações importantes do seio frontal

Inferiores
▪ Recesso frontal abrindo-se para o meato médio
▪ O teto orbitário
Posterior
▪ Fossa anterior do crânio

Tabela 3.3 Possíveis vias de drenagem a partir do recesso frontal

Câmaras pré-meatais: quando o processo uncinado se insere no teto
Infundíbulo etmoidal: quando a parede anterior da bolha etmoidal atinge o teto
Espaço suprabolhoso e seio lateral: quando a bolha é separada do teto pelo espaço suprabolhoso

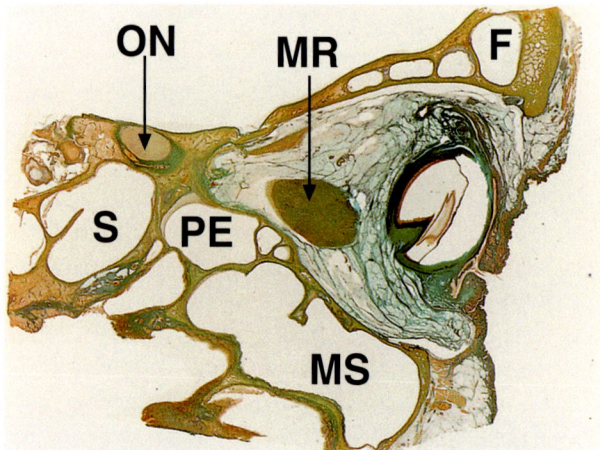

Figura 3.20 *Corte parassagital através do seio esfenoidal.* Corte parassagital demonstrando o seio frontal (F), o reto medial (MR), o nervo óptico (ON), o seio esfenoidal (S), o seio etmoidal posterior (PE) e o seio maxilar (MS) (coloração tricrômica de Masson). De: Studying whole-mounted sections of the paranasal sinuses to understand the complications of endoscopic sinus surgery, por Michael e Eugene Rontal, The Laryngoscope 101, April 1991, reproduzido por cortês permissão de The Laryngoscope e os autores.

de posterior do recesso frontal, assim o separando do seio lateral. Entretanto, esta parece muitas vezes incompleta ou ausente, permitindo ao recesso frontal comunicar-se com o seio lateral. Dependendo da inserção ântero-superior do processo uncinado, o recesso frontal pode abrir-se diretamente para o meato médio ou para o infundíbulo etmoidal. O recesso frontal pode ser apertado por estruturas circunvizinhas tais como uma bolha etmoidal proeminente ou células da *agger nasi* proeminentes.

O ducto frontonasal tem denominação imprópria, e esta pré-câmara é mais apropriadamente chamada recesso frontal. Raramente ela é semelhante a um ducto, consistindo, em vez disso, em um recesso ósseo cinturado, comunicando-se com o seio frontal e a cavidade nasal.

A forma do recesso frontal depende principalmente das suas estruturas circundantes. O bordo medial do recesso frontal usualmente consiste na lamela lateral da porção mais anterior da concha média. O bordo lateral do recesso frontal consiste principalmente em lâmina papirácea e pode ter uma pequena contribuição do processo uncinado.

Superiormente, o osso frontal forma o teto com suas fovéolas etmoidais anteriores. Ainda mais anteriormente, o osso frontal se curva para cima para formar a parede posterior do seio frontal. O óstio frontal, que está situado entre o seio frontal e o recesso frontal, é usualmente encontrado na parte mais ântero-superior do recesso frontal, mas isto não pode ser visto diretamente com o endoscópio durante um exame nasal diagnóstico de rotina.

Maxila e seio maxilar (Figuras 3.4 e 3.11; Tabela 3.4)

A maxila consiste em um corpo juntamente com diversos processos, denominados processos zigomático, frontal, palatino e alveolar. A maxila articula-se com os ossos frontal, palatino, zigoma, etmóide, nasal e lacrimal.

O seio maxilar é um espaço dentro do corpo da maxila, que usualmente está presente ao nascimento sob a forma de uma cavidade semelhante a uma fenda. O seio maxilar se estende lateralmente embaixo do canal infra-orbitário pelos 2 anos e para o zigoma pelos 9 anos. O crescimento lateral pára em torno de 15 anos, enquanto o crescimento vertical continua até a erupção do último dente molar.

O seio maxilar tem forma piramidal, com a base formando a parede medial do seio e o ápice apontando para o processo zigomático da maxila. O seio maxilar pode ser compartimentado por septos ósseos incompletos.

As paredes anterior e posterior do seio maxilar consistem nas paredes anterior e posterior da maxila.

Tabela 3.4 Relações importantes do seio maxilar

Superiores
▪ Órbita e conteúdo
▪ Nervo e canal infra-orbitários
Inferiores
▪ Crista alveolar e dentes molares
Posteriores
▪ Fossa pterigopalatina
▪ Processo pterigóide
Laterais
▪ Tecido mole da bochecha
▪ Mediais
▪ Cavidade nasal
▪ Fontanelas anterior e posterior
▪ Óstio do seio abrindo-se para o infundíbulo etmoidal

O teto do seio maxilar é o assoalho da órbita, que exibe uma crista ocupada pelo nervo infra-orbitário. O assoalho do seio maxilar é formado pelo recesso alveolar, que está situado em um nível mais baixo que o assoalho da cavidade nasal. Esta área apresenta os dentes superiores, com as raízes do primeiro molar e segundo pré-molar estendendo-se em estreita proximidade ao assoalho do seio. Mais tarde na vida, estas raízes podem projetar-se através do assoalho, embora ainda sejam usualmente cobertas por uma fina camada de osso e mucosa.

Ocasionalmente, durante extração destes dentes, esta camada fina de osso e mucosa será removida, assim estabelecendo uma conexão direta entre a luz do seio maxilar e a cavidade oral. Esta conexão pode persistir sob a forma de uma "fístula oroantral".

Súpero-medialmente, a lâmina etmomaxilar separa o seio maxilar das células aéreas etmoidais posteriores.

A parede medial óssea do seio maxilar é deiscente em duas áreas. Essas áreas, que são fechadas por periósteo e membrana mucosa, são as fontanelas nasais anterior e posterior.

Óstios acessórios do seio maxilar são encontrados em ambas as fontanelas anterior e posterior. Quando presentes, esses óstios acessórios do seio maxilar podem usualmente ser vistos em endoscopia diagnóstica, enquanto não é possível ver o óstio maxilar que é ocultado pelo processo uncinado.

O óstio do seio maxilar é colocado superiormente na parede medial da maxila. Ele se abre para dentro da parte inferior do infundíbulo etmoidal em um ponto que transecciona o ponto médio entre as inserções anterior e posterior da concha inferior.

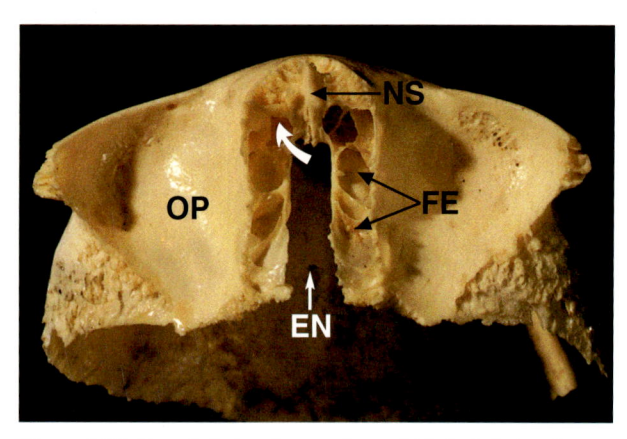

Figura 3.21 *Face inferior do osso frontal.* Visão inferior de um osso frontal desarticulado demonstrando a incisura etmoidal (EN), que recebe a *crista galli* e a lâmina cribriforme, a espinha nasal (NS) e as fovéolas etmoidais, as quais fazem o teto das células aéreas etmoidais anterior e posteriores (FE). A seta curva está dirigida para dentro do recesso frontal e do seio frontal. A lâmina orbitária (OP), que forma o teto da órbita, também é mostrada.

Osso etmóide (Figuras 3.2, 3.3 e 3.21)

O osso etmóide contribui para a parede medial da órbita, o septo nasal, o assoalho da fossa anterior do crânio e a parede lateral da cavidade nasal. Ele é outro dos ossos ímpares do crânio e é composto de cinco partes: uma lâmina perpendicular (que compreende uma porção do septo nasal ósseo), uma lâmina horizontal (a lâmina cribriforme), uma proeminência superior (a *crista galli*) e dois labirintos multicelulares, contendo as células aéreas etmoidais anteriores e posteriores, suspensos lateralmente. Os labirintos etmoidais são estreitos anteriormente e se expandem à medida que passam posteriormente e acompanham a curvatura lateral natural da parede medial da órbita.

Seios etmoidais (Figuras 3.3, 3.9, 3.12, 3.18 e 3.19; Tabela 3.5)

Os seios etmoidais estão presentes ao nascimento e podem ou não ser aerados. Eles continuam a aumen-

Tabela 3.5 As relações importantes relacionaram-se às células aéreas etmoidais

Superiores
▪ Lâmina cribriforme
▪ Giro reto do lobo frontal
Ínfero-mediais
▪ Cavidade nasal
Posteriores
▪ Seio esfenoidal
Laterais
▪ Órbita
▪ Saco lacrimal
▪ Nervos ópticos

tar até a puberdade. A anatomia dos seios etmoidais é desafiadora. Estas câmaras ósseas são limitadas pelo osso etmóide apenas nos planos laterais e mediais. Anteriormente, as células aéreas etmoidais são fechadas pelo osso lacrimal lateralmente. Superiormente, as células labirínticas são fechadas pelas indentações na superfície inferior mais espessa do osso frontal, conhecidas como fovéolas etmoidais. Posteriormente, as células aéreas etmoidais são fechadas pelas paredes ântero-laterais do seio esfenoidal.

A lâmina óssea lateral do etmóide, que é chamada lâmina papirácea, forma a parede medial da órbita. A lâmina papirácea é extremamente fina e pode ser deiscente em parte, permitindo que doença abra caminho para dentro da órbita. Ela é o local mais comum de penetração inadvertida para dentro da órbita durante cirurgia sinusal endoscópica.

A parede medial do labirinto etmoidal é composta das conchas média, superior, e, se presente, a suprema. Inferior e lateral à concha média situa-se o meato médio, e ínfero-lateral à concha superior situa-se o meato superior.

O teto do osso etmóide é formado pela lâmina cribriforme. Ela é situada medial à inserção vertical da concha média. As fibras do nervo olfatório passam através de diminutos forames para suprir as faces medial da concha média e lateral da parte superior do septo. A lâmina cribriforme é situada em um nível mais baixo que os tetos das células aéreas etmoidais adjacentes e tende a afundar inferiormente à medida que passa posteriormente. A dura-máter acompanhante, bulbo olfatório e lobo frontal devem sempre ser considerados em risco durante cirurgia etmoidal. Lesão da lâmina cribriforme pode causar um vazamento de líquido cerebroespinal e/ou anosmia permanente. Atrás da lâmina cribriforme, a cavidade nasal tem como teto a mais espessa placa horizontal do osso esfenóide (o jugo esfenoidal).

As fendas etmoidais se abrem medialmente para a cavidade nasal e posteriormente para as coanas.

O recesso esfenoetmoidal está localizado póstero-superior à concha superior.

As células aéreas etmoidais são divididas em um grupo anterior e um posterior pela lamela basal.

Seio etmoidal anterior (Figuras 3.5, 3.18 e 3.19)

As células aéreas etmoidais anteriores se abrem para dentro do meato médio. A maior e mais constante célula aérea etmoidal anterior é chamada bolha etmoidal (*bulla ethmoidais*). As mais anteriores das células aéreas etmoidais anteriores são as células da *agger nasi*.

Agger nasi (Figura 3.19)

A *agger nasi* (crista ou monte do nariz) é uma saliência ou eminência óssea lisa no processo frontal da maxila que se situa à frente da inserção anterior da concha média. As células da *agger* são identificadas na imagem de TC pela sua localização anterior à inserção vertical da concha média no bordo lateral da lâmina cribriforme.

Esta crista pode ser pneumatizada de maneira variável pelas células aéreas da *agger nasi* do etmóide anterior, e sua parede óssea pode por essa razão ser grossa ou fina. Ambos, o saco lacrimal e o recesso frontal, situam-se laterais à *agger nasi* quando a crista não é pneumatizada. Ântero-lateral à *agger nasi* e correndo paralelo a ela fica o ducto nasolacrimal. O seio frontal, o ducto nasolacrimal e a *agger nasi* estendem-se todos em um plano coronal semelhante.

Bolha etmoidal (bulla ethmoidalis) (Figuras 3.4, 3.7 e 3.14)

A bolha etmoidal é a mais constante e maior das células aéreas etmoidais anteriores. Ela é pneumatizada de uma maneira variável e, em alguns indivíduos, um *torus* lateral ósseo é encontrado na mesma posição. A parede lateral da bolha etmoidal consiste na lâmina papirácea. Posteriormente, a bolha pode fixar-se na lamela basal da concha média ou ser separada dela por uma extensão posterior do seio lateral, se presente. Superiormente, a bolha pode fundir-se com o teto do etmóide e formar a parede posterior do recesso frontal, ou pode ser separada do teto etmoidal pelo espaço suprabolhoso que permite comunicação entre o recesso frontal e o seio lateral.

Seio etmoidal posterior (Figuras 3.2, 3.3, 3.9, 3.11 e 3.20)

As células aéreas etmoidais posteriores se abrem no meato superior. As mais posteriores e maiores das células aéreas etmoidais posteriores são chamadas células de Onodi. Estas células podem estender-se póstero-lateralmente para abraçar ou mesmo circundar o nervo óptico. Estas células podem invadir o corpo do esfenóide e alcançar a parede anterior da sela túrcica.

Osso esfenóide e seio esfenoidal (Figuras 3.3, 3.6, 3.7, 3.9, 3.14, 3.18, 3.20, 3.22 e 3.23; Tabela 3.6)

O osso esfenóide é outro dos ossos cranianos ímpares. Este osso consiste em um corpo que dá origem às asas menores superiormente e às asas maiores e processos pterigóides inferiormente. O osso esfenóide articula-se com o basioccipital, as partes petrosa e escamosa do osso temporal, o osso parietal, o osso frontal, o

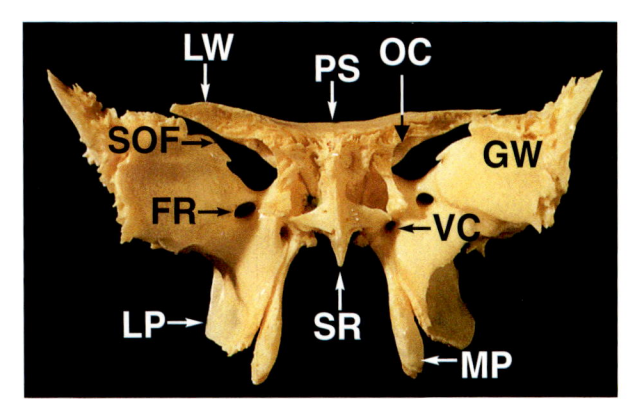

Figura 3.22 *Aspecto anterior do osso esfenóide.* Esta visão do osso esfenóide demonstra as asas maior (GW) e menor (LW), o jugo esfenoidal (PS), a fissura orbitária superior (SOF), o canal vidiano (pterigóide) (VC), o forame redondo (FR), o canal óptico (OC), as lâminas medial (MP) e lateral (LP) do processo pterigóide e o rostro do esfenóide (SR). As lâminas lateral e medial do processo pterigóide são separadas do seio maxilar pela fossa pterigopalatina, que recebe os nervos do forame redondo e do canal vidiano.

vômer e a lâmina perpendicular do osso palatino. O osso esfenóide é atravessado por cinco canais principais: o forame redondo, o forame oval, o canal pterigóideo (canal vidiano), o canal óptico e a fissura orbitária superior.

O seio esfenoidal está situado dentro do corpo do osso esfenóide. O seio esfenoidal está presente ao nascimento, mas não é aerado. Sua pneumatização subseqüente continua até a idade adulta de uma maneira variável e assimétrica.

A frente do corpo do osso esfenóide apresenta a crista do rostro, que se articula com a lâmina perpendicular do etmóide e o septo nasal. Esta crista se projeta dentro do seio sob a forma do septo intersinusal, o qual raramente fica na linha mediana. O seio esfenoi-

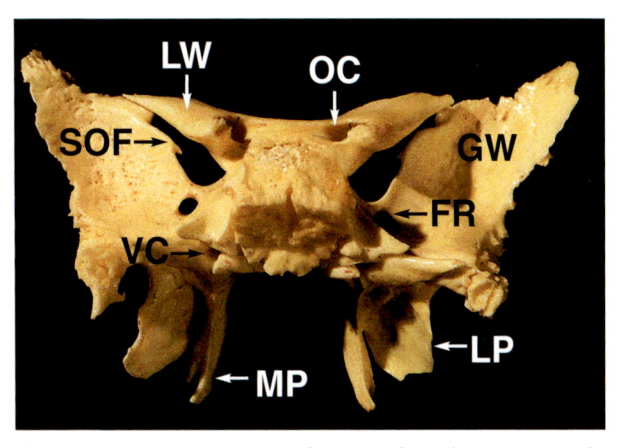

Figura 3.23 *Aspecto posterior do osso esfenóide.* Uma visão do osso esfenóide demonstrando as asas maior (GW) e menor (LW), o canal vidiano (pterigóide) (VC), o forame redondo (FR), o canal óptico (OC), as lâminas medial (MP) e a lateral (LP) do processo pterigóide e a fissura orbitária superior (SOF).

Tabela 3.6 Relações importantes do seio esfenoidal

Superiores
- Fossa hipofisária com a hipófise
- Quiasma óptico e nervos ópticos
- Forame óptico
- Canal óptico

Inferiores
- Nasofaringe

Posteriores
- Basioccipital

Laterais
- Seio cavernoso e conteúdo
- Fissura orbitária superior

Anteriores
- Óstio do seio esfenoidal
- Seio etmoidal posterior

dal pode estender-se unicamente anterior à fossa hipofisária e a glândula ou posteriormente para dentro do basioccipital e lateralmente para as raízes dos processos pterigóides.

O canal pterigóide que transmite o nervo vidiano situa-se ao longo do assoalho do seio esfenoidal.

O nervo óptico tem uma relação íntima com a artéria carótida interna. Esta última corre através do osso temporal petroso para emergir medialmente no ápice petroso acima do forame lácero. Ela sulca profundamente o corpo do esfenóide em uma forma de "S" antes de voltar-se sobre si mesma medial ao processo clinóide anterior. Acima do corpo do esfenóide situa-se a fossa hipofisária que contém a hipófise rodeada pelo seio cavernoso.

O quiasma óptico fica situado acima da glândula hipófise. A partir dele se estendem os dois nervos ópticos envoltos pelas meninges e acompanhados pelas artérias oftálmicas quando eles passam através dos canais ópticos.

Os óstios do seio esfenoidal estão localizados na parede anterior do seio e se abrem para o recesso esfenoetmoidal, que está localizado posterior à concha superior.

ESTRUTURAS IMPORTANTES RELACIONADAS AOS SEIOS PARANASAIS

Fossa pterigopalatina (Figuras 3.6 e 3.9; Tabela 3.7)

A fossa pterigopalatino é um espaço em forma de pirâmide invertida localizado entre a parede posterior do seio maxilar e a face anterior do processo pterigóide. A fossa pterigopalatina não deve ser erradamente tomada pela fossa pterigóidea, que está situada entre as lâminas medial e lateral do processo pterigóide e a parede posterior do seio maxilar.

O conteúdo principal da fossa pterigopalatina é o gânglio esfenopalatino, o nervo maxilar, a artéria maxilar e suas veias acompanhantes. O gânglio esfenopalatino transmite o suprimento nervoso parassimpático à glândula lacrimal, às glândulas mucosas do nariz, à nasofaringe, aos seios paranasais e ao palato. O nervo maxilar é a segunda divisão do nervo trigêmeo, que supre sensibilidade ao terço médio da face.

A fossa pterigopalatina se conecta através de fissuras e forames com vários espaços importantes:

- Lateralmente com a fossa infratemporal através da fissura pterigomaxilar.
- Anteriormente com a órbita através da fissura orbitária inferior.
- Posteriormente com a fossa média do crânio através do forame redondo e o canal pterigóide.
- Medialmente com a porção inferior do recesso esfenoetmoidal através do forame esfenopalatino.
- Inferiormente com a cavidade oral através dos forames palatinos maior e menor.

Tabela 3.7 Fossa pterigopalatina

Conteúdo
- Gânglio esfenopalatino
- Nervo maxilar (segunda divisão do nervo trigêmeo)
- Artéria e veias maxilares

Comunicações
- *Lateralmente* através da fissura pterigomaxilar com a fossa pterigopalatina
- *Medialmente* através do forame esfenopalatino com o recesso esfenoetmoidal; através dos forames palatinos maior e menor com a cavidade oral
- *Anteriormente* através da fissura orbitária inferior com a órbita
- *Posteriormente* através do forame redondo e canal pterigóide com a fossa média do crânio

Ápice orbitário (Figuras 3.7, 3.22 e 3.23)

As estruturas no ápice orbitário estão em estreita proximidade aos seios etmoidais posteriores e esfenoidal e devem ser considerados em risco por doença ou cirurgia na vizinhança.

O ápice orbitário ósseo acomoda um canal ósseo e duas fissuras:

- O canal óptico, que transmite o nervo óptico e a artéria e veias oftálmicas.
- A fissura orbitária superior, transmitindo os nervos lacrimal, frontal e nasociliar da divisão oftálmica do nervo trigêmeo, e os nervos cranianos oculomotor, troclear e abducente.
- A fissura orbitária inferior, transmitindo o nervo e artéria infra-orbitários.

Um anel tendíneo circunda a face medial da fissura orbitária superior e o canal óptico. Deste anel se originam os músculos retos medial, lateral, superior e inferior. Os músculos levantador da pálpebra superior e oblíquo superior se originam do osso imediatamente superior ao anel tendíneo. Dessa maneira, o nervo óptico e o globo ocular são rodeados por um cone de músculo. Os nervos lacrimal, frontal e troclear passam anteriormente dentro do anel.

SUPRIMENTO VASCULAR DA CAVIDADE NASAL E SEIOS PARANASAIS (Figura 3.24; Tabela 3.8)

O suprimento vascular aos seios paranasais e à cavidade nasal é a partir de ramos das artérias maxilar e oftálmica.

Os ramos da artéria maxilar incluem:

- A artéria alveolar superior posterior e artéria infra-orbitária, que são ramos da artéria maxilar ao entrar na fossa pterigopalatina.
- O ramo palatino maior da artéria maxilar.
- A artéria esfenopalatina, que é um ramo terminal da artéria maxilar e passa através do forame esfenopalatino para dentro da cavidade nasal.

Três ramos da artéria oftálmica suprem os seios paranasais e a cavidade nasal: as artérias etmoidais anterior e posterior e a artéria supra-orbitária.

Artérias etmoidais anterior e posterior

As artérias etmoidais anterior e posterior são importantes para o cirurgião sinusal endoscópico porque a transecção de qualquer uma destas artérias pode causar um hematoma retroorbitário e perda visual.

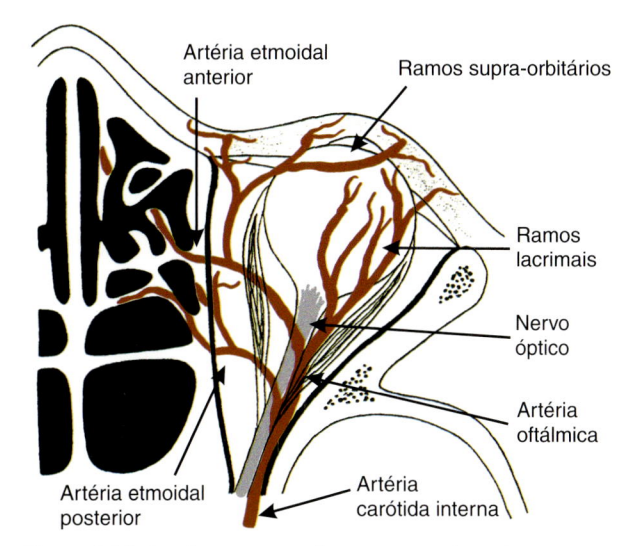

Figura 3.24 *Suprimento vascular e nervoso dos seios paranasais*. Diagrama axial ilustrando as artérias etmoidais anterior e posterior, a artéria oftálmica, os ramos supra-orbitários, os ramos lacrimais, a artéria carótida interna e o nervo óptico. Os nervos etmoidais anterior e posterior acompanham as artérias (não desenhados).

A artéria etmoidal anterior origina-se na órbita a partir da artéria oftálmica, a qual por sua vez se origina da artéria carótida interna. Ela passa através do forame etmoidal anterior, correndo obliquamente através da sutura frontoetmoidal, aproximadamente 2–4 mm posterior à crista lacrimal. A artéria etmoidal anterior é rodeada por osso fino e situa-se acima da face anterior da bolha etmoidal. Este canal ósseo pode ser incluso no teto do etmoidal ou suspenso dele por um "mesentério" ósseo. A artéria passa através da lâmina lateral da placa cribriforme posterior à *crista galli* e entra na fossa anterior do crânio através da margem lateral da placa cribriforme. Deve ser observado que esta é a parte mais fina e mais fraca da base do crânio. A artéria etmoidal anterior supre as células aéreas etmoidais anteriores e o seio frontal e envia ramos intracranianos para suprir a dura-máter.

Ramos terminais adicionais passam para baixo através da lâmina cribriforme para suprir a parte superior das paredes medial e lateral da cavidade nasal e parte do nariz externo.

A artéria etmoidal posterior é também um ramo da artéria oftálmica. Ela passa através do forame etmoidal posterior na sutura frontoetmoidal aproximadamente 12 mm posterior ao forame etmoidal anterior e passa atrás da lâmina cribriforme. Ela também supre a dura, e ramos terminais adicionais passam inferiormente através da lâmina cribriforme para suprir as áreas póstero-superiores das paredes nasais lateral e medial.

Tabela 3.8 Suprimento neurovascular e drenagem linfática dos seios paranasais

	Seio frontal	*Seio etmoidal*	*Seio maxilar*	*Seio esfenoidal*
Suprimento arterial	Artéria etmoidal anterior; artéria supra-orbitária	Artérias etmoidais anterior e posterior; artéria esfenopalatina	Artérias facial, infra-orbitária, palatina maior e etmoidais	Artéria etmoidal posterior; artéria esfenopalatina
Drenagem venosa	Veias comunicantes entre a veia supra-orbitária e a veia oftálmica superior	Veias etmoidais anterior e posterior; veias esfenopalatinas	Veias facial, infra-orbitária, palatina maior e etmoidais	Veias etmoidais posteriores; veia esfenopalatina
Drenagem linfática	Linfonodos submandibulares	Linfonodos submandibulares (seio etmoidal anterior); retrofaríngeos (seio etmoidal posterior)	Linfonodos submandibulares	Linfonodos retrofaríngeos
Suprimento nervoso	Nervo supra-orbitário (ramo de V2)	Nervos etmoidais anterior e posterior, e ramos orbitários do gânglio pterigopalatino (V2)	Nervo infra-orbitário; ramos anterior, médio e posterior do nervo alveolar superior (V2)	Nervo etmoidal posterior e ramos orbitários do gânglio pterigopalatino (V2)

SUPRIMENTO NERVOSO DOS SEIOS PARANASAIS (Figura 3.24; Tabela 3.8)

O nervo supra-orbitário (um ramo da divisão oftálmica do nervo trigêmeo) e a divisão maxilar do nervo trigêmeo transmitem a maior parte da inervação sensitiva dos seios paranasais e da cavidade nasal. Os nervos etmoidais anterior e posterior são ramos do nervo supra-orbitário e acompanham os vasos dos mesmos nomes nos forames etmoidais anterior e posterior. O nervo etmoidal posterior supre os seios etmoidal e esfenoidal, mas freqüentemente está ausente.

CAPÍTULO 4

Tomografia Computadorizada dos Seios Paranasais

INTRODUÇÃO

Durante muitos anos, rinologistas e radiologistas tiveram que depender de radiografias convencionais para avaliação de doenças dos seios paranasais. A informação colhida desses estudos é principalmente relevante para a condição geral dos maiores seios paranasais, especialmente os seios frontal, maxilar e esfenoidal, e fornece mínima informação sobre as delicadas alterações anatômicas ósseas ou da mucosa que podem estar presentes nas células aéreas etmoidais da parede lateral do nariz. Com o desenvolvimento da cirurgia sinusal endoscópica funcional (CSEF; *FESS*), esse diagnóstico por imagem comprovou-se inadequado. Hoje, tomografia computadorizada (TC) e ressonância magnética (RM) constituem os meios padrão de aquisição de imagem dos seios paranasais e cavidade nasal. TC é o método preferido de diagnóstico por imagem quando se está investigando doença inflamatória benigna dos seios paranasais. Este capítulo oferece uma visão geral básica da aquisição de imagem por meio de TC e sua aplicação à análise dos seios.

VISÃO GERAL DA TC

O escaneamento por TC chegou à posição de vanguarda na avaliação dos seios. Com sua disponibilidade cada vez maior e capacidade de fornecer excelente resolução óssea e de tecidos moles, tornou-se a modalidade de imagem de escolha na avaliação de doença inflamatória sinusal.

Com o paciente colocado supino no tomógrafo, a máquina de TC emprega um feixe de raios X e uma montagem de detecção rotatórios. Com o advento da tecnologia de *slip-ring*, os tomógrafos de moderna geração empregam um anel de detectores estacionário enquanto a fonte de raios X roda continuamente para adquirir um volume de dados. Os feixes de raios X projetados passam através do paciente e atingem os detectores, os quais a seguir analisam os raios variadamente atenuados. O grau de atenuação do feixe é uma função direta das várias densidades teciduais que constituem o paciente. A imagem produzida é um reflexo destas densidades.

A TC é capaz de diferenciar até 4.000 gradações de densidade desde ar até metal. Esta capacidade permite a diferenciação de todos os tecidos clinicamente relevantes. Estas gradações de densidade são medidas em unidades Hounsfield (UH), as quais variam de –1.000 a +3.000 UH. Estas diferentes densidades são projetadas como diferentes tonalidades de cinza sobre uma tela eletrônica. O computador de TC também é capaz de manipular os dados brutos eletrônicos para fornecer as chamadas diferentes "janelas". Cada janela é centrada em um valor Hounsfield específico e tem uma faixa selecionada de valores. Apenas os valores de densidade dentro da janela especificada serão mostrados sob forma de diferentes tons de cinza. Os tecidos com um valor fora da faixa serão mostrados como branco se maiores que na faixa superior da janela, enquanto aqueles com um valor mais baixo serão projetados como negro. Com esta tecnologia, os dados podem ser manipulados para fornecer janelas que otimizarão a representação de tecido mole ("janela para tecido mole") ou estruturas ósseas ("janela para osso") (Figura 4.1). Para obter imagem dos seios paranasais, uma janela centrada em 90 UH com uma faixa de janela de 350 UH é ideal para representar patologia de tecido mole. Detalhe ósseo pode ser obtido com um nível centrado em 450 UH com uma largura de 2.500 UH.

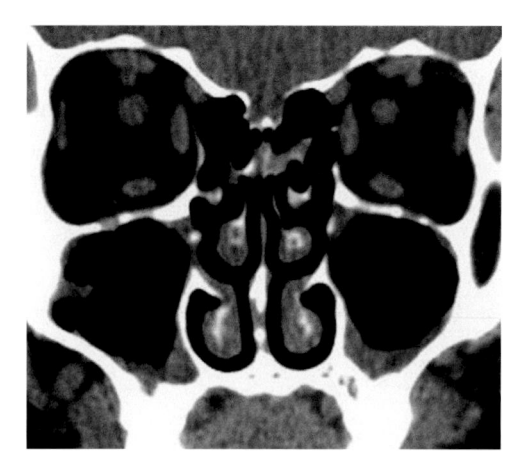

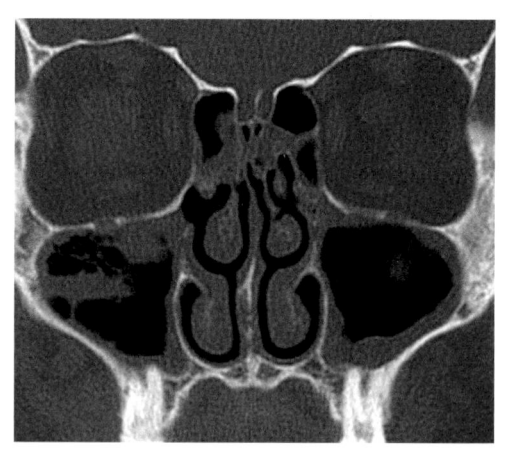

Figura 4.1 Imagens de TC coronal através dos seios maxilares e etmoidais. (**a**) Imagem otimizada com uma janela (nível da janela 90 UH, comprimento da janela 350 UH) para melhor representar as estruturas de tecidos moles dentro da luz sinusal, e em torno dos seios. (**b**) Imagem com janela (nível da janela 450 UH, largura da janela 2.500 UH) para demonstrar detalhe ósseo.

Outros parâmetros de diagnóstico por imagem por TC também são de importância para gerar imagens satisfatórias dos seios. Na TC há uma relação linear entre a dose de raios X e os miliampères (mA) usados na aquisição da imagem, isto é, a dose aumenta conforme o mA aumenta. A dosagem no paciente é também dependente da voltagem, filtros e colimadores usados, bem como a espessura da fatia. O ajuste do mA variará dependendo do nível de ruído, quilovoltagem (kVp), tamanho do paciente e espessura dos cortes. Para obter imagem dos seios paranasais, a kVp geralmente é ajustada em 120 e o mA em 80.

Um dos aperfeiçoamentos mais recentes em tecnologia é o tomógrafo de multi-slice (TCMS). Estes tomógrafos utilizam um arranjo múltiplo de detectores linearmente dispostos, em oposição a apenas um. Os modelos mais recentes usam até 16 fileiras de detectores e adquirem até oito fatias contíguas a cada rotação do pórtico. Isto resulta em uma imensa melhora no tempo de escaneamento. Aquisição mais rápida de imagem associa-se a uma diminuição no artefato de movimento. O conjunto de dados adquirido é também um volume isotrópico verdadeiro de dados que podem ser manipulados com mínima degradação da imagem. Isto pode possibilitar a geração de imagens "reformatadas" nos planos sagitais e/ou coronais. Estes dados ainda podem ser manipulados para mostrar detalhe de tecido mole ou osso. Além disso, as espessuras das fatias das imagens podem ser variadas para fornecer a resolução espacial melhorada necessária para definir o detalhe da microanatomia óssea e mostrar sutis erosões ósseas e fraturas.

TC DOS SEIOS PARANASAIS

A TC é atualmente vista como a modalidade de imagem de escolha para os seios paranasais e é usada para complementar a endoscopia diagnóstica na avaliação dos pacientes.

Isto é especialmente verdadeiro na avaliação pré-operatória da doença inflamatória sinusal. Exame endoscópico e visualização das pequenas fendas do complexo ostiomeatal não são possíveis. O exame com TC no plano coronal é preferido, uma vez que ele exibe a anatomia em uma perspectiva que é útil para o rinologista. Ela define precisamente o local da inflamação e identifica claramente os detalhes ósseos e quaisquer variações anatômicas, tais como a proximidade do assoalho orbitário ao local de uma antrostomia meatal média, a extensão da pneumatização das células aéreas etmoidais, a localização do óstio natural do seio maxilar, septações do seio esfenoidal, as posições da artéria carótida interna e do nervo óptico. TC é a técnica preferida para a visualização do complexo ostiomeatal.

Há algumas limitações com TC pelo fato de não ser possível diferenciar entre doença benigna e maligna. Nesses casos, RM com sua superior resolução de tecidos moles constitui uma valiosa modalidade complementar.

Outras limitações da TC incluem degradação da imagem devida a vários artefatos que podem surgir durante o escaneamento. Estes artefatos incluem o seguinte:

- Ruído da imagem: um aspecto granulado da imagem é chamado ruído. Isto é causado por leves variações do valor da densidade medida pelo tomógrafo para substâncias de uma densidade fixa. Este efeito pode ser limitado aumentando-se o mA ou a espessura do corte em áreas compostas de tecido mole, mas terá pouco efeito em áreas de contraste de alta densidade.

- Artefatos de anel podem ser causados quando canais detectores individuais mostram ligeiras diferenças na saída de sinal. Isto pode resultar de calibração infreqüente da unidade e pode ser corrigido por um algoritmo de equilíbrio.
- Alguns dos elementos de volume, ou voxels, conterão ao mesmo tempo osso e tecido mole. O valor resultante na escala de cinza exibido na imagem dessa área de tecido será baseado no valor médio de absorção por esse voxel. Se houver uma diferença muito grande entre as densidades teciduais dentro de um voxel, aparecerão artefatos em estrias na imagem. Isto também é conhecido como efeito de volume parcial. Amálgama dentária (Figura 4.2) é uma fonte comum desses artefatos. Esses artefatos podem ser limitados pelo uso de um algoritmo de equilíbrio, ampliado na fase de dados brutos ou pela redução da espessura do corte. Posicionamento cuidadoso do paciente e angulação do pórtico também podem ser realizados para procurar evitar áreas com essa mudança de densidade (p. ex., obturações dentárias).
- Os tubos de raios X produzem radiação de variadas energias. Radiação de mais baixa energia será atenuada em maior grau pelo paciente. Radiação de mais alta energia tenderá mais a passar através do paciente e a alcançar o detector. Este efeito é conhecido como endurecimento do feixe e também resulta em um artefato semelhante à estria cruzando a imagem. O efeito pode ser reduzido por filtragem do feixe e adição de um algoritmo de correção. Os artefatos produzidos são mais pronunciados em áreas onde estruturas de alta densidade estão em estreita proximidade a estruturas de baixa densidade. Outra vez, amálgama dentária é uma fonte comum desses artefatos indesejados. Posicionamento cuidadoso do paciente e filtragem do feixe antes da entrada no paciente podem levar a uma redução nestes artefatos.
- Movimento do paciente durante o escaneamento resultará em borramento da imagem. Os pacientes necessitam ser conscientes da importância de permanecerem imóveis durante o escaneamento. Também devem estar confortavelmente posicionados e bem apoiados no pórtico de TC. Os pacientes devem ser solicitados a abster-se de deglutir e respirar durante o curto tempo que leva para obter o escaneamento.

Planos de diagnóstico por imagem

Um dos benefícios da TC é a capacidade de obter imagens coronais dos seios paranasais (Figura 4.3). As imagens são tiradas perpendiculares à linha de Reid, que corre entre a margem infra-orbitária e o meato acústico externo. A linha perpendicular é conhecida como linha de Alexander. A vista coronal permite visualização acurada de estruturas que se situam paralelas à linha infra-orbitomeatal, como o teto orbitário, o assoalho da cavidade nasal e os seios etmoidais e esfenoidal. Ele também é o melhor plano no qual avaliar o complexo ostiomeatal. O plano coronal também é valioso na avaliação de complicações intra-orbitárias e intracranianas da doença.

Imagens axiais (Figura 4.4) são excelentes para demonstrar as paredes anteriores e posteriores dos seios e fossa pterigopalatina. Elas também demonstram a relação do nervo óptico com os seios etmoidais posteriores e esfenoidal. Visualização do recesso esfenoetmoidal também é melhor neste plano.

Imagens sagitais são úteis para avaliar o assoalho da órbita (Figura 4.5). Elas também proporcionam uma vista geral das estruturas ósseas e de tecidos moles vizinhas, tais como o clivo, palato e nasofaringe.

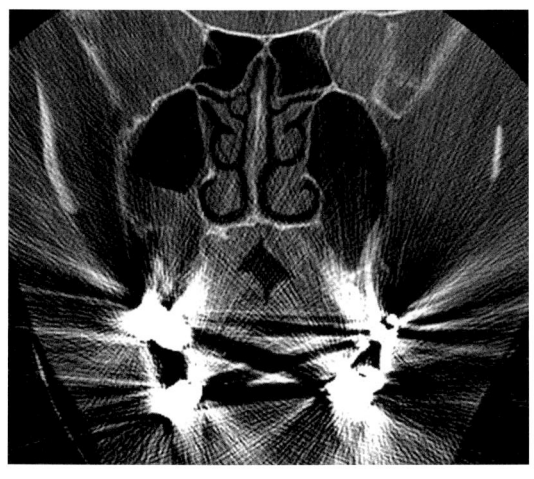

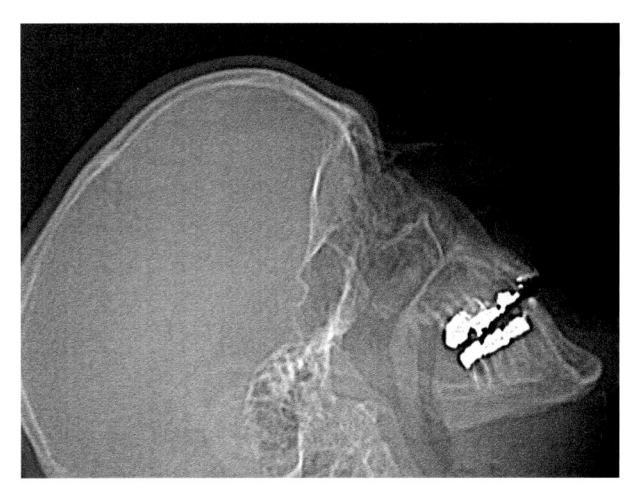

Figura 4.2 (**a**) Uma TC coronal através dos seios maxilares mostra importante artefato de estrias devido à presença de amálgama dentária. (**b**) Uma imagem de TC de reconhecimento prévio também demonstra o metal da amálgama.

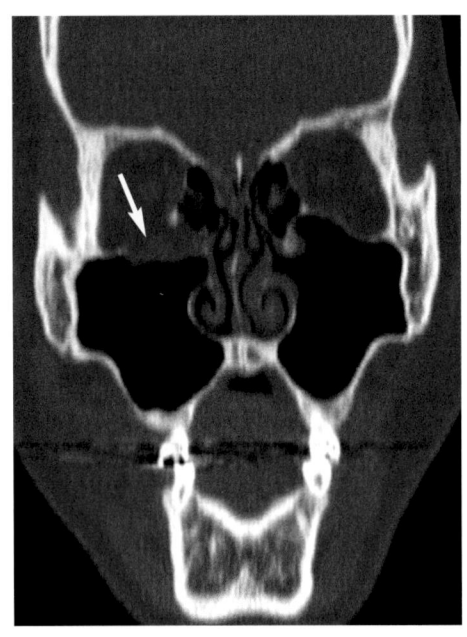

Figura 4.3 Imagem coronal dos ossos faciais incluindo os seios. Esta foi reconstruída a partir de dados de uma TC axial. Há uma fratura explosiva orbitária com ruptura do assoalho da órbita direita. Observe a herniação de gordura orbitária e o desvio inferior do músculo reto inferior (seta).

A Tabela 4.1 dá uma lista dos planos de escaneamento que melhor avaliam os componentes individuais do complexo dos seios paranasais. A Tabela 4.2 arrola os planos ideais de escaneamento para a avaliação de certas condições de doença comuns.

Parâmetros do diagnóstico por imagem por TC

Com a disponibilidade da TC helicoidal e agora a TCMS, um protocolo típico de aquisição de imagem inclui o seguinte:

(1) Uma imagem axial é obtida com o paciente supino. O pórtico de TC é colocado paralelo à linha orbitomeatal. Inicialmente, uma imagem "de reconhecimento" lateral é tirada cobrindo a anatomia inferiormente desde a crista alveolar da maxila até a área superior do seio frontal. Se necessário, a angulação do pórtico é modificada para levar em conta problemas especiais como extensão limitada do pescoço ou obturações dentárias, que podem degradar a imagem. A kVp é 120, e o mA é 80, com um tempo total de *scan* de 4,8 s.

(2) Imagens sagitais e coronais reformatadas são obtidas a seguir. Além disso, um programa de exibição de superfície sombreada em 3D (terceira dimensão) para imagens reconstruídas demonstrando a patologia (Figura 4.6) está ganhando popularidade entre os clínicos porque pode fornecer uma vista geral da anatomia dos ossos faciais. Isto pode ser útil na avaliação de trauma facial.

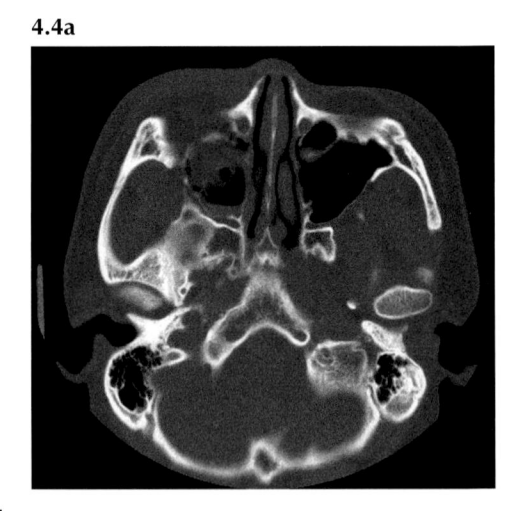

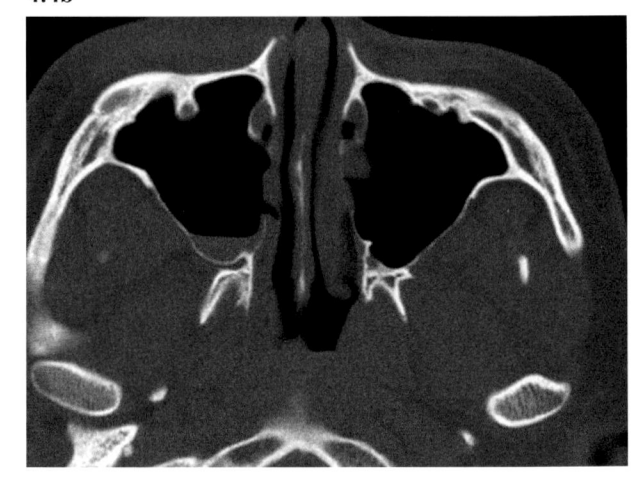

Figura 4.4 (a, b) Imagens de TC axial do mesmo paciente da Figura 4.3. Edema do tecido mole periorbitário direito pode ser visto. O nível hidroaéreo no antro direito é compatível com sangue. As imagens axiais representam melhor o estado da parede antral póstero-lateral.

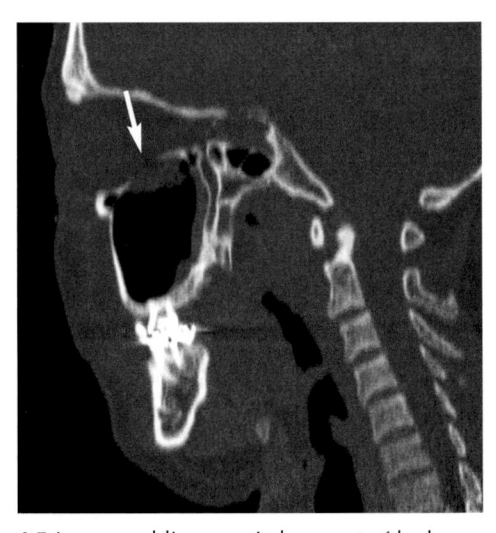

Figura 4.5 Imagem obliquossagital reconstruída do mesmo paciente das Figuras 4.3 e 4.4. Está demonstrada ruptura do assoalho orbitário (seta). Este plano de imagem também exibe as vértebras cervicais superiores e o clivo, bem como o assoalho orbitário.

Tabela 4.1 Planos de imagem que fornecem mais informação sobre estruturas individuais

Estrutura	Imagem axial	Imagem coronal
Seio maxilar:		
Parede anterior	✓	
Parede posterior	✓	
Parede medial		✓
Teto/assoalho da órbita		✓
Seio frontal:		
Parede anterior	✓	
Parede posterior	✓	
Assoalho		✓
Seio esfenoidal:		
Anterior	✓	
Posterior	✓	
Lateral		✓
Assoalho		✓
Seio etmoidal:		
Parede lateral	✓	✓
Teto		✓
Complexo ostiomeatal		✓
Fossa pterigopalatina	✓	
Fissura orbitária superior		✓
Nervo óptico	✓	✓[a]
Lâmina cribriforme		✓
Conchas		✓

[a]Imagens parassagitais desta região proporcionam visualização particularmente boa do canal do nervo óptico.

(3) Áreas específicas de interesse podem ser aumentadas por um de dois métodos. A ampliação envolve a expansão de cada elemento de imagem. Com esta técnica, não há aumento no detalhe, e as interfaces teciduais podem ficar com degrau. Uso de *zoom* envolve utilizar cone sobre o campo de visão de uma região anatômica específica para produzir resolução aumentada. Os fatores de *zoom* variam entre 1 e 10. Aplicação de *zoom* é mais apropriada ao estudar os seios paranasais, e fatores entre 4 e 6 são geralmente aplicados.

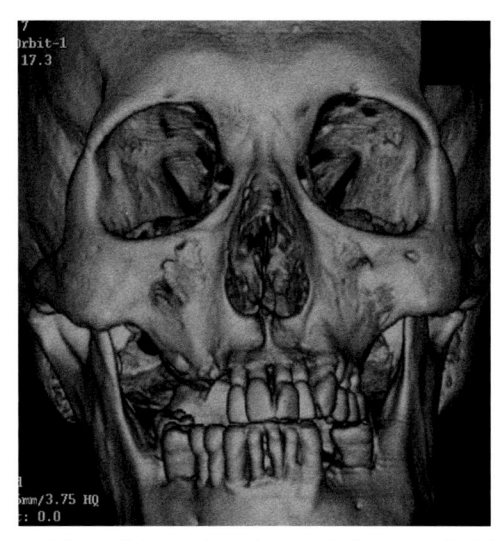

Figura 4.6 Superfície sombreada em 3D dos ossos faciais em projeção frontal.

Administração de contraste intravenoso

Contraste intravenoso não é usado rotineiramente durante a investigação de doença inflamatória benigna. Contraste intravenoso é indicado nos casos em que neoplasias, lesões vasculares ou complicações da doença dos seios paranasais são suspeitados a partir da história ou exame diagnóstico. A vascularidade da lesão bem como sua relação aos vasos principais podem ser avaliadas pré-operatoriamente. Contraste intravenoso também é valioso para avaliar doença sinusal inflamatória que foi complicada por formação de abscesso, trombose, ou disseminação intracraniana ou intra-orbitária de infecção. A administração de contraste pode ajudar a distinguir entre doença inflamatória aguda e crônica, uma vez que o contraste da mucosa é visível em casos de inflamação aguda. Distinção entre pólipos alérgicos e inflamatórios também pode ser ajudada pela administração de contraste, porque foi observado que os pólipos inflamatórios são contrastados enquanto os pólipos alérgicos não o são.

Contraste é administrado com um injetor automático. Aproximadamente 80–100 cm^3 de contraste não iônico são dados a uma velocidade de 1 cm^3/s. As anor-

Tabela 4.2 Planos ideais de escaneamento para as condições de doença comuns

Doença	Axial	Coronal	Sagital	TC 3D
Trauma	✓	✓	✓	✓
Polipose benigna		✓		
Doença inflamatória		✓		
Malignidade	✓	✓	✓	✓
Mucocele/piocele	✓	✓	±	±
Anomalias congênitas	✓	✓		✓

± Pode ou não necessitar reconstrução sagital ou TC 3D (TC tridimensional).

malidades se contrastarão se houver vascularidade aumentada, e o grau de contraste pode ser estimado pela comparação com o contraste dos grandes vasos.

A principal desvantagem potencial da administração de contraste é a rara ocorrência de reação anafilática potencialmente fatal ao agente. A principal desvantagem não médica é o custo do contraste intravenoso não-iônico.

ESQUEMA DE LAUDO

Graças à anatomia complexa dos seios paranasais, seria prudente desenvolver uma conduta sistemática para interpretação da imagem e redação do laudo. Oferecemos aqui um exemplo de um esquema desse tipo, que consideramos possibilitar um exame completo e acurado da região (Figura 4.7).

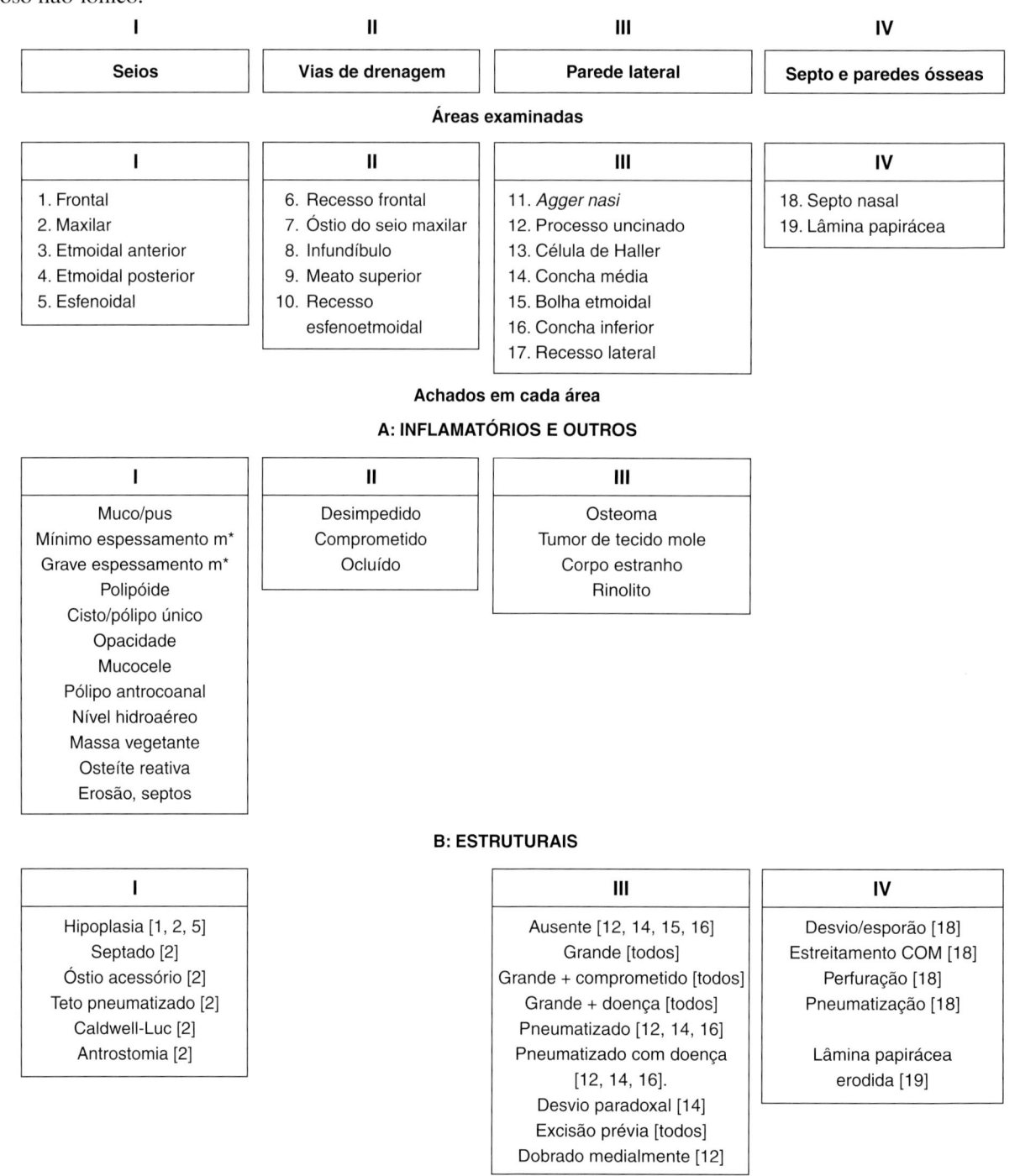

I	II	III	IV
Seios	Vias de drenagem	Parede lateral	Septo e paredes ósseas

Áreas examinadas

I	II	III	IV
1. Frontal 2. Maxilar 3. Etmoidal anterior 4. Etmoidal posterior 5. Esfenoidal	6. Recesso frontal 7. Óstio do seio maxilar 8. Infundíbulo 9. Meato superior 10. Recesso esfenoetmoidal	11. *Agger nasi* 12. Processo uncinado 13. Célula de Haller 14. Concha média 15. Bolha etmoidal 16. Concha inferior 17. Recesso lateral	18. Septo nasal 19. Lâmina papirácea

Achados em cada área

A: INFLAMATÓRIOS E OUTROS

I	II	III
Muco/pus Mínimo espessamento m* Grave espessamento m* Polipóide Cisto/pólipo único Opacidade Mucocele Pólipo antrocoanal Nível hidroaéreo Massa vegetante Osteíte reativa Erosão, septos	Desimpedido Comprometido Ocluído	Osteoma Tumor de tecido mole Corpo estranho Rinolito

B: ESTRUTURAIS

I	III	IV
Hipoplasia [1, 2, 5] Septado [2] Óstio acessório [2] Teto pneumatizado [2] Caldwell-Luc [2] Antrostomia [2]	Ausente [12, 14, 15, 16] Grande [todos] Grande + comprometido [todos] Grande + doença [todos] Pneumatizado [12, 14, 16] Pneumatizado com doença [12, 14, 16]. Desvio paradoxal [14] Excisão prévia [todos] Dobrado medialmente [12]	Desvio/esporão [18] Estreitamento COM [18] Perfuração [18] Pneumatização [18] Lâmina papirácea erodida [19]

V

Sumário e diagnóstico

* m = da mucosa

Figura 4.7 Esquema de laudo de TC dos seios paranasais.

CAPÍTULO 5

Anatomia Normal dos Seios Paranasais Conforme Demonstrada por Tomografia Computadorizada e Ressonância Magnética

O radiologista deve estar familiarizado com a anatomia do labirinto etmoidal, dos maiores seios paranasais, e seus canais associados de ventilação e drenagem na parede nasal lateral. A anatomia relevante é descrita em seqüência neste capítulo nos planos axial, sagital e coronal, com informação adicional sobre as variações anatômicas que ocorrem mais comumente. Cada radiologista necessitará desenvolver o seu próprio esquema para sistematização do laudo das imagens de tomografia computadorizada (TC) desta desafiadora área anatômica (ver Capítulo 4, Tabela 4.3).

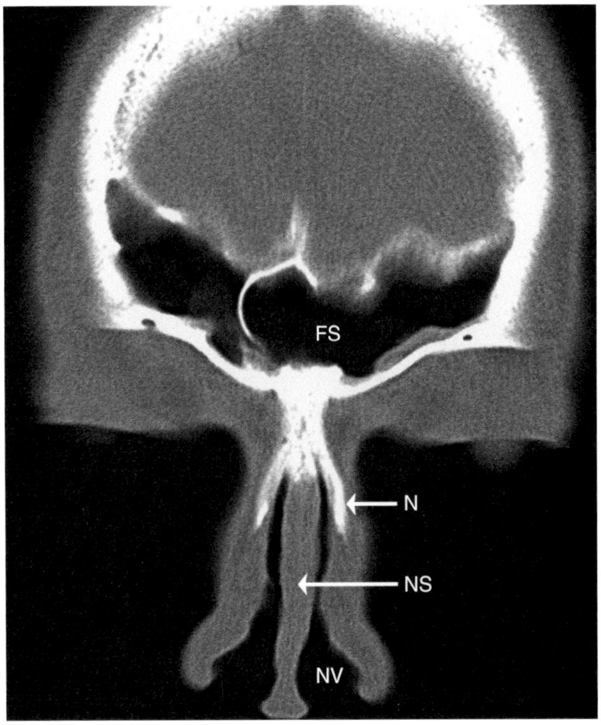

NARIZ EXTERNO E OSSOS NASAIS (FIGURA 5.1)

O nariz externo e os ossos nasais são as primeiras estruturas a serem visualizadas em imagens coronais. Se os seios frontais forem proeminentes, eles também aparecerão nas imagens mais anteriores.

A cavidade nasal comunica-se anteriormente através das narinas com o exterior e posteriormente através das coanas com a nasofaringe. Ela também se comunica através da parede nasal lateral com os seios etmoidais, maxilares e frontal, e mais posteriormente com o seio esfenoidal.

Figura 5.1 *A pirâmide nasal.* Imagem coronal anterior cortando através do nariz externo e a parte mais anterior do seio frontal (FS), o processo frontal da maxila (N), os ossos nasais, a parte cartilaginosa do septo nasal (NS) e o vestíbulo nasal (NV).

SEPTO NASAL (FIGURAS 5.2–5.4)

O septo nasal, que raramente é encontrado perfeitamente na linha mediana, é formado parcialmente pela lâmina perpendicular do etmóide, o vômer, os ossos palatinos e a cartilagem quadrangular. A maioria dos desvios do septo são resultado de anomalias do desenvolvimento e crescimento assimétrico do esqueleto facial, embora o septo nasal possa ser desviado por trauma. Pode haver um desvio do septo nasal ósseo, do septo cartilaginoso ou uma combinação de ambos.

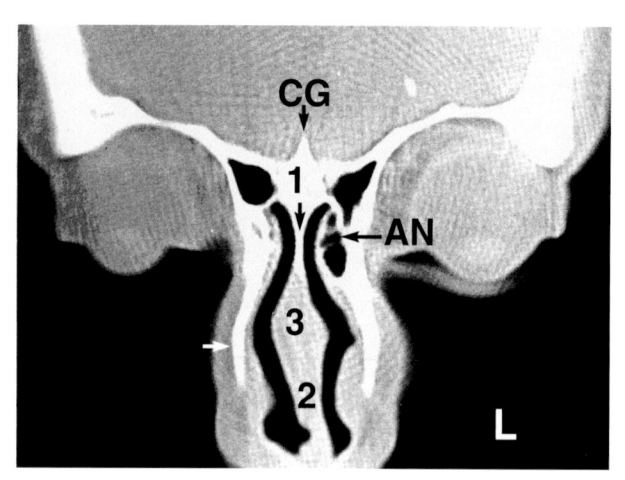

Figura 5.2 *Septo nasal.* O septo nasal é formado pela lâmina perpendicular do osso etmóide (1) e pela cartilagem quadrangular (2). A expansão localizada é o órgão de Zuckerkandl (3), que representa os restos vestigiais de tecido erétil. Os ossos nasais (seta branca) e a *crista galli* (CG) também são mostrados. AN, células da *agger nasi*.

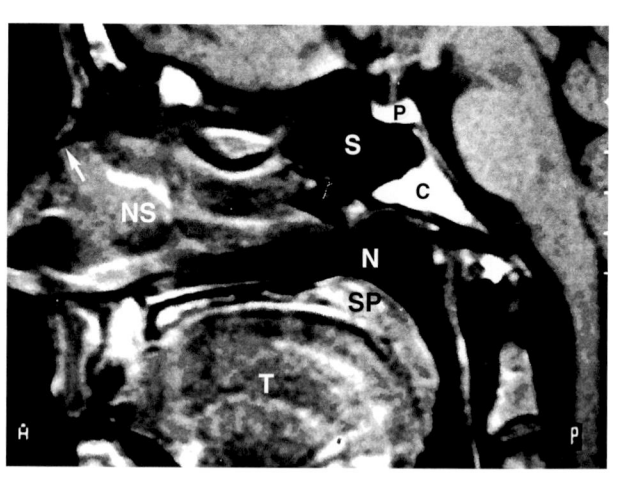

Figura 5.4 *Seio esfenoidal e septo nasal normais.* Imagem de RM sagital ponderada para T1 demonstrando o seio esfenoidal (S), o septo nasal (NS), a hipófise e seu pedículo (P), o osso nasal (seta), o palato mole (SP), a língua (T), a nasofaringe (N) e o clivo (C), que é hiperintenso por causa do conteúdo de medula gordurosa.

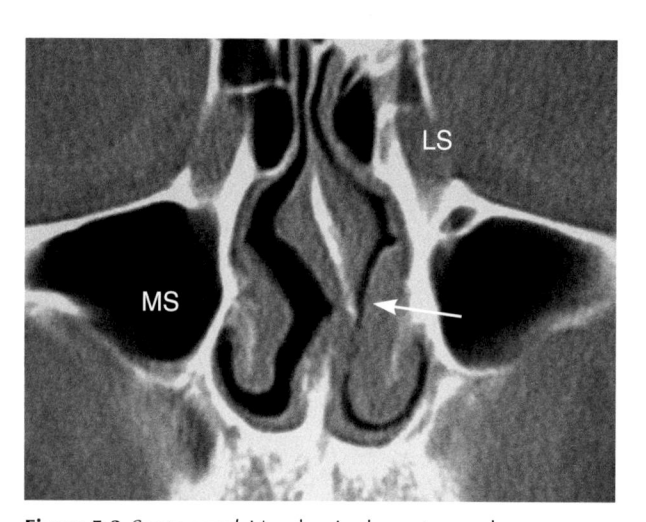

Figura 5.3 *Septo nasal.* Um desvio do septo nasal para a esquerda é observado (seta). MS, seio maxilar; LS, saco lacrimal.

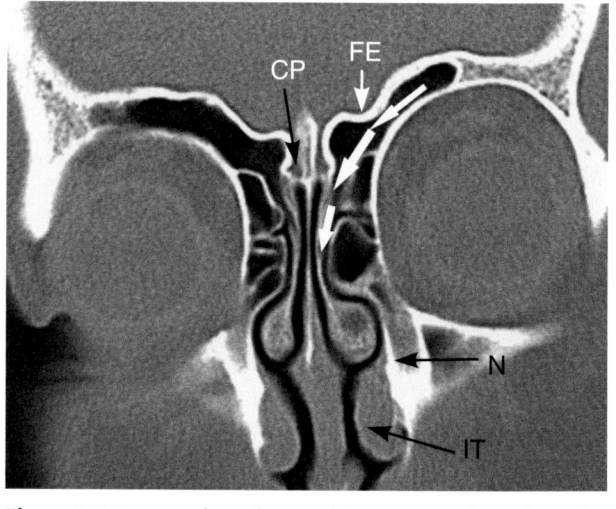

Figura 5.5 *Recesso frontal normal.* Um recesso frontal amplo é visto (setas). As outras estruturas rotuladas são: a lâmina cribriforme (CP), a fóvea etmoidal (FE), a concha inferior (IT) e o ducto nasolacrimal (N).

Defeitos do septo cartilaginoso ou ósseo com mucosa intacta são usualmente resultado de uma ressecção submucosa ou septoplastia prévia. Pequenas perfurações vistas no septo são mais comumente resultado de uma septoplastia prévia. As causas de maior perfuração do septo nasal cartilaginoso incluem septoplastia prévia, hematomas septais traumáticos não tratados, trauma local repetido, cauterização excessiva para epistaxe, granulomas medianos (de Stewart ou de Wegener), abuso de cocaína, tuberculose e hanseníase. Perfurações septais ósseas atraumáticas são usualmente secundárias à sífilis.

CRISTA GALLI (Figuras 5.2 e 5.5–5.8)

A *crista galli* é a extensão vertical da lâmina perpendicular do osso etmóide acima da lâmina cribriforme adentro da cavidade craniana anterior à qual a dura-máter é fixada. A *crista galli* pode ser cheia de medula gordurosa. Ela pode ser pneumatizada (usualmente a partir do recesso frontal), e uma grande célula aérea pode substituir o corpo inteiro. Se a luz da célula aérea for estreita, pode ser obstruída por mínimo edema da mucosa. Quando o óstio de uma célula aérea é ocluído, pode desenvolver-se uma mucocele. Os pacientes

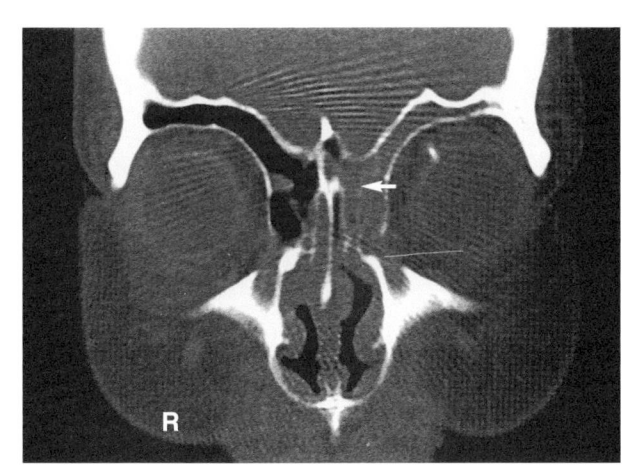

Figura 5.6 Crista galli *pneumatizada*. A *crista galli* pneumatizada está drenando para um recesso frontal doente (seta).

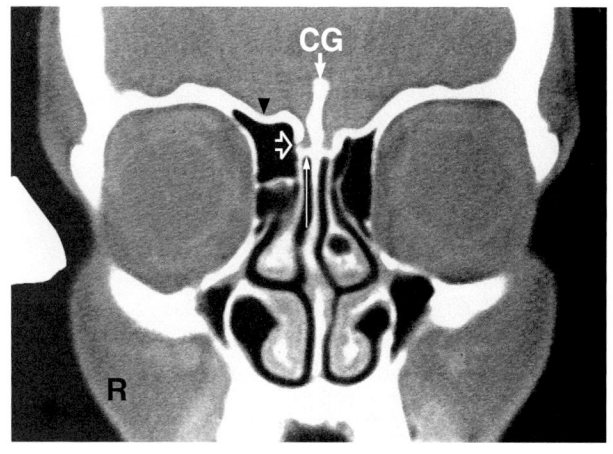

Figura 5.8 *Lâmina cribriforme* e fovea ethmoidalis. A fóvea etmoidal pode ser vista claramente mais alta (ponta de seta) e mais grossa do que a lâmina cribriforme (seta). Isto demonstra os riscos da cirurgia nesta área. Observe o canal ósseo para a artéria etmoidal anterior à direita (seta aberta). A *crista galli* também está demonstrada (CG). Outros achados incluem hipertrofia óssea bilateral das conchas médias e uma pequena célula aérea na concha média esquerda (concha bolhosa).

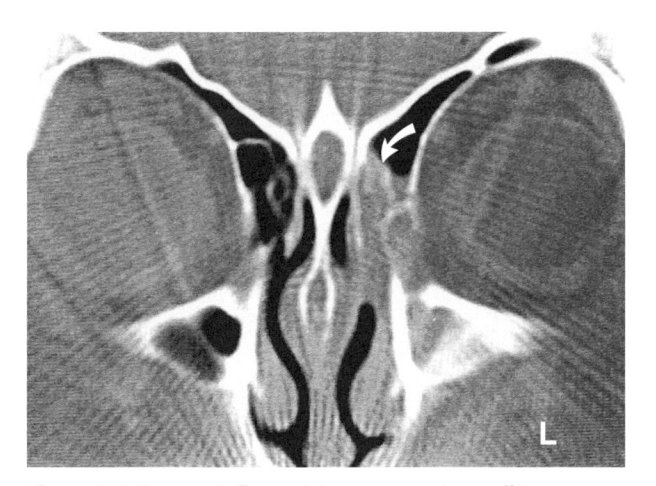

Figura 5.7 *Doença inflamatória em uma* crista galli *pneumatizada*. Neste paciente, há uma mucocele da *crista galli*. Esta célula aérea usualmente drena para o recesso frontal, e ambas estas regiões em geral comprometidas simultaneamente com doença inflamatória (seta).

com essa anomalia podem apresentar-se com cefaléias. Doença do recesso frontal isolada com infecção secundária de uma célula aérea da *crista galli* pode ter endoscopia normal.

SEIO FRONTAL (Figuras 5.9–5.12)

Os seios frontais são cavidades pareadas assimétricas localizadas entre as tábuas anterior e posterior do osso frontal. Eles são freqüentemente divididos por numerosos septos ósseos incompletos em diversas células aéreas intercomunicantes. As células aéreas frontais usualmente estão situadas no mesmo plano coronal, mas ocasionalmente um seio está situado atrás do outro, caso no qual é chamado seio frontal supranumerário. O seio frontal é conectado à cavidade nasal pelo recesso frontal.

A forma e o tamanho do seio frontal são altamente variáveis e ele pode ser hipoplásico ou mesmo ausente. Avaliação por TC dos seios com ajustes de janela estreita, unicamente, pode também levar à interpretação errada do seio subdesenvolvido como sendo um seio que exibe patologia. Um ajuste de janela larga ou para osso identificará isto como hipoplasia e excluirá a possibilidade de um seio bem desenvolvido com patologia afetando sua luz. Assimetria dos seios frontais é mais comum nas raças com cabeça dolicocefálica, como a mongólica.

Pneumatização extensa da parte superciliar do osso frontal ou um seio frontal multisseptado gigante é uma variante comum em indivíduos normais e em acromegálicos. Não é incomum que esta seja a única parte do osso frontal que é pneumatizada, e a extensão supra-orbitária normal do seio frontal pode estar ausente.

Variações na anatomia do seio frontal

- Aplasia.
- Hipoplasia.
- Seio multisseptado gigante.
- Seio supranumerário.
- Assimetria.

BOLHA FRONTAL (Figura 5.13)

As células aéreas etmoidais anteriores podem avançar sobre os seios frontais. Estas células se tornam clinicamente importantes quando elas são tão estreitamente

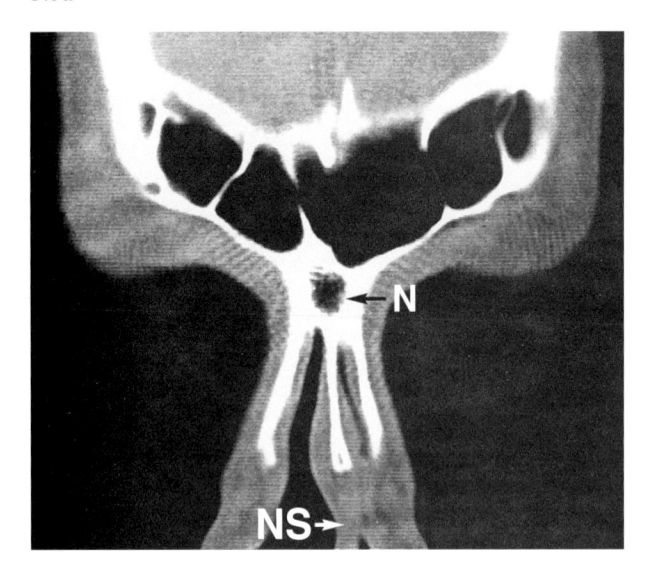

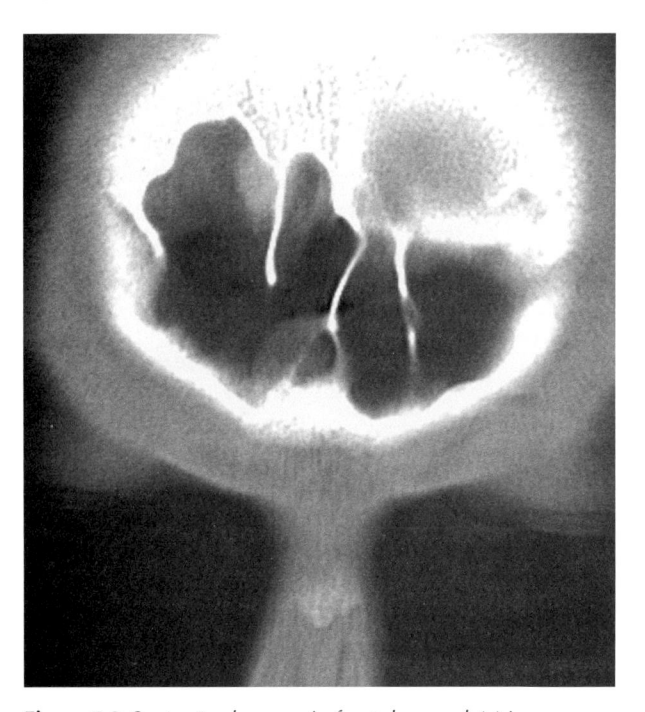

Figura 5.9 *Septação de um seio frontal normal.* (**a**) Imagem coronal dos seios frontais demonstrando um seio frontal multisseptado, ossos nasais normais e um desvio anterior do septo nasal cartilaginoso (NS) para a esquerda. Observe a célula nasal (N), que, se extensa, pode comprometer o recesso frontal. (**b**) Múltiplas septações incompletas podem ser vistas nos seios frontais.

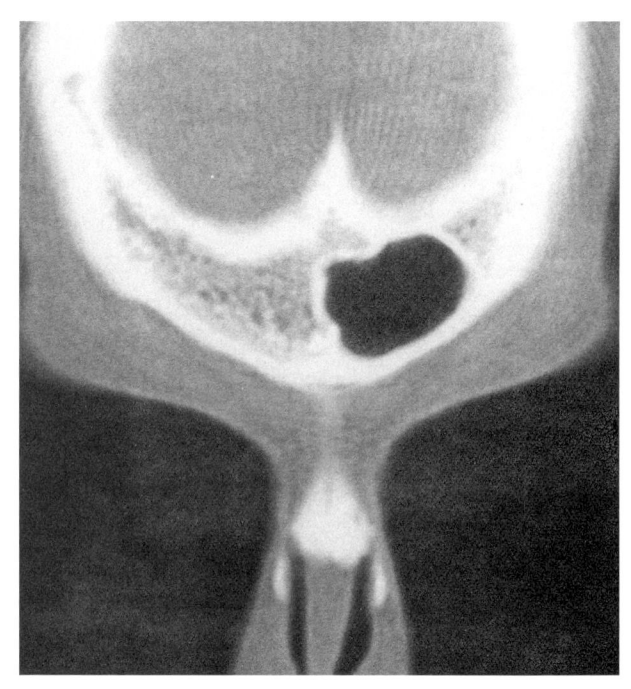

Figura 5.10 *Aplasia do seio frontal direito.* Esta é uma anomalia comum na qual um dos seios frontais é parcial ou completamente subdesenvolvido.

relacionadas ao recesso frontal que obstruem a ventilação e a drenagem do seio frontal. Esta variedade pode ser vista na imagem coronal como uma célula aérea solitária ou uma coleção de células aéreas situadas na parte medial do assoalho do seio frontal, projetando-se para dentro da luz do seio. Estas células, também chamadas bolhas frontais, usualmente drenam para um recesso frontal já estreitado.

RECESSO FRONTAL (Figuras 5.5 E 5.14–5.16)

O recesso frontal é um canal ósseo em forma de ampulheta através do qual o seio frontal drena para o complexo ostiomeatal. Ele não é visualizado no momento da endoscopia pré-operatória de rotina, e a TC no plano coronal e sagital é ideal para avaliar esta região. A anatomia é extremamente variável: um recesso frontal curto, amplo, pode ser facilmente visualizado em uma única imagem, enquanto um recesso frontal mais tortuoso e estreito não pode usualmente ser visto e uma única fatia coronal porque o recesso frontal corre obliquamente com sua extremidade distal (inferior) mais posterior do que sua extremidade proximal (superior).

O caminho da ventilação e drenagem do seio frontal através do recesso frontal depende do desenvolvimento embriológico. O recesso frontal pode se abrir para dentro de:

- O sulco pré-meatal quando o processo uncinado se fixa à lâmina papirácea — neste caso passa anterior ao hiato semilunar e, portanto, drena independentemente do infundíbulo etmoidal e dos seios maxilar e etmoidal.

Capítulo 5 • Anatomia Normal dos Seios Paranasais Conforme Demonstrada por Tomografia Computadorizada ... 35

5.11a

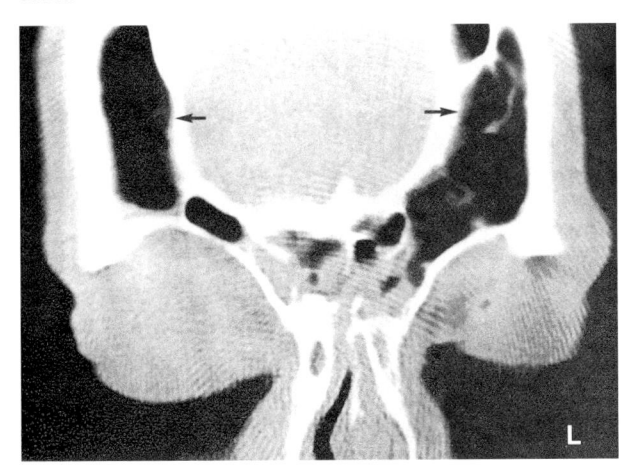

5.11b

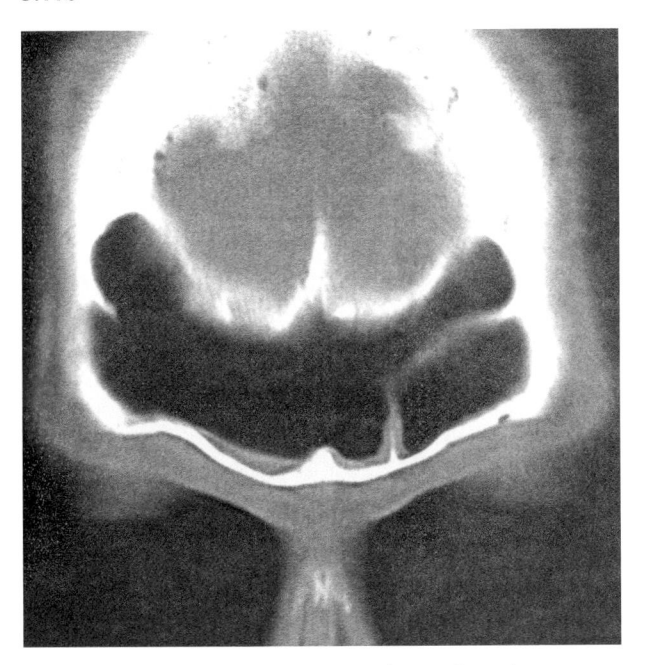

Figura 5.11 *Pneumatização extensa do seio frontal.*
(**a**) Imagem coronal dos seios frontais demonstrando pneumatização extensa do osso frontal (setas). Neste caso, as células etmoidais anteriores estreitam o recesso frontal e contêm mucosa doente. Estas células etmoidais anteriores são caracteristicamente localizadas ao longo do assoalho do seio frontal, próximo da linha mediana. (**b**) Outro exemplo de grandes seios frontais ocupando uma grande parte do osso frontal.

- O infundíbulo etmoidal: nesta situação, inflamação afetando o seio maxilar pode alastrar-se ao longo do infundíbulo para afetar o seio frontal.

As dimensões do recesso frontal são variáveis. Se ele for largo e curto, o seio é facilmente ventilado. Entretanto, se o recesso frontal for longo, tortuoso e estreito, e correr entre células aéreas etmoidais anteriores apinhadas, então edema mínimo pode impedir a

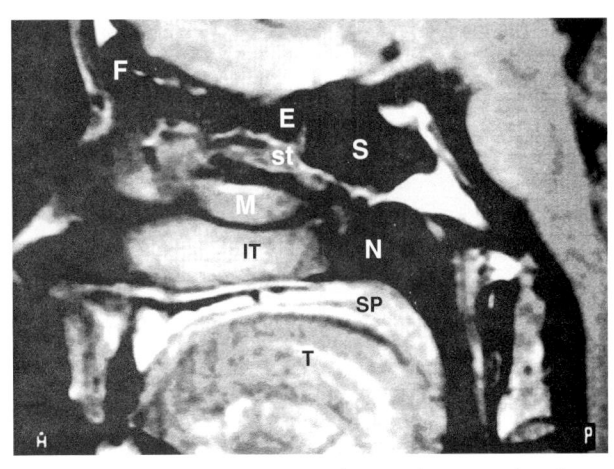

Figura 5.12 *Imagem de RM sagital normal.* RM ponderada para T1 demonstrando o seio frontal (F), o seio etmoidal (E), o seio esfenoidal (S) e as conchas superior (st), média (M) e o inferior (IT), bem como a nasofaringe (N), o palato mole (SP) e a língua (T). Observe que as células etmoidais posteriores são maiores que as células anteriores.

5.13a

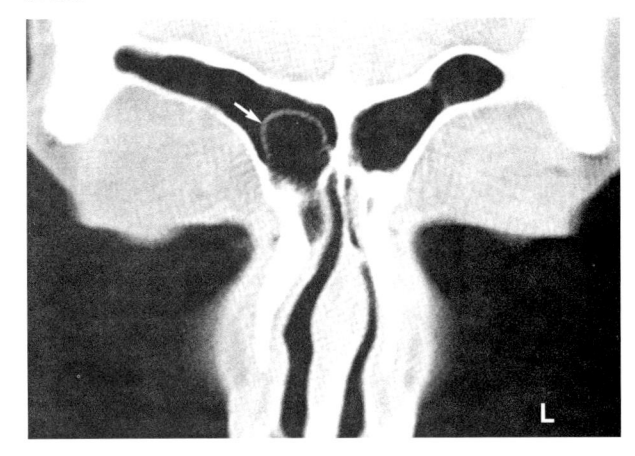

5.13b

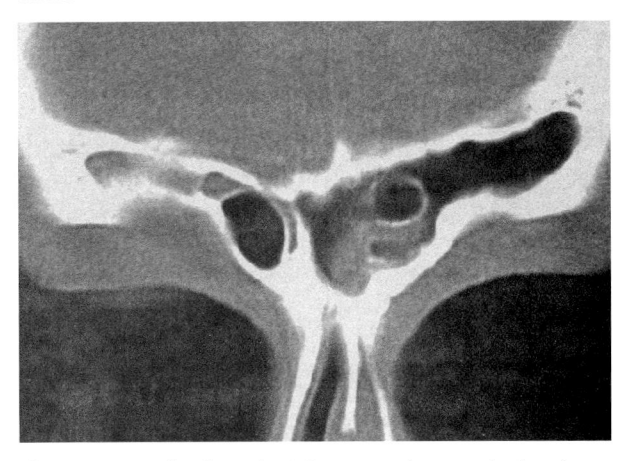

Figura 5.13 *Bolha frontal.* (**a**) Corte anterior através do seio frontal demonstrando uma pequena célula aérea etmoidal colocada anteriormente projetando-se para o assoalho do seio frontal (seta). Isto é chamado uma bolha frontal. (**b**) Corte anterior através do seio frontal demonstrando uma bolha frontal associada à doença inflamatória no recesso frontal e no assoalho do seio frontal.

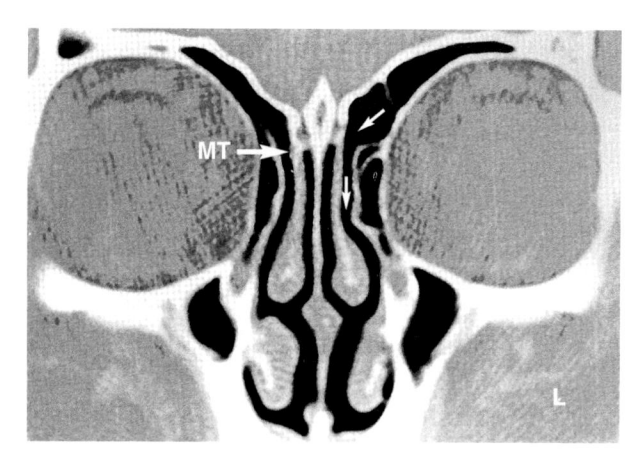

Figura 5.14 *Recesso frontal normal.* Tomografia demonstrando um recesso frontal normal, largo, desimpedido (seta superior). Neste paciente, o recesso frontal drena diretamente para o meato médio (seta inferior). A inserção vertical da concha média (MT) pode ser vista claramente.

drenagem do seio frontal e predispô-lo à infecção recorrente.

O recesso frontal pode ser localizado em imagens de TC coronais identificando-se a inserção superior do processo uncinado. Esta inserção é variável e determina se o recesso frontal drena para o infundíbulo etmoidal ou para o sulco pré-meatal. Quando o processo uncinado se insere lateralmente na lâmina papirácea, o infundíbulo etmoidal forma um recesso cego — o *recessus terminalis* (recesso terminal) — e o recesso frontal drena medialmente para a câmara pré-meatal do seio etmoidal. Quando o processo uncinado se insere no teto do seio etmoidal, ou medialmente sobre a concha média, o seio frontal drena diretamente para o infundíbulo etmoidal. O recesso frontal pode pneumatizar a *crista galli*, concha média ou a *agger nasi* e pode assim tanto influenciar quanto ser influenciado por doença nestas células aéreas adjacentes.

Variações anatômicas que comprometem o recesso frontal

- Células aéreas da *agger nasi* aumentadas.
- Conchas médias hipertrofiadas.
- Concha bolhosa.
- Grande bolha etmoidal fazendo protrusão anterior.
- Desvio do septo nasal.

CÉLULAS DA AGGER NASI (Figuras 5.17–5.19)

O monte (crista) do nariz, *agger nasi*, é uma proeminência vista anterior e superior à inserção da lâmina vertical da concha média. Quando presentes, as células aéreas da *agger nasi* estão situadas dentro da proeminência e geralmente fazem parte dos seios etmoidais anteriores. A crista (monte) do nariz, *agger nasi*, pode ser acelular, unicelular ou multicelular.

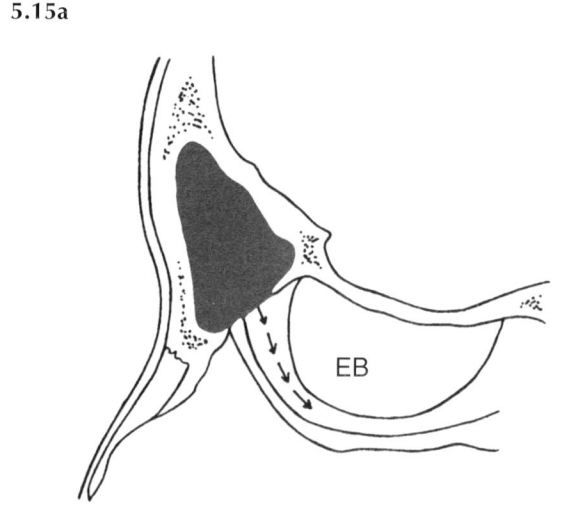

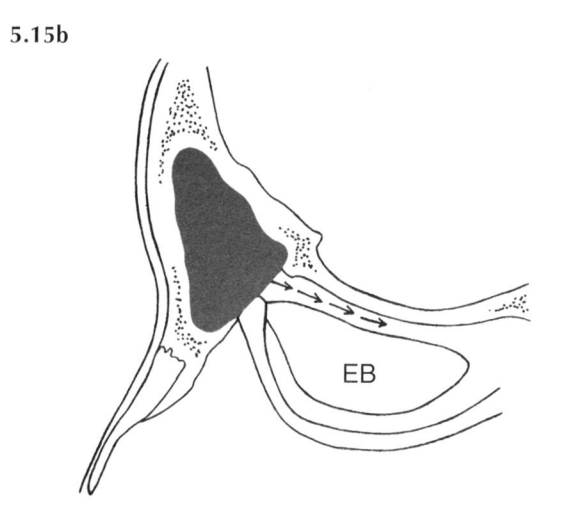

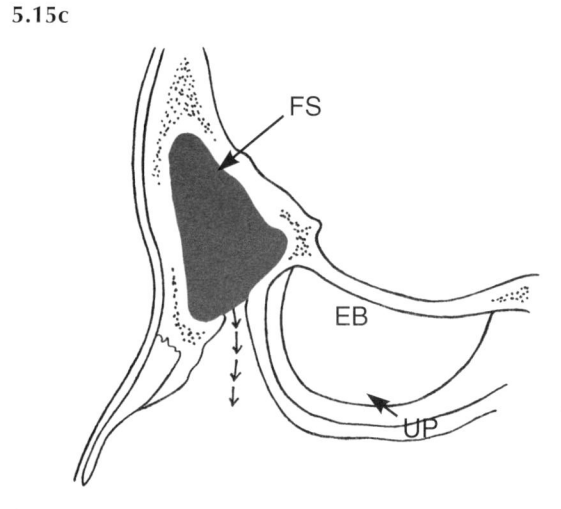

Figura 5.15 *Variações na drenagem do recesso frontal.* (**a**) Drenagem do recesso frontal (setas) para dentro do infundíbulo etmoidal. (**b**) Drenagem do recesso frontal (setas) para o suprabolhoso (EB), que drena para o recesso lateral. (**c**) Drenagem do recesso frontal (setas) para o meato médio uma vez que a inserção do processo uncinado (UP) é na parede lateral. FS, seio frontal.

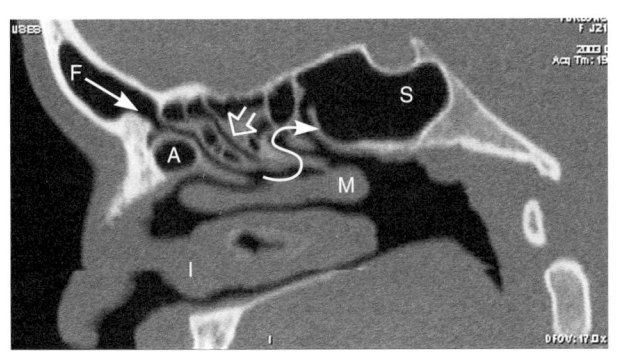

Capítulo 5 ♦ Anatomia Normal dos Seios Paranasais Conforme Demonstrada por Tomografia Computadorizada ... **37**

Figura 5.16 *Imagem de TC sagital através do seio frontal.* Imagem de TC demonstrando um seio frontal normal (F) drenando para dentro do recesso frontal (seta). As outras estruturas vistas são a concha inferior (I), a concha média (M), a célula aérea da *agger nasi* (A) e o processo uncinado fixado inferiormente, a lamela basal (seta aberta), o labirinto etmoidal, o seio esfenoidal (S) e o recesso esfenoetmoidal (seta curva).

SEIO MAXILAR (Figuras 5.20–5.27)

Os seios maxilares são os maiores dos seios paranasais. Eles são cavidades em forma de pirâmide com o ápice apontando para o zigoma e a base formando a parede medial do seio maxilar. A maioria dos seios maxilares é simétrica. TC no plano coronal demonstra que o seio maxilar é estreito anteriormente (isto é, no mesmo plano que a placa vertical da concha média), mais largos na sua porção média (isto é, no mesmo plano que a lamela basal da concha média), e estreito outra vez posteriormente.

O teto do seio maxilar forma o assoalho orbitário, que é estreito posteriormente e mais largo anteriormente. A superfície inferior do assoalho orbitário é sulcada pelo canal infra-orbitário, contendo o nervo infra-orbitário e seus vasos acompanhantes. Este nervo passa através da fissura orbitária inferior, atravessa

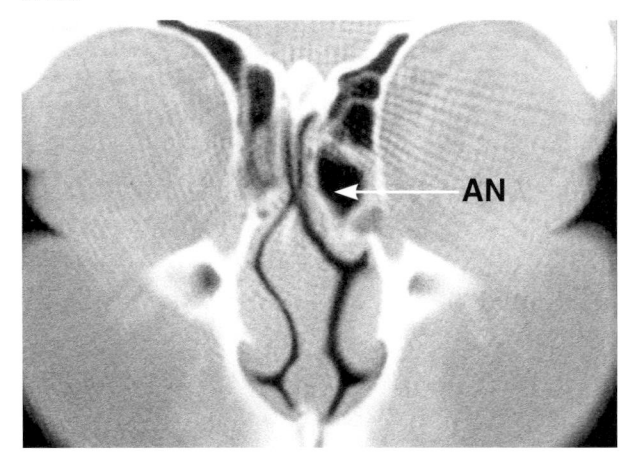

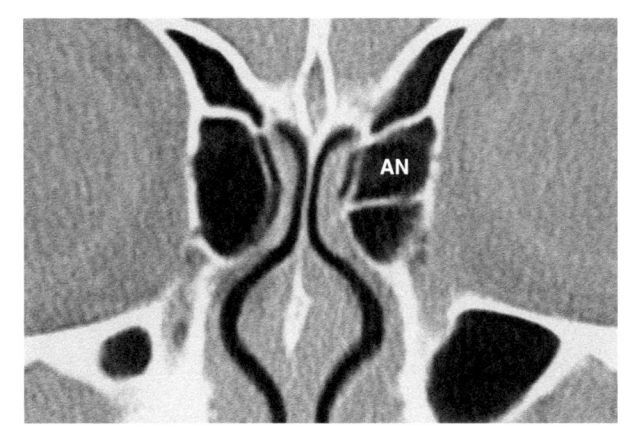

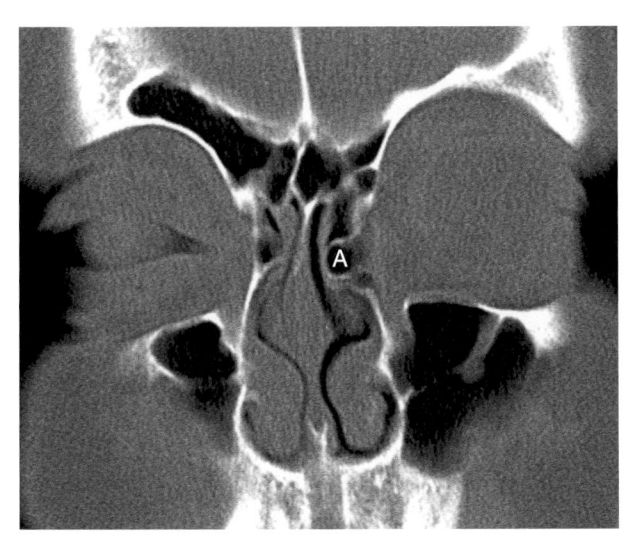

Figura 5.18 *Célula da* agger nasi. (**a**, **b**) Dois exemplos de uma grande célula da *agger nasi* (AN) ocluindo o recesso frontal.

Figura 5.17 *Célula da* agger nasi. Imagem demonstrando uma célula da agger nasi (A) próxima do recesso frontal.

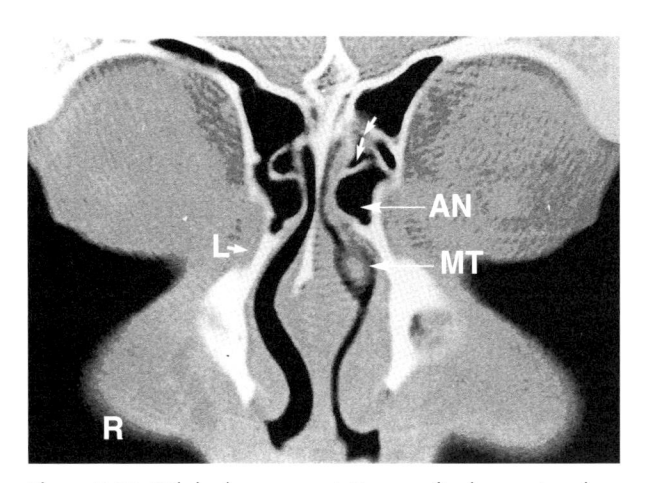

Figura 5.19 *Célula da* agger nasi. Tomografia demonstrando uma grande célula da *agger nasi* (AN) ocluindo o recesso frontal (setas). Quanto maior a célula da *agger nasi*, maior o avanço sobre o colo da concha média (MT), resultando em um recesso frontal restringido. A fossa lacrimal normal (L) é vista no lado direito.

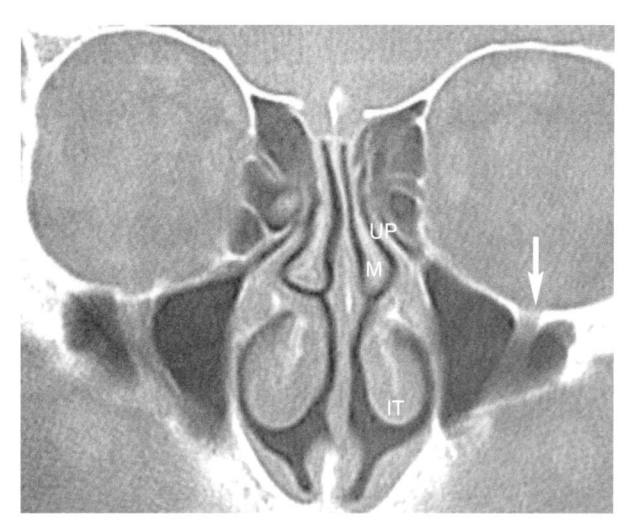

Figura 5.20 *Seio maxilar.* Tomografia anterior do seio maxilar demonstrando o nervo infra-orbitário (seta) atravessando o teto do seio maxilar. As outras estruturas a serem observadas são a concha inferior (IT), a concha média (M) e o processo uncinado (UP).

o canal infra-orbitário e sai através do forame infra-orbitário, que é situado abaixo da margem inferior do rebordo orbitário. O osso em volta do nervo infra-orbitário é usualmente fino e pode ser afetado por erosão e osteíte reativa com neoformação de osso em casos de doença sinusal inflamatória crônica.

A parede posterior do seio maxilar é estreita e forma o limite anterior da fossa pterigopalatina. Esta região é mais bem demonstrada por TC no plano axial.

A parede medial do seio maxilar forma parte da parede lateral da cavidade nasal. O osso da parede medial é usualmente deficiente em uma grande área, e a deiscência é fechada pela mucosa da cavidade nasal e do seio maxilar, cobrindo uma camada fibrosa fina em continuação com o periósteo. Esta área é dividida nas fontanelas nasais anterior e posterior. Estas duas últimas seções são separadas pelo processo etmoidal da concha inferior. Estas fontanelas não devem ser erradamente interpretadas como erosão óssea associada à doença. Pequenos defeitos são encontrados freqüentemente nas fontanelas membranosas, os quais são os óstios acessórios do seio maxilar. Estes estão usualmente situados imediatamente acima da concha inferior e se abrem diretamente para o meato médio.

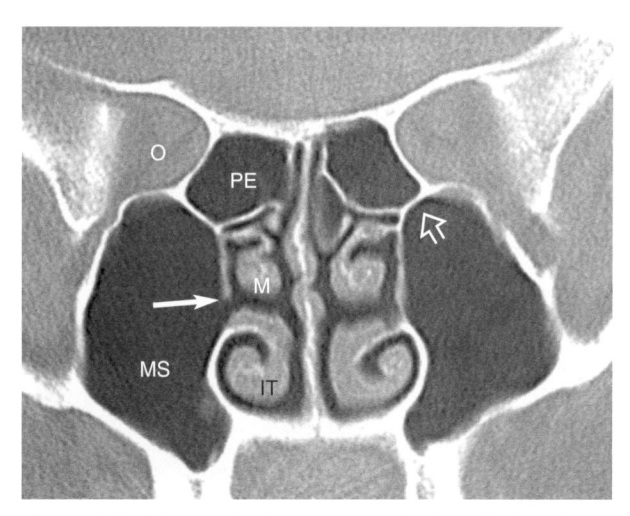

Figura 5.21 *Seio maxilar.* Imagem através do meio do seio maxilar (MS) mostrando um óstio sinusal acessório (seta), o seio etmoidal posterior (PE), a órbita (O) e a lâmina etmomaxilar (seta aberta), a concha média (M) e a concha inferior (IT).

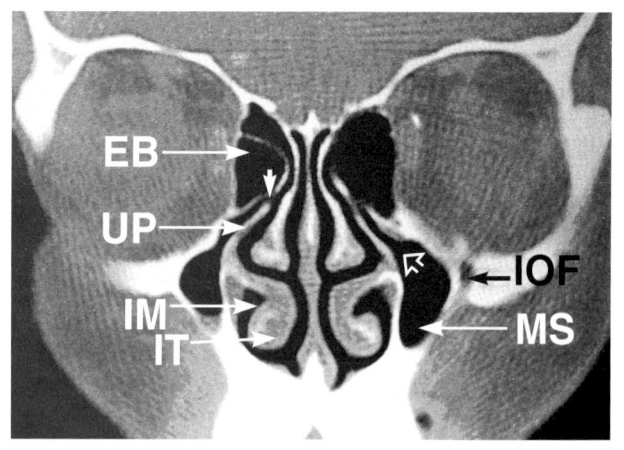

Figura 5.22 *Seio maxilar normal.* Tomografia demonstrando a porção anterior do seio maxilar (MS) drenando através dos óstios maxilares para dentro do infundíbulo etmoidal (seta aberta). O canal do infundíbulo é limitado superiormente pela bolha etmoidal (EB) e ínfero-medialmente pelo processo uncinado (UP). O infundíbulo etmoidal abre-se para o hiato semilunar. Este último é uma abertura bidimensional em forma de fenda que conecta o infundíbulo ao meato médio (seta branca curta). O forame infra-orbitário (IOF), a concha inferior (IT) e o meato inferior (IM) também são mostrados.

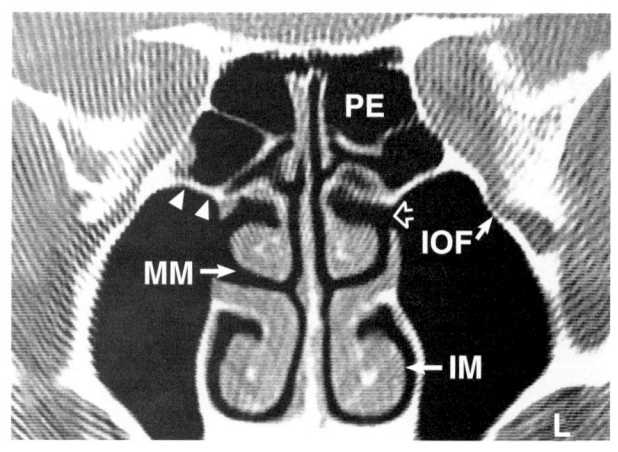

Figura 5.23 *Óstios maxilares acessórios.* Imagem coronal das células aéreas etmoidais posteriores (PE) e seio maxilar demonstrando um grande óstio acessório do seio maxilar à direita, imediatamente lateral à concha média, e um menor à esquerda (seta aberta), próximo da parte posterior do meato médio (MM). A fina lâmina de osso separando a margem súpero-medial do seio maxilar das células aéreas etmoidais posteriores é a lâmina etmomaxilar (pontas de setas). Observe a fissura orbitária inferior (IOF) e o meato inferior (IM).

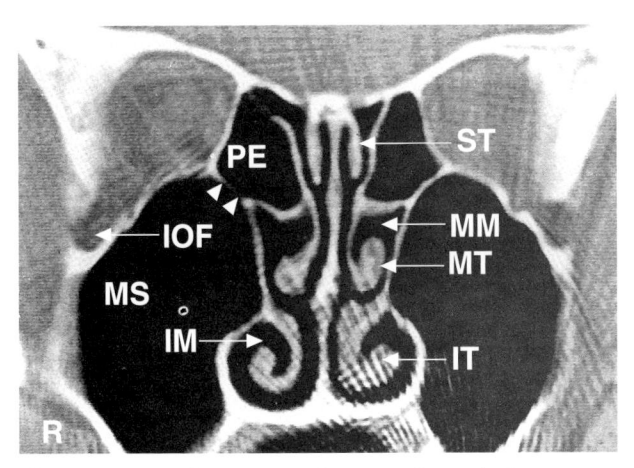

Figura 5.24 *Conchas.* Tomografia coronal através da porção média de um seio maxilar normal (MS) mostrando claramente as conchas superior (ST), média (MT) e inferior (IT) com os seus correspondentes meatos superior, médio (MM) e inferior (IM). O seio etmoidal posterior (PE) é separado do seio maxilar pela lâmina etmomaxilar (pontas de setas). A fissura orbitária inferior (IOF) também é mostrada.

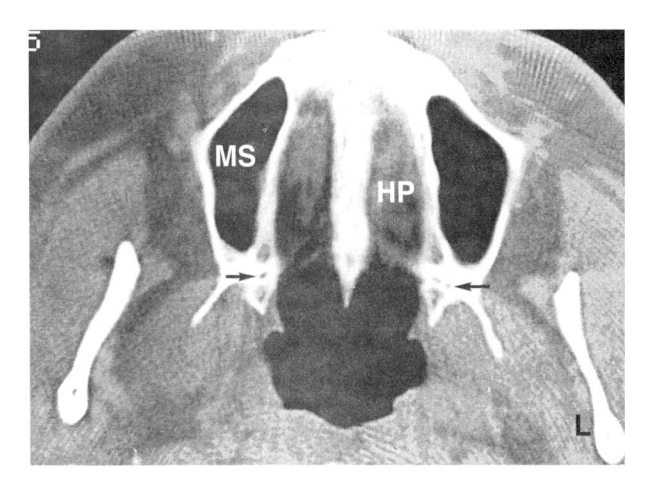

Figura 5.26 *Imagem axial normal.* Esta demonstra um corte através do palato duro (HP) e os recessos alveolares dos seios maxilares (MS). Os forames palatinos, que transmitem os nervos palatinos maior e menor, também são mostrados (setas).

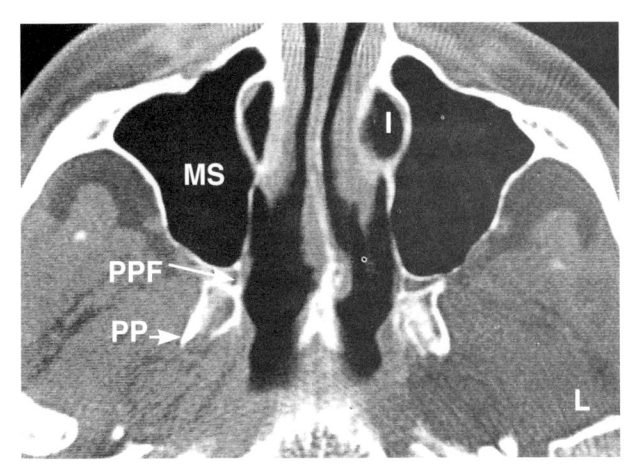

Figura 5.25 *Imagem axial normal.* Esta demonstra o seio maxilar (MS), a fossa pterigopalatina (PPF) e o processo pterigóide (PP). A face superior do meato inferior (I) está transeccionada nesta visão.

O seio maxilar possui diversos recessos: o recesso alveolar, recesso lateral e recesso superior. O recesso mais freqüentemente encontrado é o alveolar, que é uma extensão inferior do seio para a crista alveolar. A extensão do seio maxilar para o zigoma é chamado recesso lateral do seio maxilar. O recesso superior é a extensão súpero-medial do seio, a qual pode ter uma relação variável com a órbita. O recesso superior é bem demonstrado por TC no plano axial e pode ser erradamente tomado por uma grande célula aérea etmoidal. O seio etmoidal deve ser observado situado medialmente.

O seio maxilar é separado do seio etmoidal posterior pela lâmina etmomaxilar. Defeitos secundários a uma etmoidectomia transantral prévia serão vistos nesta lâmina.

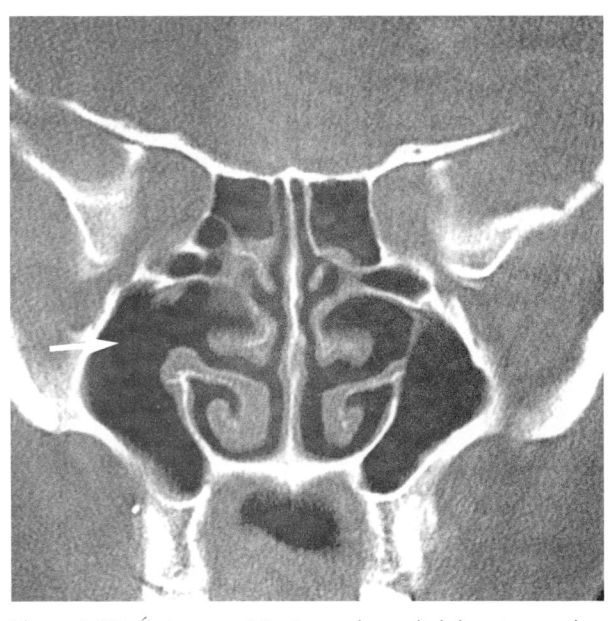

Figura 5.27 *Óstio acessório.* A parede medial do seio maxilar pode ter um pequeno ou grande óstio acessório do seio. Neste indivíduo, há um defeito grande na parede medial do seio maxilar direito (seta).

Óstio do seio maxilar (Figura 5.22)

O óstio natural do seio maxilar está localizado na área súpero-medial da parede sinusal medial. Este óstio está localizado na extremidade ínfero-lateral do infundíbulo etmoidal, que é o estreito canal situado entre a superfície lateral do processo uncinado, a lâmina papirácea e a superfície anterior da bolha etmoidal. O infundíbulo etmoidal se abre através do hiato semilunar para dentro do meato médio.

O óstio do seio maxilar não é visto durante endoscopia de rotina no consultório no nariz não operado, e raramente é possível identificar quaisquer variações anatômicas que possam estar comprometendo a ventilação deste seio e, portanto, predispondo o seio a infecções recorrentes. As anomalias comuns que podem comprometer o óstio natural incluem células de Haller, desvios laterais do processo uncinado e uma grande bolha etmoidal. Todas estas anomalias são mais bem demonstradas por TC coronal.

Óstios acessórios do seio maxilar
(Figura 5.23)

Os óstios acessórios do seio maxilar são pequenos defeitos freqüentemente encontrados nas fontanelas nasais membranosas anterior ou posterior. Estes são situados imediatamente acima da concha inferior e usualmente se abrem diretamente para as porções anterior ou posterior do meato médio. Óstios acessórios do seio maxilar normalmente não ajudam na drenagem do seio maxilar. Eles podem ser facilmente identificados em endoscopia e podem ser erradamente interpretados como o óstio verdadeiro do seio maxilar. Este último, que se abre para as profundezas do infundíbulo etmoidal, não é visualizado sem ressecção do processo uncinado.

SEIO ETMOIDAL (Figuras 5.28–5.39)

O osso etmóide está situado entre as órbitas. Ele compreende uma lâmina horizontal, uma lâmina vertical, e, a cada lado da última, os labirintos etmoidais. O labirinto etmoidal é separado da órbita pela delicada lâmina papirácea.

A lâmina vertical do osso etmóide estende-se acima da lâmina cribriforme para dentro da fossa anterior do crânio sob a forma da *crista galli*. A lâmina horizontal da lâmina cribriforme é perfurada para transmissão das fibras do nervo olfatório a partir do teto da

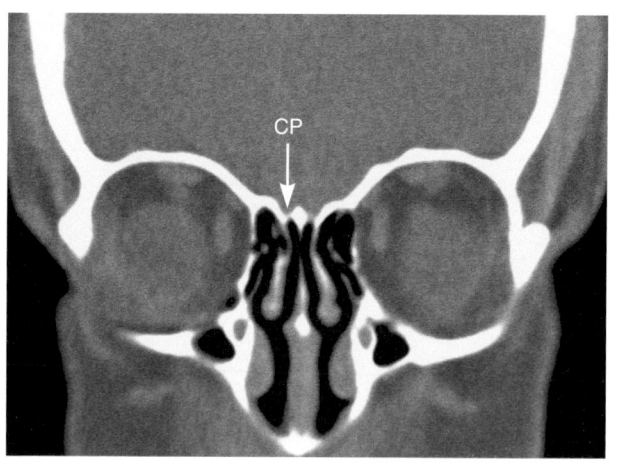

Figura 5.29 *Lâmina cribriforme tipo 1.* Tomografia mostrando uma lâmina cribriforme (CP) e a fóvea etmoidal no mesmo plano.

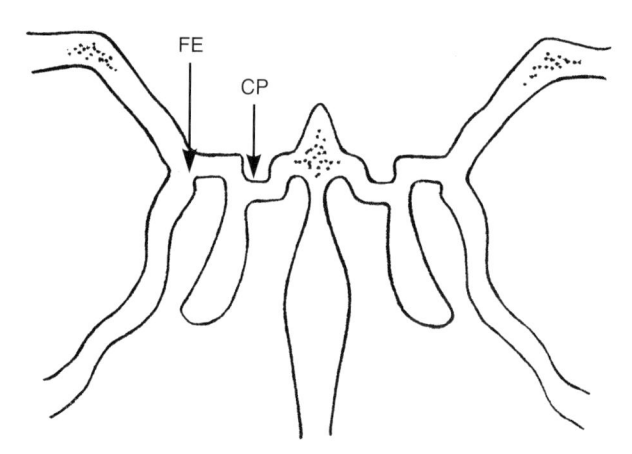

Figura 5.30 *Lâmina cribriforme tipo 2.* Neste tipo de lâmina cribriforme (CP), a lâmina está em um plano ligeiramente mais inferior que a fóvea etmoidal (FE).

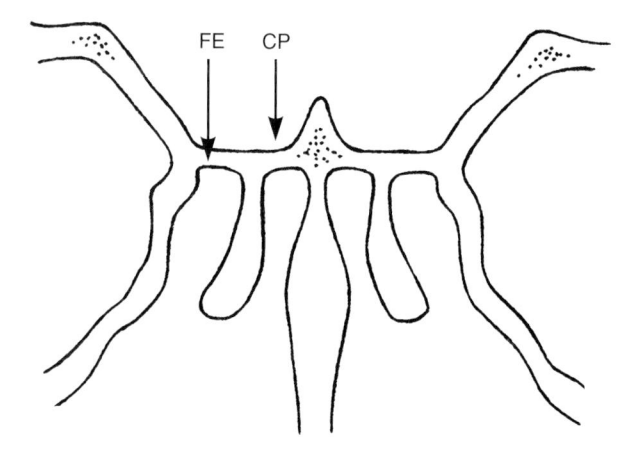

Figura 5.28 *Lâmina cribriforme tipo 1.* Neste tipo de lâmina cribriforme (CP), a lâmina e a fóvea etmoidal (FE) estão no mesmo plano.

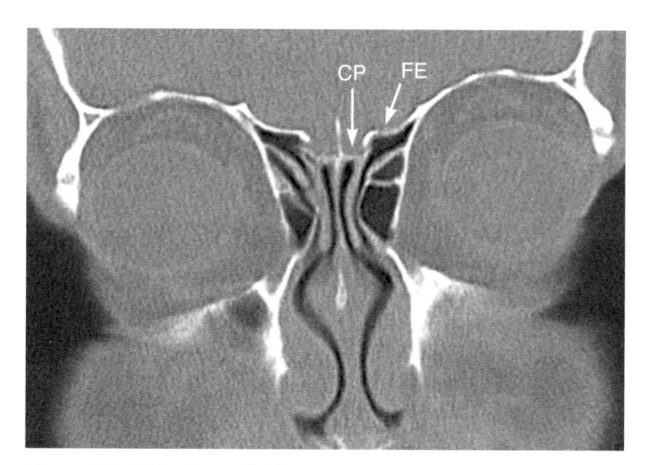

Figura 5.31 *Lâmina cribriforme tipo 2.* Imagem demonstrando uma lâmina cribriforme (CP) em um plano ligeiramente mais inferior que a fóvea etmoidal (FE).

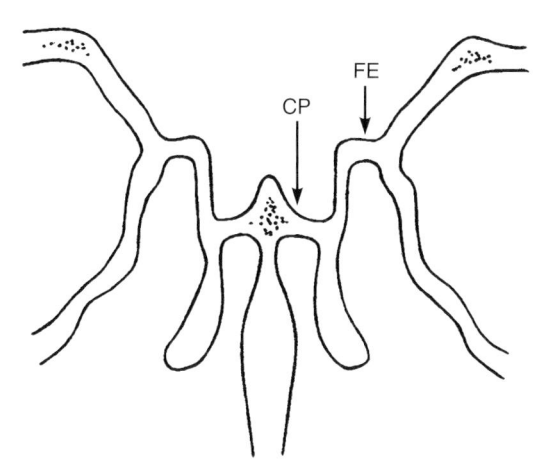

Figura 5.32 *Lâmina cribriforme tipo 3.* Neste tipo de lâmina cribriforme (CP), a lâmina é situada em um plano mais baixo que a fóvea etmoidal (FE), e corre risco de lesão durante cirurgia.

cavidade nasal. De cada lado da *crista galli*, o giro reto do lobo frontal e o bulbo olfatório repousam sobre a fossa olfatória.

A lâmina cribriforme está situada em um nível variável em relação às fovéolas etmoidais. Ela pode jazer bem abaixo do teto do etmóide ou em alguns casos no mesmo plano que as fovéolas etmoidais. Isto é bem demonstrado em TC no plano coronal.

Os labirintos etmoidais são divididos em um grupo anterior e um posterior de células aéreas. A lamela basal ou lamela basal da concha média é a linha divisória entre as células etmoidais anteriores e posteriores. As células aéreas etmoidais anteriores são geralmente menores e mais numerosas que o grupo posterior. As células aéreas etmoidais anteriores drenam para o meato médio, enquanto as células posteriores drenam para o meato superior.

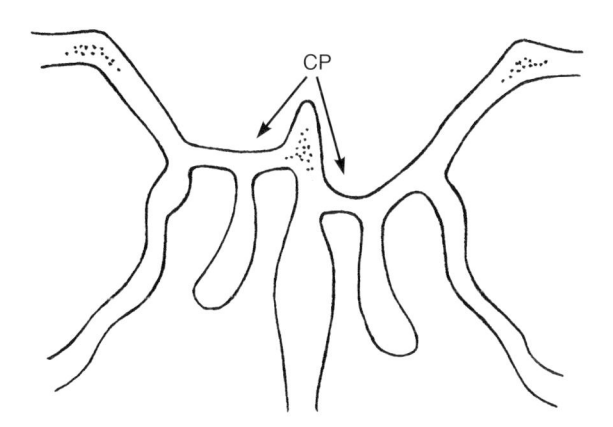

Figura 5.33 *Assimetria da lâmina cribriforme.* É importante avaliar assimetria na posição da lâmina cribriforme (CP) antes da cirurgia, porque há um risco mais alto de lesão da fossa anterior do crânio e lâmina cribriforme.

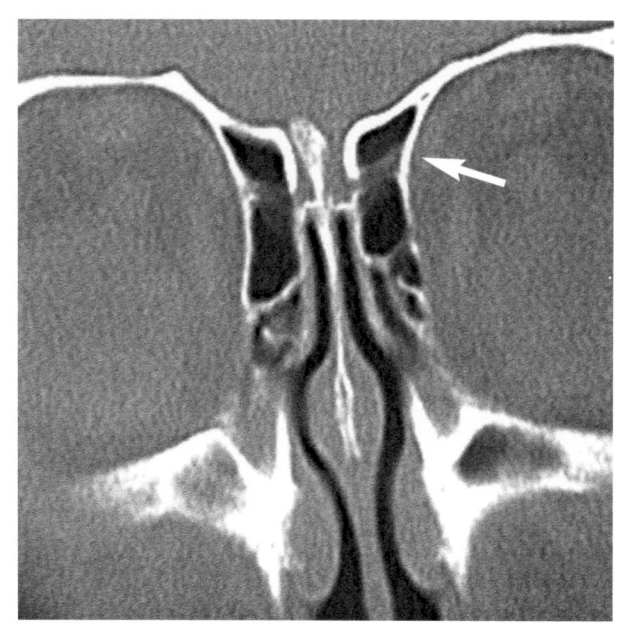

Figura 5.34 *Artéria etmoidal anterior.* Tomografia anterior demonstrando a artéria etmoidal anterior (seta), a *lamina lateralis* e uma lâmina cribriforme tipo 3.

SEIOS ETMOIDAIS ANTERIORES
(Figuras 5.5, 5.22, 5.36, 5.37 E 5.40)

A anatomia do seio etmoidal anterior é variável. Estas variações são de interesse clínico quando causam obstrução do complexo ostiomeatal. O complexo ostio-

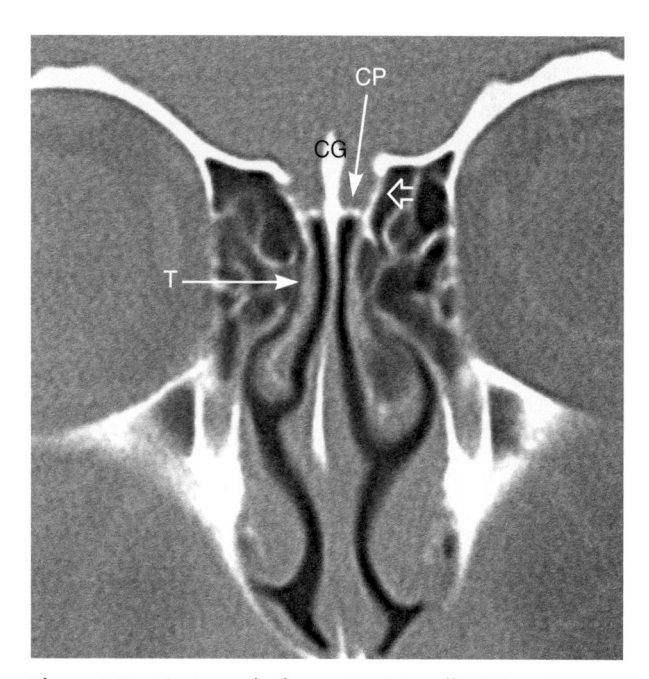

Figura 5.35 *Lâmina cribriforme.* A *crista galli* (CG) projeta-se intracranialmente e oferece inserção para a foice do cérebro. Em cada lado, situa-se a lâmina cribriforme (CP), através da qual os nervos olfatórios entram na cavidade nasal. A *lamina lateralis* (seta aberta) é a parte mais fina da fóvea etmoidal. A lâmina vertical (T) da concha média é inserida no teto do osso etmóide próximo da lâmina, a qual pode facilmente ser lesada durante cirurgia sinusal endoscópica.

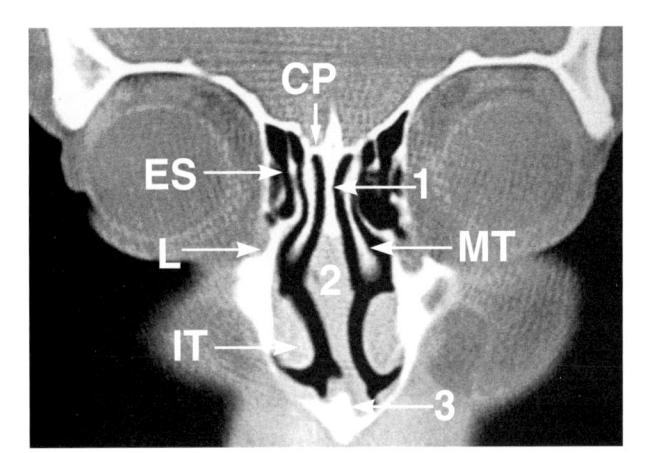

Figura 5.36 *Seios etmoidais anteriores e septo nasal.* O septo nasal é formado pela lâmina perpendicular do osso etmóide (1), pelo septo cartilaginoso (2) e pelo vômer inferiormente (3). As células etmoidais anteriores (ES) são localizadas laterais à inserção vertical da concha média (MT). Note a fossa lacrimal (L), que contém o saco lacrimal, a lâmina cribriforme (CP) e a extremidade anterior da concha inferior (IT).

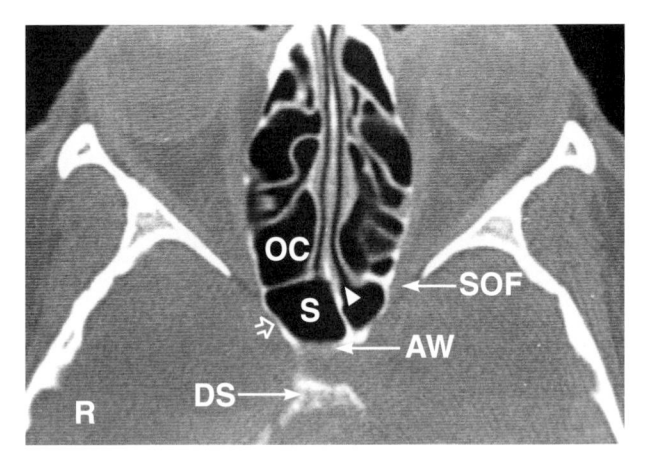

Figura 5.38 *Imagem axial normal.* Esta demonstra a célula etmoidal posterior de Onodi (OC), a fissura orbitária superior (SOF), o seio esfenoidal (S), o óstio do seio esfenoidal (ponta de seta), a impressão da artéria carótida interna (seta aberta) e a parede anterior (AW) e o osso posterior (DS) do dorso da sela.

meatal é a chave do desenvolvimento da maioria das doenças inflamatórias dos seios frontais, maxilares e etmoidais.

O complexo ostiomeatal é um termo usado para descrever coletivamente a área do etmóide anterior para dentro da qual drenam os seios frontais, maxilares e etmoidais anteriores. O complexo ostiomeatal compreende o recesso frontal, o infundíbulo, o hiato semilunar e a porção adjacente do meato médio. Anatomicamente, esta área é limitada pela parede medial do seio maxilar e a lâmina papirácea lateralmente, a superfície lateral do processo uncinado anterior e medialmente e a parede anterior da bolha etmoidal posteriormente.

BOLHA ETMOIDAL (BULLA ETHMOIDALIS) (Figura 5.22)

A maior e mais constantemente presente célula aérea etmoidal anterior é a bolha etmoidal. Ela é a mais proeminente estrutura vista clinicamente quando a concha média é afastada medialmente. A parede anterior da bolha etmoidal forma a margem posterior do infundíbulo etmoidal. O teto da bolha etmoidal pode ser contínuo com o teto do seio etmoidal ou ela pode ser

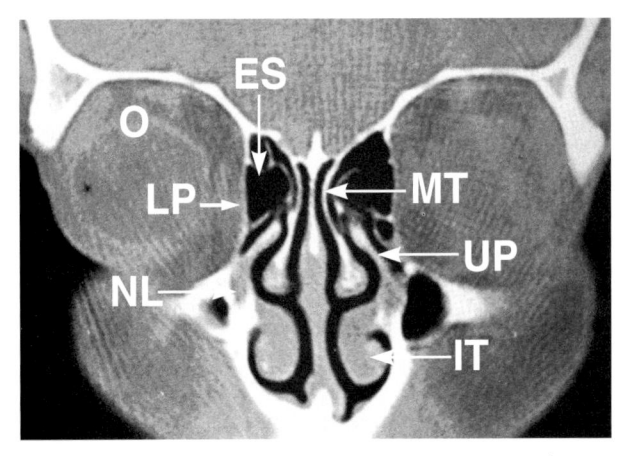

Figura 5.37 *Seios etmoidais anteriores.* Imagem coronal anterior, mais posterior que da Figura 5.36. A lâmina papirácea (LP) separa as células etmoidais anteriores (ES) da órbita (O). O ducto nasolacrimal (NL), o processo uncinado (UP), a concha inferior (IT) e a inserção vertical da concha média (MT) também são demonstrados.

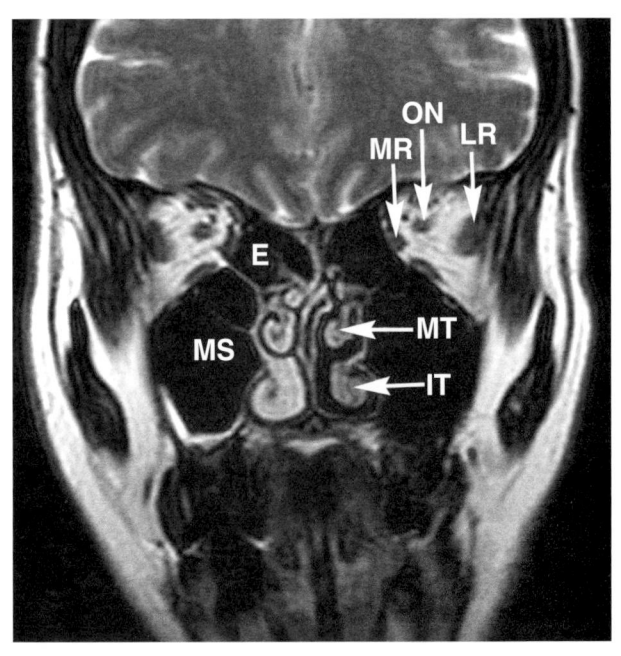

Figura 5.39 *Seio etmoidal.* Imagem de RM coronal demonstrando o seio etmoidal (E), o seio maxilar (MS), a concha média (MT), a concha inferior (IT), o nervo óptico (ON), o músculo reto medial (MR) e o músculo reto lateral (LR).

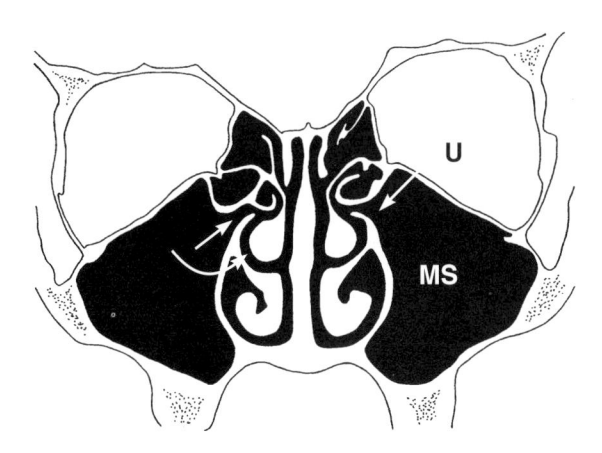

Figura 5.40 *Complexo ostiomeatal*. Diagrama mostrando os vários componentes do complexo ostiomeatal: o infundíbulo etmoidal (seta) e o meato médio (seta curva), para dentro dos quais drenam o recesso frontal, o seio maxilar (MS) e o seio etmoidal anterior. U, processo uncinado.

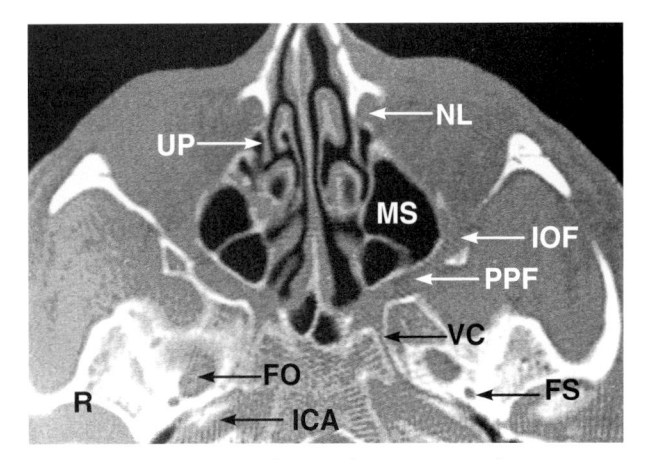

Figura 5.41 *Imagem axial normal*. Esta imagem demonstra o processo uncinado (UP) originando-se junto à parede do ducto nasolacrimal (NL). Também são demonstrados o canal vidiano (VC), o forame oval (FO), o forame espinhoso (FS), a fossa pterigopalatina (PPF), a fissura orbitária inferior (IOF), o seio maxilar (MS) e a artéria carótida interna (ICA).

separada por uma extensão suprabolhosa do seio lateral.

A bolha etmoidal pode ser local de doença inflamatória ou pode predispor o paciente à doença inflamatória por obstrução do complexo ostiomeatal. É incomum encontrar bolhite etmoidal isolada, e a bolha etmoidal mais comumente é comprometida em doença inflamatória generalizada do seio etmoidal.

Se a bolha etmoidal for grande, ela pode obstruir o meato médio ao colidir com a concha média, e causar cefaléias e obstrução nasal sem quaisquer alterações inflamatórias nos seios paranasais adjacentes. Entretanto, a bolha etmoidal também pode predispor à inflamação recorrente ou crônica no seio adjacente se sua configuração causar obstrução do complexo ostiomeatal. Uma grande bolha etmoidal pode projetar-se sobre o hiato semilunar, ou pode reduzir a luz do infundíbulo etmoidal, diminuindo a ventilação e drenagem dos seios adjacentes.

PROCESSO UNCINADO
(Figuras 5.22, 5.37, 5.41 e 5.42)

O processo uncinado forma as paredes anterior e medial do infundíbulo etmoidal. A margem livre posterior do processo uncinado forma o bordo anterior do hiato semilunar. O processo uncinado do osso etmóide estende-se inferiormente para fundir-se com o processo etmoidal da concha inferior. Esta fusão é usualmente pelo menos 1 cm posterior à extremidade distal do ducto nasolacrimal. Entretanto, não é incomum ver esta área de fusão bastante próximo do ducto nasolacrimal. Esta observação deve alertar o cirurgião para o risco de lesão do aparelho nasolacrimal, porque uma ressecção generosa do uncinado pode resultar em epífora crônica se o ducto nasolacrimal for transeccionado. Com tal anomalia, o infundíbulo etmoidal esten-

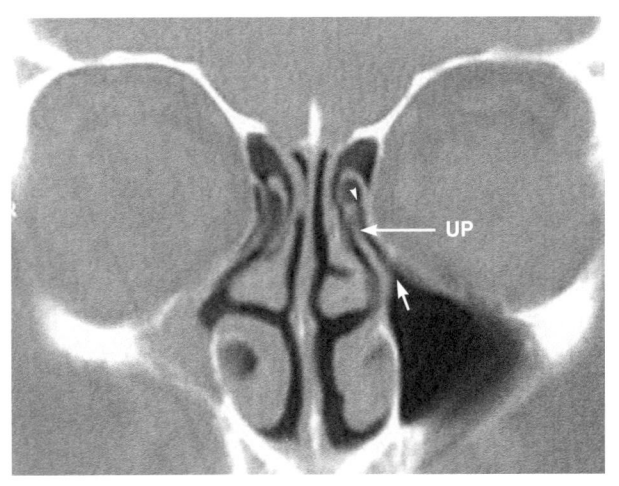

Figura 5.42 *Processo uncinado*. Imagem coronal demonstrando o processo uncinado (UP) inserindo-se alto na lâmina papirácea. O recesso frontal (ponta de seta) drena medial ao infundíbulo etmoidal (seta).

de-se mais anteriormente, e doença nesta área pode afetar o aparelho nasolacrimal — especialmente o ducto mais distal, que tem uma parede membranosa. A inserção superior do processo uncinado é variável. Ele pode virar-se lateralmente para se inserir na lâmina papirácea ou inserir-se superiormente no teto do etmóide. Ocasionalmente, o processo uncinado vira-se medialmente e se insere na lâmina vertical da concha média, conforme discutido anteriormente com as variações anatômicas do recesso frontal.

INFUNDÍBULO ETMOIDAL (Figuras 5.22 e 5.42)

Este canal crítico de drenagem é limitado pelo processo uncinado ântero-medialmente, a superfície anterior da bolha etmoidal posteriormente e a lâmina papirácea lateralmente. O infundíbulo etmoidal conecta o óstio natural do seio maxilar ao meato médio por meio do hiato semilunar. Variações na anatomia das estruturas relacionadas que limitam o infundíbulo etmoidal, a saber, o processo uncinado e a bolha etmoidal, podem resultar em estreitamento permanente ou obstrução intermitente deste canal. O infundíbulo etmoidal também pode ser comprometido por anomalias da concha média. Anterior e superiormente, o recesso frontal pode abrir-se para o infundíbulo etmoidal. Posteriormente, quando presente, o seio lateral, que se situa entre a bolha etmoidal e a lamela basal, também se abre por meio do hiato semilunar para o infundíbulo etmoidal.

HIATO SEMILUNAR (Figura 5.22)

O hiato semilunar é uma abertura bidimensional, semilunar, limitada posteriormente pela superfície anterior da bolha etmoidal e anteriormente pela margem livre posterior do processo uncinado. O hiato semilunar é a abertura através da qual o infundíbulo etmoidal drena para o meato médio.

SEIO (RECESSO) LATERAL OU FUNDAMENTAL E LAMELA BASAL
(Figuras 5.43 E 5.44)

A lamela basal ou fundamental da concha média é o septo que divide os seios etmoidais anteriores dos posteriores. O seio lateral é um espaço inconstante localizado posterior à bolha etmoidal e anterior à lamela basal. Ele pode se estender acima da bolha etmoidal sob a forma do espaço suprabolhoso. Se o seio lateral se comunicar com o recesso frontal, então doença inflamatória pode alastrar-se ao longo deste caminho.

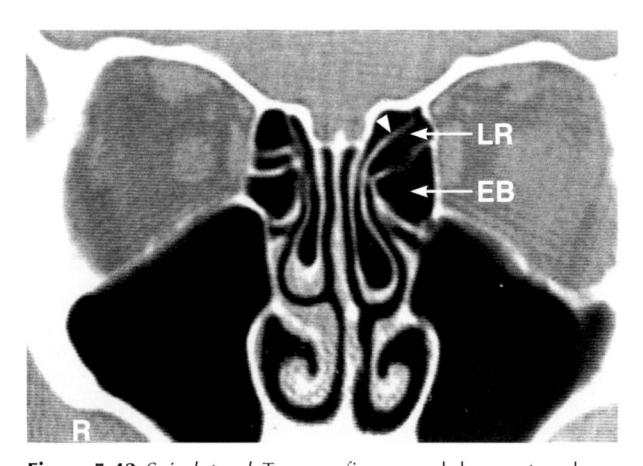

Figura 5.43 *Seio lateral.* Tomografia coronal demonstrando conchas bolhosas bilaterais. A inserção horizontal da concha média esquerda (ponta de seta) é vista. O espaço entre a margem posterior da bolha etmoidal (EB) e a inserção horizontal da concha média é o recesso lateral (LR).

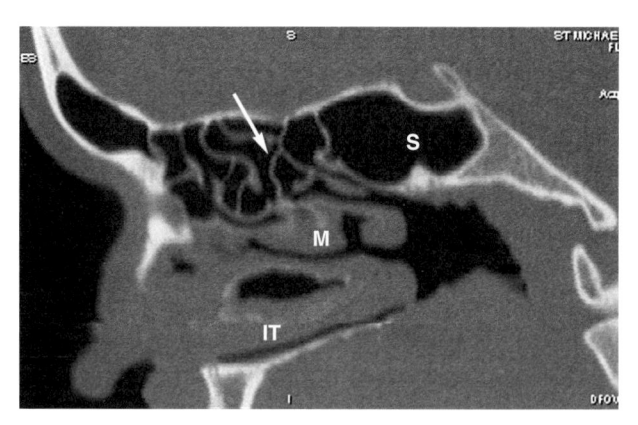

Figura 5.44 *Lamela basal.* Tomografia sagital demonstrando a lamela basal (seta), a concha média (M), a concha inferior (IT) e o seio esfenoidal (S).

O recesso lateral se abre diretamente para a parte póstero-superior do hiato semilunar e é às vezes chamado recesso superior do hiato semilunar. Uma grande bolha etmoidal projetando-se por cima desta abertura, uma concha bolhosa, ou um processo uncinado dobrado medialmente intumescido pode impedir a drenagem do recesso lateral para dentro do meato médio. O radiologista deve conseguir identificar o seio lateral, uma vez que a doença inflamatória pode ser limitada ao seio lateral e apenas identificável na imagem de TC.

MEATO MÉDIO
(Figuras 5.22, 5.23 e 5.37)

O meato médio é o espaço ínfero-lateral à concha média, para dentro do qual drenam afinal os seios etmoidal anterior, frontal e maxilar. O meato médio pode ser visto mais claramente por afastamento medial da concha média durante a endoscopia. A estrutura mais proeminente dentro do meato médio é usualmente a bolha etmoidal. O processo uncinado situa-se anterior à bolha etmoidal. O tamanho do meato médio pode variar — por exemplo, ele pode ser profundo quando o seio maxilar está atelectásico, e a fontanela posterior está retraída lateralmente. O meato médio e as cavidades nasais são pequenos, quando os seios são bem desenvolvidos.

Variações anatômicas do meato médio

O meato médio pode ser comprometido por uma grande bolha etmoidal, um septo nasal desviado, um esporão ósseo septal, ou uma das muitas variações das conchas médias, tais como uma concha média anormalmente aerada (uma concha bolhosa), uma concha média secundária ou uma concha média acessória. Estas variedades anatômicas são discutidas em detalhe no Capítulo 6.

CONCHA MÉDIA
(Figuras 5.22–5.24 e 5.37)

A concha média origina-se da área medial do labirinto etmoidal. Anteriormente, a concha média é suspensa do teto do etmóide por uma lâmina óssea vertical. A lâmina vertical da concha média serve como um importante marco anatômico para a lâmina cribriforme durante cirurgia intranasal e não deve ser ressecada, para o caso de que cirurgia de revisão seja necessária no futuro. A cabeça da concha média é de forma ligeiramente bulbosa e é contínua posteriormente com a margem livre da concha média. A cabeça usualmente salienta-se anterior à lâmina vertical por 1–2 mm, embora ocasionalmente possa salientar-se mais de 1 cm. Portanto ela é um marco inconfiável para o processo uncinado.

Várias lâminas finas inconstantes que se inserem lateralmente na lâmina papirácea podem ser vistas originando-se da concha média. A maior e mais constante destas lâminas horizontais curva-se lateralmente para inserir-se sobre a lâmina papirácea e forma o teto do meato médio. Esta é chamada lamela basal ou fundamental, e separa os seios etmoidais anteriores dos seios etmoidais posteriores.

A margem livre da concha média é usualmente bulbosa, mas ocasionalmente pode ser triangular ou bífida ou ter um sulco sagital que a divide incompletamente em partes desiguais.

CONCHA INFERIOR E MEATO INFERIOR
(Figuras 5.5, 5.12, 5.22–5.24, 5.35–5.37 e 5.45–5.56)

A extremidade anterior da concha inferior e o meato inferior são as primeiras estruturas a serem vistas no exame clínico da cavidade nasal. A concha inferior é um osso independente que se articula lateralmente

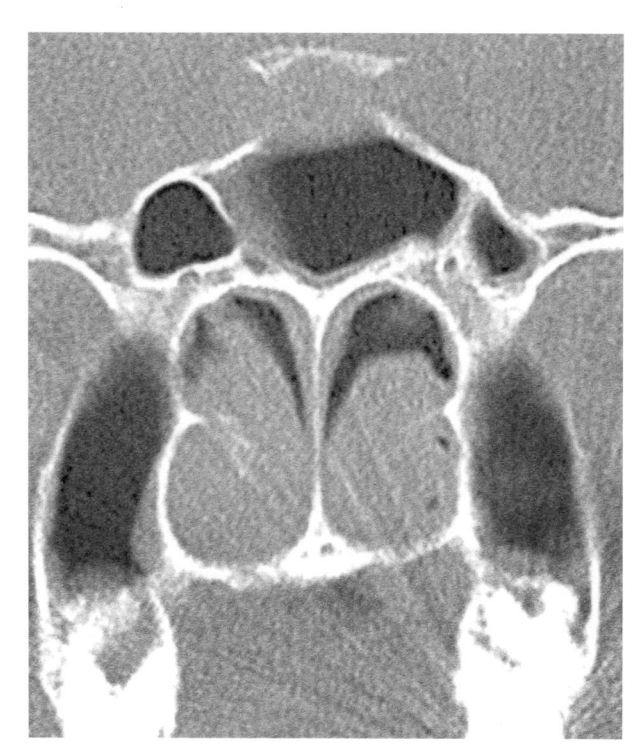

Figura 5.46 *Hipertrofia de conchas inferiores.* Grandes conchas inferiores bilaterais estão ocluindo as fossas nasais posteriores.

com a crista conchal do processo medial da maxila. O meato inferior é situado ínfero-lateral à concha inferior, e o ducto nasolacrimal é a única estrutura que se abre para dentro deste meato.

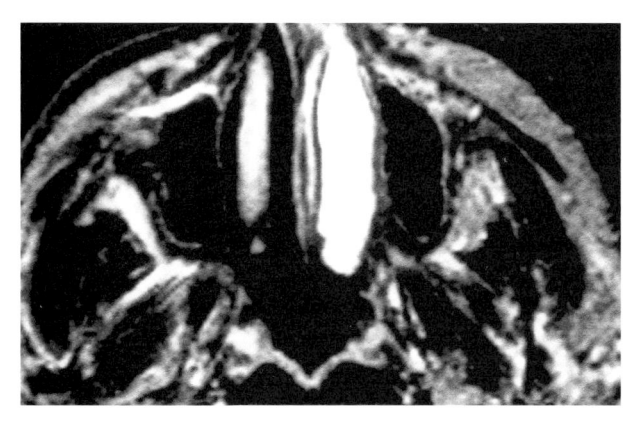

Figura 5.45 *Ciclo nasal normal.* Esta RM mostra que a concha inferior está hiperintensa no lado esquerdo, revelando alterações em razão do fluxo aéreo preferencial normal através de uma passagem nasal. Isto não deve ser erradamente interpretado como uma anormalidade na concha.

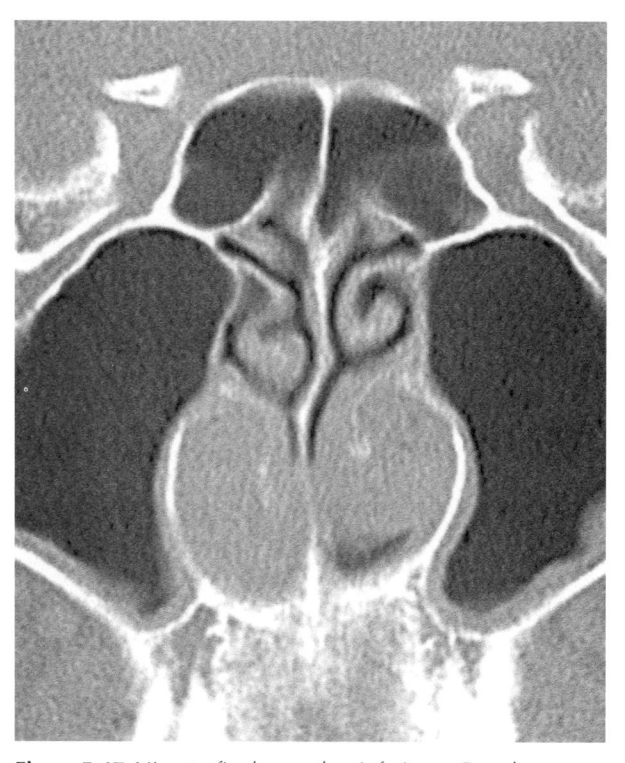

Figura 5.47 *Hipertrofia de conchas inferiores.* Grandes conchas inferiores bilaterais são observadas.

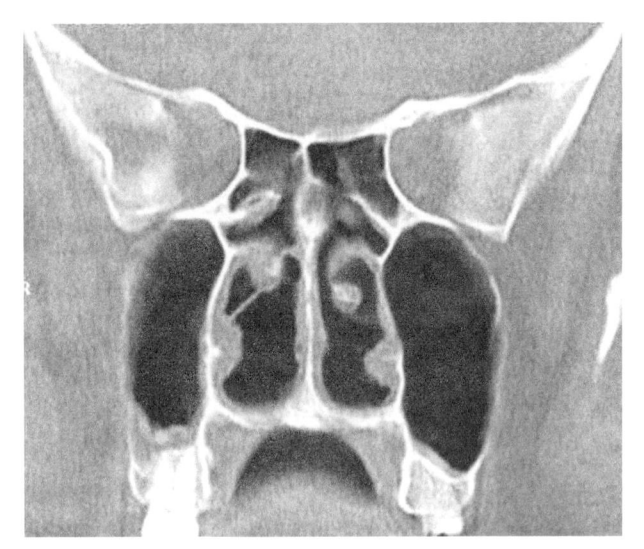

Figura 5.48 *Turbinectomia inferior.* Em seguida à ressecção cirúrgica, os restos das conchas inferiores são vistos como uma pequena protrusão na parede lateral da cavidade nasal.

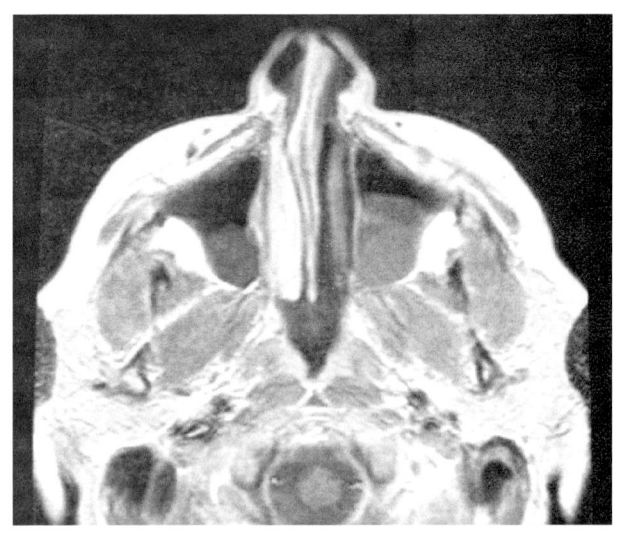

Figura 5.50 *RM das conchas inferiores.* Imagem axial ponderada para T1 pós-administração de Gd-DTPA mostrando contraste das conchas inferiores.

A membrana mucosa da concha inferior contém tecido erétil, cuja dilatação pode ser responsável por grande parte da hipertrofia de tecido mole. Uma redução acentuada do tamanho da concha inferior pode ser notada em seguida à aplicação de xilometazolina, assim indicando que esses pacientes podem beneficiar-se com a cauterização ou uma conchectomia limitada. Hipertrofia irreversível das conchas inferiores pode ser indicadora de rinite vasomotora ou alérgica.

TC pré-operatória raramente é indicada para avaliar hipertrofia das conchas inferiores. Entretanto, se houver suspeita de doença do seio etmoidal, causando vasodilatação secundária das conchas inferiores, ou da presença de uma grande concha inferior óssea causando obstrução, então isto pode ser bem demonstrado pela TC. A ressecção submucosa da porção óssea aumentada do osso da concha inferior pode ser curativa. Hipertrofia do tecido mole da concha inferior é muito mais comum que hipertrofia óssea, e também é bem demonstrada por TC. Uma causa incomum de aumento da concha inferior é a pneumatização do osso da concha. Este achado incomum é associado à pneumatização ser derivada do seio maxilar.

SEIOS ETMOIDAIS POSTERIORES
(Figuras 5.24 e 5.38)

As células aéreas etmoidais posteriores são maiores em tamanho do que as células anteriores, mas são em menor número. Elas drenam para o meato superior, que é situado ínfero-lateral à concha superior. Uma

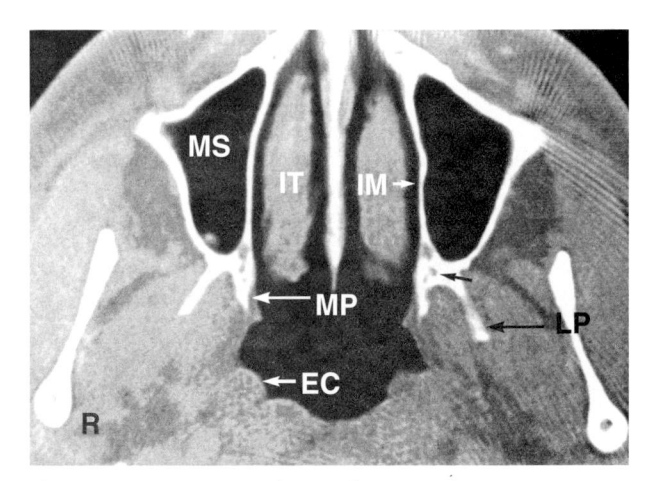

Figura 5.51 *Imagem axial normal.* Esta TC demonstra os seios maxilares (MS), a concha inferior (IT) e o meato inferior (IM). Posterior ao seio maxilar, situam-se as lâminas medial (MP) e lateral (LP) dos processos pterigóides, as quais abarcam a fossa pterigóidea. Os canais palatinos são mostrados (seta). O toro tubário (EC) está demonstrado, salientando-se para dentro da nasofaringe.

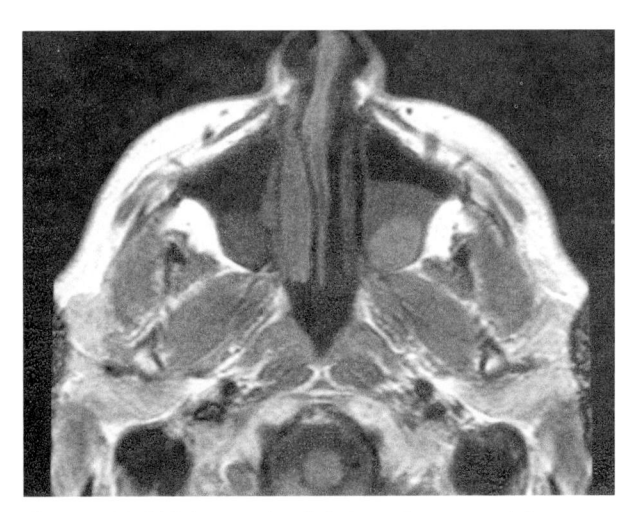

Figura 5.49 *RM das conchas inferiores.* Imagem axial ponderada para T1 das conchas inferiores demonstrando o aspecto isointenso normal das conchas pré-administração de Gd-DTPA.

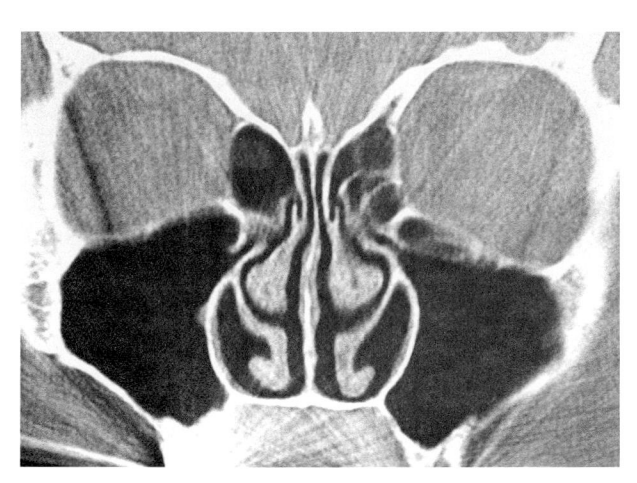

Figura 5.52 *Conchas inferiores descongestionadas.* Tomografia coronal mostrando que as conchas inferiores são pequenas dentro de uma cavidade nasal espaçosa.

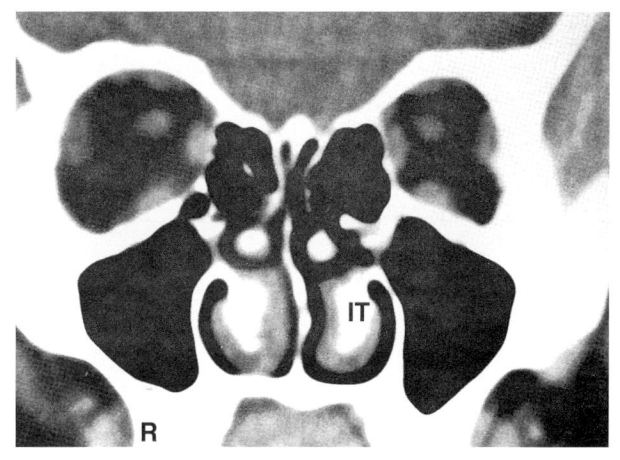

Figura 5.54 *Hipertrofia óssea das conchas inferiores.* Tomografia com janela estreita demonstrando hipertrofia óssea das conchas inferiores (IT). O processo uncinado está desviado medialmente, levando à doença no infundíbulo etmoidal (seta). O ápice da órbita também está bem demonstrado.

concha adicional inconstante pode ser situada acima da concha superior, e é chamada concha suprema. A maior e mais posterior das células aéreas etmoidais posteriores é chamada célula de Onodi, lembrando o anatomista que primeiro a descreveu. Ela expõe uma proeminência lateral do canal óptico, um chamado "tuberculum opticum". A célula de Onodi compartilha uma parede comum com o seio esfenoidal adjacente, e é mais bem demonstrada pela TC no plano axial.

As células de Onodi são de grande importância clínica, uma vez que elas têm uma relação íntima com o nervo óptico, do qual são separadas por um septo ósseo, delicado e fino. Não é incomum que o osso seja deiscente nesta região, e é crítico identificar a relação do nervo óptico com o etmoidal posterior a fim de evitar lesão do nervo e conseqüente cegueira.

A pneumatização do etmoidal posterior é variável, não sendo incomum que os seios etmoidais posteriores se estendam além dos limites do osso etmóide. O etmoidal posterior pode expandir-se superiormente para a órbita formando células supra-orbitárias, ou ele pode expandir-se lateralmente para abranger o nervo óptico. Estas variantes, se não forem identificadas pré-operatoriamente, impõem riscos extremos à visão do paciente.

SEIO ESFENOIDAL
(Figuras 5.4, 5.12, 5.57–5.67)

O esfenóide é um osso complexo com vários processos. A asa menor e o processo clinóide anterior estão fixados anteriormente ao jugo esfenoidal. O processo

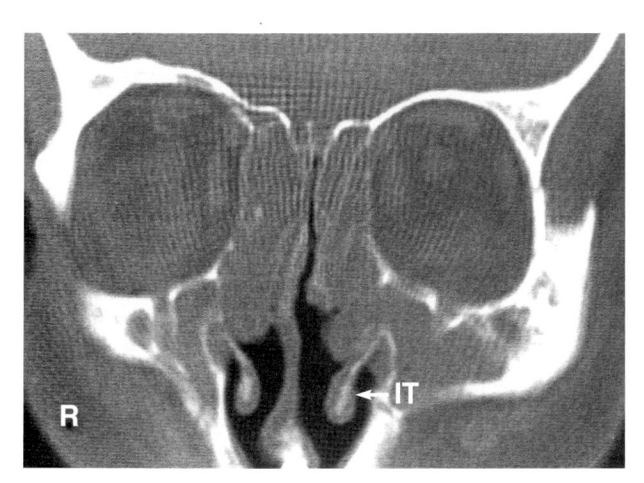

Figura 5.53 *Conchas inferiores descongestionadas.* Tomografia coronal demonstrando extensas densidades de tecidos moles polipóides nos seios maxilares e etmoidais. Como conseqüência do abuso crônico de descongestionantes tópicos, as conchas inferiores (IT) são pequenas e retraídas. Houve pouco efeito sobre as conchas médias. Isto provavelmente é devido a tecido erétil, que é abundante na concha inferior, mas limitado na sua distribuição na concha média.

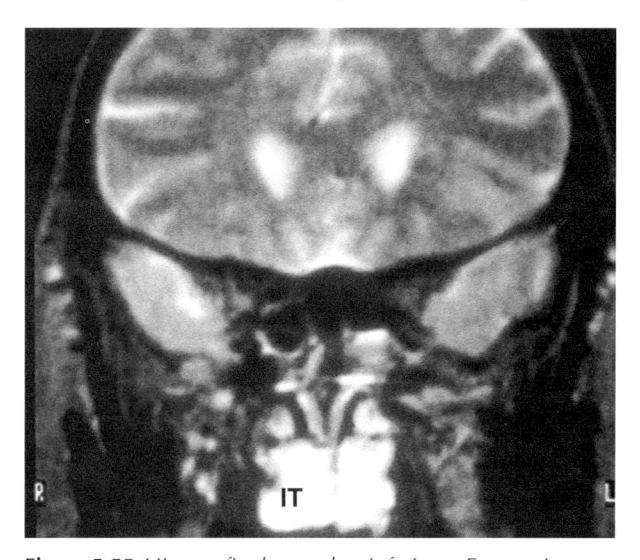

Figura 5.55 *Hipertrofia de conchas inferiores.* Este paciente tem tão extensa hipertrofia de tecido mole das extremidades posteriores das conchas inferiores (IT) que as coanas são quase totalmente ocluídas. As conchas apresentam-se hiperintensas nesta RM ponderada para T2.

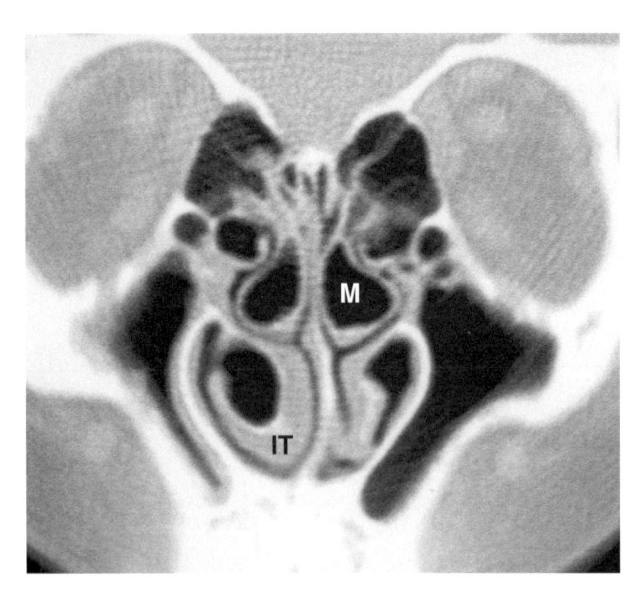

Figura 5.56 *Concha inferior pneumatizada.* A concha inferior é um osso independente que se articula com uma crista na face medial da maxila. Raramente, ela é incorporada à maxila, e pode ocorrer pneumatização da concha inferior (IT) a partir do seio maxilar adjacente. Isto é visto no lado direito. Conchas bolhosas bilaterais também são observadas (M).

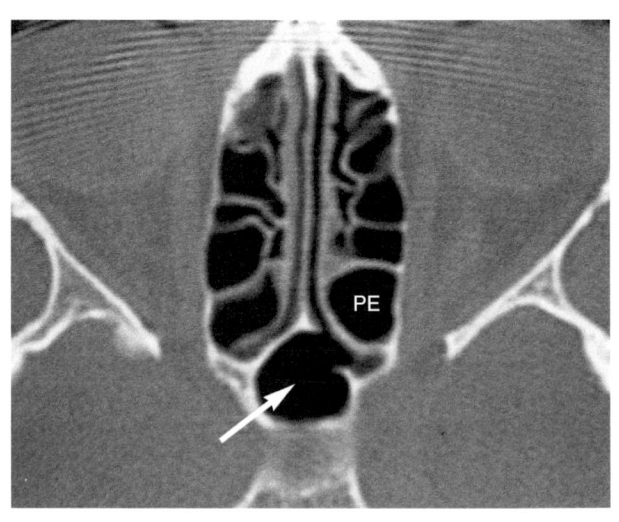

Figura 5.58 *Seio esfenoidal normal.* Neste indivíduo, há um seio esfenoidal normal único drenando para o lado esquerdo (seta). PE, seio etmoidal posterior.

clinóide anterior abriga o canal do nervo óptico e também forma a margem superior da fissura orbitária superior. A face súpero-medial da fissura orbitária superior é separada do canal óptico por uma delgada peça de osso, chamada esteio óptico. A asa maior do esfenóide é situada mais inferiormente e forma parte da parede orbitária e a margem inferior da fissura orbitária superior. Os processos pterigóides originam-se das asas maiores do esfenóide e formam o limite posterior da fossa pterigopalatina. A asa maior do esfenóide faz uma contribuição importante para a parte ântero-medial da fossa média do crânio. O forame redondo e o canal vidiano atravessam o corpo do esfenóide e são relações laterais do seio esfenoidal. Posteriormente, o forame oval e o forame espinhoso perfuram a asa maior próximo do ápice petroso.

Os seios esfenoidais são assimétricos e variam no seu grau de pneumatização. Superiormente, o seio esfenoidal é relacionado à fossa hipofisária e à hipófise. Em cada lado do seio situam-se os seios cavernosos, os quais transmitem a artéria carótida interna e os terceiro, quarto e sexto nervos cranianos. A porção intracavernosa da artéria carótida interna passa superiormente ao longo do lado do corpo do seio esfenoidal. Ela vem a ficar situada medial ao processo clinóide anterior antes de perfurar a dura, que constitui o

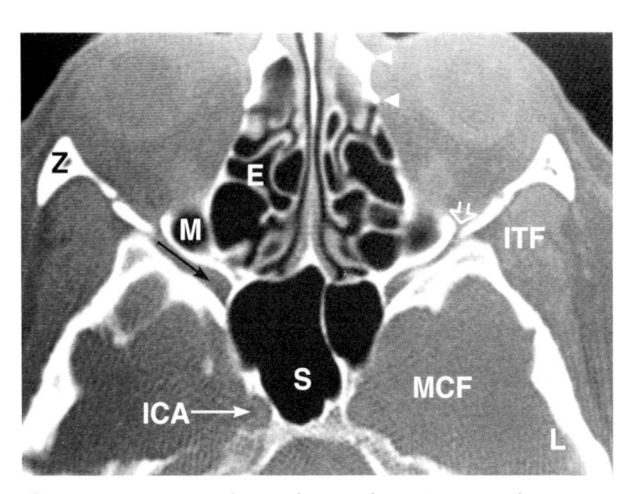

Figura 5.57 *Tomografia axial normal.* Esta imagem demonstra as cristas lacrimais anterior e posterior (pontas de setas), o labirinto etmoidal (E), o recesso superior do seio maxilar (M), zigoma (Z), a fossa pterigopalatina (seta preta), o forame infra-orbitário (seta aberta), a fossa infratemporal (ITF), a fossa média do crânio (MCF), o seio esfenoidal (S) e a artéria carótida interna (ICA).

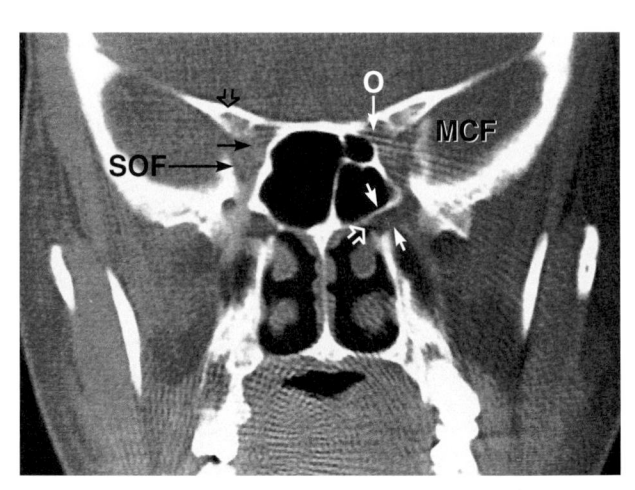

Figura 5.59 *Seio esfenoidal.* O recesso esfenoetmoidal (seta branca aberta) comunica-se com a fossa pterigopalatina através do forame esfenopalatino (entre setas brancas). O forame óptico (O) é separado da fissura orbitária superior (SOF) pelo esteio óptico (seta preta). O jugo esfenoidal da asa menor do esfenóide é demonstrado (seta preta aberta); a fossa média do crânio (MCF) também pode ser vista.

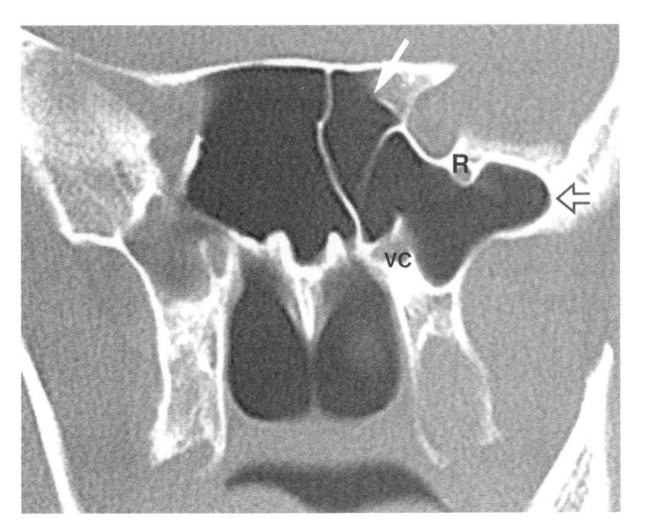

Capítulo 5 • Anatomia Normal dos Seios Paranasais Conforme Demonstrada por Tomografia Computadorizada ... 49

Figura 5.60 *Seio esfenoidal.* Os recessos laterais do seio esfenoidal (seta aberta) e deiscência do teto do esfenoidal próximo do nervo óptico (seta) no lado esquerdo podem ser vistos, bem como o forame redondo (R) e o canal vidiano (VC).

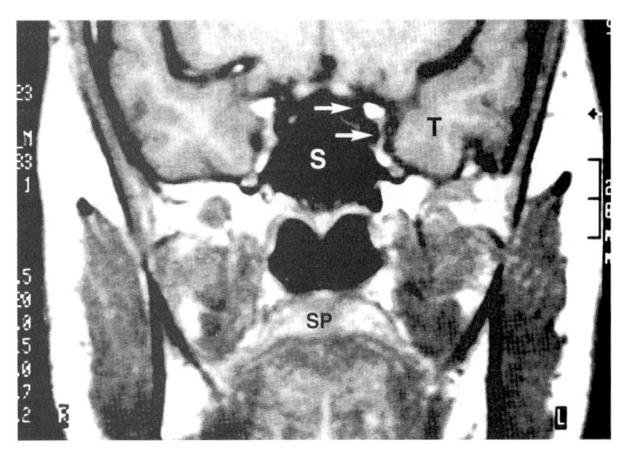

Figura 5.62 *Seio esfenoidal.* RM ponderada para T1 demonstrando o seio esfenoidal (S) a artéria carótida interna (setas) localizada na parede lateral do seio. As outras estruturas normais incluem o palato mole (SP) e os lobos temporais (T) na fossa média do crânio.

teto do seio cavernoso, e a seguir se torna a parte terminal ou cerebral da artéria. A artéria carótida interna pode às vezes residir dentro da luz do seio esfenoidal. Ela usualmente é separada por uma lâmina fina de osso, mas este pode ser deiscente. Inferiormente, o seio esfenoidal é relacionado à nasofaringe, às tubas auditivas e aos toros tubários.

Não é incomum encontrar um seio multisseptado. Diversos recessos pneumatizados se estendem desde o seio para as estruturas circundantes. O mais comum é o recesso lateral, que quando presente passa entre o canal vidiano e o forame redondo. Ocasionalmente, a asa maior inteira do osso esfenóide, que faz uma contribuição importante para o assoalho da fossa média do crânio, é pneumatizada. O clinóide anterior, a asa

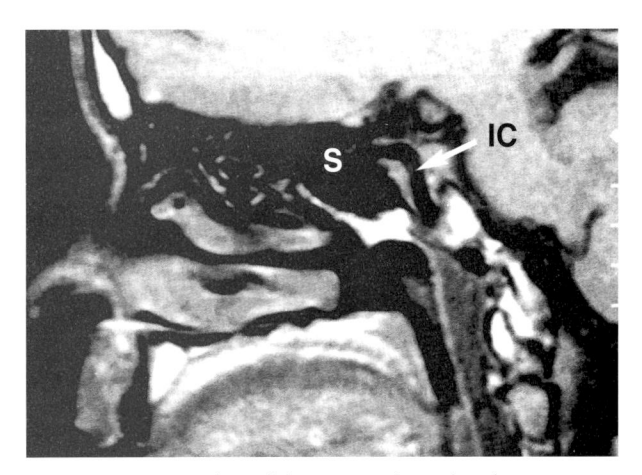

Figura 5.63 *Seio esfenoidal.* RM sagital ponderada para T1 demonstrando a artéria carótida vazia de sinal (IC), que está localizada junto ao teto do seio (S).

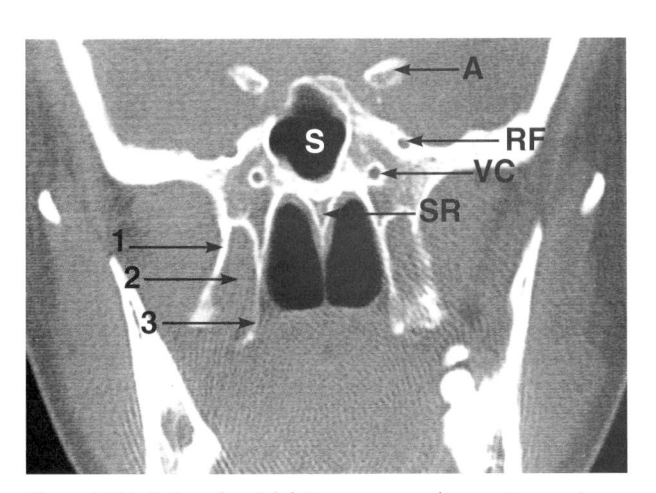

Figura 5.61 *Seio esfenoidal.* Imagem que demonstra o seio esfenoidal (S), o forame redondo (RF), o canal vidiano (VC), o processo clinóide anterior (A) e o rostro do esfenóide (SR), bem como as lâminas lateral (1) e medial (2) do processo pterigóide e a fossa pterigóidea (3).

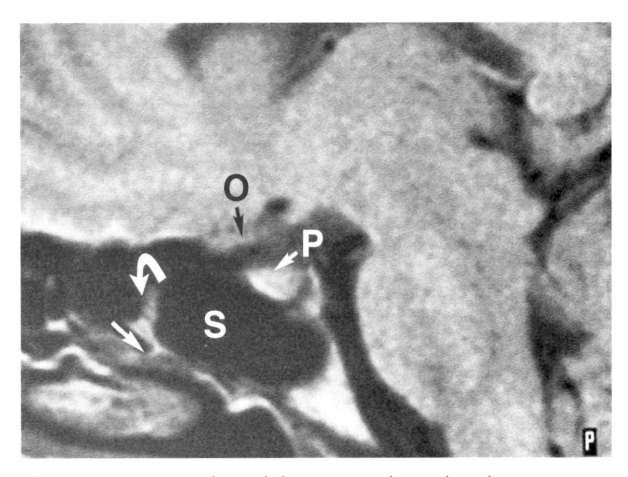

Figura 5.64 *Seio esfenoidal.* RM sagital ponderada para T1 demonstrando o seio esfenoidal normal (S) drenando através de uma abertura situada anteriormente junto ao teto da abóbada nasal (seta curva). O pequeno espaço (seta reta) acima da concha superior é o recesso esfenoetmoidal. O nervo óptico (O) situa-se acima e lateral ao seio esfenoidal, e a hipófise (P) jaz acima do seio.

menor do esfenóide, o dorso da sela e, às vezes, o processo clinóide posterior podem ser pneumatizados. O seio também pode se estender para dentro dos processos pterigóides. O assoalho do seio esfenoidal pode ser deiscente. Este achado não deve ser erradamente interpretado como o óstio natural do seio. A deiscência pode ser adicionalmente erodida por doença benigna ou maligna. Isto é bem demonstrado por TC no plano coronal.

O seio esfenoidal drena através de um óstio pequeno na parede anterior, próximo do teto do seio, para dentro do recesso esfenoetmoidal. Isto é mal demonstrado por TC no plano coronal, mas é bem demonstrado em imagens obtidas no plano axial ou após reformatação sagital de imagens tiradas no plano axial.

FOSSA PTERIGOPALATINA
(Figuras 5.25, 5.26, 5.41 e 5.65–5.70)

A fossa pterigopalatina tem forma semelhante a uma pirâmide invertida, limitada anteriormente pelo seio maxilar, medialmente pelo osso palatino e posteriormente pelas lâminas do processo pterigóide do osso esfenóide. Ela se comunica com a órbita, a nasofaringe, os seios paranasais, a fossa infratemporal e a fossa média do crânio, e pode formar um canal importante para disseminação de infecção ou tumor. O conteúdo da fossa é rodeado por tecido conjuntivo frouxo e gordura, o que permite avaliação da fossa por TC. A TC não demonstra claramente o conteúdo da fossa pterigopalatina, mas, após a administração de contraste intravenoso, os ramos terminais da artéria maxilar podem ser vistos como pequenas estruturas contrastadas. Obliteração dos espaços de gordura na fossa pte-

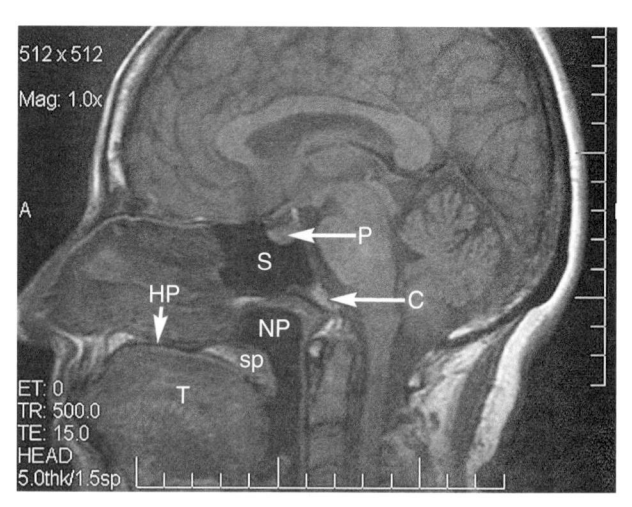

Figura 5.66 *Seio esfenoidal.* RM sagital ponderada para T1 demonstrando o seio esfenoidal (S), a hipófise (P), a nasofaringe (NP), o palato mole (sp), a língua (T), o palato duro (HP) e o clivo (C).

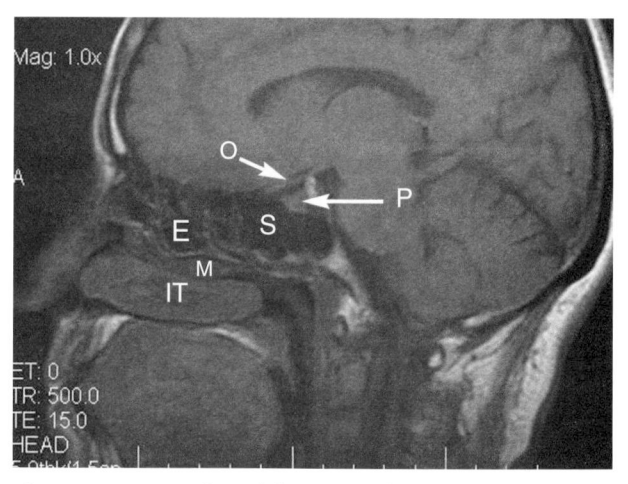

Figura 5.67 *Seio esfenoidal.* RM sagital ponderada para T1 demonstrando o seio esfenoidal (S), a hipófise (P), o nervo óptico (O), os seios etmoidais (E), a concha média (M) e a concha inferior (IT).

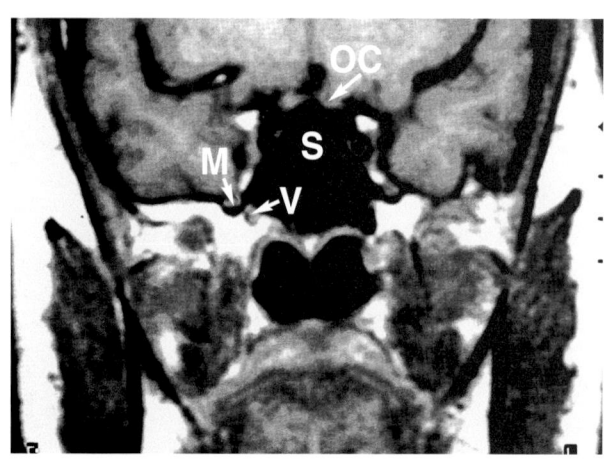

Figura 5.65 *Seio esfenoidal.* RM coronal ponderada para T1 demonstrando o seio esfenoidal (S), a divisão maxilar do nervo trigêmeo correndo através do forame redondo (M), o nervo vidiano dentro do canal vidiano (V) e o quiasma óptico (OC).

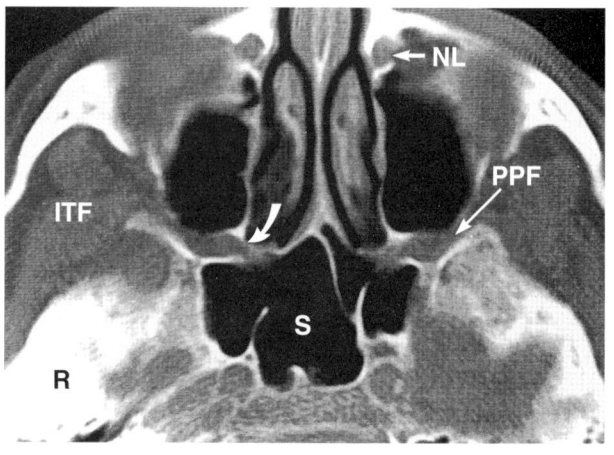

Figura 5.68 *Tomografia axial normal.* Esta tomografia demonstra o ducto nasolacrimal (NL), o forame esfenopalatino (seta curva) entrando na fossa pterigopalatina (PPF), o seio esfenoidal (S) e a fossa infratemporal (ITF).

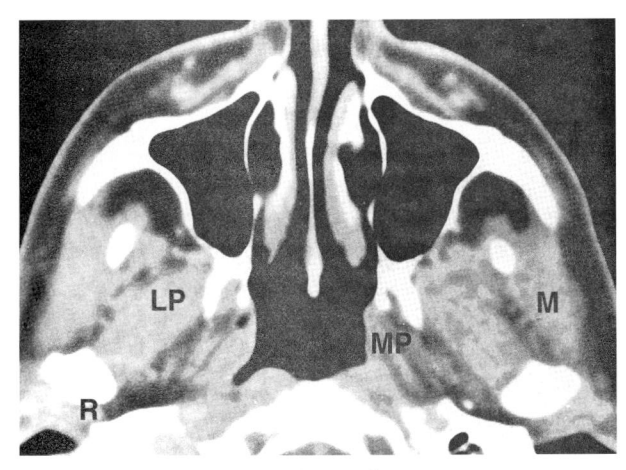

Figura 5.69 *Tomografia axial normal.* Esta imagem com janela estreita demonstra os músculos da mastigação, a saber, pterigóideo lateral (LP), pterigóideo medial (MP) e masseter (M). Os músculos são claramente separados por planos adiposos.

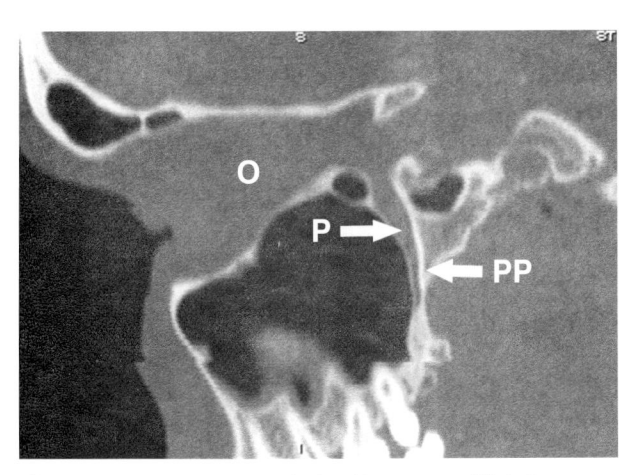

Figura 5.70 *Fossa pterigopalatina.* Este espaço (P) é visto nesta TC sagital estendendo-se entre o seio maxilar anteriormente e as lâminas do processo pterigóide (PP) posteriormente. O, órbita.

rigopalatina é indicadora de doença, a mais comum sendo malignidade invadindo o espaço.

A fossa pterigopalatina comunica-se diretamente com muitas das regiões anatômicas circundantes, e estes canais podem ser identificados por TC. Posteriormente, a fossa pterigopalatina comunica-se com a fossa média do crânio pelo forame redondo, que transmite o nervo maxilar. Inferiormente, a fossa pterigopalatina afila-se para o seu ápice e recebe o canal vidiano ou pterigóide. Este canal passa anteriormente através do corpo do esfenóide a partir do forame lácero e transmite o nervo vidiano. A fossa pterigopalatina comunica-se com a cavidade oral através dos foramens palatinos maior e menor, e lateralmente com a fossa infratemporal, contendo os músculos pterigóideos medial e lateral, por meio da fissura pterigomaxilar.

Medialmente, ela se comunica através do forame esfenopalatino com o recesso esfenoetmoidal e a cavidade nasal. Ântero-superiormente, comunica-se com a órbita através da fissura orbitária inferior. Transmissão perineural de tumor pode ocorrer ao longo dos nervos que atravessam a fossa pterigopalatina.

ÁPICE DA ÓRBITA
(Figuras 5.59–5.61 e 5.71–5.75)

A órbita é a cavidade óssea que abriga o globo ocular, os músculos extra-oculares e estruturas neurovasculares, inclusive o nervo óptico. O ápice da órbita se comunica através do canal óptico, a fissura orbitária superior e a fissura orbitária inferior com a fossa média do crânio, a fossa pterigopalatina e a fossa infratemporal, respectivamente.

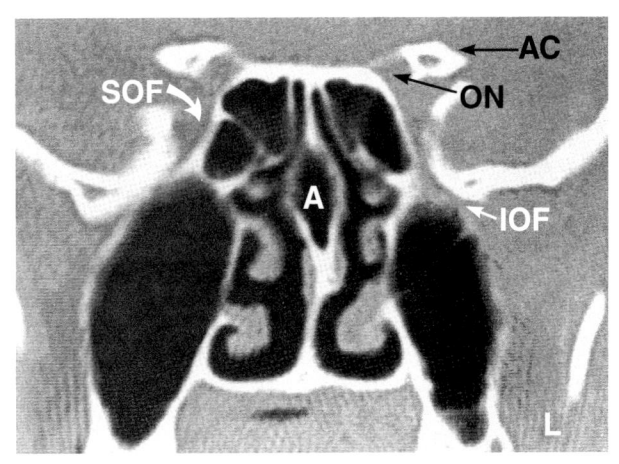

Figura 5.71 *Ápice da órbita.* Imagem demonstrando as características normais da fissura orbitária inferior (IOF), fissura orbitária superior (SOF), nervo óptico (ON) e clinóides anteriores (AC). O septo nasal é pneumatizado (A).

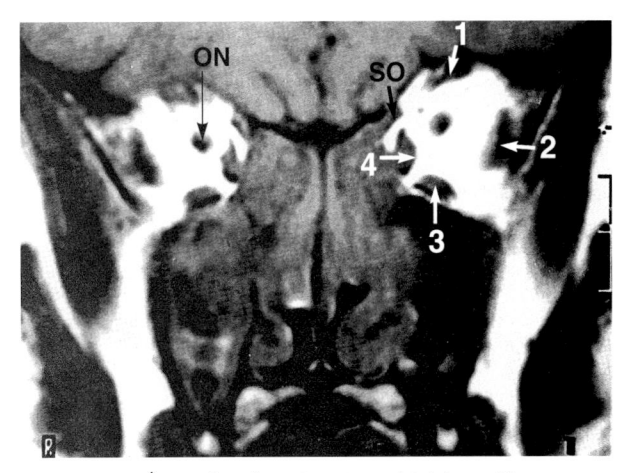

Figura 5.72 *Ápice da órbita.* O ápice orbitário está bem demonstrado nesta RM coronal ponderada para T1 que mostra os músculos reto medial (4), reto lateral (2), reto inferior (3), reto superior (1) e oblíquo superior (SO), bem como o nervo óptico (ON). Esta imagem também demonstra doença inflamatória e polipóide nos seios. A gordura na órbita é brilhante nesta seqüência ponderada para T1.

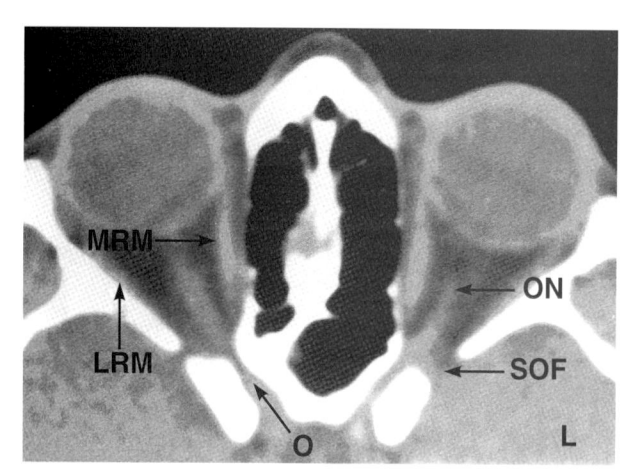

Figura 5.73 *Ápice da órbita e músculos extra-oculares.* Tomografia axial mostrando o canal óptico ósseo (O), o nervo óptico (ON) passando através deste canal e a fissura orbitária superior situada lateralmente (SOF). Os músculos retos medial (MRM) e lateral (LRM) estão bem demonstrados.

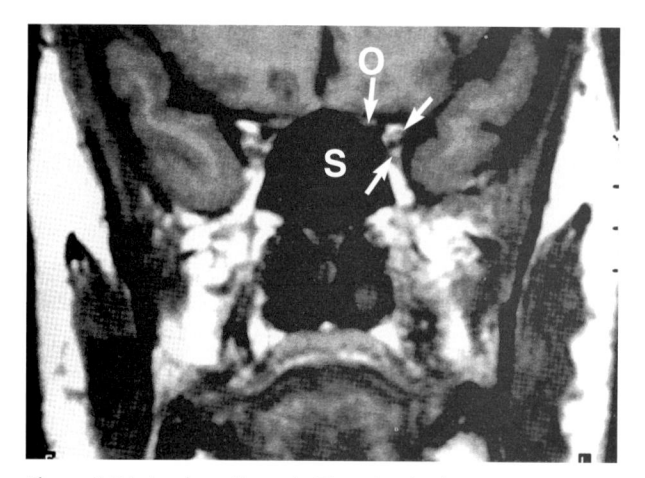

Figura 5.74 *Anel tendíneo de Zinn (ânulo de Zinn).* RM coronal posterior ponderada para T1 através do seio esfenoidal (S) demonstrando o anel tendíneo de Zinn no ápice da órbita, o qual dá origem aos músculos retos (setas). O nervo óptico (O) é súpero-medial ao anel.

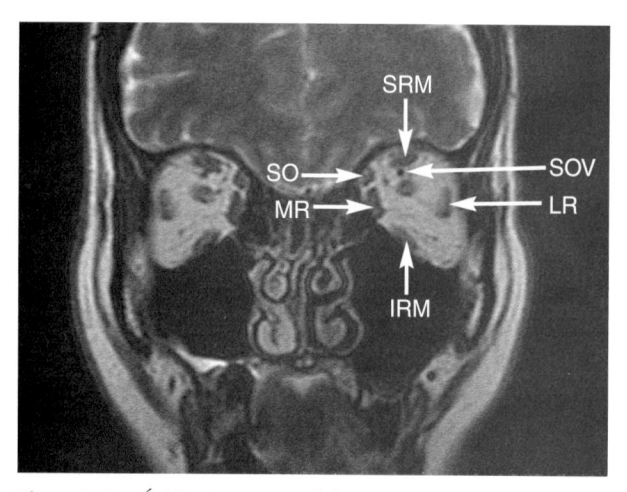

Figura 5.75 *Órbita.* RM coronal demonstrando o músculo reto medial (MR), o músculo reto lateral (LR), músculo reto superior (SRM), a veia oftálmica superior (SOV), o músculo oblíquo superior (SO) e o músculo reto inferior (IRM).

Medialmente, o canal e o nervo ópticos são separados dos seios etmoidais posteriores e esfenoidal pela lâmina papirácea e uma pequena parte da asa menor do esfenóide. Ínfero-lateralmente, o canal e o nervo ópticos são separados da fissura orbitária superior por uma espícula de osso, chamada esteio óptico, que é a raiz da asa menor do esfenóide. O nervo óptico é rodeado por um prolongamento das meninges. A artéria oftálmica usualmente se situa inferior ao nervo óptico.

A fissura orbitária superior situa-se obliquamente entre as asas maior e menor do esfenóide. O anel tendíneo que circunda a face medial da fissura orbitária superior mostra-se contrastado após a administração de contraste intravenoso, e não deve ser tomado erradamente por tumor.

A fissura orbitária inferior transmite o nervo infra-orbitário, e é a principal comunicação entre a órbita e ambas a fossa pterigopalatina e a fossa infratemporal.

TC do ápice da órbita usualmente demonstra estas características anatômicas claramente separadas por gordura. Se os planos de gordura forem obscurecidos, isto pode indicar início de infiltração por tumor ou infecção agressiva.

SACO LACRIMAL E DUCTO NASOLACRIMAL
(Figuras 5.57, 5.58, 5.76 e 5.77)

O aparelho nasolacrimal consiste na glândula lacrimal, situada na área súpero-lateral da órbita, o saco lacrimal e o ducto nasolacrimal. O saco e o ducto são as vias finais de drenagem das lágrimas produzidas pela glândula lacrimal. O saco lacrimal é um saco membranoso, situado na fossa lacrimal ínfero-lateral ao canto medial. A

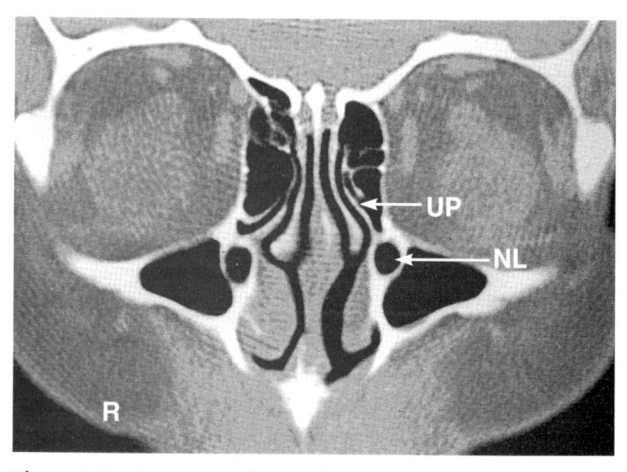

Figura 5.76 *Ducto nasolacrimal.* Tomografia coronal anterior demonstrando ar em ambos os ductos nasolacrimais (NL). O ducto nasolacrimal é limitado pela maxila, pelo osso lacrimal e pela concha inferior. Ambos os processos uncinados (UP) são alongados. Observe a relação íntima entre a origem dos processos uncinados e o ducto nasolacrimal.

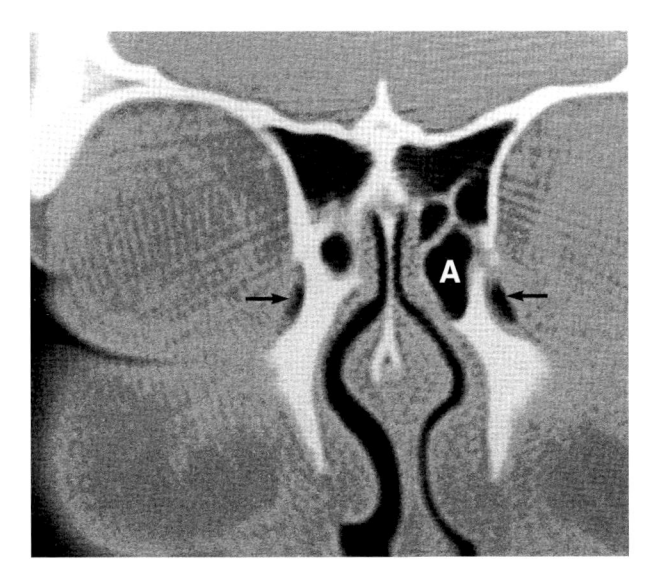

Figura 5.77 *Ar no saco lacrimal.* As pequenas coleções de ar vistas ao longo da área ínfero-medial das órbitas são ar dentro do saco lacrimal (setas). Isto não deve ser erradamente tomado por enfisema orbitário subseqüente à fratura ou infecção. Também está demonstrada uma célula da *agger nasi* (A).

fossa lacrimal é limitada anteriormente pela crista lacrimal anterior do processo frontal da maxila e posteriormente pela crista lacrimal posterior, que é uma crista no osso lacrimal. O saco lacrimal tem um fundo bulboso superiormente. Inferiormente, ele se afila para se tornar contínuo com o ducto nasolacrimal.

O ducto nasolacrimal tem duas partes: uma parte intra-óssea e uma parte membranosa. O ducto é dirigido inferior, posterior e ligeiramente lateralmente. A parte intra-óssea é limitada pela maxila, o osso lacrimal e a concha inferior. O ducto mais estreito no meio. Inferiormente, ele está situado embaixo da mucosa nasal e se abre para o ponto mais alto do meato inferior, onde é protegido pela válvula de Hasner.

A fossa lacrimal é facilmente identificada como uma pequena impressão na parede orbitária ínfero-medial por TC em ambos planos axial e coronal. O saco lacrimal é usualmente visto como uma densidade de tecido mole na fossa lacrimal. Ele pode estar cheio de ar ocasionalmente, e não deve ser erradamente tomado por enfisema orbitário.

A parte membranosa do ducto nasolacrimal varia na sua relação à base do processo uncinado e o infundíbulo etmoidal. Esta relação deve ser identificada antes de qualquer cirurgia na região. O ducto nasolacrimal pode ser lesado por uma uncinectomia generosa realizada durante um procedimento endoscópico, ou por uma ressecção excessiva da margem anterior do óstio natural do seio maxilar. Se a concha inferior for ressecada junto à base, o ducto pode ser lesado, resultando em oclusão permanente do canal nasolacrimal e epífora. O ducto nasolacrimal também pode tornar-se obstruído por doença inflamatória, trauma ou processos neoplásicos.

CAPÍTULO 6

Variações Anatômicas do Complexo Ostiomeatal nos Seios Paranasais

Messerklinger demonstrou que a ventilação e drenagem do seio etmoidal anterior, seio maxilar e seio frontal são dependentes do desimpedimento do complexo ostiomeatal através do quais estes seios se conectam para dentro da cavidade nasal.

A maioria das infecções dos seios é de origem rinogênica e se alastra a partir do complexo ostiomeatal para comprometer secundariamente os seios frontal e maxilar. As pequenas fendas do complexo ostiomeatal na parede nasal lateral são facilmente estreitadas ou ocluídas por edema da mucosa, resultando em ventilação prejudicada, falha da limpeza mucociliar e estagnação de muco e/ou pus nos maiores seios paranasais.

Este processo geralmente é reversível, e uma vez o complexo ostiomeatal seja reaberto, a doença secundária dentro dos maiores seios maxilares e frontais usualmente se resolve espontaneamente. Se, no entanto, houver uma variação anatômica que estreite estas fendas-chave etmoidais uma quantidade mínima de edema da mucosa pode predispor o paciente a infecções recorrentes e pode resultar em alterações inflamatórias crônicas na mucosa.

Anteriormente, os procedimentos cirúrgicos para aliviar episódios inflamatórios recorrentes ou crônicos foram dirigidos para os maiores seios paranasais. A ventilação desses seios era melhorada pela criação de novos caminhos de drenagem alternativos e teoricamente efetivos. Agora se sabe que os procedimentos de drenagem alternativa, como uma antrostomia meatal inferior, não reorientam o fluxo de muco através da abertura recém-criada (antrostomia), mas apenas atuam como "drenos" quando o sistema mucociliar é dominado por muco e pus. A persistência de sintomas após estes procedimentos é usualmente secundária à doença persistente no etmóide anterior, afetando os óstios naturais e o complexo ostiomeatal. Quando está presente doença do complexo ostiomeatal, infecções sinusais recorrentes também podem ocorrer apesar de haver um óstio acessório natural, largamente patente.

A cirurgia sinusal endoscópica funcional é dirigida para os caminhos naturais de drenagem. A ressecção cirúrgica limitada de tecido que alarga estas fendas naturais e melhora a ventilação sinusal usualmente leva a uma reversão da doença da mucosa nos maiores seios paranasais. Exame endoscópico direto e visualização das pequenas fendas do complexo ostiomeatal não são possíveis, e conseqüentemente a tomografia computadorizada (TC), especialmente no plano coronal, é essencial para a avaliação do paciente com sinusite recorrente ou persistente. A TC coronal permite ao radiologista determinar o local e extensão da doença nos seios paranasais e nos tecidos moles circundantes e identificar as variações anatômicas que podem predispor o indivíduo à sinusite. Embora seja reconhecido que variações anatômicas ocorrem em indivíduos sem nenhuma história de rinossinusite, variações do tamanho ou posição das estruturas normais na parede nasal lateral podem impedir drenagem sinusal satisfatória, e ocorrem lado a lado com sinusite recorrente. As variações anatômicas importantes nos seios e na cavidade nasal das quais os cirurgiões devem ser conhecedores antes de qualquer intervenção são discutidas neste capítulo.

Estas variações anatômicas importantes estão listadas na Tabela 6.1.

Tabela 6.1 Estruturas anatômicas importantes do complexo ostiomeatal e suas variações

I. Variações nas estruturas do complexo ostiomeatal
1. Células da *agger nasi* grandes
   - Quando presentes e aumentadas
2. Processo uncinado
   - Aplasia ou hipoplasia
   - Deflexão medial ou lateral
   - Pneumatização
   - Hipertrofia
   - Concha média acessória
3. Concha média
   - Concha média recurvada paradoxalmente
   - Conchas médias secundárias
   - Lateralização da concha média
   - Aplasia ou hipoplasia
   - Hipertrofia
   - Hipertrofia de tecido mole e óssea da concha média
   - Concha bolhosa
4. Bolha etmoidal
   - Grande:
     Salienta-se para dentro do meato médio
     Projeta-se por cima do hiato semilunar
     Obstrui o infundíbulo etmoidal
     Obstrui o recesso frontal
   - Hipoplasia
5. Grandes células de Haller
   - Quando presente e aumentada, uma célula de Haller pode obstruir o óstio natural do seio maxilar e o infundíbulo
6. Septo nasal
   - Desvio do septo nasal e esporões septais

II. Outras variações a observar antes da cirurgia
- Deiscência da lâmina papirácea
- Deiscência do assoalho orbitário
- Fóvea etmoidal em posição baixa
- Deiscência do canal do nervo óptico
- Deiscência da parede óssea do sulco da artéria carótida interna
- Hipoplasia do seio maxilar
- Seio etmomaxilar
- Seio etmoesfenoidal
- Atresia unilateral da cavidade nasal

CÉLULAS DA *AGGER NASI* (Figuras 6.1–6.5)

A extensão da pneumatização da *agger nasi* (crista do nariz) pode ser vista claramente em imagens de TC no plano coronal. As células da *agger nasi* usualmente são pneumatizadas a partir do recesso frontal. Células aumentadas da *agger nasi* podem comprometer o recesso frontal ao obstruírem o recesso frontal mecanicamente se forem bem desenvolvidas ou pela disseminação direta da inflamação.

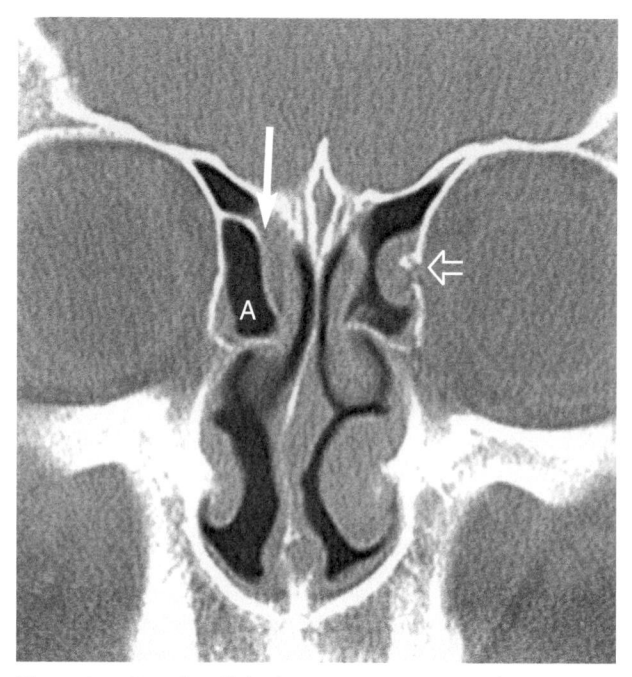

Figura 6.1 *Grande célula da* agger nasi. Imagem de TC demonstrando uma grande célula da *agger nasi* direita (A) ocluindo o recesso frontal (seta) e resultando em doença do recesso frontal, fossas lacrimais normais. Observe a erosão da parede medial da órbita no lado esquerdo (seta aberta).

A pneumatização da *agger nasi* pode ser tão extensa que avança sobre o osso lacrimal ou sobre o colo da concha média. Pneumatização da *agger nasi* pode encurtar o colo da concha média, resultando em um recesso frontal apertado. As células da *agger nasi* são estreitamente relacionadas ao saco lacrimal, sendo sepa-

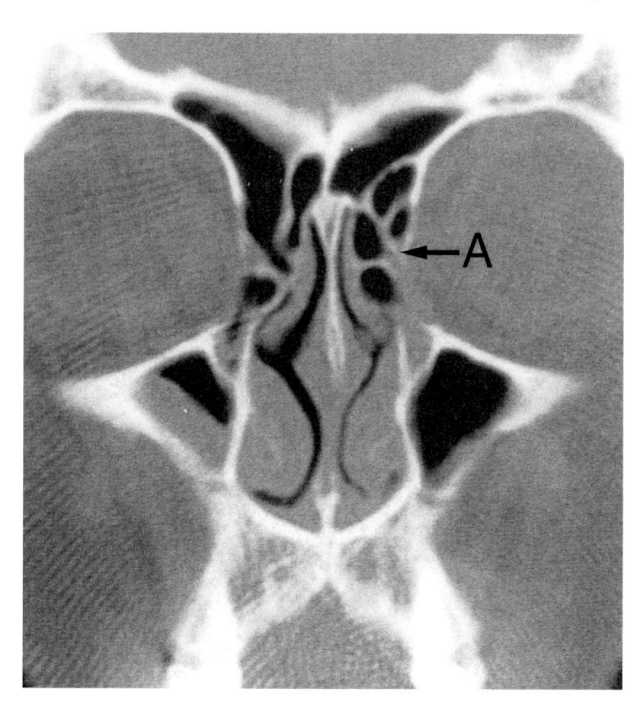

Figura 6.2 *Célula da* agger nasi *multisseptada*. Imagem de TC demonstrando uma célula da *agger nasi* multisseptada (A) no lado esquerdo.

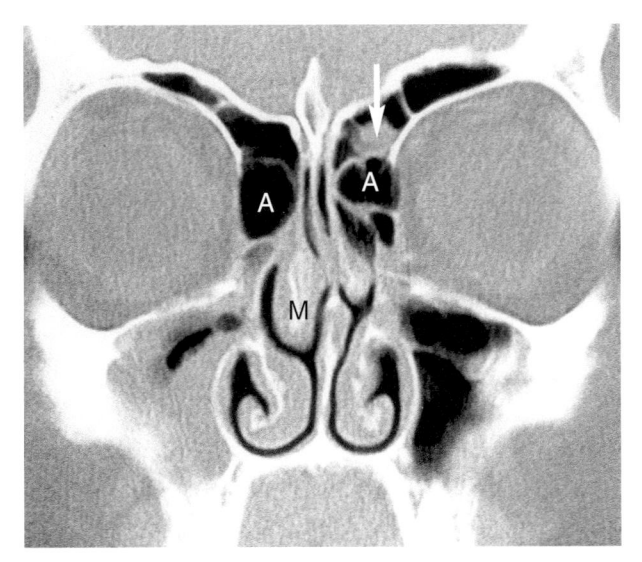

Figura 6.3 *Célula da agger nasi e doença do recesso frontal*. Doença inflamatória pode ser vista nas grandes células da *agger nasi* e no recesso frontal esquerdo (seta). As grandes células da *agger nasi* (A) avançam sobre o colo da concha média. Quanto maior a célula da *agger nasi*, maior a invasão do colo da concha média (M), resultando em um recesso frontal restringido. A parede medial da órbita é extremamente fina, e a inflamação pode alastrar-se através da parede para comprometer a órbita ou o saco lacrimal.

radas deste último apenas pelo delicado osso lacrimal. Esta fina lâmina óssea pode ser naturalmente deiscente e, como resultado, a inflamação pode alastrar-se facilmente para dentro do saco lacrimal, resultando em epífora, dacriocistite e, às vezes, celulite pré-septal ou periorbitária.

PROCESSO UNCINADO

Aplasia do processo uncinado (Figura 6.6)

Aplasia do processo uncinado se associa à hipoplasia do seio maxilar tipo III.

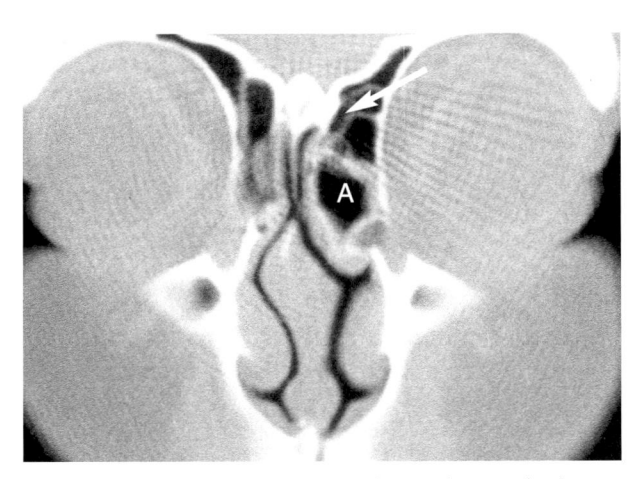

Figura 6.4 *Célula da agger nasi e colisão sobre o colo da concha média*. Imagem de TC anterior mostrando uma grande célula da *agger nasi* (A) avançando sobre a cintura da concha média e comprometendo o recesso frontal (seta) no lado esquerdo.

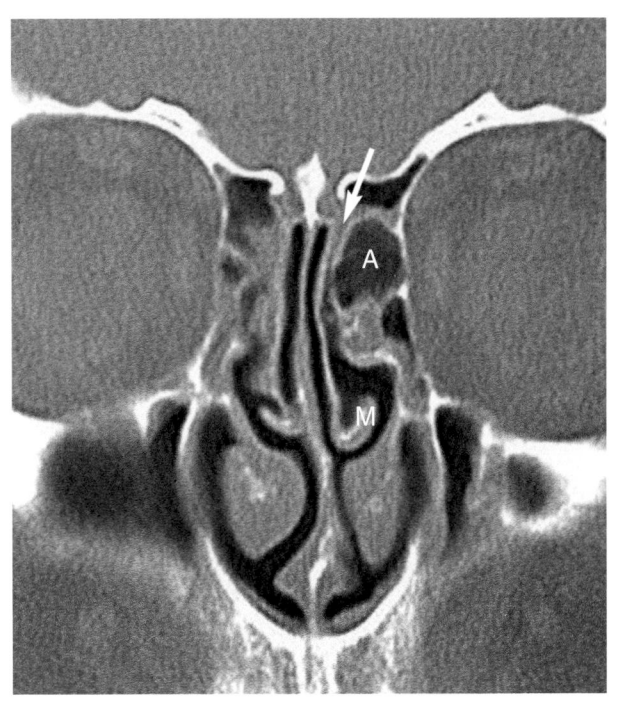

Figura 6.5 *Célula da agger nasi e avanço sobre o colo da concha média*. Uma grande célula da *agger nasi* (A) está situada contra a lâmina vertical da concha média (M) associada a alterações por aposição no recesso frontal muito próximo da lâmina lateral, da lâmina cribriforme (seta) — a parte mais fina da lâmina, onde é necessária precaução extra durante procedimentos endoscópicos.

Hipoplasia do processo *uncinado* (Figura 6.7)

Várias anomalias do processo uncinado podem ocorrer. Raramente, o processo uncinado é hipoplásico. Hipoplasia do processo uncinado foi associada à hipoplasia do seio maxilar. Nesta condição, o meato médio é largo, e a fontanela posterior é retraída para a cavidade do seio maxilar. O processo uncinado é afixado de

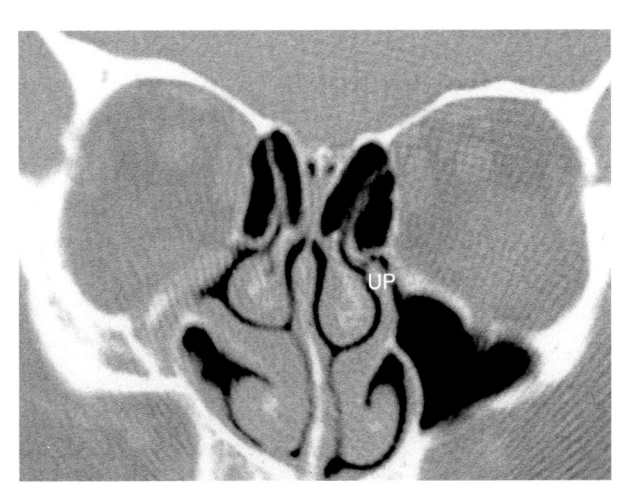

Figura 6.6 *Aplasia do processo uncinado*. Imagem de TC demonstrando um processo uncinado de aspecto normal (UP) no lado esquerdo. O seio maxilar no lado esquerdo é normal. O UP não é visualizado no lado direito. Isto está associado à hipoplasia tipo III do seio maxilar no lado direito.

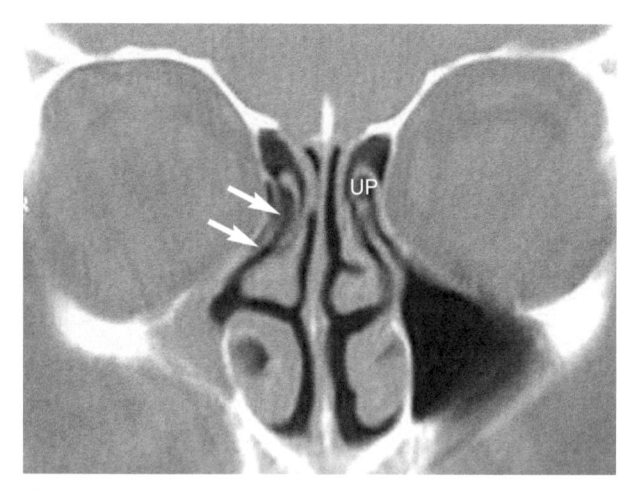

Figura 6.7 *Hipoplasia do processo uncinado.* Imagem de TC demonstrando retração lateral da fontanela posterior do seio maxilar e hipoplasia do seio maxilar direito. O processo uncinado parece ausente; entretanto, à inspeção mais estreita, ele pode ser visto aderente à parede orbitária inferior (setas). O processo uncinado esquerdo (UP) é visto curvando-se lateralmente e inserindo-se na parede medial da órbita.

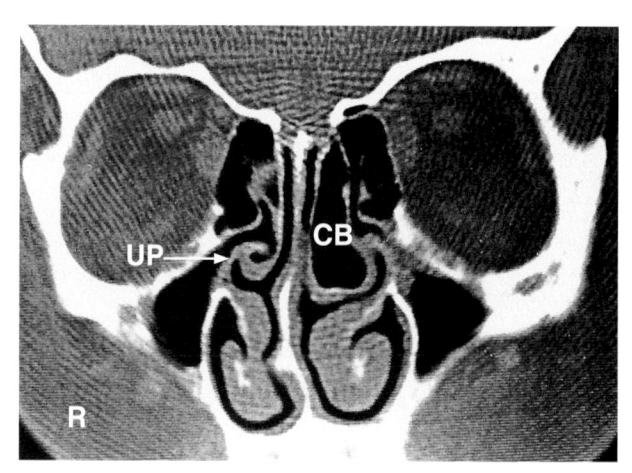

Figura 6.9 *Processo uncinado recurvado medialmente.* O processo uncinado direito (UP) é rodado medialmente e entrou em contato íntimo com a concha média. Embora o hiato semilunar não esteja obstruído, o processo uncinado recurvado medialmente está ocluindo o meato médio. Esta imagem de TC também demonstra uma concha bolhosa esquerda muito grande (CB), com a qual vem encontrar-se o processo uncinado esquerdo.

encontro à parede ínfero-medial da órbita. Uma uncinectomia tradicional pode levar à penetração e lesão na órbita. O processo uncinado tem relação íntima com o infundíbulo etmoidal e o meato médio.

Desvio medial do processo uncinado (Figuras 6.8 e 6.9)

As variações anatômicas mais comuns associadas à doença inflamatória dos seios paranasais adjacentes são desvios mediais e margens livres alongadas do processo uncinado. Nestas circunstâncias, o processo uncinado pode encontrar-se com a concha média, assim obstruindo o meato médio.

Processo uncinado longo (Figura 6.10)

Um processo uncinado longo estreitará o hiato semilunar entre sua margem posterior e a bolha etmoidal, especialmente se a bolha for bem pneumatizada.

Protrusão anterior do processo uncinado (Figura 6.11)

O processo uncinado também pode salientar-se anteriormente e comprometer o meato médio. O processo uncinado pode ser rodado medialmente em tal extensão que sua margem livre posterior se projeta anteriormente. Clinicamente, a extremidade anterior de um processo uncinado rodado anteriormente assemelha-se a um chapéu mexicano e pode ser incorretamente identificada como uma concha média acessória ou dupla. Esta anomalia pode causar aposição da mucosa que subseqüentemente leva a alterações inflamatórias e degeneração polipóide.

Deflexão inferior do processo uncinado (Figuras 6.10 e 6.12)

A margem livre do processo uncinado pode ser longa, defletir-se inferiormente, e dobrar-se sobre si mesma, assim impedindo a drenagem através do hiato semilunar.

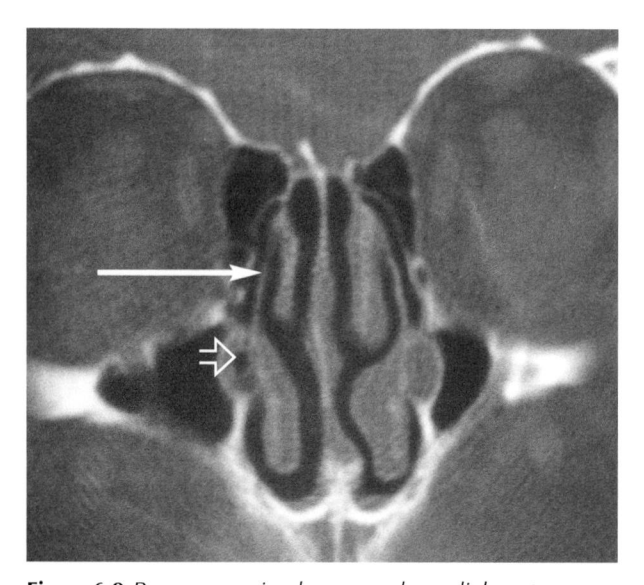

Figura 6.8 *Processo uncinado recurvado medialmente.* Imagem de TC demonstrando deflexão medial dos processos uncinados (seta longa). A base do processo uncinado é próxima ao ducto nasolacrimal (seta aberta), e uma uncinectomia generosa pode resultar em epífora pós-operatória.

6.10a

6.10b

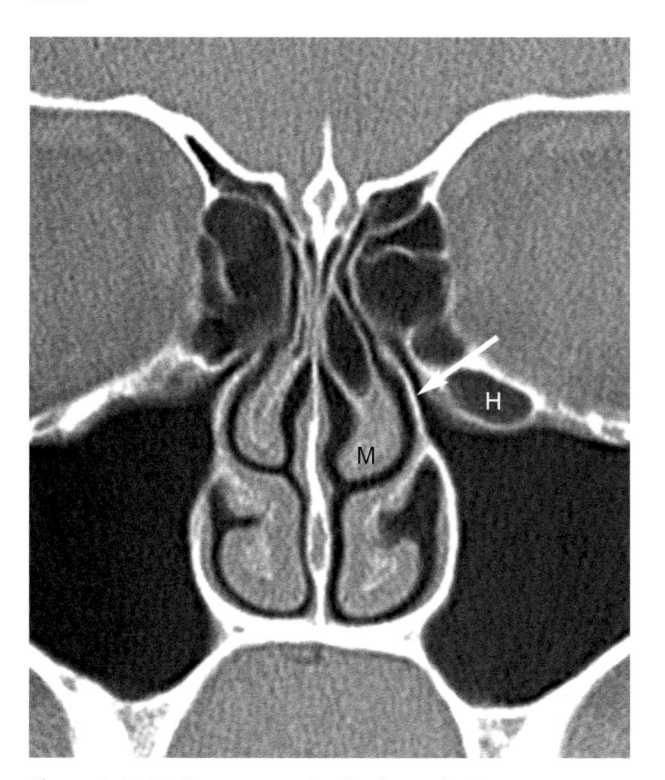

Figura 6.10 (**a**) *Processo uncinado alongado.* Um processo uncinado alongado é visto virado medialmente no lado direito, o qual pode obstruir o hiato semilunar (a fenda que conecta o infundíbulo etmoidal ao meato médio). A concha média é pequena. Há um processo uncinado longo no lado esquerdo que tem uma curvatura em U aguda e é defletido inferiormente (seta aberta). M, concha média. (**b**) *Processo uncinado longo.* Processos uncinados longos bilaterais são observados inferiores e mediais ao infundíbulo etmoidal (seta). A seta mostra a drenagem do óstio do seio maxilar para o infundíbulo etmoidal. M, concha média; H, célula de Haller.

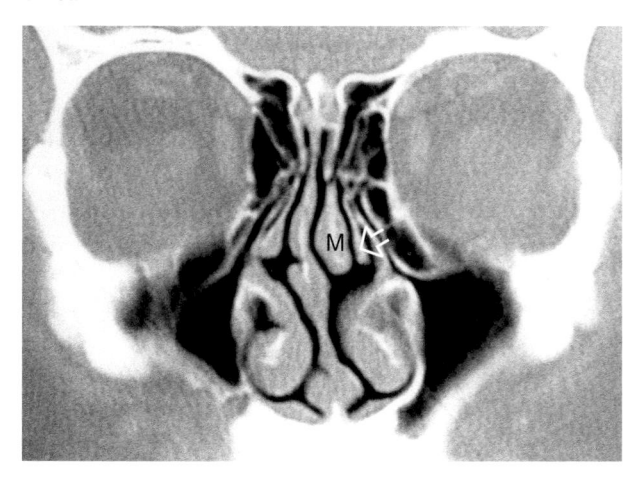

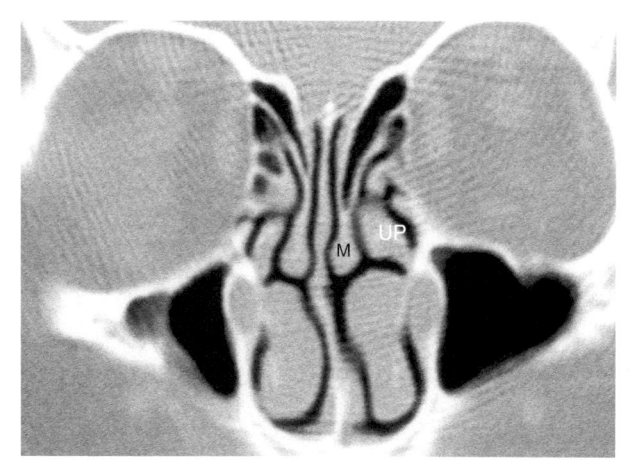

Figura 6.11 *Processo uncinado recurvado anteriormente.* Os processos uncinados (UP) nesta TC coronal são rodados anteriormente em tal extensão que se projetam anteriormente para dentro do meato médio. M, concha média.

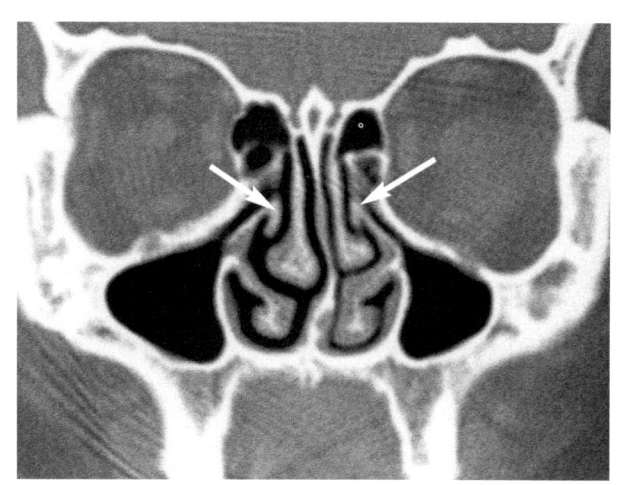

Figura 6.12 *Deflexão inferior do processo uncinado.* Os processos uncinados (setas) são defletidos inferiormente.

Uncinado aerado e hipertrofia do processo uncinado (Figuras 6.13–6.15)

Um uncinado aerado pode se tornar suficientemente grande para ocluir o infundíbulo etmoidal, ou pode ser mesmo local de formação de pólipo. Um processo uncinado inchado, inflamado, é claramente visualizado por endoscopia, mas a pneumatização do processo uncinado não pode ser diferenciada de hipertrofia por endoscopia.

Desvio lateral do processo uncinado

O processo uncinado pode desviar-se lateralmente, causando obstrução do infundíbulo etmoidal e do óstio do seio maxilar. Caso a margem livre posterior do processo uncinado seja defletida medialmente, ela pode se assemelhar a uma concha e foi incorretamente chamada concha média acessória ou dupla.

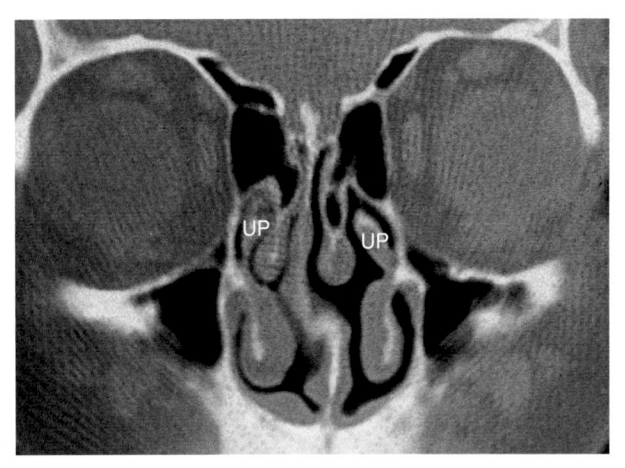

Figura 6.13 *Processo uncinado hipertrofiado.* Processos uncinados grosseiramente aumentados podem ser vistos projetando-se ântero-medialmente para o meato médio (UP). No lado esquerdo, o meato médio parece estar quase preenchido pelo processo uncinado. O septo nasal, que é desviado para a esquerda, mostra evidência de trauma precedente.

Concha média acessória (Figuras 6.16 e 6.17)

Quando a margem livre posterior do processo uncinado se deflete medialmente, ele se assemelha a um chapéu mexicano e pode ser incorretamente identificado clinicamente como uma concha média acessória ou dupla. Esta anomalia pode ser causada por aposição da mucosa, levando subseqüentemente a alterações inflamatórias e degeneração polipóide. A concha média acessória pode ser erradamente tomada por um pólipo ao exame casual.

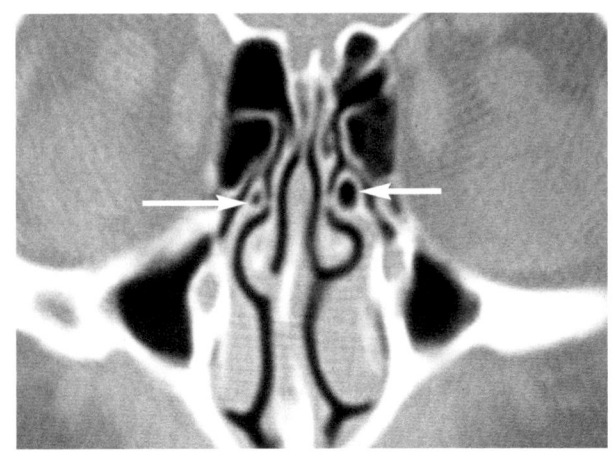

Figura 6.14 *Processo uncinado pneumatizado.* O diminuto processo uncinado pode ser aerado. Nesta TC, ambos os processos uncinados são pneumatizados (setas). O processo uncinado aerado, aumentado à esquerda, compromete o meato médio e o infundíbulo etmoidal. Um uncinado aerado pode se tornar suficientemente grande para ocluir o infundíbulo etmoidal, ou pode ser local de formação de pólipo.

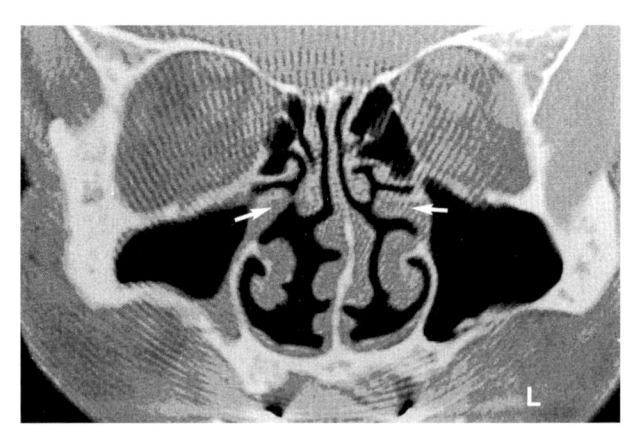

Figura 6.15 *Processos uncinados aumentados.* Imagem de TC coronal demonstrando aumento bilateral e desvio medial dos processos uncinados (setas). Esses processos uncinados aumentados estreitaram os infundíbulos.

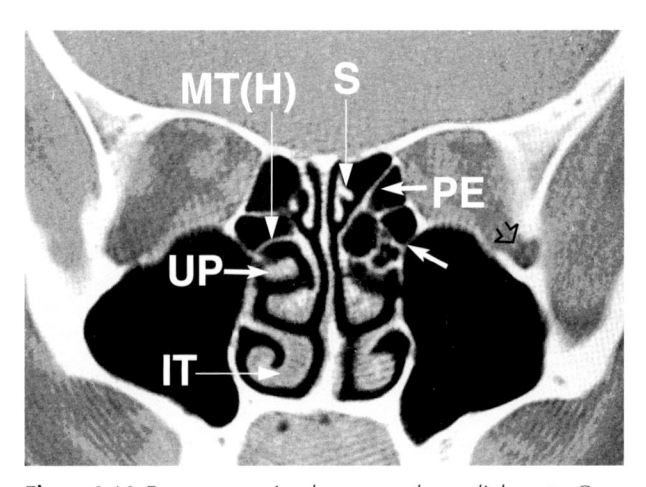

Figura 6.16 *Processo uncinado recurvado medialmente.* O processo uncinado direito (UP) é recurvado medialmente e salienta-se dentro do meato médio. Observe a concha inferior (IT), a lâmina horizontal da concha média (MT(H)) e as conchas superior e suprema (S). A lâmina etmomaxilar (seta) separa o seio maxilar do seio etmoidal posterior (PE). A fissura orbitária inferior também pode ser vista.

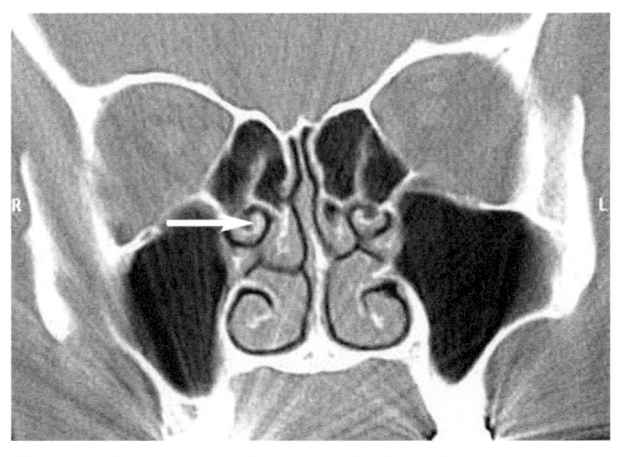

Figura 6.17 *Concha média acessória.* Quando o bordo posterior livre do processo uncinado é defletido medialmente, então ele é erradamente interpretado como uma concha média acessória (seta).

ANOMALIAS DA CONCHA MÉDIA

O advento da TC avançou nossa compreensão das variações que ocorrem na concha média. A presença e significado das anormalidades da concha média devem ser vistos à luz dos sintomas do paciente. Estas variações anatômicas são facilmente identificadas por TC; elas incluem aeração da concha média (uma concha bolhosa), hipertrofia da concha média, concha média recurvada paradoxalmente, lateralização da concha, hipertrofia óssea da concha média e agenesia parcial ou completa.

Concha média recurvada paradoxalmente (Figura 6.18)

Normalmente, a superfície lateral da concha média é côncava, curvando-se para longe da parede nasal lateral para conceder espaço para o meato médio. Quando a superfície lateral da concha média é convexa ou a concha parece estar se curvando medialmente, ela é chamada "concha média recurvada paradoxalmente". Isto usualmente ocorre bilateralmente e pode reduzir consideravelmente o meato médio. Uma concha bolhosa ocorrendo em uma concha média recurvada paradoxalmente pode reduzir ainda mais o meato médio e, às vezes, pode contribuir para a patogenia de doença sinusal.

Concha média lateralizada (Figuras 6.19 e 6.20)

Uma concha média lateralizada é uma concha média que é desviada lateralmente, resultando em contato com o processo uncinado adjacente. Uma concha média lateralizada pode obstruir o infundíbulo etmoidal.

Concha média secundária e sulcos sagitais na concha média (Figuras 6.21–6.24)

Raramente, uma pequena concha média secundária é vista no meato médio. Uma concha média secundária não deve ser confundida com um processo uncinado recurvado anteriormente, que também é chamado "concha média acessória", nem deve ser erradamente tomado por um pólipo. Estas conchas médias secundárias são compostas de osso coberto por tecido mole, e se projetam medialmente a partir da parede nasal lateral para dentro do meato médio antes de virarem superiormente dentro do meato, para parecer como uma concha invertida. Não foi visto que esta anomalia comprometesse o complexo ostiomeatal. A margem livre inferior da concha média pode ser sulcada ou com cristas.

Hipertrofia da concha média (Figuras 6.25 e 6.26)

Não é possível no exame clínico de rotina diferenciar entre uma concha média hipertrofiada e uma pneu-

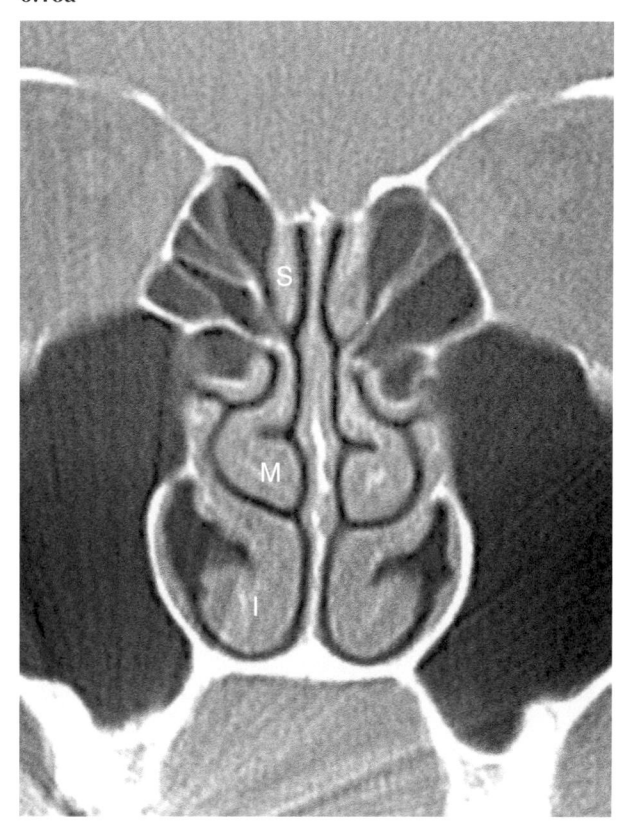

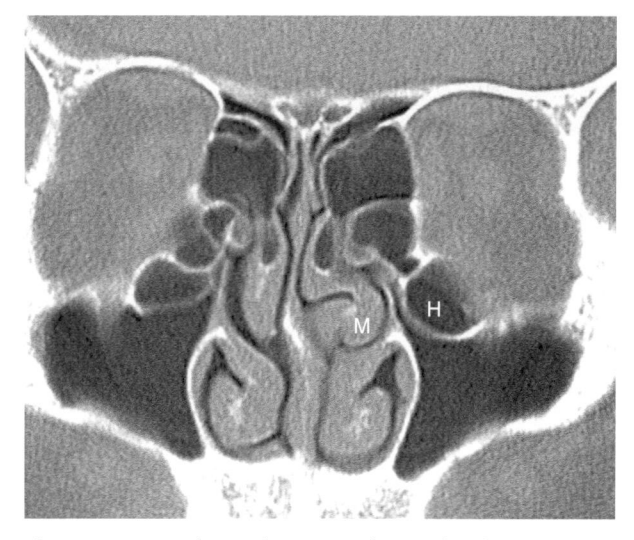

Figura 6.18 *Concha média recurvada paradoxalmente.* (**a**) Há curvatura paradoxal bilateral das conchas médias (M). I, concha inferior; S, concha superior. (**b**) Há uma curvatura paradoxal esquerda da concha média (M) e uma célula de Haller (H), estreitando o complexo ostiomeatal.

matizada. Entretanto, a diferença é facilmente evidente em imagens de TC. A hipertrofia da concha média pode ser óssea, tecido mole ou uma combinação dos dois.

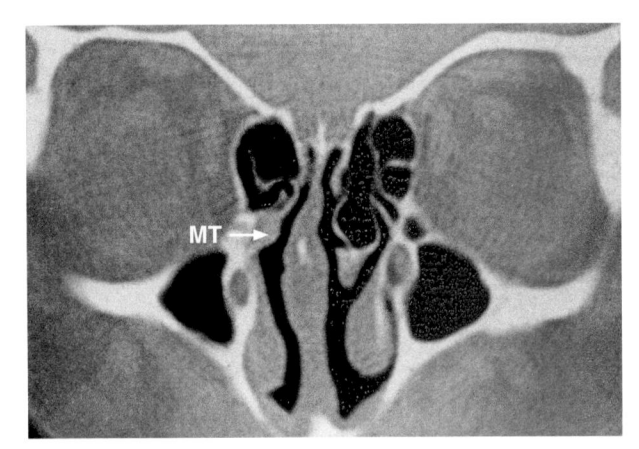

Figura 6.19 *Concha média lateralizada.* A concha média (MT) está desviada lateralmente, resultando em contato com o processo uncinado adjacente. Uma concha média lateralizada pode obstruir o infundíbulo etmoidal. Neste paciente, observa-se uma concha bolhosa esquerda com aeração da lâmina vertical.

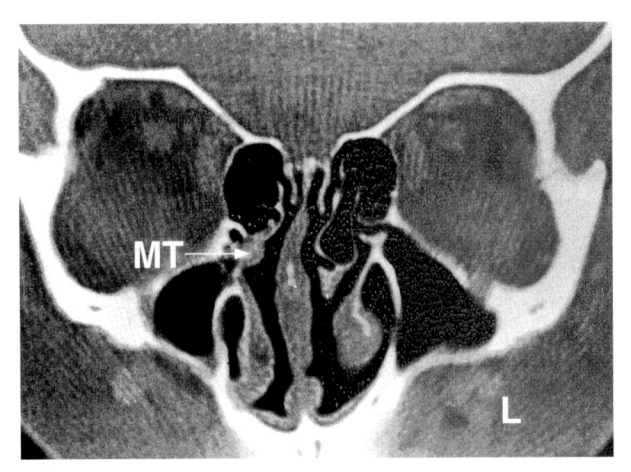

Figura 6.20 *Concha média lateralizada* (MT).

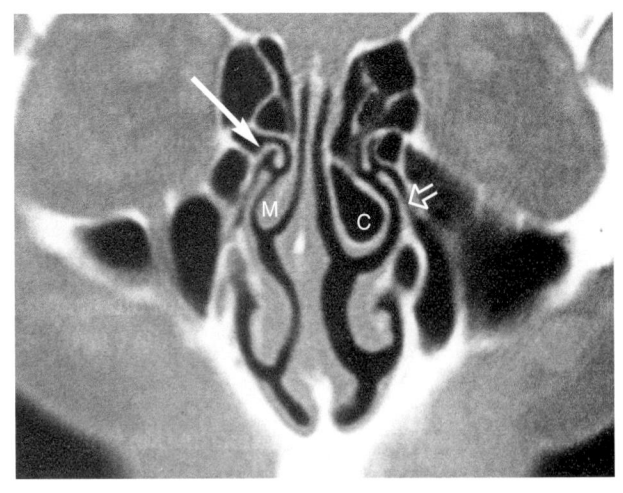

Figura 6.21 *Concha média secundária.* A concha média secundária (seta) é vista salientando-se como uma pequena prateleira para dentro do meato médio. Observe que a concha média direita (M) é hipoplásica ou pequena e há uma concha bolhosa (C) no lado esquerdo. O processo uncinado está indicado pela seta aberta.

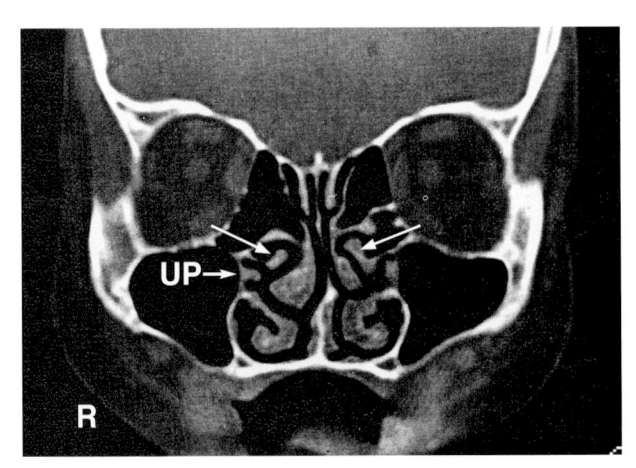

Figura 6.22 *Concha média secundária.* Uma concha média secundária (setas) é vista bilateralmente. O processo uncinado (UP) é visto recurvado medialmente.

Hipoplasia e aplasia da concha média (Figuras 6.21, 6.27 e 6.48a)

Não é incomum ver assimetria no tamanho das conchas médias. Desvio do septo nasal ocorre quando a concha média é pneumatizada ou hipertrofiada em um lado. Como resultado, há hipoplasia ou aplasia contralateral da concha média.

Em alguns indivíduos, a concha média pode não se desenvolver completamente. Esta condição é denominada concha média "rudimentar" ou "vestigial".

Concha bolhosa da concha média (Figuras 6.28–6.40; Tabela 6.2)

Quando uma concha contém uma célula aérea, ela é dita uma concha bolhosa. A incidência de conchas bolhosas é aproximadamente 24%, e estas podem ser unilaterais ou bilaterais. A maioria das conchas bolhosas é assintomática e são achados radiográficos incidentais. Uma concha bolhosa se torna de importância clínica quando ela é suficientemente grande para comprimir o infundíbulo etmoidal ou o meato médio, obstruir a cavidade nasal ou causar desvio lateral do processo uncinado.

Esses pacientes se apresentam com cefaléias sinugênicas ou sinusite recorrente. A célula aérea dentro da concha média é revestida por epitélio respiratório e, portanto, pode ser afetada por quaisquer das doenças que afetam os seios paranasais. Quando grande, uma concha bolhosa pode comprometer o meato médio e o complexo ostiomeatal.

A célula aérea pode ser limitada à margem livre, à lâmina vertical ou à lâmina horizontal da concha média, ou a concha média inteira pode ser pneumatizada. As conchas médias são pneumatizadas a partir dos

6-23a

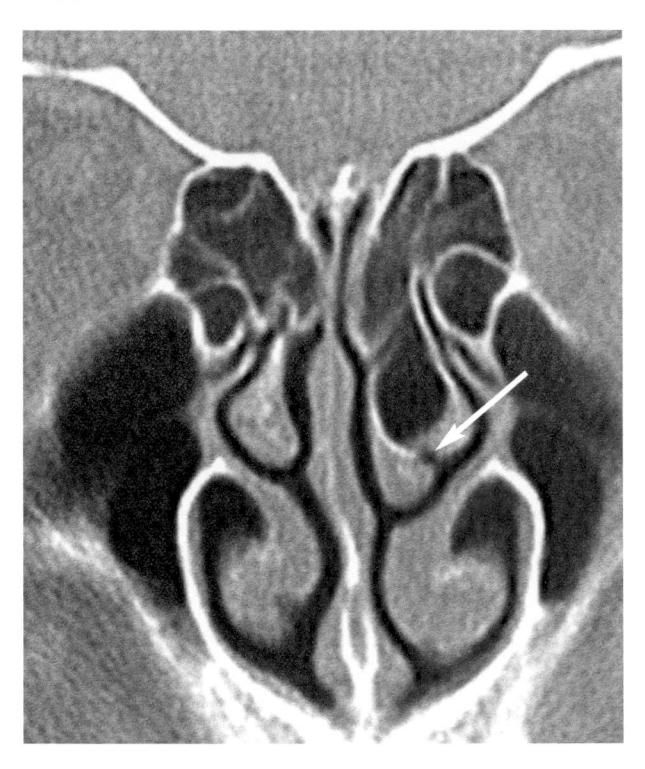

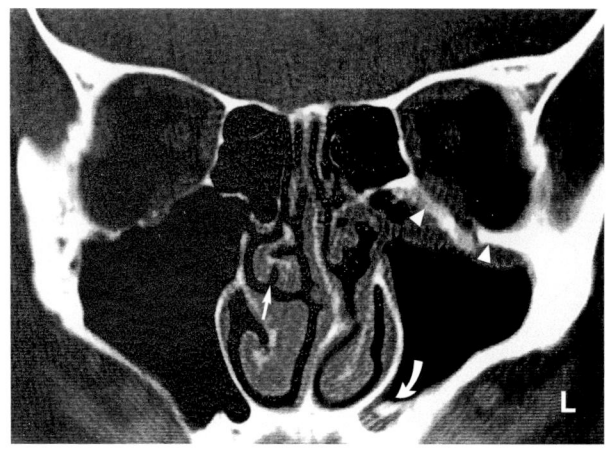

Figura 6.24 *Concha média sulcada.* TC que demonstra um sulco sagital (seta) ao longo da margem livre inferior da concha média direita. Há evidência de sinusite crônica com osteíte reativa próximo ao canal infra-orbitário (pontas de setas), o que é característico de doença benigna. Observe o dente não irrompido no assoalho do seio maxilar (seta curva).

6-23b

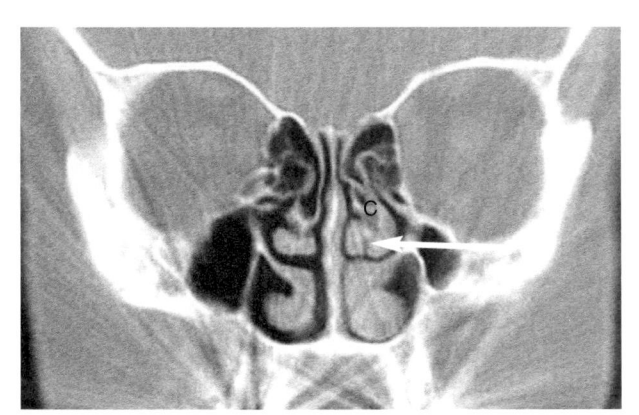

Figura 6.23 *Concha média sulcada.* (**a**) Imagem de TC demonstrando sulco sagital (seta) ao longo da margem livre da concha média esquerda. (**b**) Imagem de TC demonstrando um sulco sagital (seta) ao longo da margem livre da concha média esquerda com uma concha bolhosa (C).

A pequena fenda entre a bolha etmoidal lateralmente e a concha média medialmente é chamada seio conchal. A mucosa adjacente pode fazer contato se uma destas duas estruturas estiver aumentada. TCs tiradas na fase assintomática podem demonstrar aposição inicial da mucosa entre uma concha bolhosa e as estruturas adjacentes. O contato prolongado entre estas superfícies mucosas resulta em alterações inflamatórias na mucosa, com ou sem degeneração polipóide. O seio conchal é um dos locais mais comuns para a formação de pólipo.

Uma grande concha bolhosa pode causar deflexão secundária do septo nasal para o lado oposto, e a concha média contralateral pode ser pequena ou recurvada paradoxalmente.

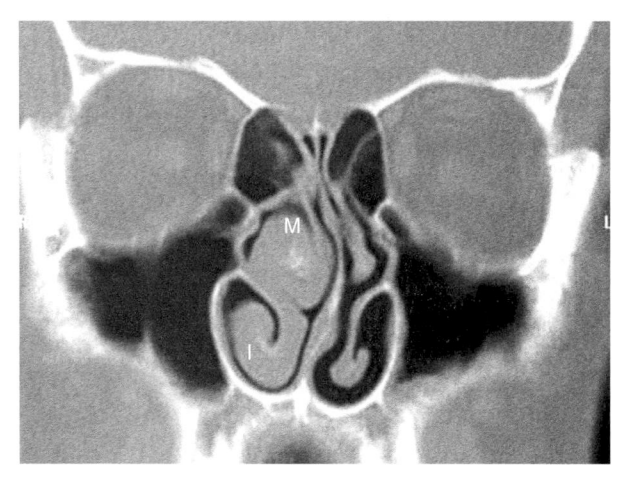

seios etmoidais, do recesso frontal, de um seio lateral ou das células da *agger nasi*. Ocasionalmente, uma concha bolhosa é aerada diretamente a partir da cavidade nasal ou a partir do meato médio. O meato superior pode estender-se para dentro da lâmina vertical da concha média. Este tipo particular de célula aérea é chamado célula intralamelar. Neste caso, as conchas médias são pneumatizadas a partir da bolha etmoidal.

Figura 6.25 *Hipertrofia de tecido mole das conchas médias.* Imagem de TC demonstrando que o aumento desta concha média direita (M) é predominantemente hipertrofia de tecido mole. Há desvio associado do septo nasal adjacente. A concha inferior (I) também está hipertrofiada.

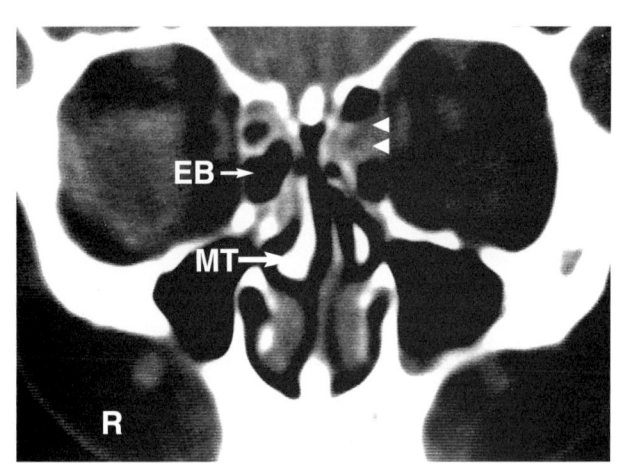

Figura 6.26 *Hipertrofia óssea da concha média.* Imagem de TC demonstra que a concha média direita (MT) é predominantemente óssea sem nenhuma hipertrofia de tecido mole. Isto avisa o cirurgião de que a ressecção pode ser difícil. Doença inflamatória é vista no infundíbulo etmoidal direito e no espaço suprabolhoso esquerdo (pontas de setas) acima da bolha etmoidal (EB).

A célula aérea dentro de uma concha bolhosa é revestida com epitélio respiratório e é assim predisposta às mesmas doenças inflamatórias que podem ocorrer em qualquer seio paranasal. Uma sinusite aguda ou bolhite da concha pode ser demonstrada sob a forma de um nível hidroaéreo, ou bolhas de ar podem ser vistas dentro das secreções retidas. Se o óstio de uma concha bolhosa se tornar ocluído, sua luz pode se tornar cheia de muco. Esta condição é chamada mucocele, cujas características clínicas são obs-

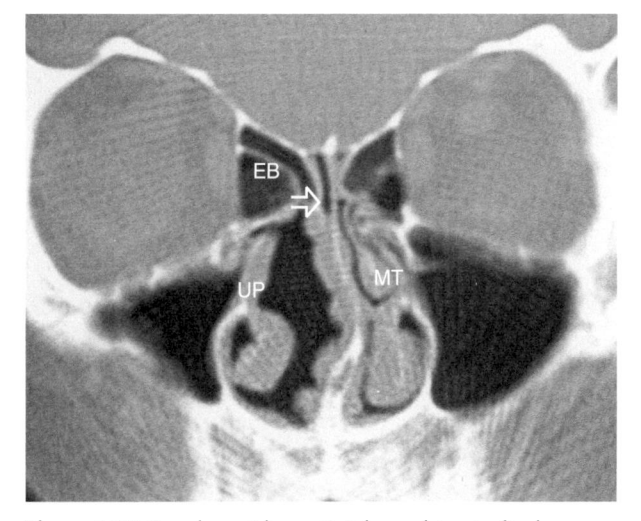

Figura 6.27 *Concha média vestigial com hipertrofia do processo uncinado.* Não havia história de cirurgia prévia no paciente; entretanto, a concha média direita foi constatada vestigial (seta aberta), e o processo uncinado (UP) era grosseiramente aumentado. A bolha etmoidal direita (EB) e a concha média esquerda (MT) são normais.

6.28a

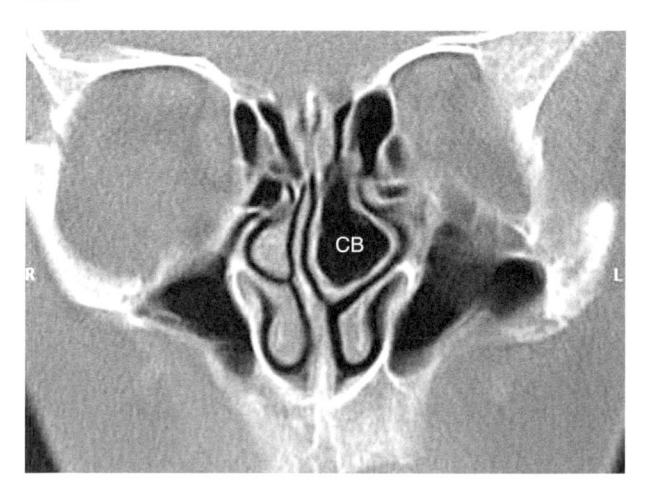

6.28b

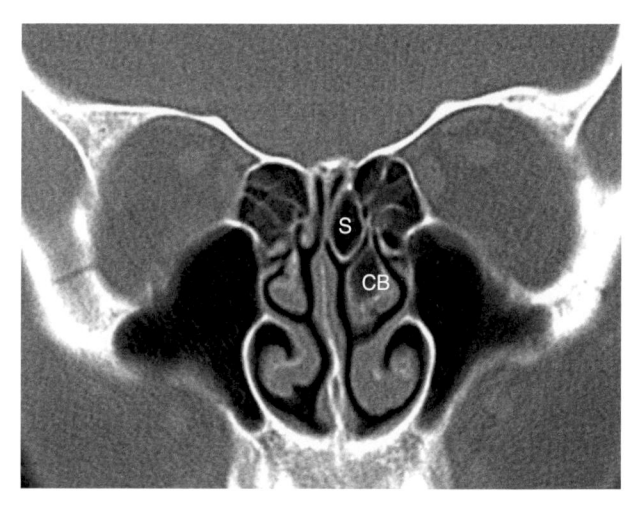

Figura 6.28 (**a**) *Concha bolhosa com infundíbulo etmoidal comprometido.* Esta grande concha bolhosa esquerda (CB) também demonstra aeração da lâmina vertical da concha média. (**b**) *Concha bolhosa das conchas superior e média.* Conchas bolhosas esquerdas da concha média (CB) e concha superior (S) são observadas.

trução nasal e cefaléias. Infecção secundária resultará em piocele.

TC é menos útil para diagnosticar uma concha bolhosa na presença de polipose nasossinusal extensa. Nesta situação, os planos normais de demarcação de ar, osso e tecido mole estão obscurecidos, e o detalhe nem sempre pode ser averiguado.

BOLHA ETMOIDAL (Figuras 6.41–6.50)

A bolha etmoidal (*bulla ethmoidalis*) é variável na sua pneumatização. Ela pode ser multisseptada e grande, ou, às vezes, ausente. A bolha etmoidal pode ser local de doença inflamatória, ou pode não ter doença da

6.29a

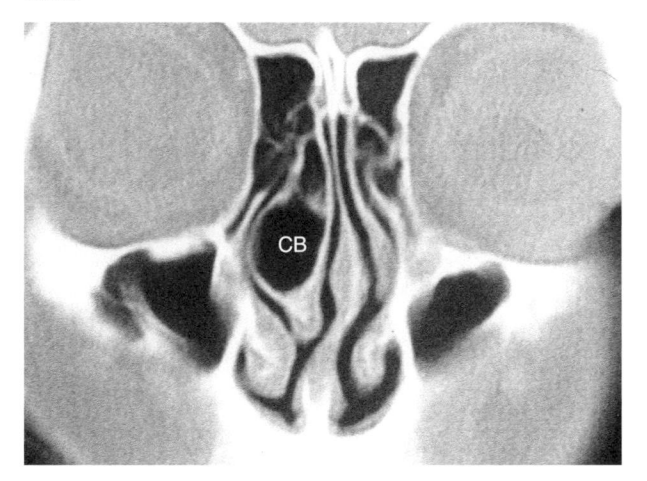

6.29b

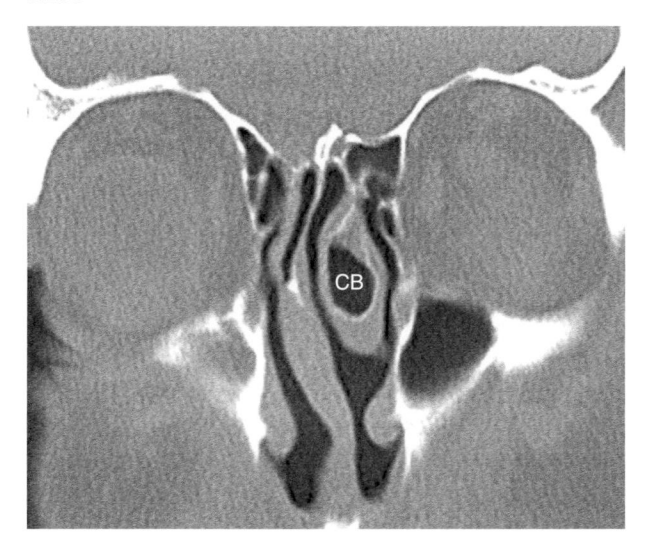

Figura 6.29 (**a**) *Concha bolhosa com infundíbulo etmoidal comprometido.* Esta grande concha bolhosa direita (CB) reduziu o infundíbulo adjacente a uma fenda estreita. Ela está se salientando anteriormente e pendendo inferiormente contra a concha inferior. Há deflexão secundária do septo nasal para o lado oposto, e a concha média contralateral pode ser pequena e recurvada paradoxalmente, como é visto neste caso. (**b**) *Concha bolhosa salientando-se anteriormente.* Esta grande concha bolhosa (CB) está se salientando anteriormente, comprometendo o recesso frontal.

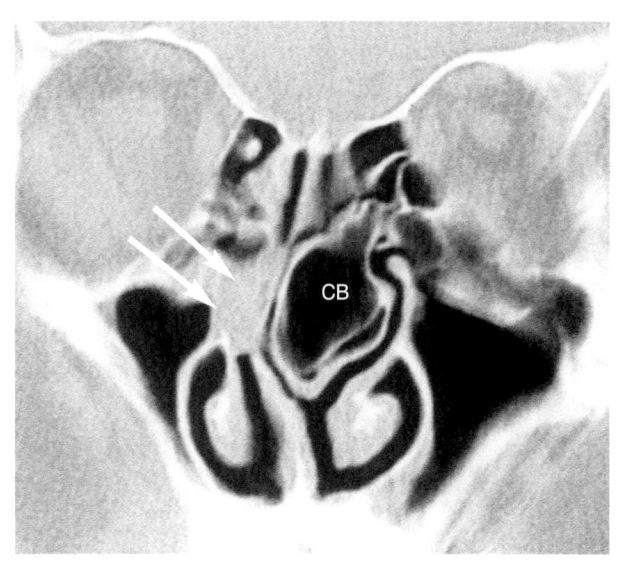

Figura 6.30 *Concha bolhosa com infundíbulo etmoidal comprometido.* Uma concha bolhosa gigante (CB) no lado esquerdo comprometeu o meato médio no lado ipsolateral. Ela desviou o septo nasal para a direita e estreitou o complexo ostiomeatal no lado oposto, resultando em doença inflamatória (setas) no lado direito.

mucosa, mas sua configuração pode causar doença inflamatória nos maiores seios paranasais vizinhos ao obstruir o complexo ostiomeatal.

Tabela 6.2 Condições que podem ocorrer em uma concha bolhosa

- Bolhite da concha (uma infecção bacteriana aguda)
- Mucocele/piocele
- Pólipos originando-se dentro da concha bolhosa
- Pólipos originando-se do seio conchal (a superfície lateral da concha bolhosa)

Não é comum encontrar bolhite etmoidal, e a bolha etmoidal é mais comumente comprometida em doença generalizada do seio etmoidal. O recesso frontal pode ser ocluído por uma bolha etmoidal que se expande anteriormente. Se a bolha etmoidal aumentar ântero-inferiormente, ela pode projetar-se por cima do hiato semilunar e ocluir o infundíbulo etmoidal, assim obstruindo sua estreita via de drenagem e impedindo ventilação e drenagem dos seios adjacentes. Se a bolha etmoidal salientar-se medialmente, ela pode fazer contato com a superfície lateral adjacente da concha média, resultando em dor facial, obstrução nasal e cefaléias de contato sem quaisquer alterações inflamatórias nos seios paranasais adjacentes.

CÉLULAS DE HALLER (Figuras 6.51–6.54)

As células de Haller recebem seu nome em homenagem ao anatomista do século XVIII Albert von Haller, que descreveu esta variação anatômica particular. Endoscopia de rotina no consultório infreqüentemente permite identificação de variações anatômicas que podem ser comprometedoras da ventilação do seio maxilar e, portanto, predispor o seio a infecções recorrentes. Uma anomalia dessas que pode comprometer o óstio maxilar natural é uma célula de Haller. Estas células são extensões laterais das células etmoidais anteriores para a margem ínfero-medial do assoalho da órbita superior ao óstio natural do seio maxilar, e são claramente demonstradas por TC no plano coronal. Uma grande célula de Haller solitária, situada

6.31a

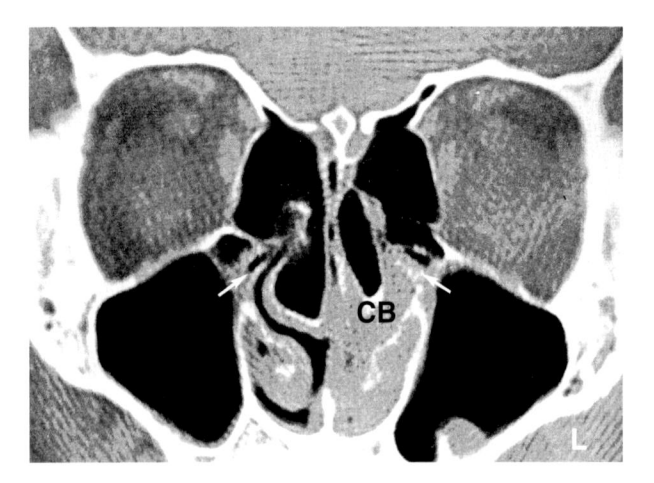

6.31b

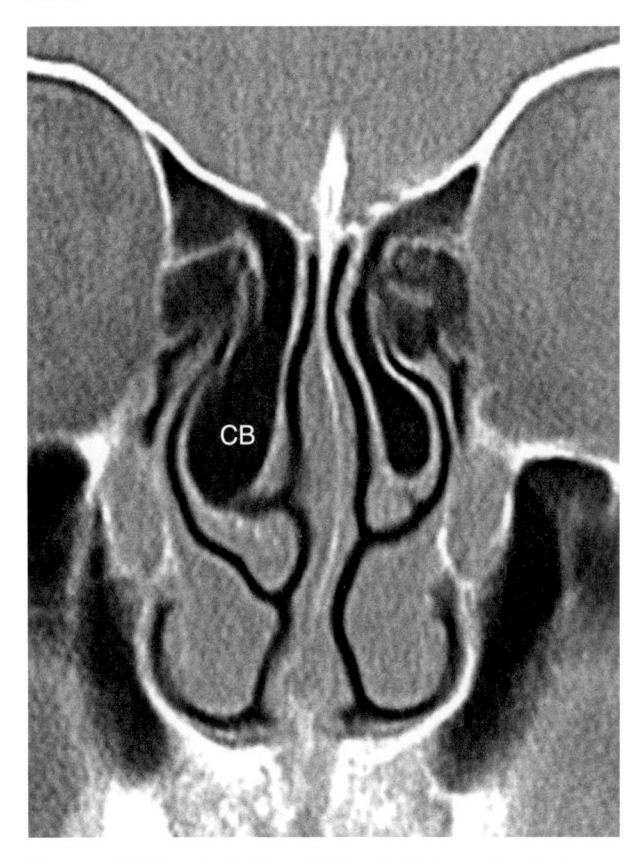

Figura 6.31 *Concha bolhosa bilateral.* (**a**) A grande célula aérea nesta concha média esquerda (CB) produziu aposição das conchas média e inferior. A grande bolha etmoidal juntamente com a concha bolhosa ocluiu o meato médio esquerdo. O infundíbulo etmoidal está indicado pelas setas. (**b**) As conchas bolhosas estão localizadas em conchas médias paradoxalmente recurvadas bilaterais (CB).

6.32a

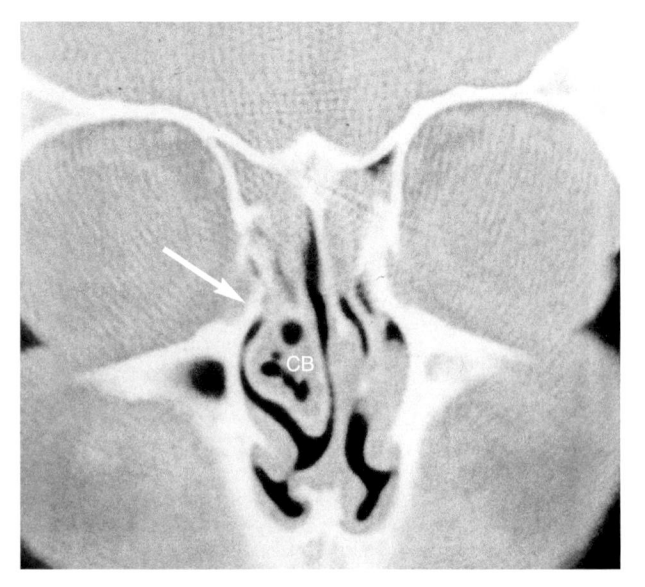

6.32b

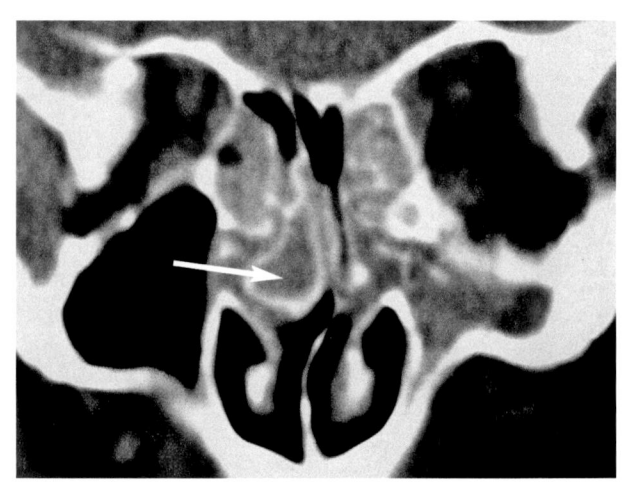

Figura 6.32 *Doença inflamatória em uma concha bolhosa.* (**a**) TC coronal demonstrando uma grande concha bolhosa doente direita (CB), salientando-se anteriormente e comprometendo a região pré-meatal e o recesso frontal. Normalmente, a concha média não é vista em imagens de TC coronais anteriores, onde o seio frontal e a fossa lacrimal (seta) são visualizadas. (**b**) *Doença inflamatória em uma concha bolhosa direita.* TC coronal demonstrando uma grande concha bolhosa doente direita (seta) com doença inflamatória na sua luz e em ambos os seios etmoidais, complexo ostiomeatal e seios maxilares esquerdos.

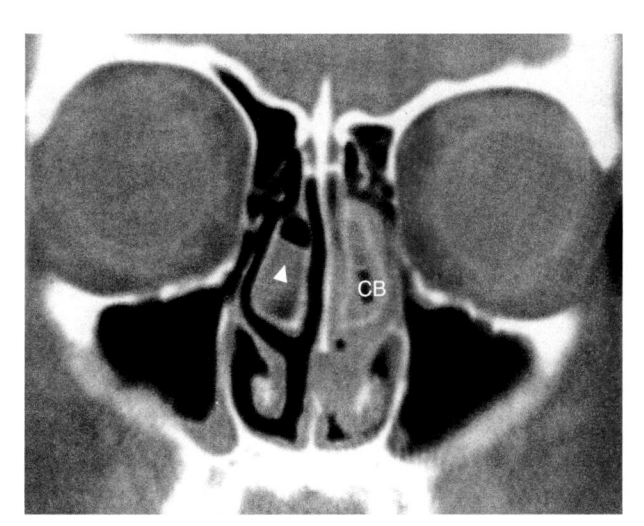

Figura 6.33 *Bolhite da concha.* Observe o nível hidroaéreo na concha bolhosa esquerda (ponta de seta). Há também doença inflamatória na concha bolhosa esquerda (CB), com importante comprometimento do complexo ostiomeatal adjacente.

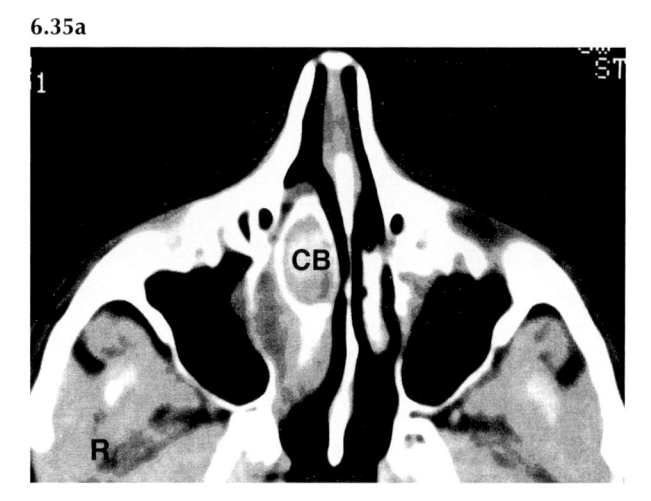

6.35a

6.35b

lateral ao óstio do seio maxilar, pode ser um achado incidental. Ela pode estreitar a luz e predispor à doença inflamatória crônica nos seios maxilar e frontal pelo estreitamento do infundíbulo etmoidal.

Pneumatização do assoalho da órbita por células de Haller pode ser extensa.

DESVIO DO SEPTO NASAL (Figuras 6.55–6.62)

Desvio do septo nasal ou tem sua origem no desenvolvimento como resultado do crescimento assimétrico do esqueleto facial ou é devido a trauma. Pode haver um desvio do septo nasal ósseo, do septo nasal cartilaginoso ou uma combinação de ambos. Embora desvios do septo nasal sejam comuns, nem todos têm importância clínica. Os desvios do septo podem limitar o

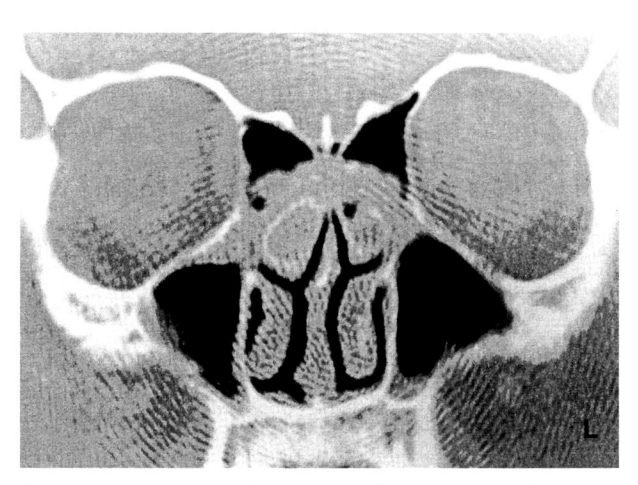

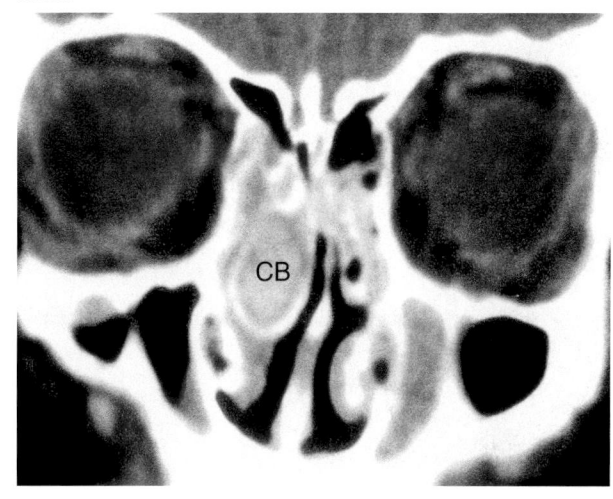

Figura 6.35 *Mucocele em concha bolhosa.* (**a**) Imagem de TC coronal demonstrando uma grande mucocele de uma concha bolhosa direita (CB) com realce da mucosa. Como qualquer outra mucocele, infecção secundária resultará em uma piocele. A ressecção da lâmina lateral da concha média é curativa. Este paciente teria permanecido sintomático se cirurgia visando especificamente à concha média não tivesse sido realizada. (**b**) Imagem de TC coronal demonstrando uma grande mucocele da concha bolhosa direita (CB).

Figura 6.34 *Mucocele de concha bolhosa.* Imagem de TC coronal demonstrando uma mucocele de concha bolhosa bilateral e doença extensa do complexo ostiomeatal.

acesso à cavidade nasal e ao meato médio, e uma septoplastia pode ser necessária.

Desvio do septo nasal associa-se à hipertrofia compensadora da concha inferior e, às vezes, a média contralaterais. Projeções ósseas podem estender-se lateralmente a partir do septo nasal. Estes esporões ósseos septais longos, que variam em tamanho, podem ser suficientemente grandes para empurrar a parede nasal lateral, entrando em contato com as conchas média ou inferior ou em casos extremos enrolando-se dentro do meato médio. Esse contato pode levar às cefaléias graves bem como obstrução nasal.

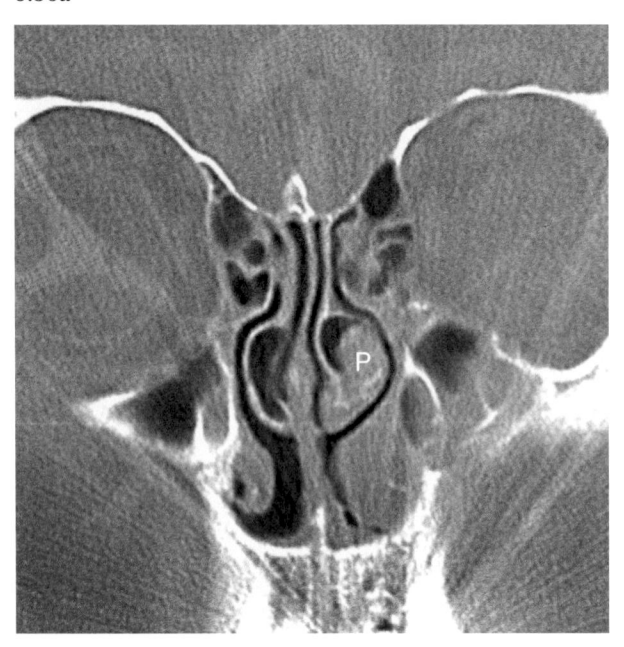

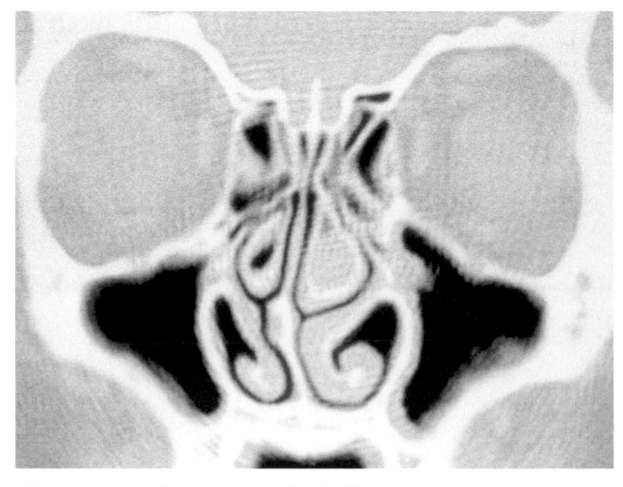

Figura 6.37 *Pólipo em concha bolhosa.* Degeneração polipóide é vista na luz da concha esquerda. Há doença do complexo ostiomeatal no lado esquerdo.

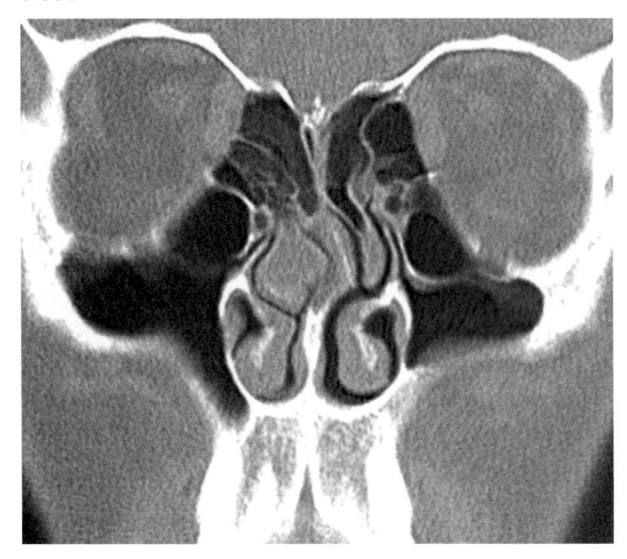

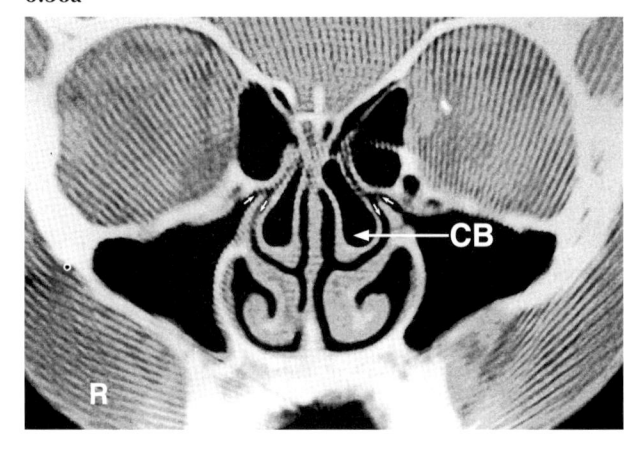

Figura 6.36 *Pólipo em concha bolhosa.* (**a**) Um pequeno pólipo (P) é visto na luz de uma concha bolhosa esquerda. (**b**) Um pólipo enche a luz inteira de uma concha bolhosa no lado direito.

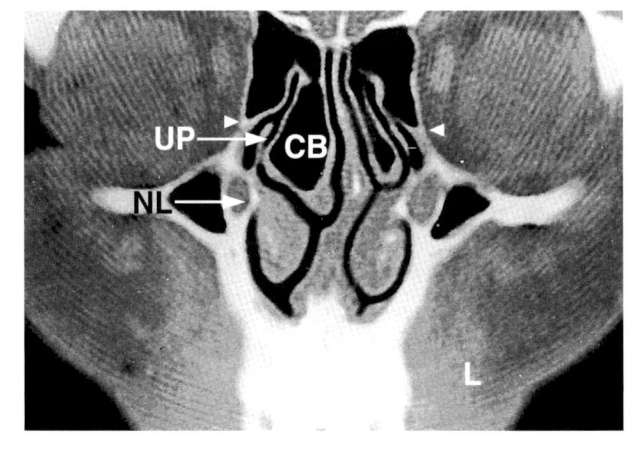

Figura 6.38 (**a**) *Concha bolhosa.* Imagem de TC demonstrando uma grande concha bolhosa bilateral (CB) com estreitamento do complexo ostiomeatal e dos meatos médios (setas pequenas). (**b**) *Concha bolhosa bilateral.* As conchas médias são pneumatizadas a partir da bolha etmoidal. A lamela basal é vista inserindo-se na lâmina papirácea (pontas de setas). A base do processo uncinado (UP) se insere próximo do ducto nasolacrimal (NL).

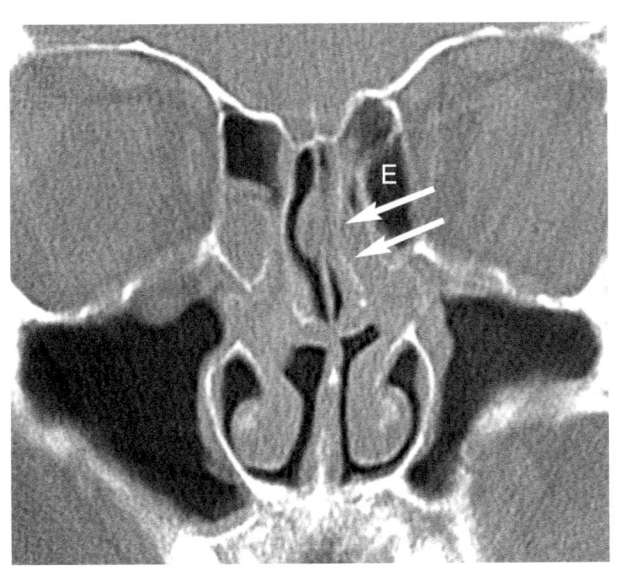

Figura 6.39 *Pólipos do seio da concha.* A pequena fenda entre a bolha etmoidal (E) e a concha média medialmente é chamada seio conchal (setas). Esse seio é um dos locais mais comuns de formação de pólipo. Esta imagem coronal demonstra múltiplos pólipos encunhados no seio conchal. Pode ser vista doença do complexo ostiomeatal bilateral.

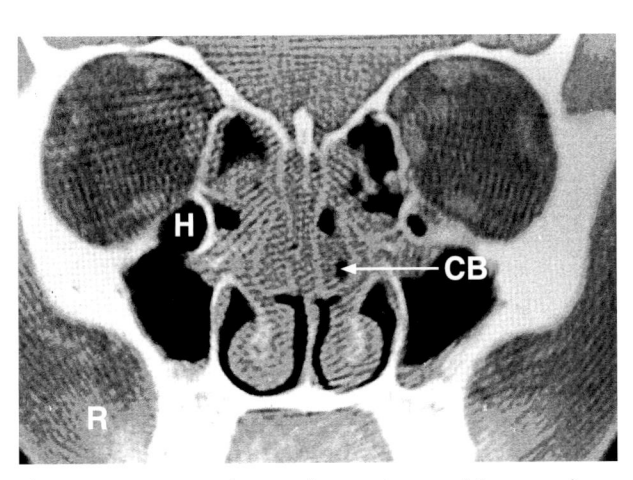

Figura 6.40 *Doença do complexo ostiomeatal.* Imagem de TC demonstrando doença extensa do complexo ostiomeatal bem como doença em ambas as conchas bolhosas (CB). Os infundíbulos etmoidais estreitados são ainda mais comprometidos por células de Haller (H).

O septo nasal pode ser pneumatizado, seja em continuidade com uma *crista galli* aerada, seja posteriormente como uma extensão do rostro do seio esfenoidal.

DEISCÊNCIA DA LÂMINA PAPIRÁCEA E ASSOALHO DA ÓRBITA (Figuras 6.63–6.65)

Deiscência natural da lâmina papirácea pode servir como pequenos canais que permitem disseminação de infecção para dentro da órbita. Estas não devem ser erradamente interpretadas como erosões patológicas.

6.41a

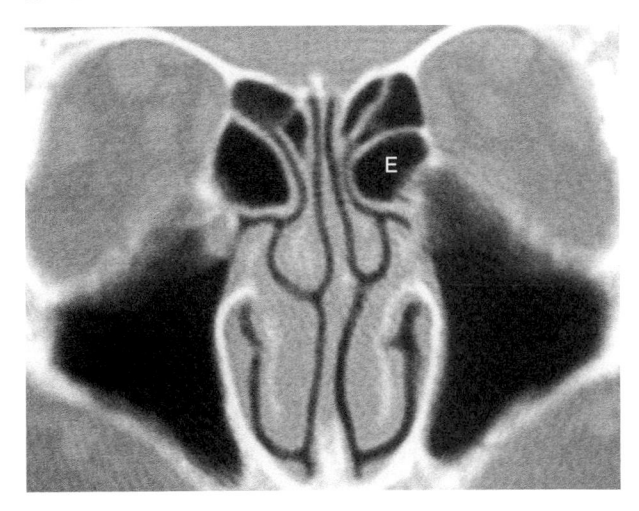

6.41b

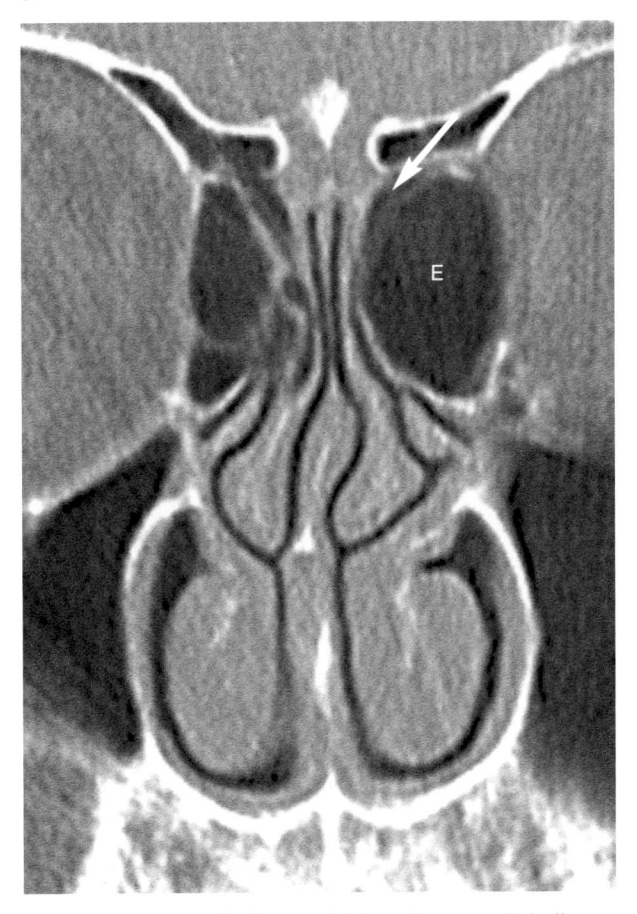

Figura 6.41 *Grande bolha etmoidal.* (**a**) Uma grande bolha etmoidal (E) estende-se medialmente em ambos os lados. (**b**) Uma grande bolha etmoidal (E) estende-se medialmente, obstruindo o recesso frontal no lado esquerdo (seta).

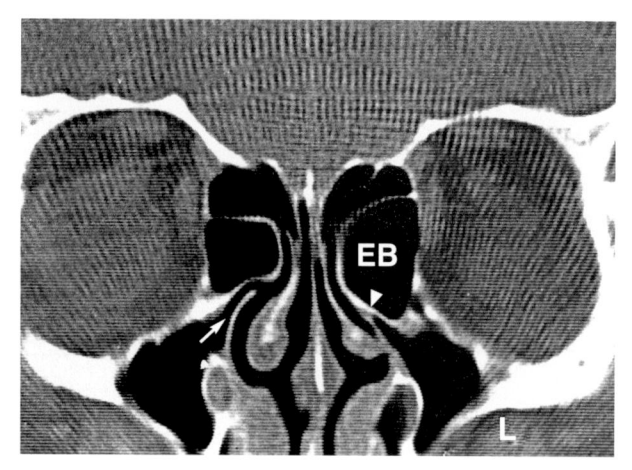

Figura 6.42 *Grande bolha etmoidal.* Uma grande bolha etmoidal (EB) está presente no lado esquerdo, obstruindo o hiato semilunar (ponta de seta). O infundíbulo etmoidal, hiato semilunar e meato médio à direita são normais (seta).

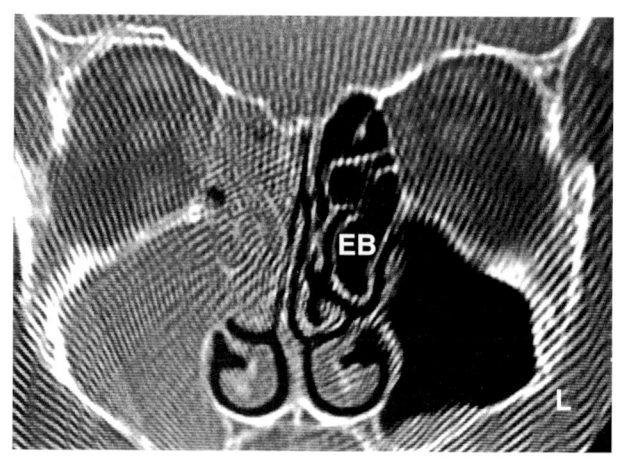

Figura 6.44 *Grande bolha etmoidal sobre o hiato semilunar.* Uma bolha etmoidal pode ser local de doença inflamatória ou pode predispor o paciente à doença inflamatória ao obstruir o complexo ostiomeatal. Esta imagem de TC demonstra uma grande bolha etmoidal (EB) projetando-se sobre o hiato semilunar no lado esquerdo. Achados semelhantes no lado direito resultaram em uma pansinusite unilateral.

Os defeitos também possibilitam entrada inadvertida para dentro da órbita durante cirurgia endoscópica ou aumentam a facilidade com que o conteúdo orbitário pode ser puxado para um microdebridador. Os cirurgiões devem ser conscientes destes defeitos, uma vez que a penetração não intencional pode lesar os músculos orbitários ou o nervo óptico.

FÓVEA ETMOIDAL E LÂMINA CRIBRIFORME EM SITUAÇÃO BAIXA (Figuras 6.66–6.71)

A fóvea etmoidal e a lâmina cribriforme formam o teto da cavidade nasal. A lâmina cribriforme é a parte medial da lâmina horizontal do osso etmóide e tem apenas 2–3 mm de largura. Ela suporta o bulbo olfatório do cérebro, e é perfurada por aproximadamente 20 forames que transmitem as fibras do nervo olfatório. Na junção entre a fóvea e a lâmina cribriforme situa-se a lâmina lateral, que fornece inserção para a concha média. A lâmina lateral pode facilmente ser lesada durante uma ressecção da concha média, o que pode causar rinorréia de líquido cerebroespinal, anosmia permanente e hemorragia subaracnóidea e pode aumentar o risco de infecção intracraniana. Os vasos etmoidais anteriores saem através de forames entre a lamela lateral e a fóvea etmoidal. As artérias podem ser lesadas durante a cirurgia, levando ao desenvolvimento rápido de um hematoma retroorbitário.

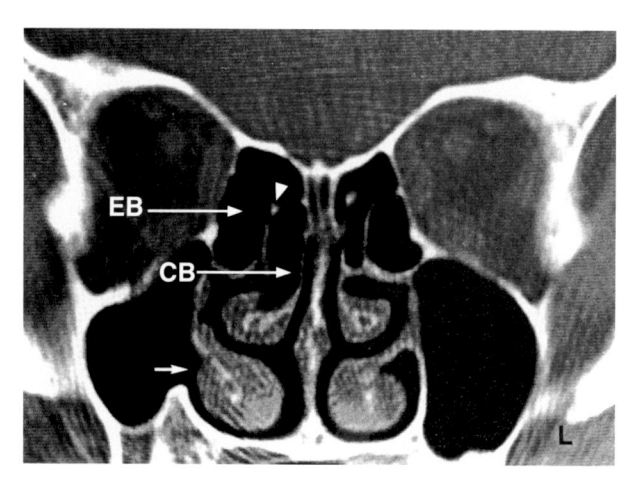

Figura 6.43 *Grande bolha etmoidal e concha bolhosa.* Esta paciente apresentou-se com cefaléias. A TC coronal demonstra uma grande bolha etmoidal (EB) em contato (ponta de seta) com uma grande célula aérea na lâmina vertical da concha média direita [uma concha bolhosa (CB)] no lado direito. Esta paciente tinha anteriormente se submetido a uma antrostomia intranasal direita (seta), mas permanecerá sintomática. Após a ressecção da bolha etmoidal e da célula aérea da concha média suas cefaléias de contato foram aliviadas.

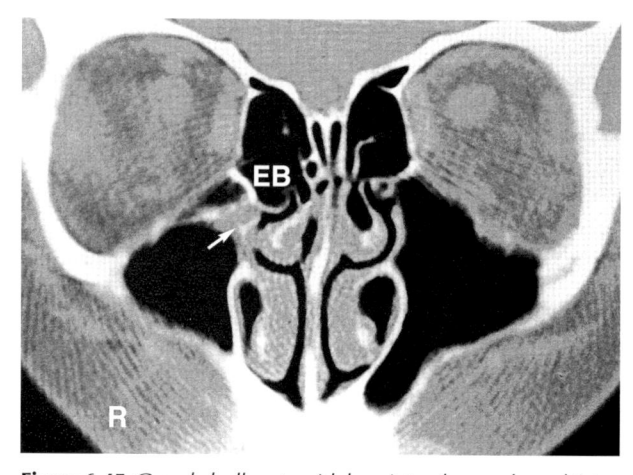

Figura 6.45 *Grande bolha etmoidal projetando-se sobre o hiato semilunar.* TC mostrando um exemplo de comprometimento inicial dos óstios do seio maxilar direito e infundíbulo etmoidal (seta), com uma grande bolha etmoidal (EB) projetando-se sobre o hiato semilunar. A grande bolha etmoidal reduz indiretamente a ventilação e a drenagem dos seios adjacentes. Isto resultou em doença infundibular incipiente.

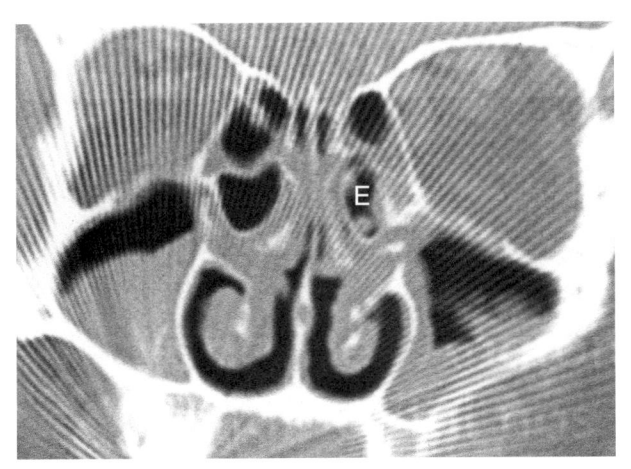

Capítulo 6 • Variações Anatômicas do Complexo Ostiomeatal nos Seios Paranasais

Figura 6.46 *Grande bolha etmoidal projetando-se sobre o hiato semilunar.* Grandes bolhas etmoidais bilaterais (E) são vistas projetando-se sobre o hiato semilunar e meato médio, com doença inflamatória no complexo ostiomeatal. Curiosamente, há pouquíssima doença na luz das bolhas. Há doença no espaço suprabolhoso.

O nível da lâmina cribriforme é variável. Ele foi graduado por Keros em três tipos dependendo da sua posição em relação ao teto do etmóide (ver Figuras 5.28–5.34):

- *Tipo 1*: a fóvea etmoidal e a lâmina cribriforme estão no mesmo plano
- *Tipo 2:* a lâmina cribriforme está em um nível intermediário
- *Tipo 3:* a lâmina cribriforme está ao nível ou abaixo do nervo óptico

Isto é bem demonstrado em imagens de TC coronais.

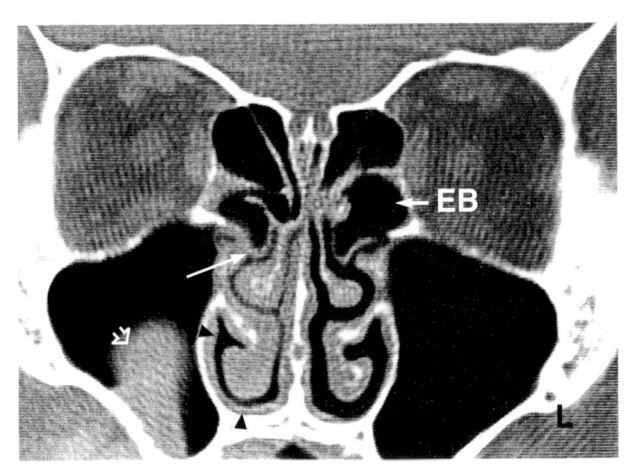

Figura 6.47 *Bolha etmoidal estendendo-se inferiormente.* Imagem de TC coronal através do complexo ostiomeatal demonstrando grandes bolhas etmoidais (EB) projetando-se sobre o hiato semilunar (seta), com comprometimento do infundíbulo etmoidal e, desse modo, comprometimento da ventilação e drenagem do seio maxilar. Há muco retido (seta aberta) no assoalho do seio maxilar direito. Espessamento da mucosa pode ser visto no meato inferior e no assoalho da cavidade nasal direita (pontas de setas).

6.48a

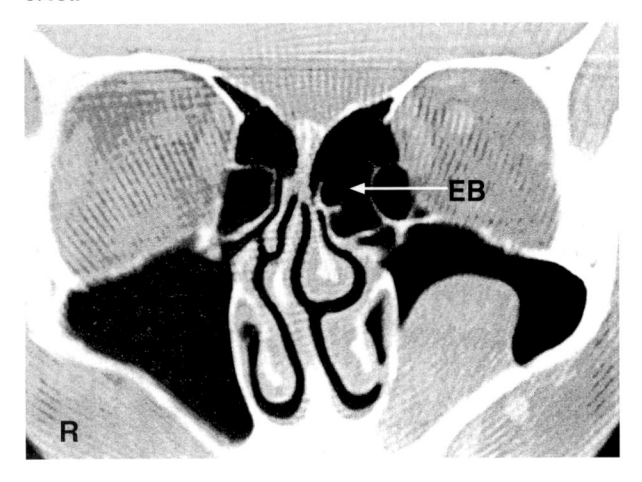

6.48b

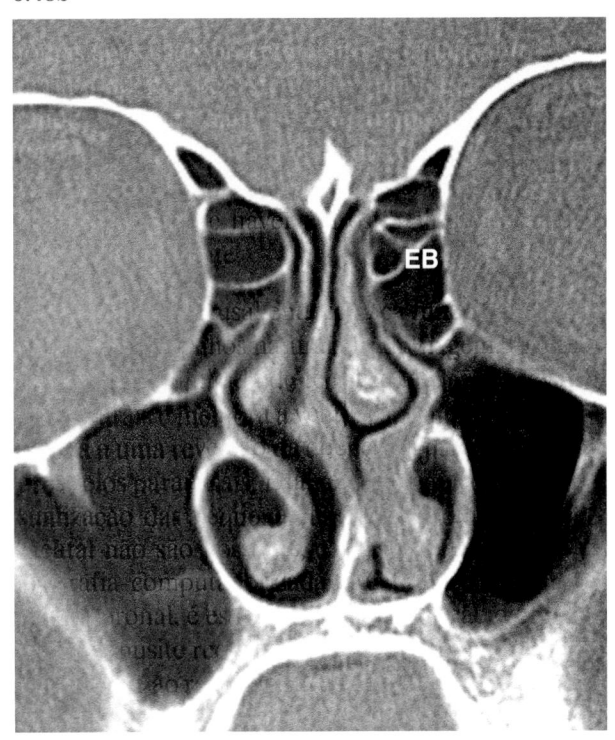

Figura 6.48 *Bolha etmoidal multisseptada.* (**a**) A bolha etmoidal esquerda aumentada (EB) deste paciente é dividida por múltiplos septos. Esta bolha grosseiramente aumentada comprometeu o recesso frontal e o hiato semilunar. Há uma quantidade considerável de secreções retidas no seio maxilar esquerdo. Observe hiperplasia da concha média direita. (**b**) A bolha etmoidal (EB) deste paciente é dividida por múltiplos septos bilateralmente.

6.49a

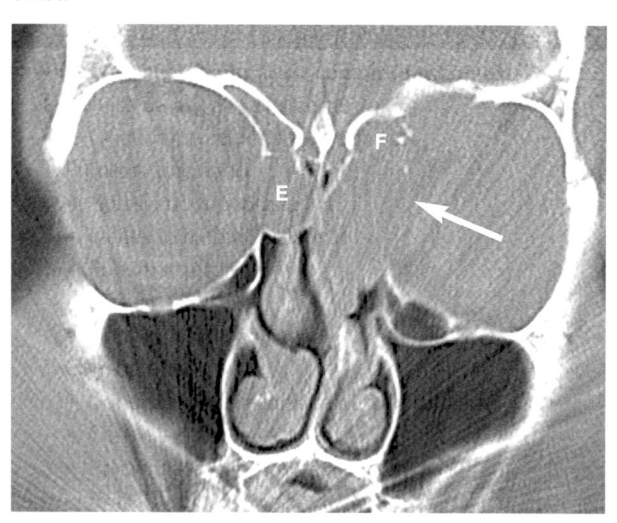

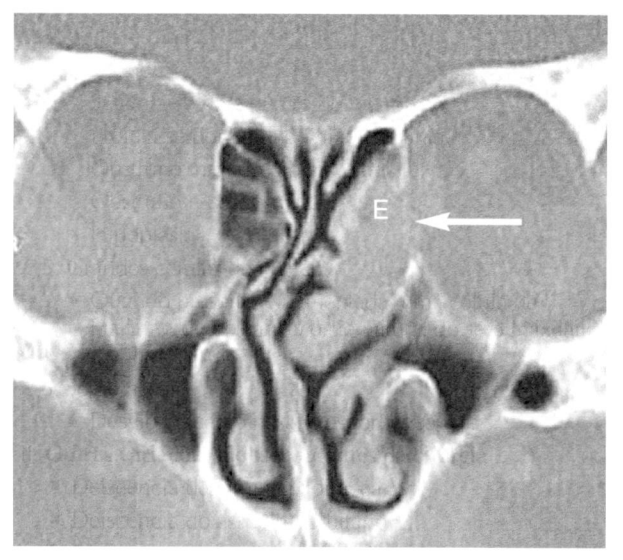

6.49b

Figura 6.49 *Mucocele da bolha etmoidal.* (**a**) Há mucoceles bilaterais da bolha etmoidal (E); a bolha etmoidal esquerda é grande, projetando-se sobre o infundíbulo. Há expansão, com material mucóide na sua luz. A lâmina papirácea está erodida (seta). Os recessos frontais (f) são obstruídos com doença. (**b**) A mucocele da bolha etmoidal esquerda (E) expandiu-se para dentro da órbita, e isto está associado ao adelgaçamento da lâmina papirácea (seta).

DEISCÊNCIA DA PAREDE ÓSSEA EM TORNO DO NERVO ÓPTICO (Figuras 6.71 e 6.72)

O nervo óptico é intimamente relacionado à parede lateral do seio etmoidal posterior e ao teto do seio esfenoidal. O seio etmoidal posterior pode expandir-se superiormente para a órbita, formando células supra-orbitárias, ou pode expandir-se lateralmente para abraçar o nervo óptico com células de Onodi expandidas. Estas variedades, se não identificadas

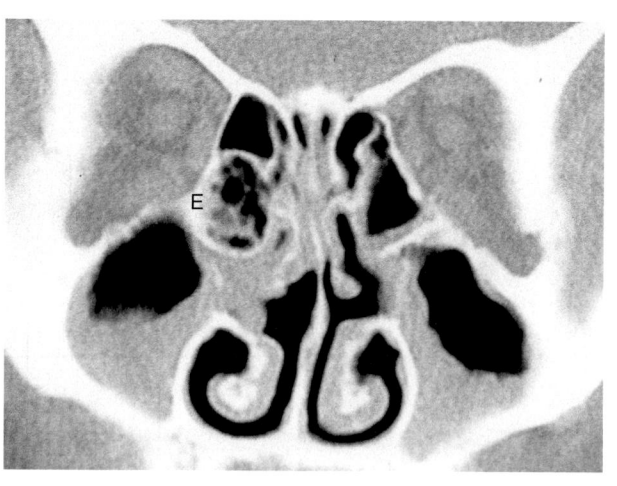

Figura 6.50 *Bolha etmoidal doente.* Há material mucopurulento na luz da bolha (E), associado à doença do complexo ostiomeatal e sinusite maxilar bilateral.

pré-operatoriamente, impõem riscos extremos à visão do paciente. As deiscências ósseas ou adelgaçamento do canal do nervo óptico impõem um risco maior adicional de trauma ao nervo óptico durante a cirurgia. Se for contemplada cirurgia nos seios etmoidais posteriores ou seio esfenoidal, recomenda-se que pelo menos imagens de TC biplanares sejam tiradas para avaliar esta área de risco, que pode ser vista precariamente em TCs coronais.

DEISCÊNCIA DA PAREDE NO SULCO DA ARTÉRIA CARÓTIDA INTERNA (Figura 6.73)

As paredes ósseas do seio esfenoidal em torno da artéria carótida interna podem ser deficientes, tornando-a vulnerável durante cirurgia. Uma anomalia de seio etmoesfenoidal é uma variação clinicamente importante, ainda que incomum, em virtude da alteração das estruturas relacionadas à parede lateral dos seios esfenoidal e etmoidal. Normalmente, a artéria carótida interna está em estreita relação ao seio esfenoidal, mas com o seio etmoidal expandindo-se para dentro do seio esfenoidal, a artéria carótida interna fica situada ao longo da parede lateral do seio etmoidal posterior. Intervenção cirúrgica é mais comum no seio etmoidal posterior que no seio esfenoidal, e o cirurgião deve ser cientificado da estreita proximidade da artéria carótida interna ao etmoidal posterior quando é identificada uma anomalia de seio etmoesfenoidal.

VARIAÇÕES ANATÔMICAS DO SEIO MAXILAR

As variações anatômicas do seio maxilar incluem assimetria, hipoplasia de um ou ambos os seios maxilares, seio maxilar septado, duplo seio maxilar, seio maxilar atelectásico e seio etmomaxilar.

6.51a

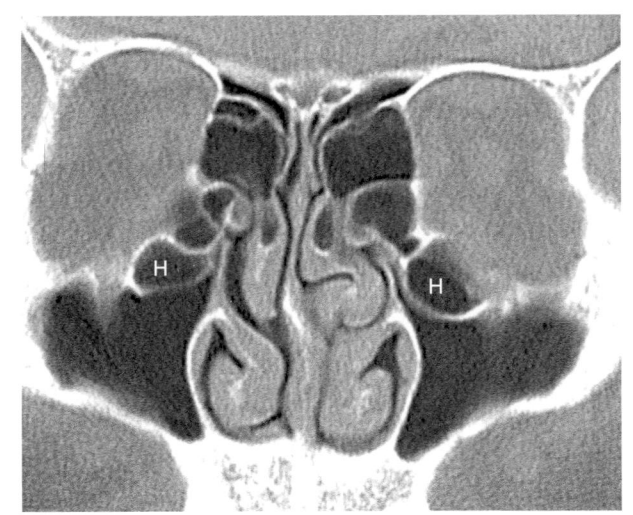

6.52a

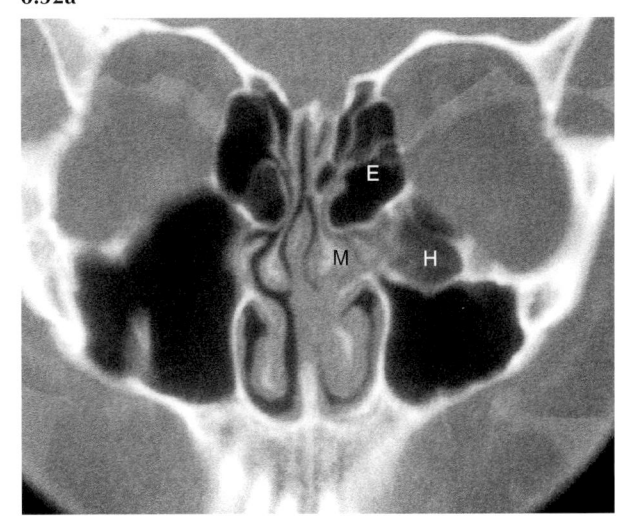

6.51b

6.52b

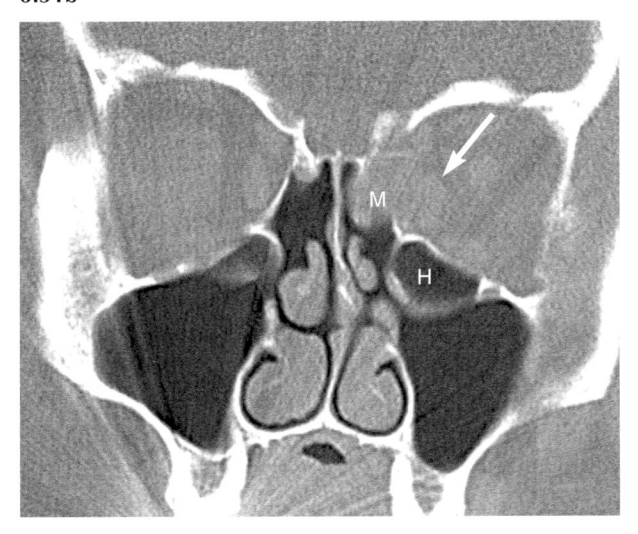

Figura 6.51 *Grande célula de Haller*. (**a**) Este paciente tem uma grande célula de Haller em ambos os lados (H). (**b**) Este paciente tem uma grande célula de Haller (H) e há alterações compatíveis com uma etmoidectomia bilateral. Há erosão da lâmina papirácea esquerda associada a uma pequena mucocele (M) próxima ao músculo reto medial (seta).

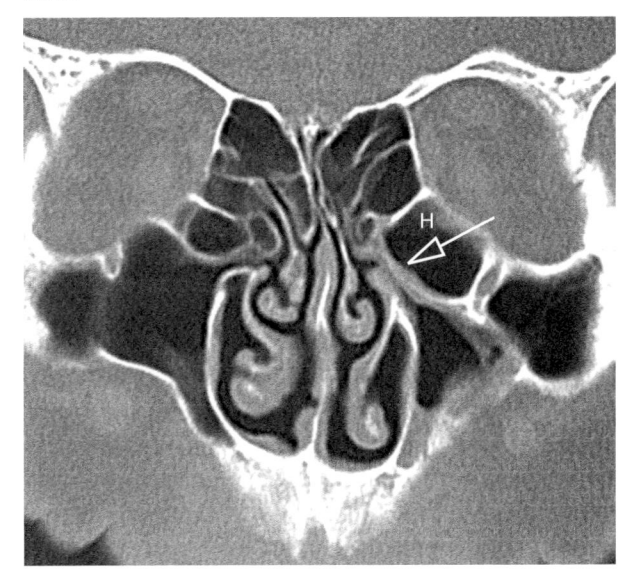

Figura 6.52 *Grande célula de Haller*. (**a**) Este paciente tem uma grande célula de Haller no lado esquerdo (H). Há comprometimento do complexo ostiomeatal no lado esquerdo. E, bolha etmoidal; M, concha média. (**b**) Este paciente tem uma grande célula de Haller no lado esquerdo (H) pneumatizando o assoalho inteiro da órbita no lado esquerdo. O infundíbulo etmoidal é estreitado (seta).

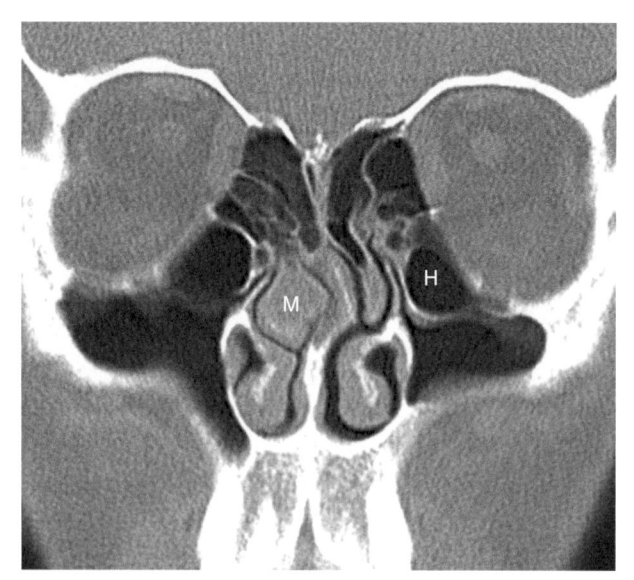

Figura 6.53 *Grande célula de Haller.* Imagem de TC demonstrando estreitamento do complexo ostiomeatal por células de Haller (H). Observe a hipertrofia da concha média (M) no lado direito.

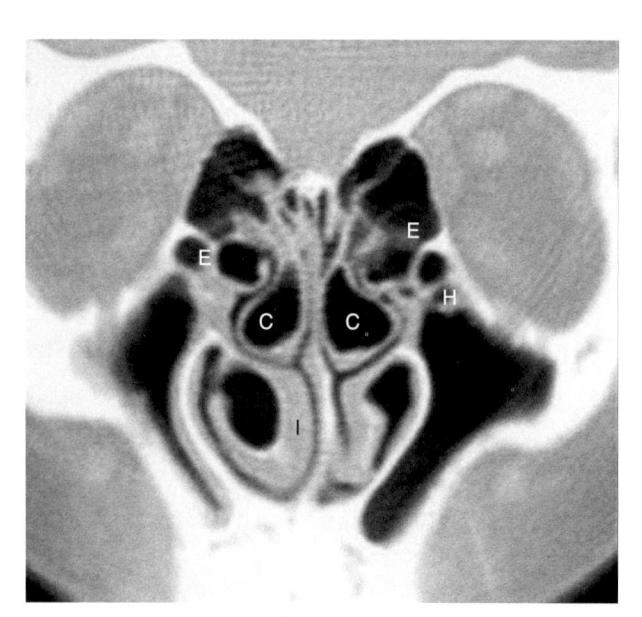

Figura 6.54 *Combinação de diversas variações anatômicas.* Anomalias da concha média são vistas freqüentemente como achados incidentais, não desempenhando nenhum papel no processo inflamatório. Às vezes uma combinação de variações anatômicas pode ser necessária para doença do complexo ostiomeatal, com anomalias da concha média sendo um co-fator. Esta imagem de TC coronal é um exemplo disso, com uma concha bolhosa bilateral (C), bolhas etmoidais multisseptadas (E) e células de Haller (H), todas que contribuem para comprometimento do complexo ostiomeatal. Além disso, a concha inferior (I) mostra-se pneumatizada.

6.55a

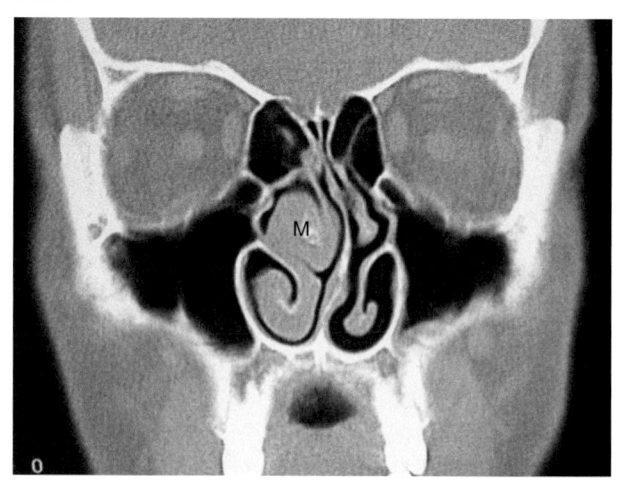

6.55b

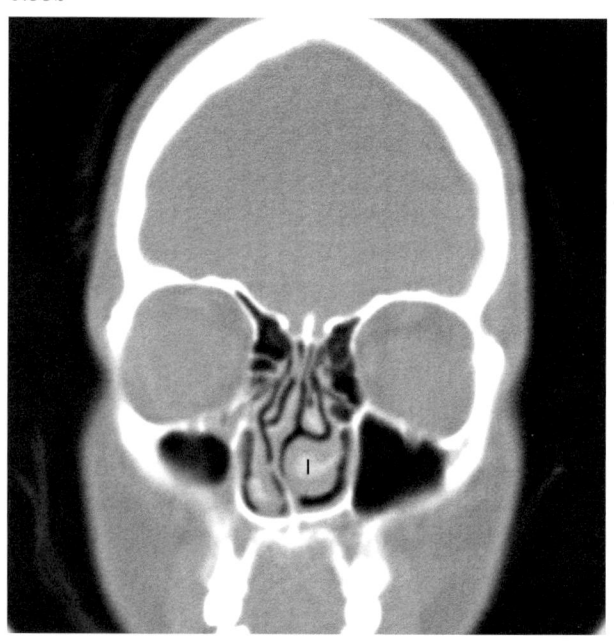

Figura 6.55 *Desvio do septo nasal.* Isto pode ser associado à hipertrofia das conchas média e inferior contralaterais.
(**a**) Desvio do septo nasal para a esquerda é observado com hipertrofia da concha média direita (M). (**b**) Desvio do septo nasal é associado à hipertrofia da concha inferior (I) no lado esquerdo.

Capítulo 6 • Variações Anatômicas do Complexo Ostiomeatal nos Seios Paranasais

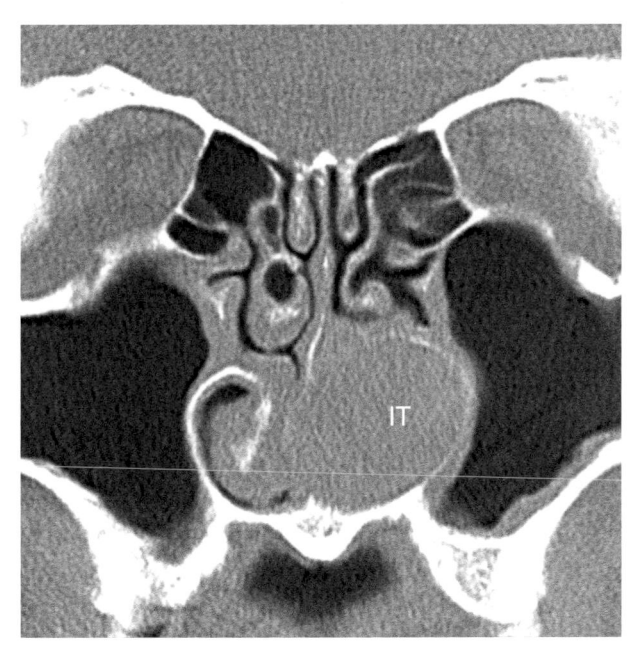

Figura 6.56 *Hipertrofia polipóide da concha inferior com desvio do septo nasal.* O septo nasal é desviado para a direita como resultado da degeneração polipóide da concha inferior (IT).

6.57a

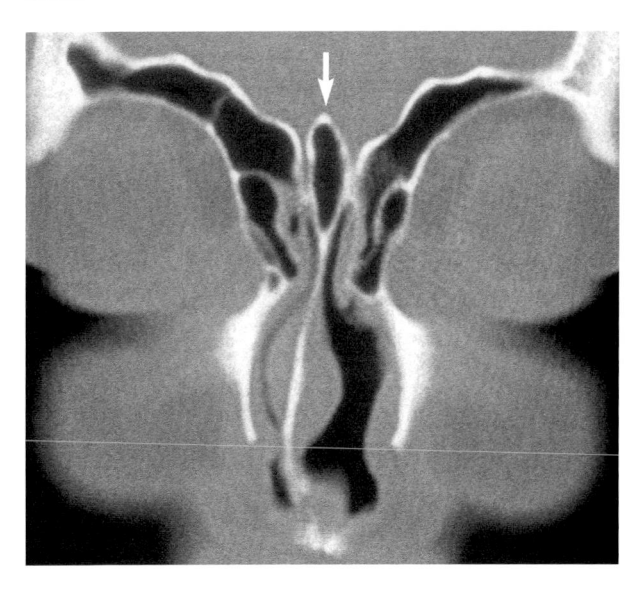

6.57b

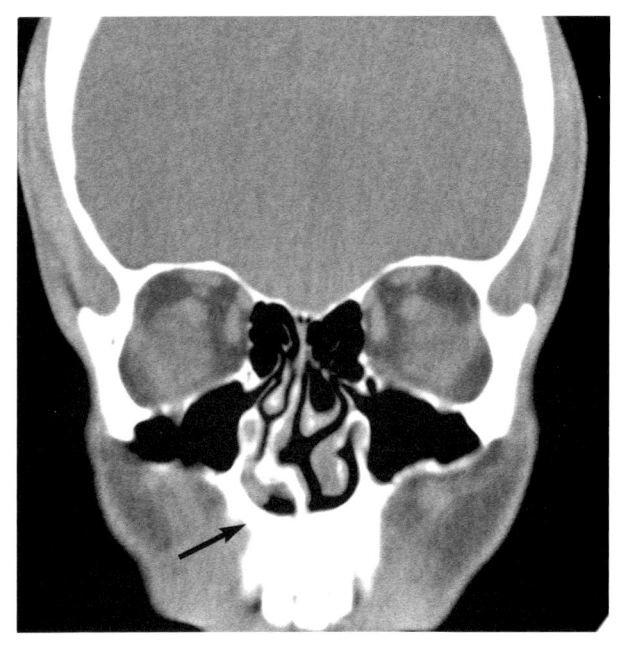

Figura 6.57 *Desvio septal pós-traumático.* (**a**) O desvio do septo nasal limita a entrada na cavidade nasal direita. A *crista galli* é pneumatizada (seta). (**b**) O esporão septal (seta) — provavelmente pós-traumático — está empurrando contra a parede nasal lateral.

Hipoplasia do seio maxilar (Figuras 6.74–6.80)

Hipoplasia primária do seio maxilar

A hipoplasia primária do seio maxilar é uma anormalidade do desenvolvimento que pode ser identificada radiologicamente em pacientes com e sem doença sinusal (Tabela 6.3).

Seios assimétricos podem ser demonstrados por radiografias simples. Um seio menor pode, no entanto, ser erradamente interpretado como um seio de dimensões normais com sinusite maxilar crônica, especialmente em pacientes com uma história de infecção persistente do trato respiratório superior. Nessas circunstâncias, estes pacientes podem ser erroneamente submetidos a tratamento clínico prolongado e podem submeter-se à exploração cirúrgica apenas para encontrar mucosa sinusal normal dentro da cavidade sinusal menor.

A superior resolução de contraste do osso, ar e tecidos moles da TC capacita o radiologista a diagnosticar essas variações acuradamente e conduzir ao achado da associação da hipoplasia do processo uncinado com hipoplasia do seio maxilar. Com gravidade cada vez maior da hipoplasia, um grau correspondente de hipoplasia ou aplasia do uncinado foi observado. Este achado deve ser documentado, porque uma tentativa de uncinectomia nestes pacientes pode conduzir à penetração inadvertida para dentro da órbita através da lâmina papirácea ou o assoalho da órbita.

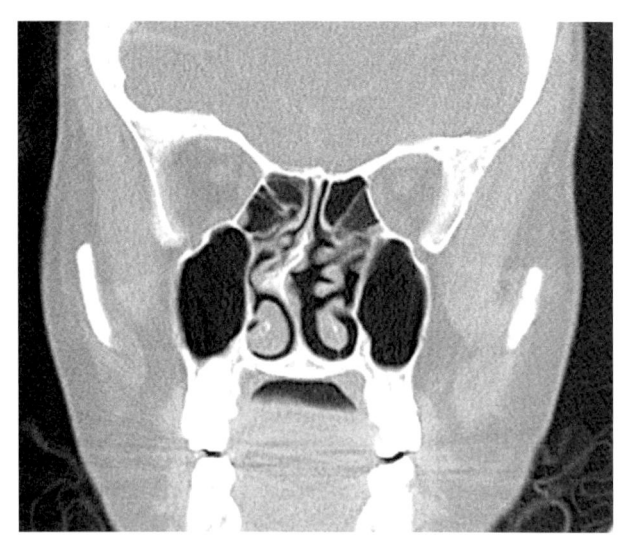

Figura 6.58 *Esporão do septo nasal.* O esporão septal está se encontrando com a parte posterior da parede nasal lateral.

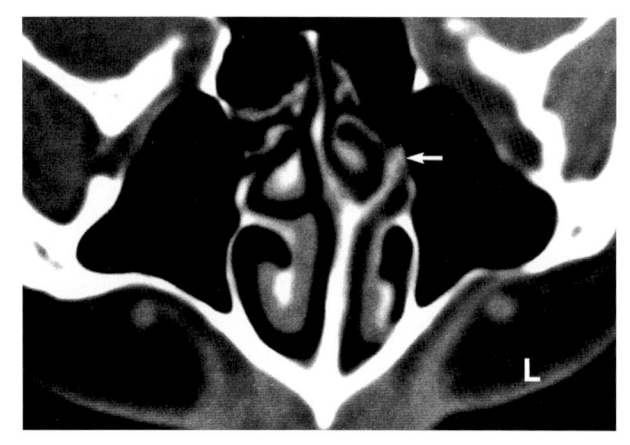

Figura 6.59 *Esporão do septo nasal.* O longo esporão septal nasal está colidindo com a parede nasal lateral no meato médio (seta).

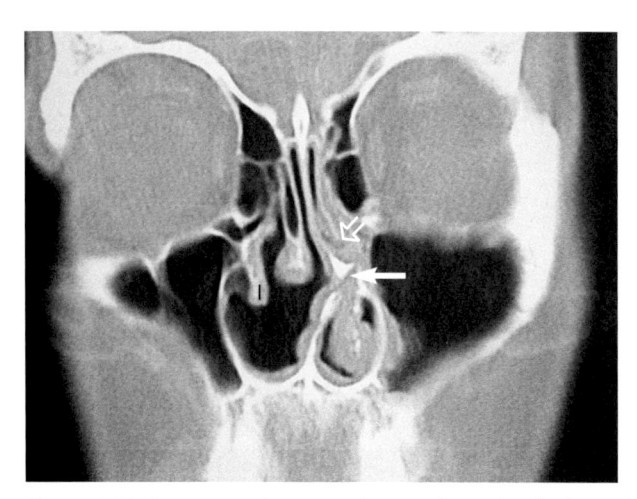

Figura 6.60 *Comprometimento ostiomeatal em virtude do desvio do septo nasal.* O desvio do septo nasal (seta) está ocluindo o complexo ostiomeatal direito. A concha inferior direita (I) foi parcialmente ressecada no passado. A concha média esquerda está situada como uma cunha juntamente com o processo uncinado no complexo ostiomeatal (seta aberta).

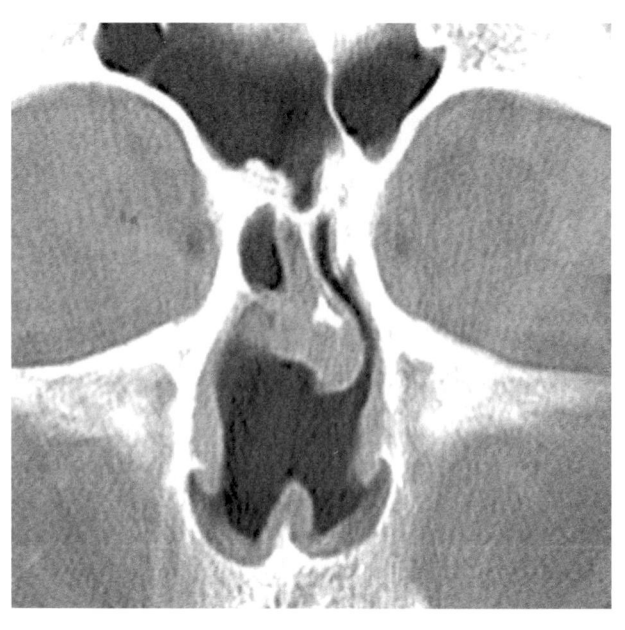

6.61a

6.61b

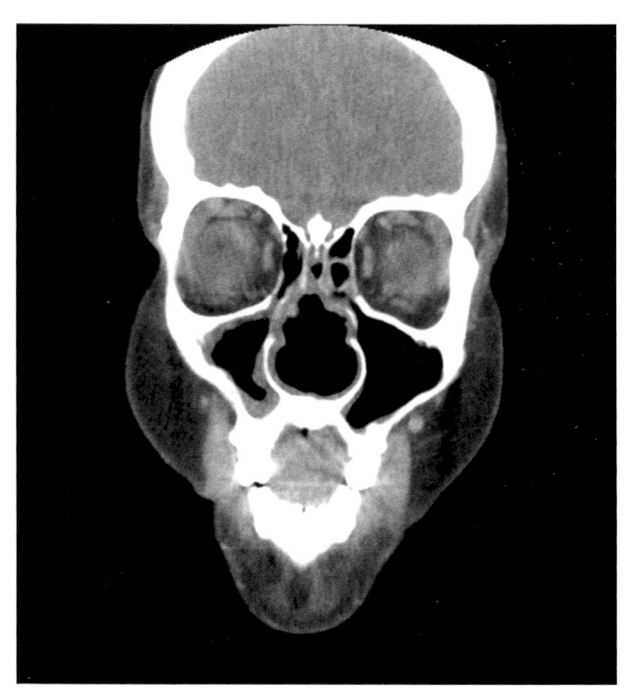

Figura 6.61 *Perfuração do septo nasal.* (**a, b**) Defeitos septais são vistos freqüentemente em pacientes que se submeteram à septoplastia. Também se sabe que ocorrem em pacientes que esgaravatam o nariz. As outras causas são abuso de cocaína, exposição ao cromo e infecção granulomatosa.

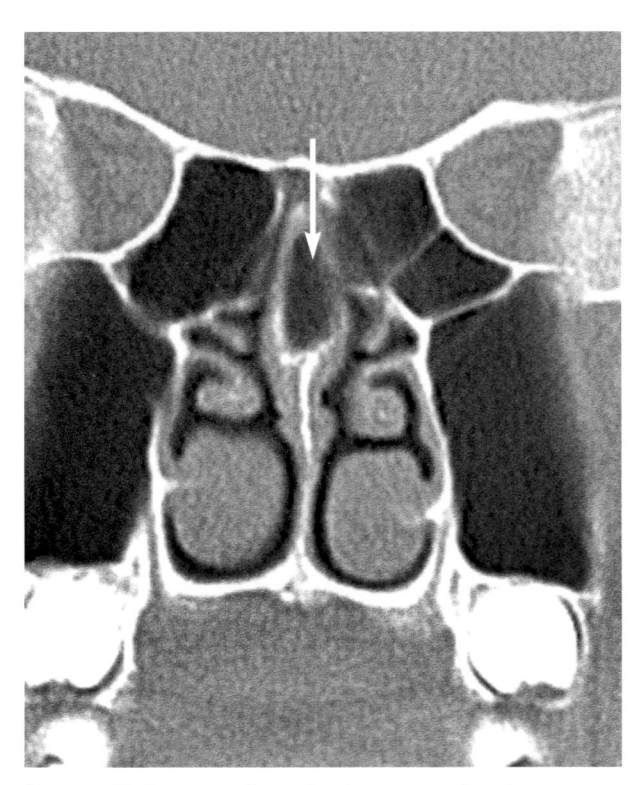

Capítulo 6 • Variações Anatômicas do Complexo Ostiomeatal nos Seios Paranasais 77

Figura 6.62 *Septo nasal aerado.* O septo nasal pode ser pneumatizado (seta) como resultado da extensão de uma *crista galli* aerada ou extensão anterior do seio esfenoidal. A porção posterior da lâmina perpendicular do etmóide neste paciente é aerada (seta) a partir de uma extensão anterior do seio esfenoidal.

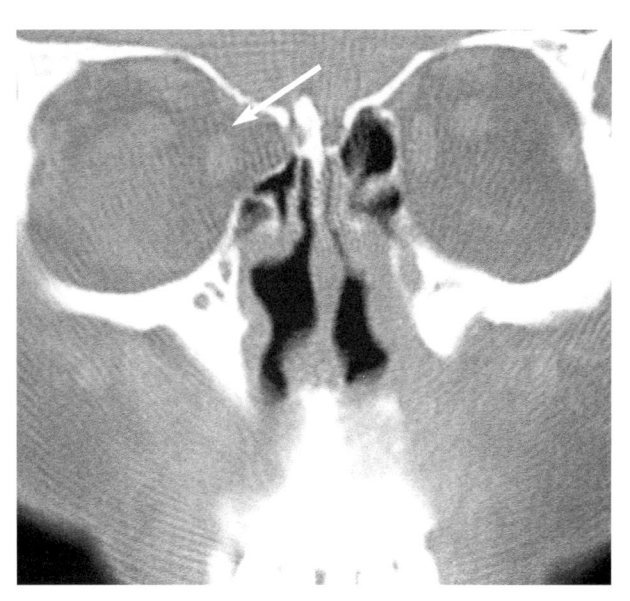

Figura 6.64 *Lâmina papirácea deiscente.* Há alterações sugestivas de cirurgia prévia. Sem uma imagem de TC pré-operatória, seria difícil determinar se o defeito na lâmina papirácea (seta) é congênito ou adquirido.

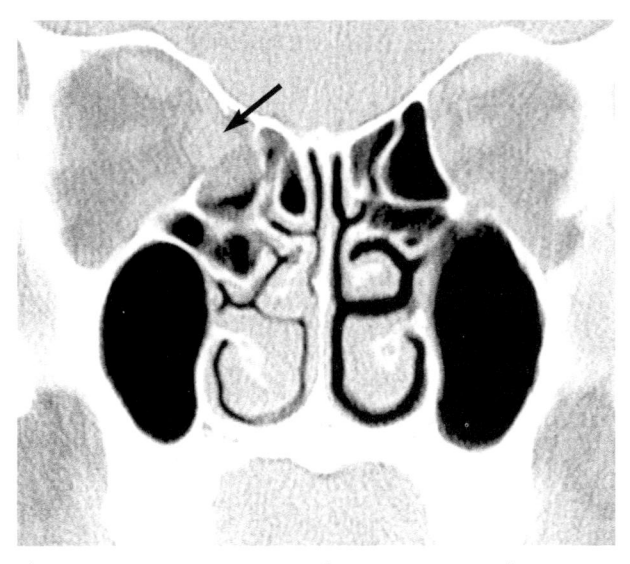

Figura 6.63 *Lâmina papirácea deiscente.* O músculo reto medial e gordura orbitária estão fazendo protrusão para dentro do seio etmoidal através de um defeito congênito na margem medial da órbita (seta). Este paciente não tem história de cirurgia prévia. Sem conhecimento prévio desta anomalia, cirurgia sinusal pode envolver complicações sérias.

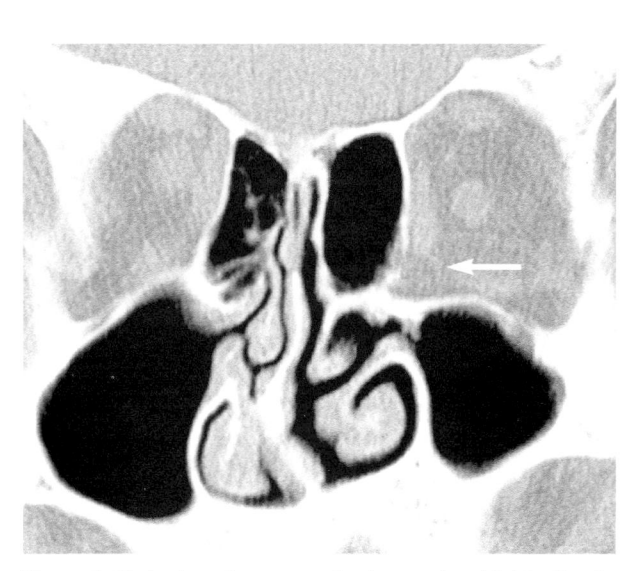

Figura 6.65 *Assimetria e protrusão da parede orbitária.* O seio maxilar no lado esquerdo é menor e há assimetria das órbitas e paredes nasais laterais. A margem medial da órbita está fazendo protrusão dentro da cavidade nasal. Há desvio do septo nasal para a direita. A lâmina papirácea é deficiente inferiormente (seta).

6.66a

6.66b

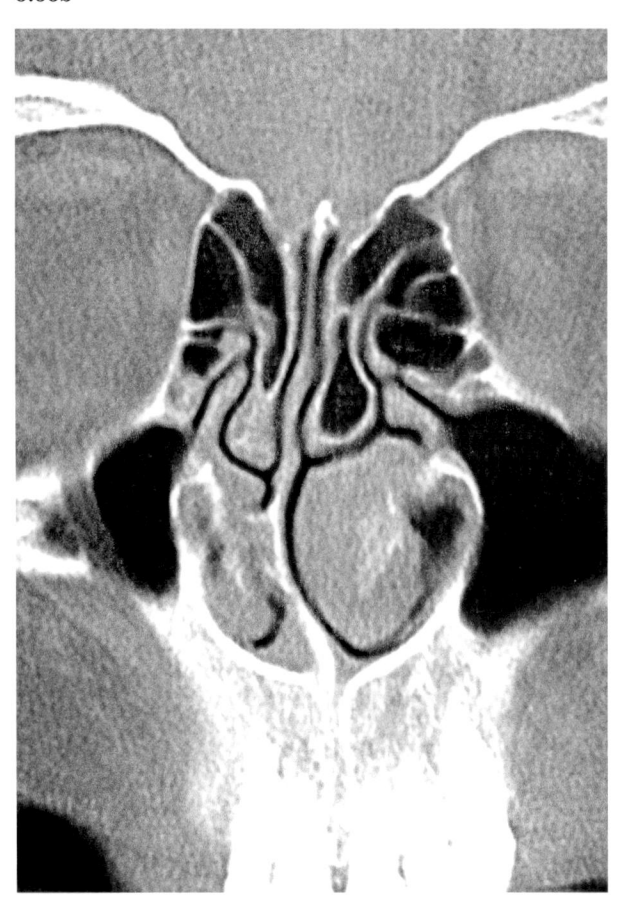

Figura 6.66 *Fóvea etmoidal e lâmina cribriforme tipo 1.* (**a, b**) A lâmina cribriforme e a fóvea etmoidal estão no mesmo plano.

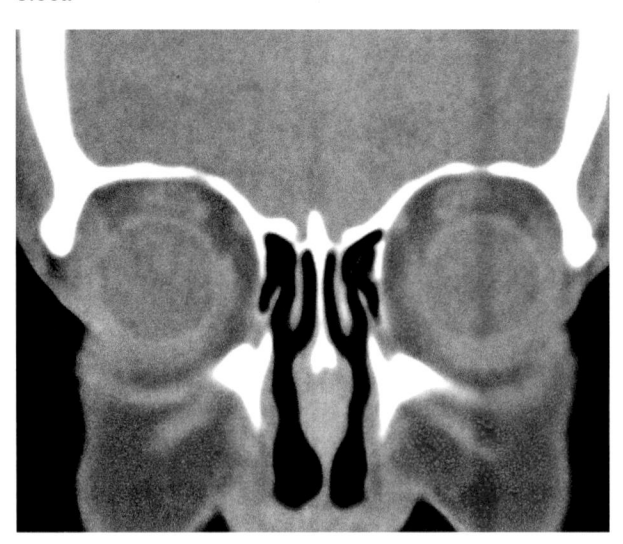

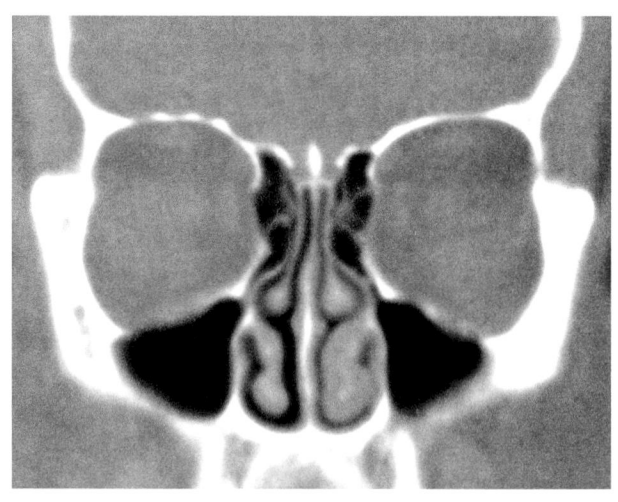

Figura 6.67 *Fóvea etmoidal e lâmina cribriforme tipo 2.* A lâmina cribriforme está em um plano mais baixo quando vista com relação ao teto do etmóide.

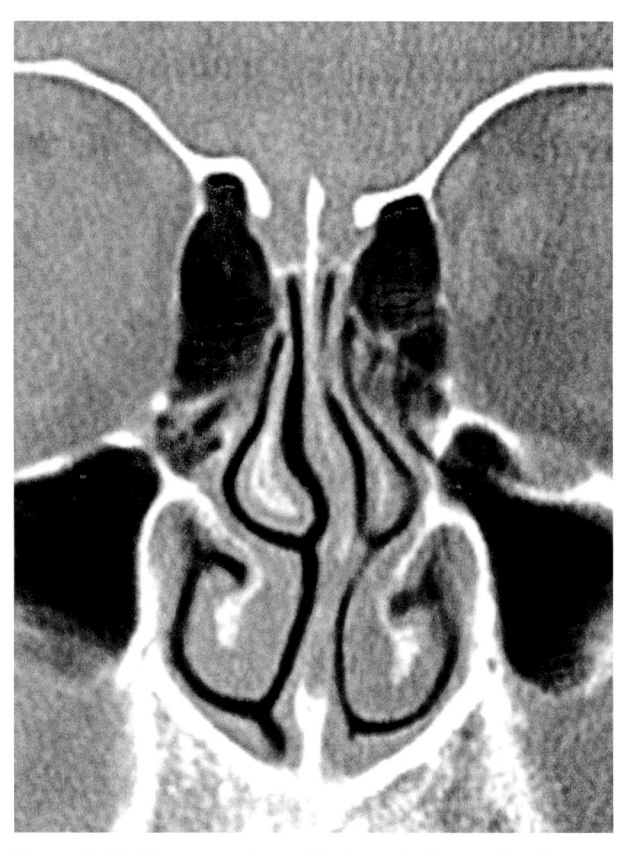

Figura 6.68 *Fóvea etmoidal e lâmina cribriforme tipo 3.* A fóvea etmoidal está em um plano significativamente mais inferior que o do teto do etmóide. Este tipo está em mais alto risco de trauma durante cirurgia sinusal.

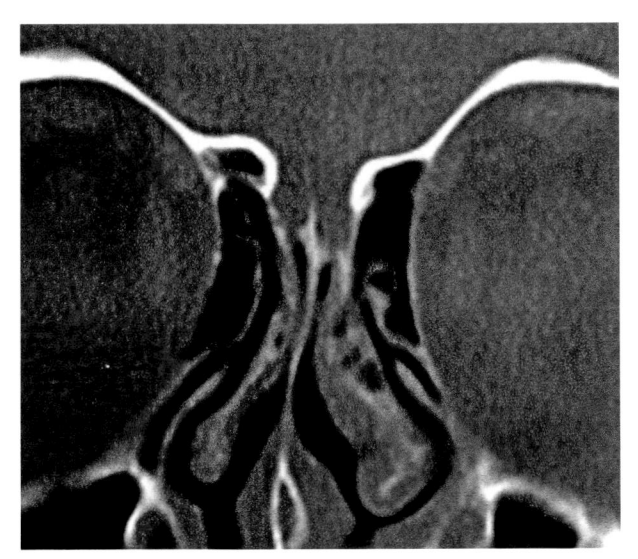

Figura 6.69 *Assimetria da fóvea etmoidal e lâmina cribriforme tipo 3*. Há assimetria no teto quando comparado com cada lado. Estes pacientes têm um maior risco de lesão durante cirurgia sinusal.

Bolger e Parsons analisaram uma série de 202 TCs consecutivas e observaram uma prevalência de hipoplasia do seio maxilar em 10% desta população. Eles apresentaram um sistema de classificação (tipos I, II e III) baseado nos aspectos radiográficos do seio conforme vistos em TC.

Na *hipoplasia do seio maxilar tipo I* (incidência 7%) há apenas uma diminuição branda no volume do seio maxilar, com um processo uncinado normal e um infundíbulo etmoidal normal.

Na *hipoplasia do seio maxilar tipo II* (incidência 3%) há uma redução branda a moderada no volume do seio maxilar combinada com evidência, na TC, de um processo uncinado ausente ou hipoplásico e um infundíbulo etmoidal ausente ou pouco definido devido a o processo uncinado ser fundido com a parede ínfe-

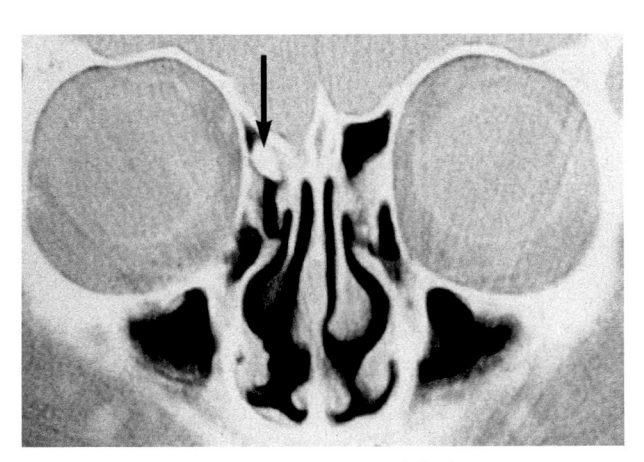

Figura 6.70 *Assimetria da fóvea etmoidal e lâmina cribriforme tipo 3*. Há assimetria no teto quando comparadas a cada lado. Um pequeno osteoma é visto no recesso frontal no lado direito (seta).

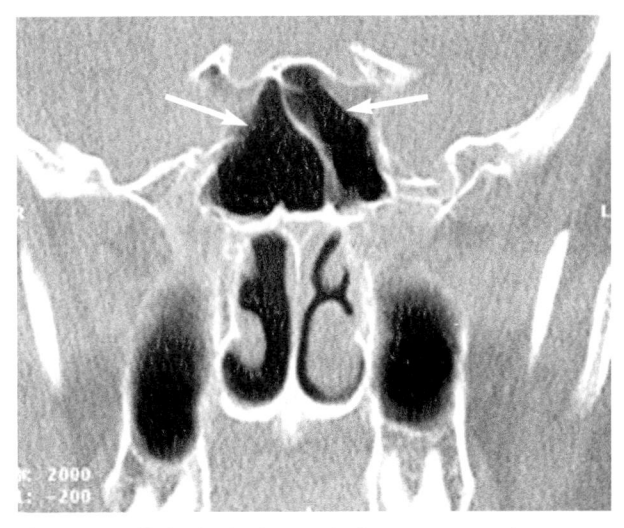

Figura 6.71 *Deiscência da parede óssea em torno do nervo óptico*. A parede óssea que circunda o nervo óptico (seta) é deficiente. O nervo óptico é vulnerável durante qualquer cirurgia sinusal nesses pacientes.

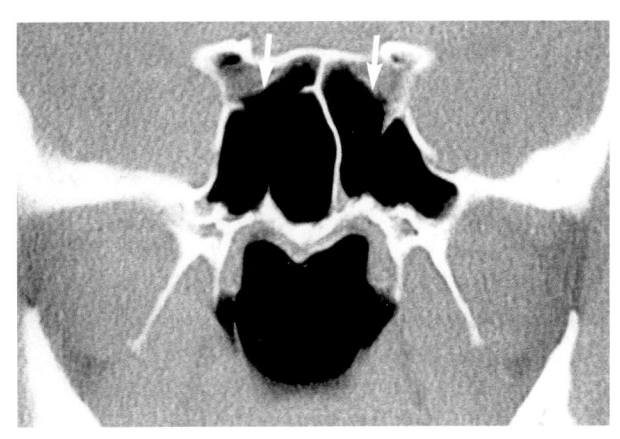

Figura 6.72 *Deiscência da parede óssea em torno do nervo óptico*. O canal do nervo óptico (seta) ao longo do teto do seio esfenoidal é ausente. Apenas um periósteo fino e a mucosa do seio separam o nervo do seio.

ro-medial da órbita. Há retração acentuada da fontanela posterior para dentro da cavidade do seio maxilar, e a fontanela membranosa pode ser erradamente diagnosticada como um nível hidroaéreo.

Na *hipoplasia do seio maxilar tipo III* (incidência 0,5%), o seio maxilar está ausente primariamente e consiste apenas em uma fenda. O infundíbulo etmoidal e o processo uncinado estão ausentes no tipo III. A cavidade nasal e a órbita no lado comprometido são usualmente aumentadas. O seio maxilar e a cavidade nasal são inversamente proporcionais um ao outro. Quanto menos o seio maxilar, maior é a cavidade nasal no mesmo lado.

A margem orbitária pode ser em um nível mais baixo que o lado normal, com o globo ocular parecendo colocado profundamente com um "exoftalmo"

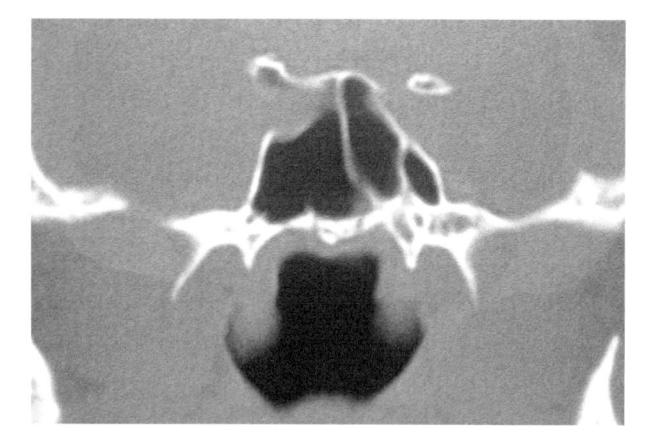

Tabela 6.3 Achados de imagem na hipoplasia maxilar primária

- Aumento da órbita ipsolateral
- Aumento das fissuras orbitárias superior e inferior
- Aumento da fossa pterigopalatina
- Alargamento do meato médio e retração das fontanelas
- Elevação da fossa canina
- Nervo infra-orbitário lateralizado
- Hipoplasia e lateralização do processo uncinado
- Bolha etmoidal pequena
- Lâmina cribriforme assimétrica
- *Fovea ethmoidalis* em situação baixa

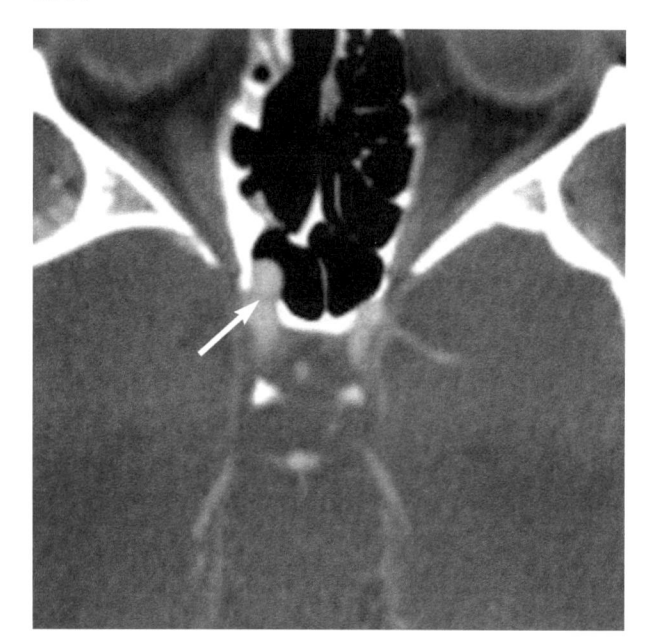

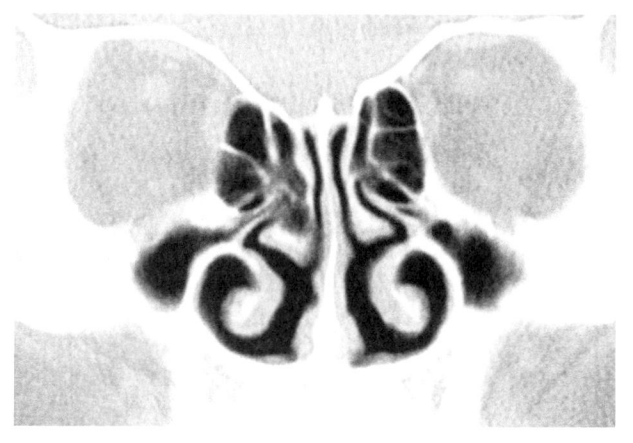

Figura 6.73 (**a**) *Deiscência da parede óssea em torno da artéria carótida interna*. A parede óssea em torno da artéria carótida interna direita (seta) é deficiente, e a artéria faz protrusão para dentro da luz do seio esfenoidal. (**b**) *Protrusão da artéria carótida interna para dentro do seio esfenoidal*. Imagem de TC axial contrastada demonstrando a artéria carótida interna (seta) intrometendo-se na luz do seio esfenoidal através de um pequeno defeito na parede do seio.

aparente no lado contralateral. O seio não se estende lateralmente como esperado, e o forame infra-orbitário parece ser situado mais lateralmente. A fossa pterigopalatina e as fissuras orbitárias superior e inferior são aumentadas, e as paredes ósseas são espessas. O óstio natural é ósseo.

Hipoplasia adquirida do seio maxilar

Hipoplasia adquirida do seio maxilar pode ocorrer como resultado de uma variedade de fatores:

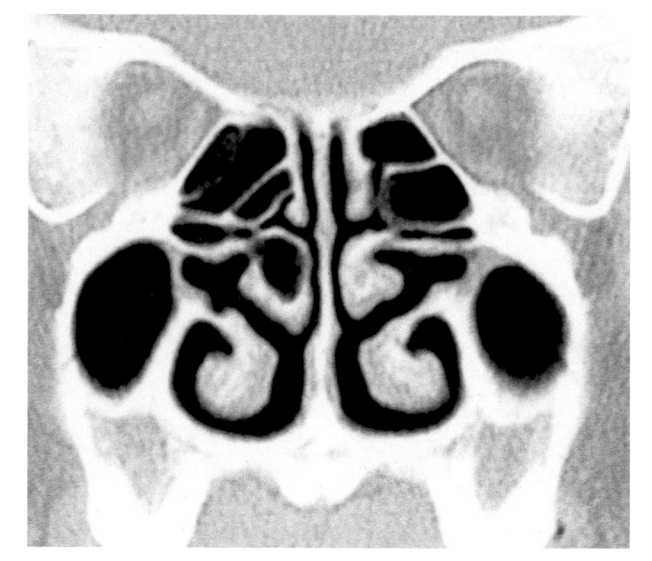

Figura 6.74 *Hipoplasia do seio maxilar tipo I*. (**a**, **b**) Imagens de TC do mesmo paciente demonstrando que o volume do seio maxilar é pequeno. Nenhuma outra anormalidade é vista.

Capítulo 6 • Variações Anatômicas do Complexo Ostiomeatal nos Seios Paranasais

6.75a

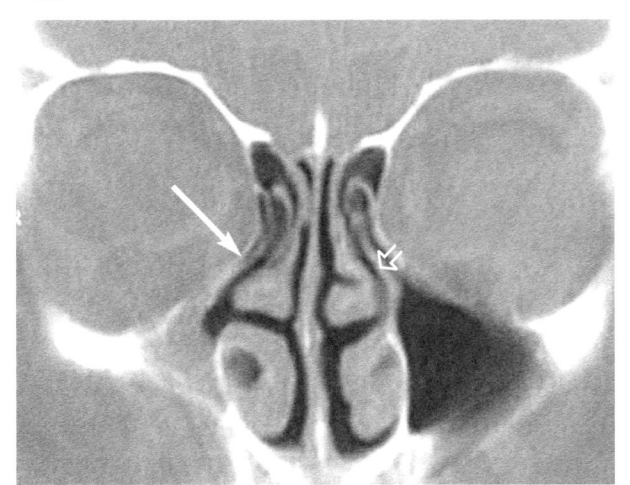

6.76a

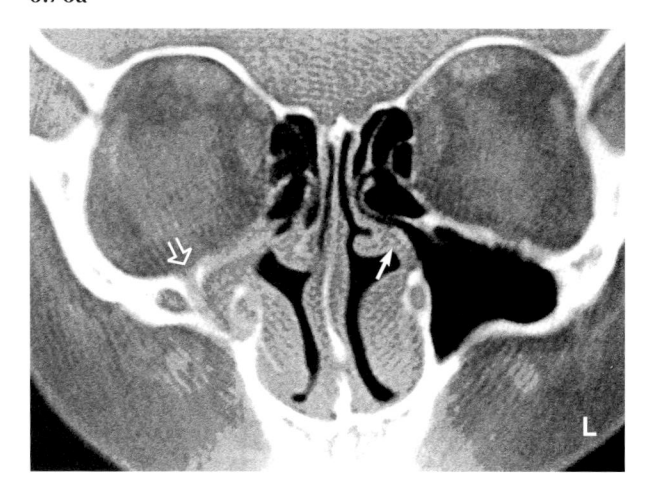

6.75b

6.76b

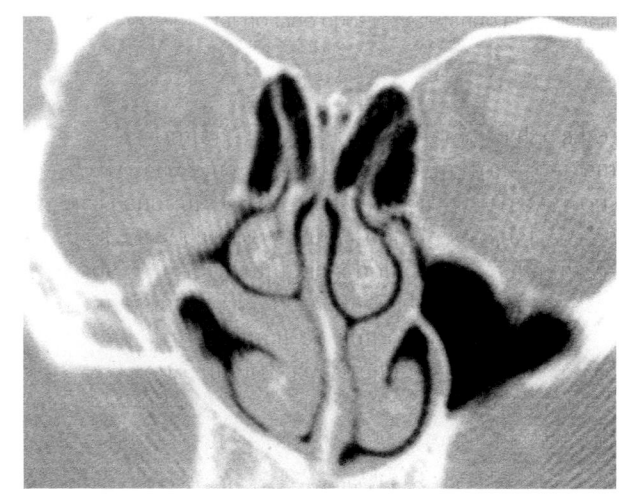

Figura 6.76 *Hipoplasia do seio maxilar unilateral tipo III.* (**a**) Imagem de TC coronal demonstrando um seio hipoplásico no lado direito. Conseqüentemente, o assoalho orbitário direito situa-se em um nível mais inferior que o assoalho orbitário esquerdo. A órbita direita é maior, e o canal infra-orbitário (seta aberta) parece colocado mais lateralmente. Há aposição do processo uncinado, e uma concha média paradoxalmente recurvada (seta) no lado esquerdo. (**b**) Imagem de TC coronal demonstrando um seio hipoplásico no lado direito, com elevação da fossa canina.

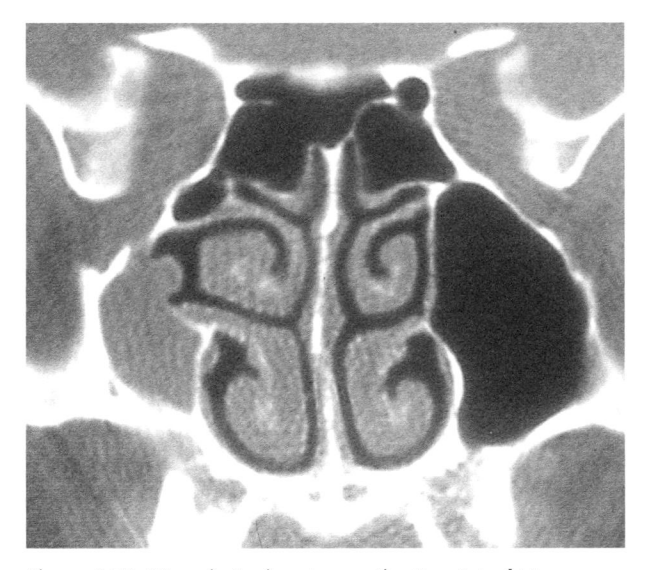

Figura 6.75 *Hipoplasia do seio maxilar tipo II.* (**a**, **b**) Imagens de TC do mesmo paciente demonstrando que o volume do seio maxilar é pequeno no lado direito. Há opacificação da luz do seio, e o processo uncinado (seta) está afixado de encontro à parede nasal lateral. Observe o processo uncinado normal no lado esquerdo (seta aberta).

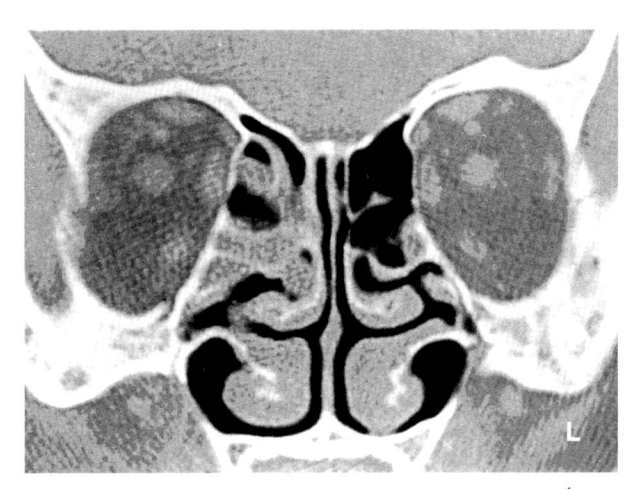

Figura 6.77 *Hipoplasia bilateral do seio maxilar tipo III.* É observada hipoplasia bilateral do seio maxilar com uma cavidade nasal mais larga e órbita maior. A fossa canina é profunda.

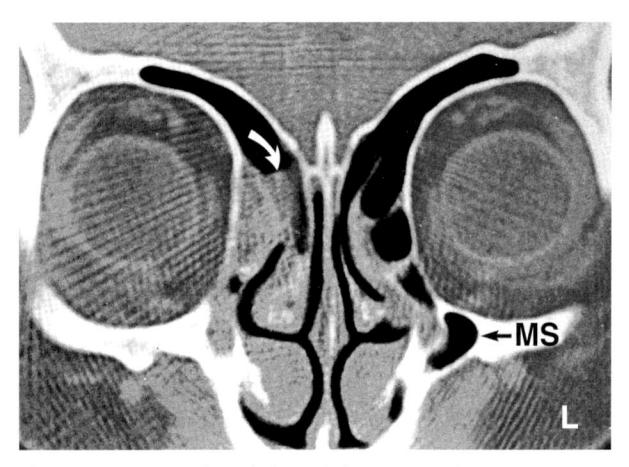

6.80a

Figura 6.78 *Hipoplasia bilateral do seio maxilar tipo III.* Há hipoplasia do seio maxilar (MS) bilateralmente. Além disso, há doença do recesso frontal (seta curva) e do seio etmoidal.

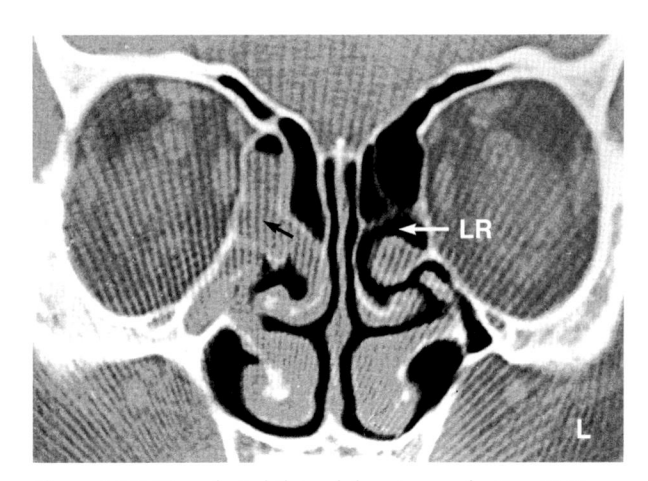

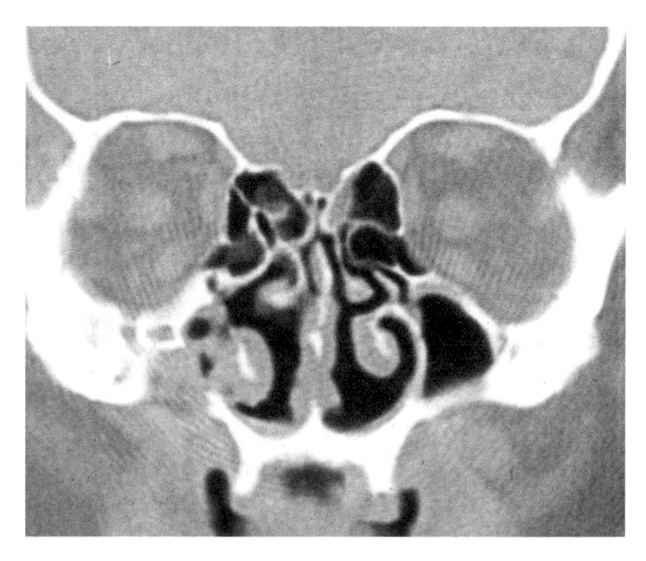

6.80b

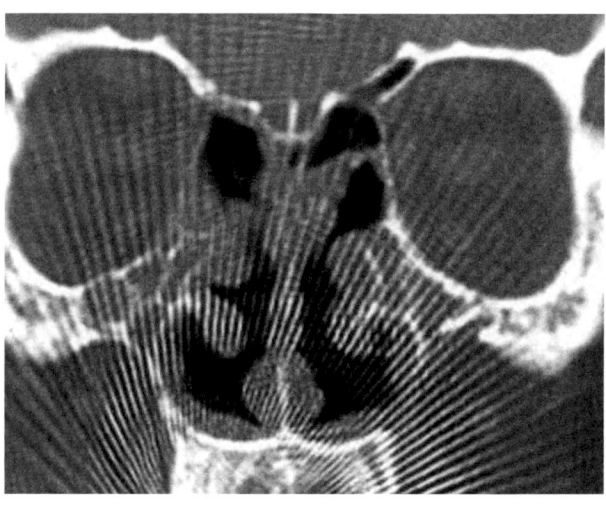

Figura 6.80 *Hipoplasia pós-operatória do seio maxilar.* Há alterações decorrentes da cirurgia prévia de Caldwell-Luc no lado direito. Como resultado, há uma diminuição no tamanho do seio, com espessamento mucoso e cicatriz no seio. (**b**) Este paciente tem causadas pela cirurgia prévia de Caldwell-Luc em ambos os seios maxilares. Novamente, há uma diminuição no tamanho do seio, com espessamento mucoso e cicatriz no seio.

Figura 6.79 *Hipoplasia bilateral do seio maxilar tipo III.* Os seios maxilares são pequenos, e o recesso frontal está drenando para dentro do seio lateral (LR).

- Trauma, inclusive cirurgia de Caldwell-Luc.
- Infecção.
- Irradiação.
- Displasia fibrosa.
- Doença de Paget.
- Doença sistêmica.

Ela é representada por uma maxila de tamanho normal, com a reação inflamatória produzindo uma obliteração e reabsorção parcial ou completa da luz do seio.

Hiperplasia do seio maxilar

Hiperplasia do seio maxilar é uma condição incomum em que houve pneumatização extensa da maxila, com grandes recessos que pneumatizam a crista alveolar e os recessos laterais do zigoma. Há estreitamento compensador da cavidade nasal nestes pacientes.

Seio maxilar septado (Figura 6.81)

O seio maxilar pode ser subdividido por septos que podem ser fibrosos ou ósseos e que dividem incompletamente o seio em duas metades desiguais. Esses septos usualmente se estendem do canal infra-orbitário à parede lateral do seio, desse modo formando um compartimento súpero-lateral e um ínfero-medial. Esses compartimentos geralmente se comunicam um com o outro através de um defeito em algum lugar no septo. Essas anomalias devem ser identificadas para evitar procedimentos incompletos de drenagem que podem resultar na persistência da doença sinusal. Um seio maxilar duplo é uma anomalia rara em que duas cavidades independentes na mesma maxila drenam para o meato médio através de dois óstios separados.

Seio etmomaxilar (Figuras 6.82 e 6.83)

A pneumatização dos seios etmoidais posteriores é variável e pode estender-se além dos limites do osso etmóide. Nesta condição, o seio etmoidal posterior estende-se lateralmente para a maxila, formando um seio etmomaxilar. Um seio etmomaxilar pode estender-se superiormente para a órbita, lateralmente pode rodear o nervo óptico, e posteriormente pode estender-se para o osso esfenóide. Independentemente do osso que seja pneumatizado, todas estas células aéreas adicionais drenam para o meato superior. Esta anomalia tem o aspecto de um seio septado, mas pode ser diferenciada identificando-se o compartimento superior que, tendo se desenvolvido a partir do etmoidal posterior, drena para o meato superior. O meato superior adjacente é usualmente mais profundo e maior, enquanto o seio maxilar relacionado é de tamanho menor ou normal.

ATRESIA COANAL (Figura 6.84)

Atresia coanal é uma malformação congênita associada à falha da canalização da cavidade nasal. A lâmina atrésica pode ser óssea, membranosa ou uma combinação das duas.

Há diversas hipóteses para a causa desta malformação. De acordo com alguns, falta de reabsorção da lâmina mesodérmica resulta em atresia óssea, e a atresia membranosa é a persistência da membrana bucofaríngea. Atresia coanal bilateral apresenta-se ao nascimento com a necessidade imediata de estabelecer uma via respiratória.

Uma atresia unilateral óssea ou membranosa usualmente se apresenta mais tarde na vida, com uma história de obstrução nasal unilateral durante toda a vida, corrimento nasal, assimetria nasal, deformidade e ronco.

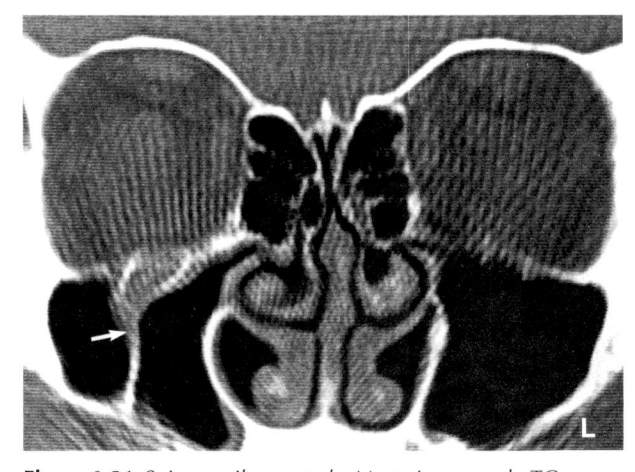

Figura 6.81 *Seio maxilar septado.* Nesta imagem de TC, um septo ósseo (seta) é visto originando-se da região do canal infra-orbitário, estendendo-se à parede lateral, dividindo o seio maxilar direito em duas metades desiguais. Estes compartimentos usualmente se comunicam um com o outro através de um defeito em algum lugar no septo.

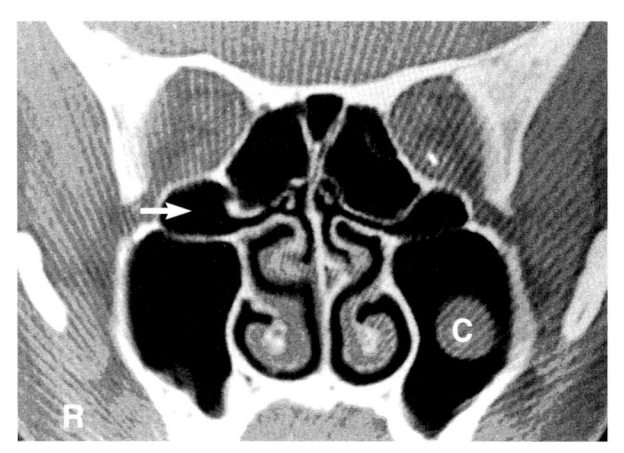

Figura 6.82 *Seio etmomaxilar.* O seio etmomaxilar (seta) é conectado ao meato superior por um canal ósseo curto e medialmente dirigido. Um cisto pequeno (C) pode ser visto no seio maxilar esquerdo.

6.83a

6.84a

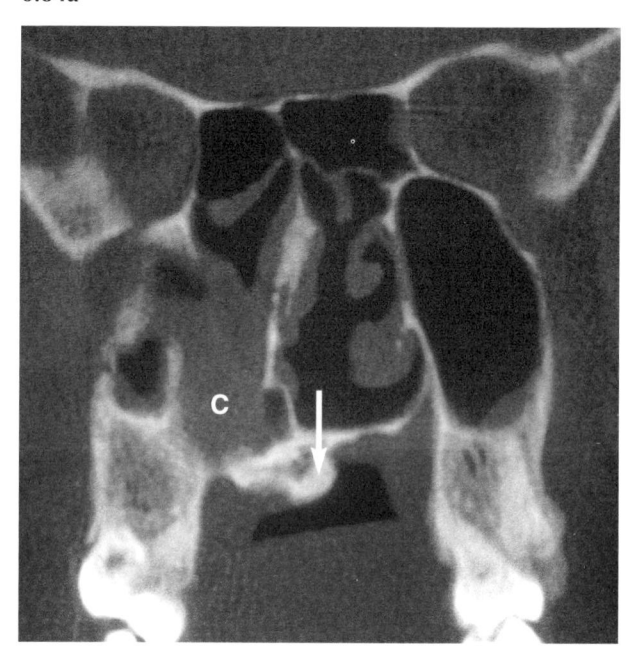

6.83b

6.84b

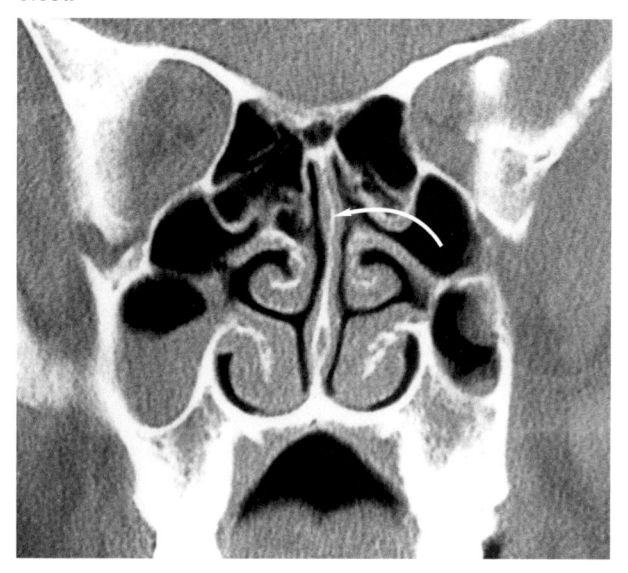

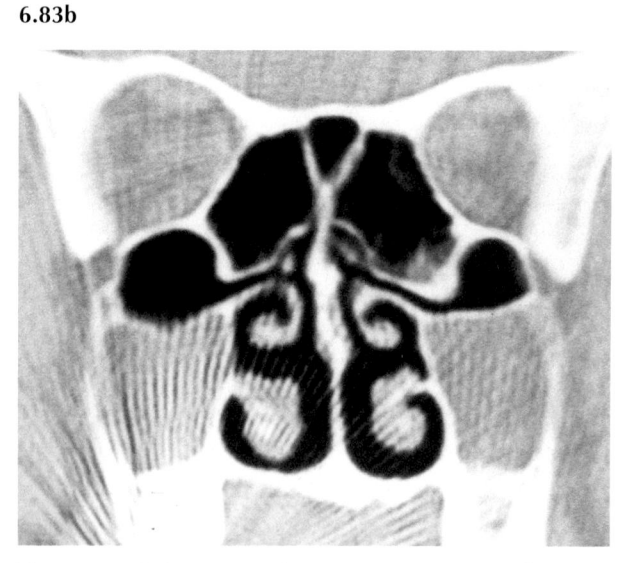

Figura 6.83 *Seio etmomaxilar.* (**a**) Um seio etmomaxilar é uma extensão do seio etmoidal em torno do seio maxilar e drena para o meato superior (seta curva) — em oposição a um seio septado, no qual os dois compartimentos drenam para o meato médio. (**b**) O seio etmomaxilar aparece como um recesso profundo em torno do seio maxilar, e o seio maxilar está opacificado bilateralmente por sinusite.

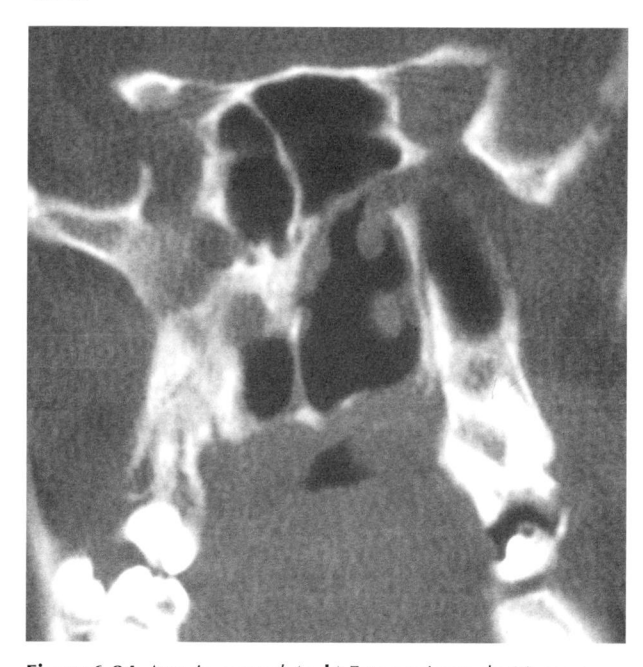

Figura 6.84 *Atresia coanal.* (**a**, **b**) Esta paciente de 22 anos apresentou-se com obstrução nasal unilateral. Ela tem apresentado obstrução nasal direita desde a infância, e a TC demonstra a presença de tecido mole na cavidade nasal posterior. Além disso, a abertura coanal posterior direita óssea (C) é menor quando comparada ao lado esquerdo. Como resultado, há desenvolvimento assimétrico das paredes sinusais e das paredes ósseas circundantes. Observe a exostose óssea do palato duro. Esta é uma massa óssea compacta, também chamada *torus palatinus* (seta), e é considerada hereditária com uma predominância feminina. Remoção cirúrgica é necessária se a paciente tiver dificuldade de deglutição, ou necessitar de aparelhagem ortodôntica ou prótese dentária.

CAPÍTULO 7

Características Radiológicas das Doenças Inflamatórias

INTRODUÇÃO

Historicamente, os procedimentos cirúrgicos para tratamento de sinusite recorrente ou crônica foram dirigidos para os maiores seios paranasais. Admitia-se que a ventilação desses seios poderia ser melhorada pela criação de novos e teoricamente mais eficazes caminhos de drenagem. Agora se sabe que procedimentos alternativos de drenagem, como a antrostomia meatal inferior, não redirecionam o fluxo de muco através da abertura recém-criada (a antrostomia), mas apenas atuam como um "dreno" quando o sistema mucociliar está esmagado sob muco e pus. A persistência de sintomas após estes procedimentos é usualmente secundária à doença persistente nas células aéreas etmoidais anteriores, afetando os óstios naturais e o complexo ostiomeatal. Infecções sinusais recorrentes também podem ocorrer apesar de haver um óstio acessório natural amplamente aberto, quando houver presença de doença no complexo ostiomeatal.

A cirurgia sinusal endoscópica funcional é dirigida para os caminhos naturais de drenagem. A ressecção cirúrgica limitada do tecido responsável pela "obstrução" das pré-câmaras etmoidais alarga estas fendas naturais e melhora a ventilação e a drenagem sinusais, e pode levar à reversão da doença da mucosa nos maiores seios paranasais.

A excisão cirúrgica do processo uncinado e a abertura do óstio natural do seio maxilar podem levar à resolução das alterações secundárias observadas nos maiores seios.

Radiografias simples foram usadas no passado para fazer triagem quanto à presença de infecção sinusal nos seios frontais, maxilares ou esfenoidal. O revestimento mucoso do seio pode estar espessado, e se muco ou pus estiver se coletando no seio, um nível hidroaéreo pode ser evidente. Em casos de sinusite grave, o edema mucoso extenso e o exsudato líquido farão o seio aparecer totalmente opaco. A infecção pode ser limitada a apenas uma cavidade — usualmente o seio maxilar ou o seio frontal — ou ela pode comprometer todos os seios em um lado causando uma "pansinusite". A disseminação da infecção do complexo etmoidal anterior para o seio etmoidal posterior é usualmente através de um defeito na lamela basal.

SINUSITE AGUDA (Figuras 7.1–7.3)

A sinusite aguda é caracterizada clinicamente por mal-estar, obstrução nasal, zinorréia nasal purulenta, gotejamento pós-nasal e dor facial. A distribuição característica da dor ou cefaléia pode ajudar o clínico na determinação da origem da doença. A dor da sinusite frontal irradia-se para a testa e usualmente é associada a uma cefaléia generalizada. Na sinusite maxilar aguda, a dor usualmente se irradia do canto medial para a bochecha. A dor também pode irradiar-se para a região alveolar, imitando doença dentária. Sinusite etmoidal aguda é associada à dor que tende a se localizar no dorso do nariz e atrás do canto medial do olho. Ela freqüentemente é cíclica, tornando-se pior de manhã depois de levantar-se.

Sinusite esfenoidal ocorre mais freqüentemente do que é apreciado. Os pacientes geralmente são investigados quanto à causa da cefaléia por tomografias de crânio. Estes pacientes apresentam-se com cefaléia occipital posterior, bem como dor retroorbitária. Em todos os tipos de sinusite, a dor é mais grave se o óstio do seio se tornar totalmente obstruído e se formar um

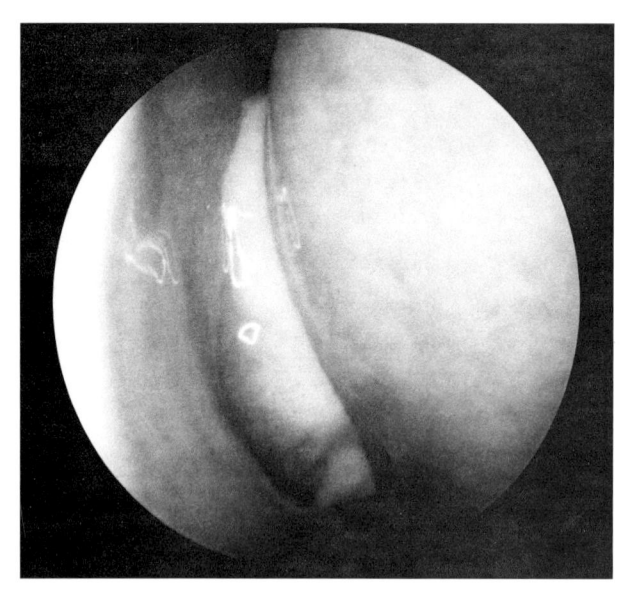

Figura 7.1 *Vista endoscópica de sinusite aguda.* Vê-se pus no meato médio em virtude da sinusite maxilar e etmoidal aguda.

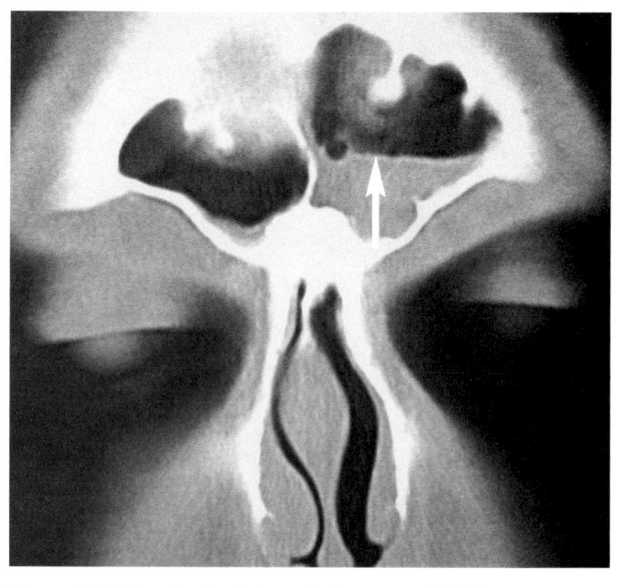

Figura 7.3 *Sinusite frontal aguda.* Imagem de TC demonstrando nível hidroaéreo no seio frontal esquerdo (seta).

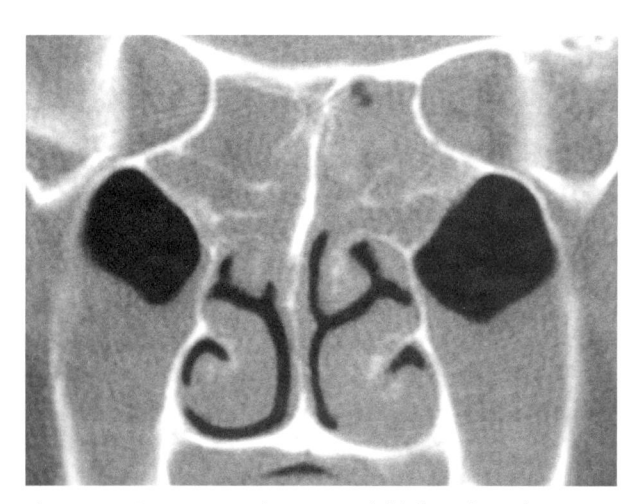

Figura 7.2 *Sinusite maxilar e etmoidal bilateral aguda.* Níveis hidroaéreos podem ser identificados nos seios maxilares. Além disso, há alterações inflamatórias nos seios etmoidais. TCs realizadas durante a fase aguda da doença podem obscurecer os complexos ostiomeatais e quaisquer variações anatômicas.

empiema. Esta situação pode causar morbidade grave, uma vez que a infecção pode alastrar-se através das paredes sinusais levando à sepse intra-orbitária ou intracraniana.

SINUSITE CRÔNICA (Figuras 7.4–7.8)

Os sintomas da sinusite crônica são variáveis, e geralmente brandos. Estes pacientes freqüentemente se apresentam com cefaléias recorrentes e dor facial. Há geralmente uma combinação de obstrução nasal, rinorréia e gotejamento pós-nasal. Múltiplos episódios de sinusite (recorrente) ou um episódio prolongado de infecção persistente (subaguda) são classificados como "sinusite crônica". Epistaxe, anosmia ou cacosmia, e vestibulite nasal podem ser causadas por sinusite crônica.

As características radiológicas da sinusite crônica são semelhantes àquelas da sinusite aguda quando há um processo agudo superposto à doença crônica.

As características em tomografia computadorizada (TC) na sinusite crônica são as seguintes:

- Há espessamento mucoso ou secreção retida na luz do seio comprometido. Com o tempo, o mucoperiósteo se torna espessado, e fibrose crônica com proliferação polipóide e secreções retidas contribuem para a opacificação dos seios comprometidos.

- Sinusite recorrente ou crônica produzirá osteíte com neoformação de osso ao longo dos contornos da cavidade sinusal. A extensão da osteíte é proporcional à freqüência da infecção e à duração da história clínica.

- A esclerose resultante pode levar ao espessamento da parede do seio e um volume diminuído da sua cavidade.

- As paredes sinusais podem ser erodidas por inflamação benigna crônica, usualmente ocorrendo ao longo da parede medial do seio maxilar e em torno do canal infra-orbitário.

- Se infecção crônica ocorrer durante a infância, o seio pode permanecer pequeno e hipoplástico.

7.4a

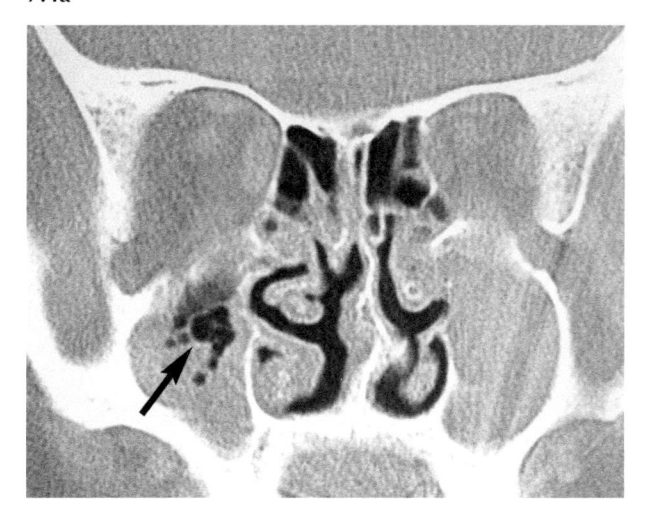

7.4b

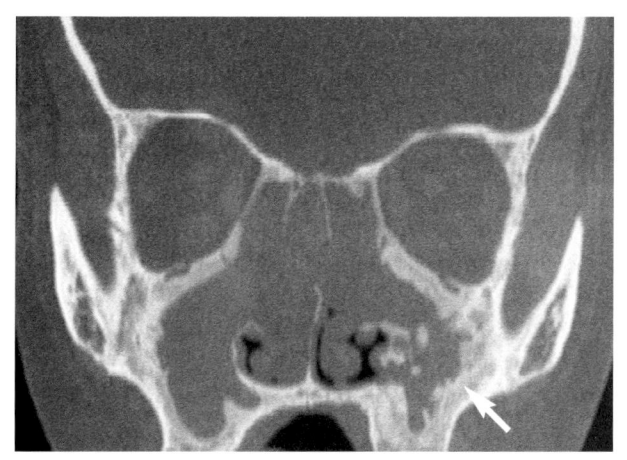

Figura 7.4 *Sinusite maxilar crônica.* (**a**) Imagem de TC demonstrando doença da mucosa com líquido no seio maxilar direito e uma secreção loculada de ar e muco (seta) no antro. Há líquido no seio maxilar esquerdo, e osteíte reativa é vista nas paredes dos seios maxilares bilateralmente. (**b**) TC demonstrando osteíte reativa (seta) comprometendo as paredes do seio maxilar esquerdo como resultado de sinusite recorrente crônica.

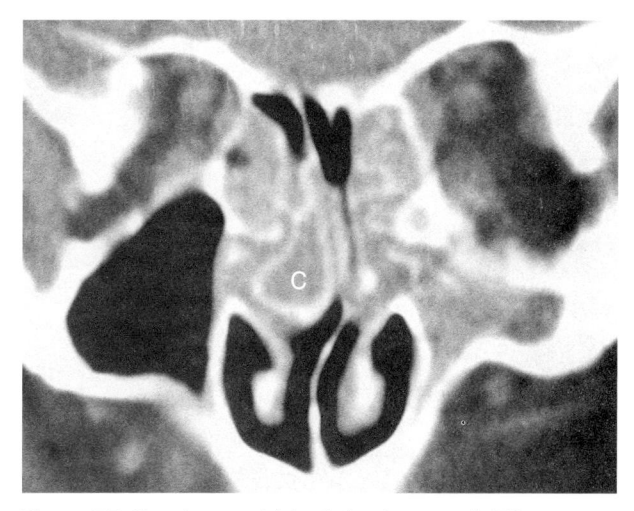

Figura 7.5 *Sinusite etmoidal crônica.* Imagem de TC demonstrando opacificação dos seios etmoidais com o septo sendo grosseiro e espessado como resultado de infecção sinusal recorrente. Alterações inflamatórias e com secreção podem ser vistas na luz da concha bolhosa direita (C).

CARACTERÍSTICAS DA SINUSITE EM RESSONÂNCIA MAGNÉTICA (RM)

O muco nasossinusal normal é uma combinação de secreções das glândulas submucosas e a secreção rica em proteínas das células caliciformes. Os transudatos são coleções serosas com prótons de hidrogênio em abundância. Os prótons de hidrogênio livremente móveis nos líquidos causam longos tempos de relaxamento T1 e T2. Conseqüentemente, o aspecto clássico de sinal de baixa intensidade em imagens ponderadas para T1 e hiperintensidade (mais brilho) em imagens ponderadas para T2 será evidente. Os outros fatores que influenciam os tempos de relaxamento T1 e T2 do líquido sinusal são a presença de material proteináceo, hemorragia e a viscosidade do líquido.

Diversamente das coleções serosas, o líquido inflamatório é um líquido rico em proteína com uma quantidade variável de prótons de hidrogênio, e é mais intenso em imagens ponderadas para T1. Isto faz o líquido inflamatório parecer brilhante em imagens ponderadas para T1 e ponderadas para T2 ou como uma combinação de baixa e alta intensidade de sinal.

O aspecto clássico em RM da sinusite inflamatória benigna é mucosa espessada de baixa a intermediária intensidade de sinal em imagens ponderadas para T1. Em imagens ponderadas para T2, a mucosa espessada é hiperintensa (mais brilhante) em intensidade de sinal. Após a administração do agente de contraste de base gadolínio, Gd-DTPA, há um contraste (realce ou intensificação) da mucosa inflamada.

A alta intensidade de sinal da mucosa inflamada em imagens ponderadas para T2 ajuda a diferenciar inflamação ativa de fibrose ou cicatrização, as quais são de intensidade de sinal intermediária ou baixa em todas as seqüências de diagnóstico por imagem. Tumores também são intermediários em intensidade de sinal, e conseqüentemente a diferenciação entre tumor e fibrose pode ser difícil.

A maioria das lesões malignas provoca uma reação inflamatória na mucosa nasossinusal, assim fazendo um carcinoma parecer maior que o seu tamanho real em imagens de TC. Com imagens de RM, é possível diferenciar tumor destas alterações inflamatórias secundárias benignas, devido às grandes diferenças nas suas intensidades de sinal. O tamanho e as mar-

7.6a

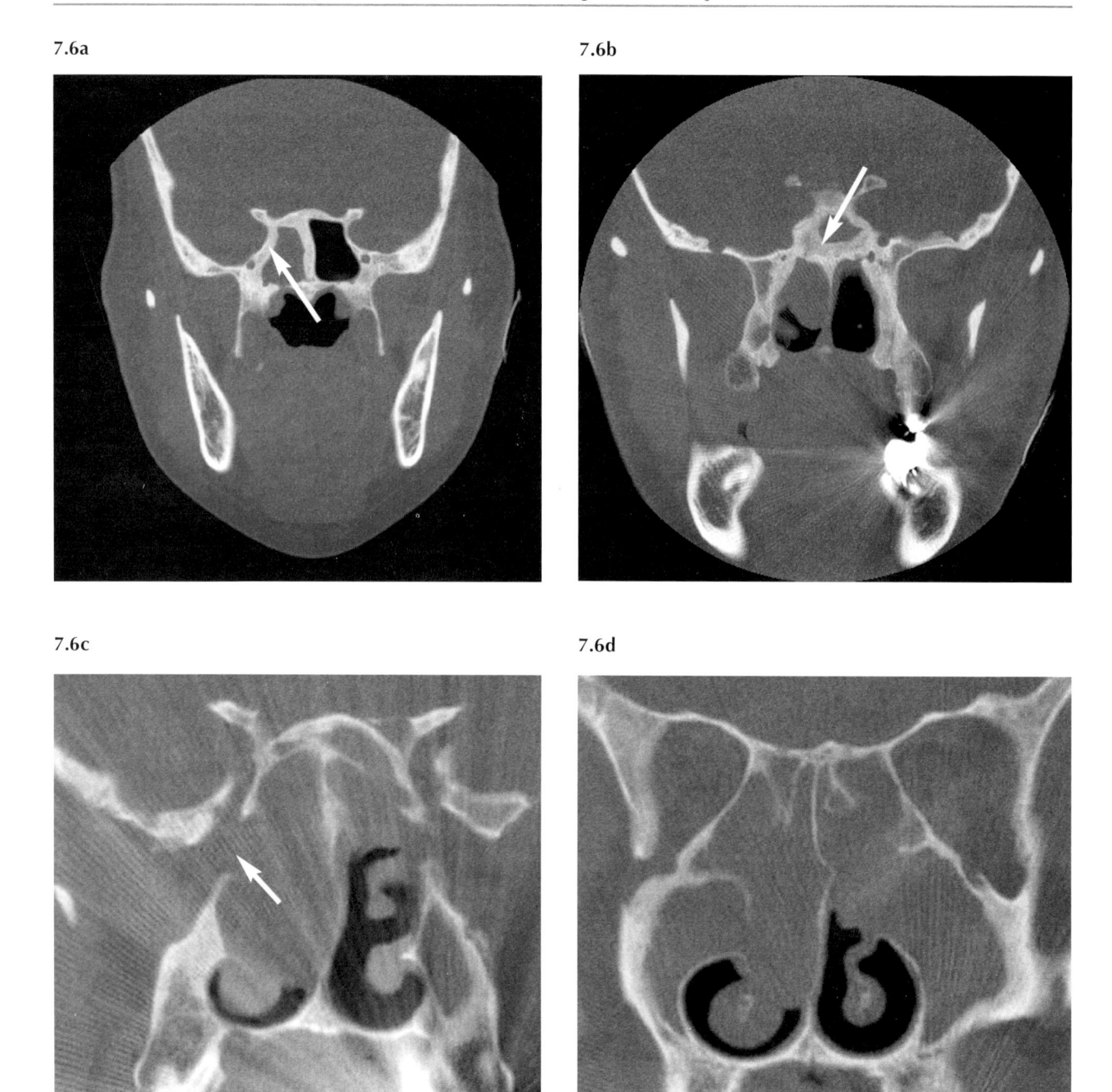

7.6b

7.6c

7.6d

Figura 7.6 *Sinusite esfenoidal crônica.* (**a**) Imagem de TC demonstrando sinusite esfenoidal crônica, com espessamento reativo da parede óssea no lado direito (seta). Há erosão do assoalho do seio. (**b**) Este paciente com uma história de fibrose cística demonstra alterações reativas hipertróficas na parede do seio esfenoidal (seta). (**c, d**) A mucosa nasossinusal está espessada e há pólipos presentes. Há erosão da parede lateral do seio maxilar nas imagens posteriores (seta).

Capítulo 7 • Características Radiológicas das Doenças Inflamatórias

7.7a

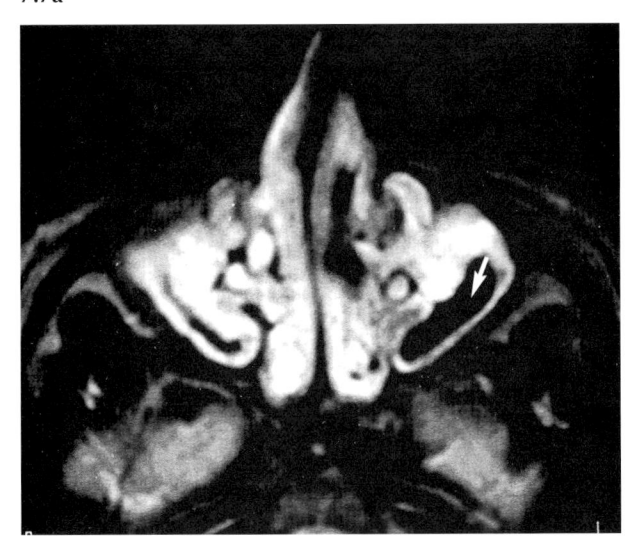

7.7b

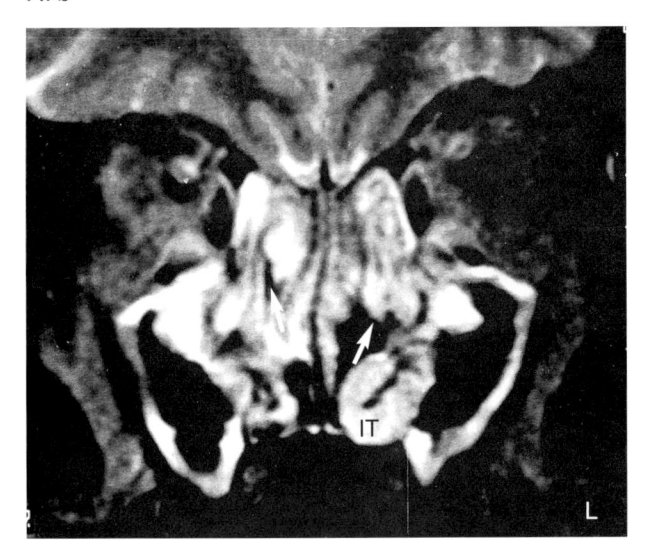

Figura 7.7 (**a**) *Sinusite crônica*. Imagem de RM ponderada para T2 demonstrando mucosa hiperintensa espessada nos seios maxilares e etmoidais bilateralmente. A área escura é uma área de ar residual no seio maxilar esquerdo (seta).
(**b**) *Sinusite recorrente pós-operatória*. Neste paciente, uma imagem de RM ponderada para T1 (não mostrada) demonstrou densidades nos seios etmoidais e maxilares que eram de sinal intermediário. Esta imagem de RM ponderada para T2 mostra hiperintensidade da mucosa espessada na cavidade etmoidal pós-operatória e no seio maxilar (setas). Estas são alterações inflamatórias inespecíficas vistas no complexo ostiomeatal bilateralmente. Uma grande concha inferior intumescida (IT) é vista no lado esquerdo.

gens precisas do tumor são mais claramente delineados em imagens de RM, uma vez que a intensidade de sinal de inflamação e tumor variam.

CISTOS DE RETENÇÃO MUCOSOS DOS SEIOS PARANASAIS (Figuras 7.9–7.13)

Estes cistos benignos podem originar-se secundariamente a trauma, infecção ou alergia. Eles ocorrem após obstrução de uma glândula salivar menor ou uma glândula mucossecretora. Os cistos de retenção mucosos vistos no assoalho do seio maxilar são mais freqüentemente resultado da oclusão das glândulas mucinosas submucosas. Estes são vistos freqüentemente em pacientes perfeitamente sadios e assintomáticos. Cistos de retenção serosos originam-se devido ao acúmulo de líquido seroso na submucosa.

Os cistos de retenção mucosos são revestidos com epitélio respiratório, enquanto os cistos serosos não têm revestimento epitelial definível. Os cistos de retenção são usualmente assintomáticos e podem ser vistos como um achado incidental em 2–5% das radiografias de seios da face. Cistos de retenção podem ser situados ao longo do nervo infra-orbitário, quando ele passa através do teto do seio maxilar, e dar origem à parestesia. Cistos de retenção raramente exigem tratamento. É importante, no entanto, excluir a presença de imagens características que podem sugerir doença agressiva subjacente.

As características radiológicas dos cistos de retenção são como se segue:

- Há uma densidade em forma de cúpula, usualmente originando-se ao longo de uma parede do seio. Estes cistos são de densidade de líquido em imagens de TC e são hipointensos em RM ponderadas para T1 e hiperintensos em imagens ponderadas para T2.

- A anatomia circundante usualmente é normal. Cistos grandes podem causar remodelação óssea. Se o cisto encher a cavidade do seio, uma orla em forma de crescente de ar acima do cisto usualmente permite diferenciar o cisto de uma mucocele.

- Cistos de retenção não podem ser diferenciados de pólipos. Essa diferenciação é clinicamente irrelevante, uma vez que ambas entidades são benignas, e o tratamento das duas condições é idêntico.

PÓLIPOS NASAIS (Figuras 7.14–7.36)

A etiologia dos pólipos nasais permanece não esclarecida. Inflamação crônica — de origem alérgica ou infecciosa — pode resultar em hiperplasia e edema da

7.8a

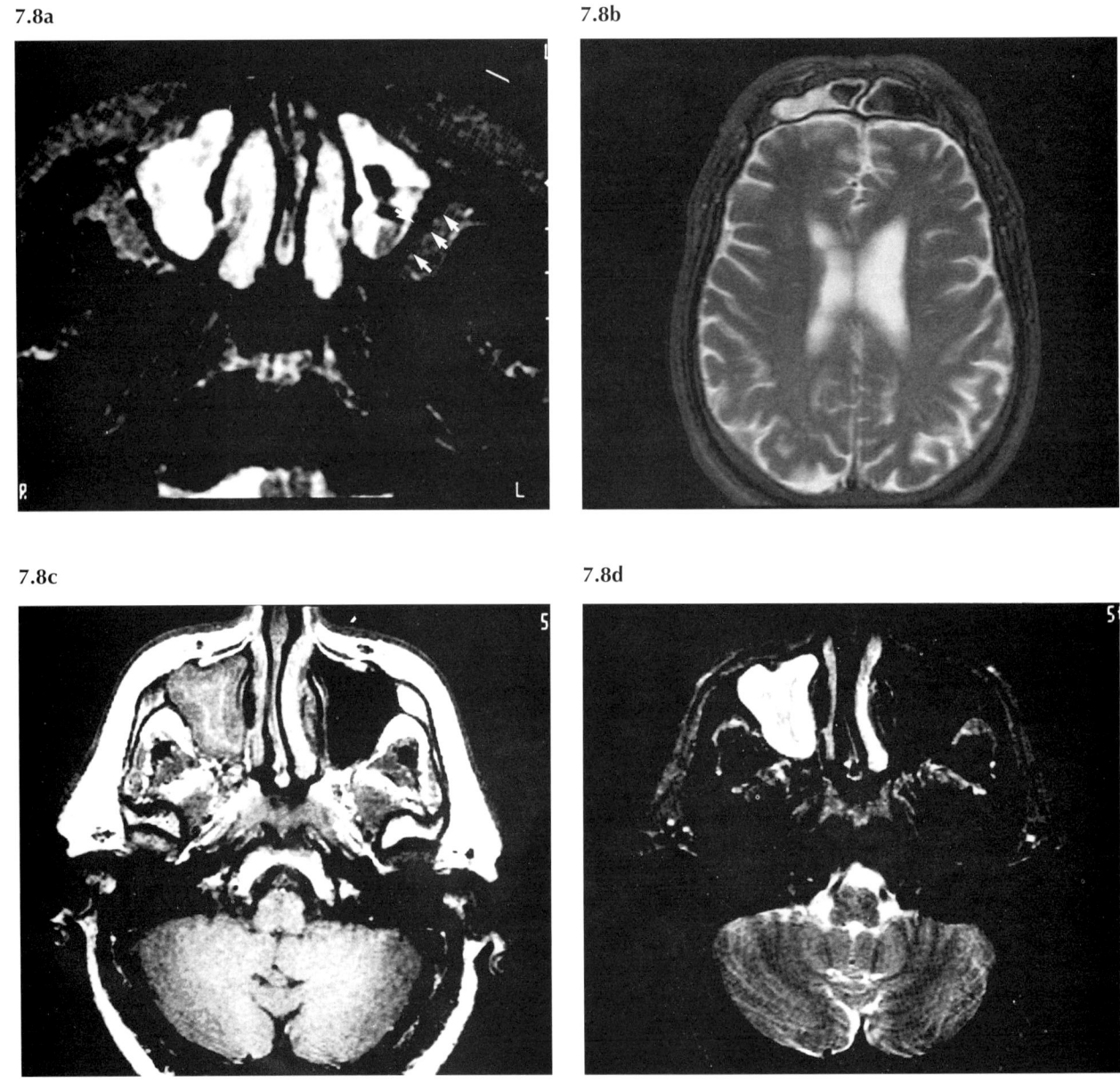

7.8b

7.8c

7.8d

Figura 7.8 (**a**, **b**) *Sinusite crônica*. (**a**) Mucosa espessada e hiperintensa é vista nos seios maxilares. Há uma pequena bolsa de ar retida no seio maxilar esquerdo. A osteíte reativa crônica é vista como uma ausência de sinal ao longo da parede lateral do seio maxilar (setas). (**b**) Imagem de RM ponderada para T2 demonstrando mucosa inflamada, hiperintensa, nos seios frontais.
(**c**, **d**) *Sinusite maxilar crônica*. Este paciente apresentou-se com uma história de infecções recorrentes do seio maxilar. (**c**) Nesta imagem de RM ponderada para T1, o conteúdo do seio maxilar direito e o revestimento mucoso aparentemente espessado são de intensidade mista de sinal e difíceis de separar. (**d**) Nesta imagem ponderada para T2 do mesmo paciente, o revestimento mucoso espessado e inflamado (R) do seio maxilar direito é hiperintenso. A luz do seio maxilar foi comprometida por edema da mucosa. As secreções purulentas dentro da luz têm uma intensidade mais baixa de sinal por causa da desidratação. Isto é típico da sinusite maxilar.

7.8e

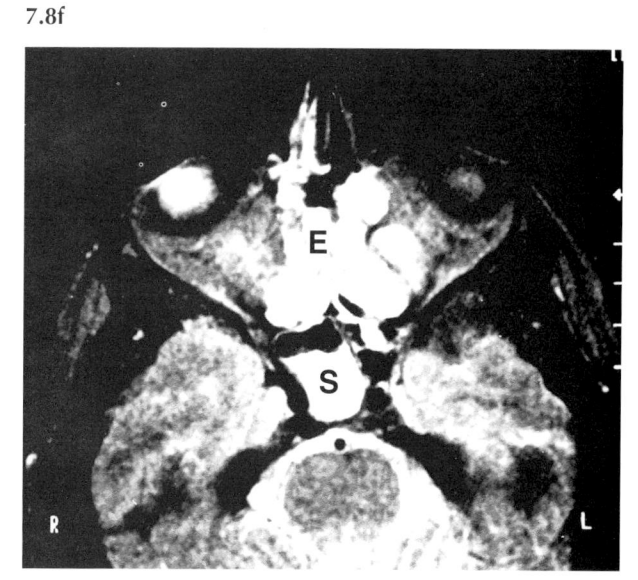

7.8f

Figura 7.8 *Continuação* (**e, f**) *Sinusite etmoidal e esfenoidal.* (**e**) Esta imagem de RM ponderada para T1 demonstra espessamento mucoso inflamatório em ambos os seios etmoidais posteriores (E). Há uma fraca sugestão de um nível hidroaéreo dentro do seio esfenoidal direito (S). (**f**) Esta imagem ponderada para T2 do mesmo paciente demonstra hiperintensidade da mucosa inflamada em ambos os seios etmoidais posteriores. O nível hidroaéreo hiperintenso no seio esfenoidal direito (S) é visto claramente.

mucosa nasossinusal. Há acúmulo de líquido no estroma dos pólipos, possivelmente devido a um mecanismo vascular desarranjado. A celularidade dos pólipos pode variar. Eosinófilos são predominantes nos pólipos derivados de pacientes alérgicos ou atópicos.

Os pacientes muitas vezes se apresentam com uma longa história de obstrução nasal, rinorréia, sinusite recorrente e/ou cefaléias. Raramente, hipertelorismo ou proptose pode originar-se naqueles com polipose difusa. Ambas as cavidades nasais estão geralmente repletas de pólipos, mas o achado de pólipos unilaterais deve suscitar a preocupação clínica de uma patologia mais grave.

Aspecto em TC da polipose nasossinusal

Os pólipos nasais são demonstrados em TC pelo achado de massas de tecido mole unilaterais ou bilaterais dentro da cavidade nasal e seios paranasais. Rarefação óssea das conchas e paredes dos seios e septos etmoidais pode ocorrer.

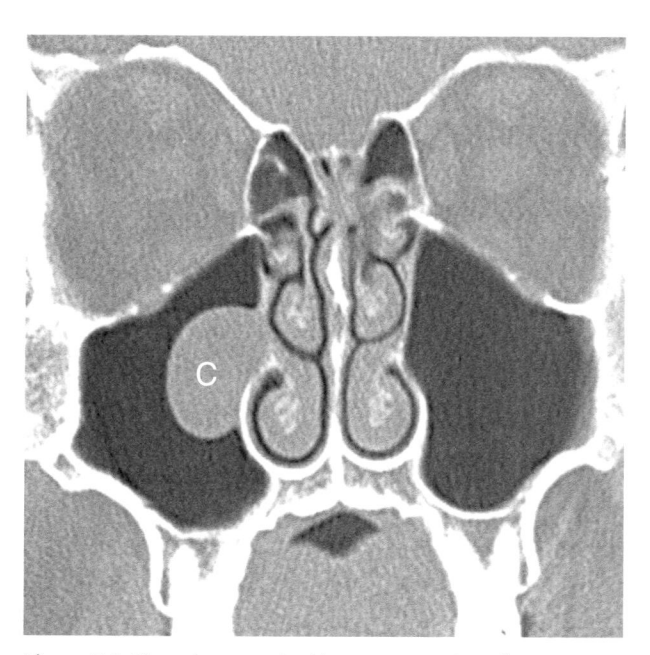

Figura 7.9 *Cisto de retenção.* Um pequeno cisto de retenção (C) é visto aderente à parede medial do seio maxilar direito.

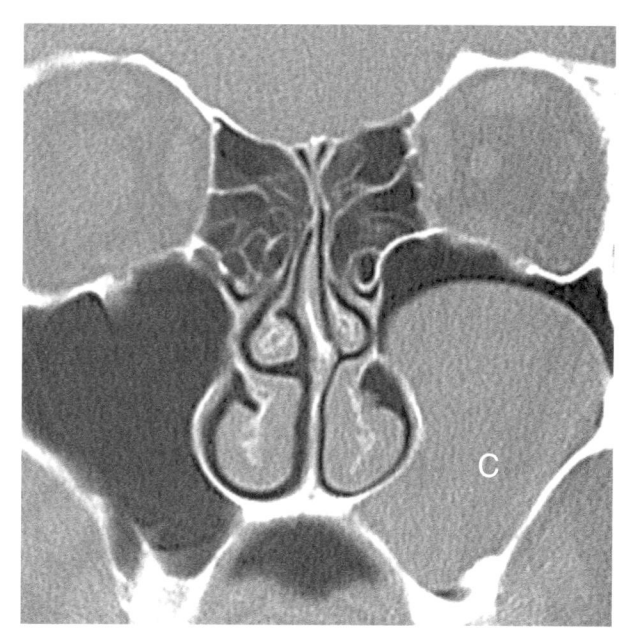

Figura 7.10 *Cisto de retenção.* Um grande cisto de retenção (C) é visto ocupando o seio maxilar esquerdo.

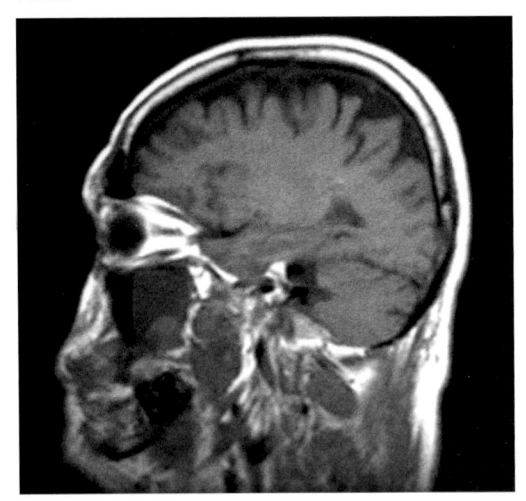

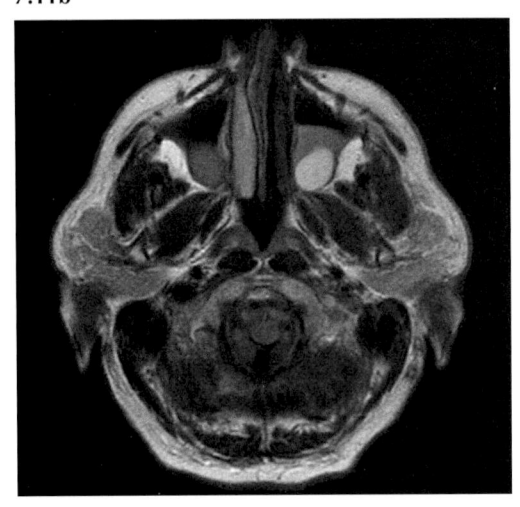

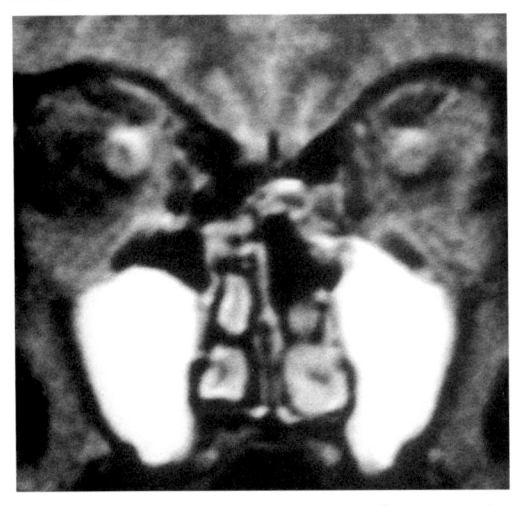

Figura 7.11 *Cisto de retenção.* (**a**) Imagem de RM ponderada para T1 demonstrando uma lesão hipointensa no seio maxilar esquerdo. (**b**) Imagem de RM contrastada com Gd-DTPA do mesmo paciente demonstrando um grande cisto de retenção com um pólipo contrastado no seio maxilar esquerdo. (**c**) Imagem de RM ponderada para T2 em um paciente diferente, demonstrando grandes cistos de retenção mucosos hiperintensos bilaterais.

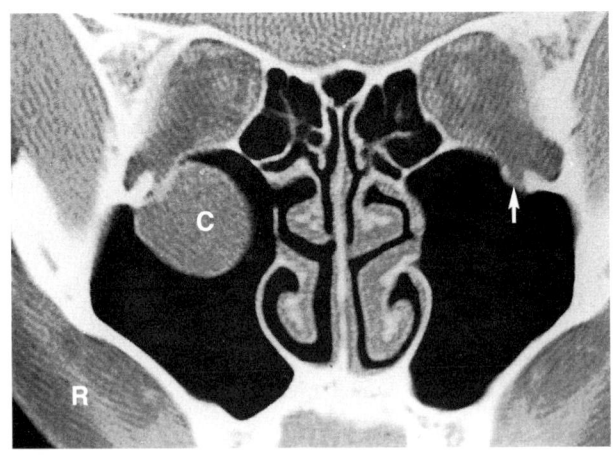

Figura 7.12 *Cisto de retenção mucoso.* Este paciente apresentou-se com dor facial direita. Esta imagem coronal demonstra um cisto de retenção mucoso (C) adjacente ao canal infra-orbitário direito. O canal infra-orbitário esquerdo é mostrado (seta).

As imagens do tecido polipóide demonstram freqüentemente uma densidade alternada mucóide e de tecido mole. Este aspecto pode ser acentuado quando o exame é feito com ajustes de janela estreita.

Administração de contraste intravenoso pode mostrar cordões em alças curvilíneas contrastadas dentro do tecido polipóide. As áreas contrastadas representam áreas de membrana mucosa circundadas pelo material mucóide dentro do pólipo.

Doença de longa duração pode causar hipertelorismo devido à expansão das paredes do seio pela pressão crônica.

A observação de densidade mista ou bandas radiadas alternadas de alta e baixa densidades associadas à polipose pode levar à suspeita de sinusite fúngica. A presença de calcificação é uma característica incomum nos pólipos inflamatórios. Visualização de calcificação deve provocar suspeita de polipose fúngica ou sinusite granulomatosa de corpo estranho.

Foi demonstrado endoscopicamente que a maioria dos pólipos nasais origina-se do seio etmoidal, os locais mais freqüentes são as áreas de contato entre o infundíbulo, a concha média e o processo uncinado. Em muitos outros pacientes, os pólipos se originam da área anterior da bolha etmoidal e salientam-se para dentro do meato médio. Em até 50% dos pacientes, pólipos são encontrados no recesso frontal. Pólipos também foram identificados originando-se na concha bolhosa e no recesso lateral. Este último é mais freqüentemente afetado quando há comprometimento polipóide simultâneo do seio etmoidal posterior. Na polipose não complicada, o seio etmoidal anterior é quase sempre comprometido. Pólipos isolados não foram identificados originando-se isoladamente do seio etmoidal posterior, exceto em torno de tumores.

Capítulo 7 • Características Radiológicas das Doenças Inflamatórias

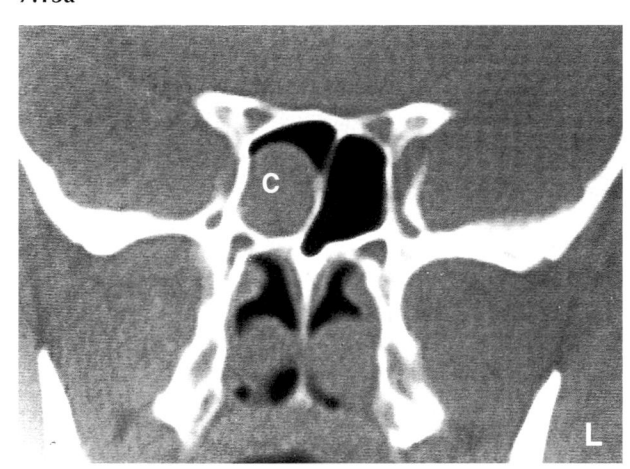

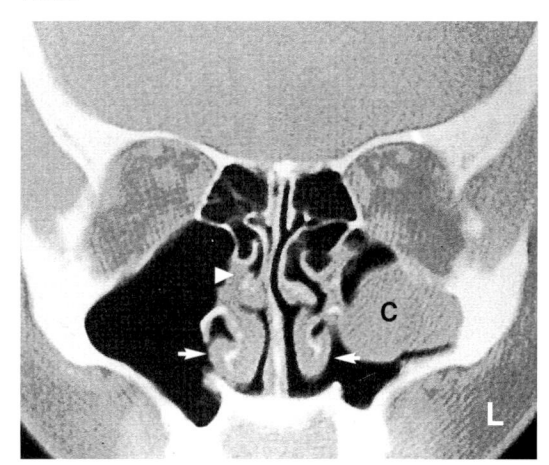

7.13a

7.13b

Figura 7.13 (**a**, **b**) *Cisto de retenção mucoso.* (**a**) Imagem coronal demonstrando um seio esfenoidal com um cisto de retenção (C) no recesso lateral direito. (**b**). Este paciente apresentou-se com uma história de cirurgia sinusal prévia para sinusite recorrente. Esta imagem coronal demonstra antrostomias intranasais bilaterais (setas). Permanece doença do complexo ostiomeatal bilateral com doença inflamatória no meato médio direito (ponta de seta). Um pequeno cisto de retenção ou pólipo é visto dentro da luz do seio maxilar esquerdo (C). A maioria dos cistos está situada na parte inferior da cavidade sinusal.

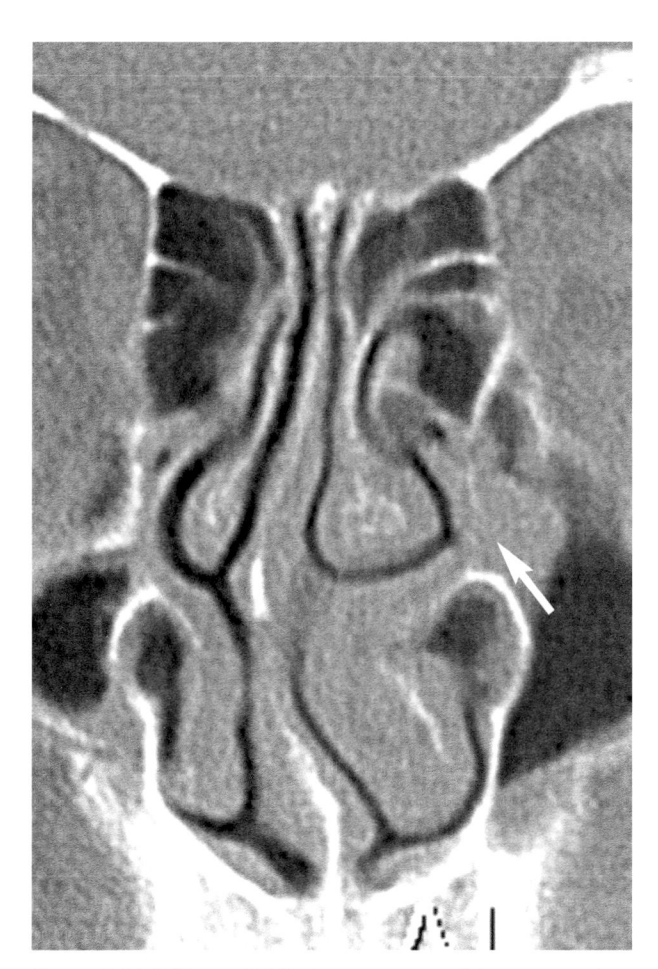

Figura 7.14 *Pólipo solitário.* Imagem coronal demonstrando um pequeno pólipo no complexo ostiomeatal esquerdo (seta). Embora facilmente demonstrado na imagem de TC, este não podia ser identificado ao exame clínico.

Só 8% dos seios esfenoidais mostram alguma alteração polipóide. Doença polipóide relativamente pequena no complexo ostiomeatal revelada pela endoscopia diagnóstica pode ser demonstrada extensa quando o paciente for examinado por TC.

Pode ser difícil interpretar acuradamente imagens de TC de pacientes com polipose maciça que se submeteram à cirurgia prévia. Pode haver reabsorção extensa de osso após necrose de pressão, e tudo que pode ser visto é uma massa amorfa de tecido polipóide, indicando a necessidade de um procedimento radical — o que pode divergir da decisão baseada em endoscopia diagnóstica. As decisões cirúrgicas não devem ser baseadas unicamente em achados radiográficos. Entretanto, naqueles que fizeram cirurgia prévia, TC é valiosa para demonstrar a presença de defeitos ósseos críticos, bem como a localização precisa da doença.

Não existem características radiológicas exclusivas que levem a um diagnóstico definitivo de polipose nasal. A presença de alteração destrutiva agressiva pode levantar a suspeita de neoplasia e pode se justificar biopsia. Calcificação associada pode ser sugestiva de um processo inflamatório crônico, mas também é associada a papiloma invertido ou sinusite fúngica. A atenuação em TC da massa polipóide pode ajudar na diferenciação de uma mucocele, a qual usualmente é não contrastada em comparação com pólipos, os quais mostram contraste. O diagnóstico diferencial das massas hiperdensas em TC está mostrado na Tabela 7.3.

TC é a modalidade de imagem de escolha para polipose nasossinusal benigna. RM é reservada para

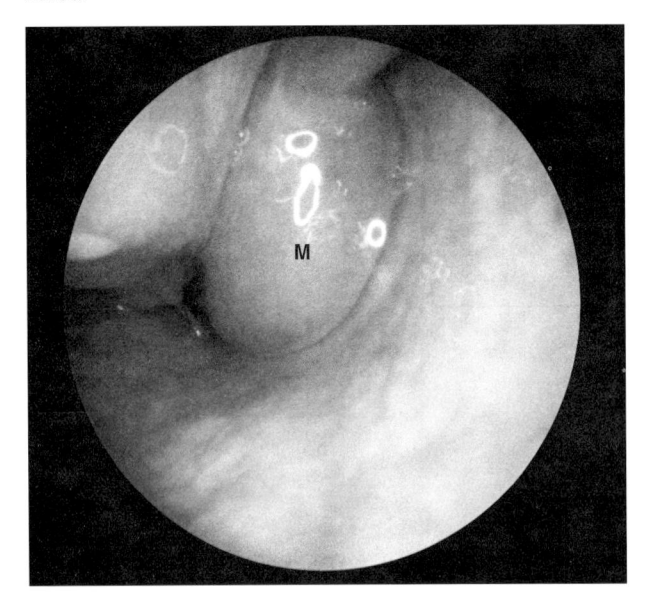

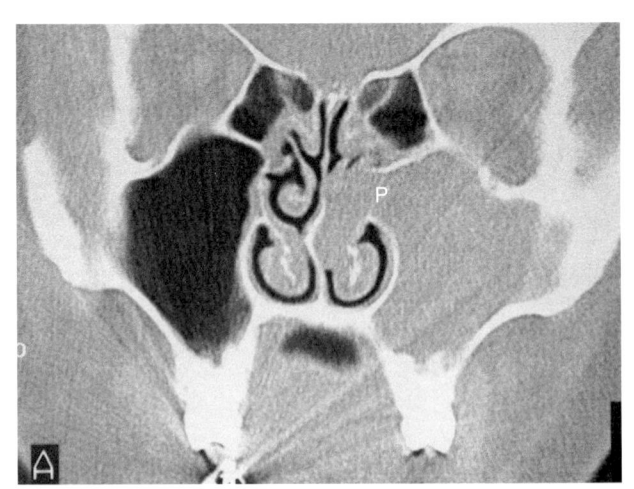

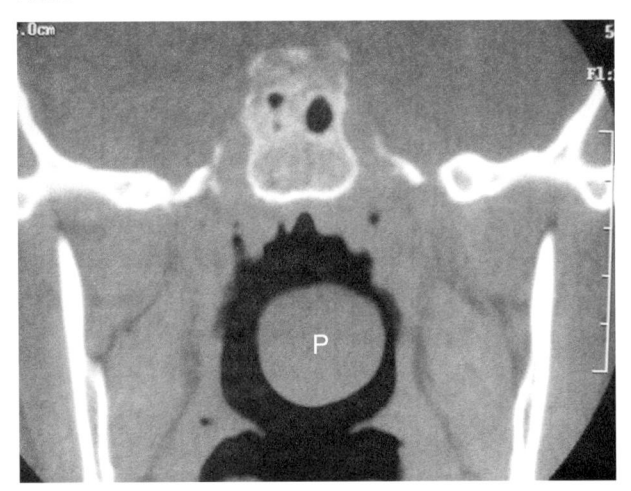

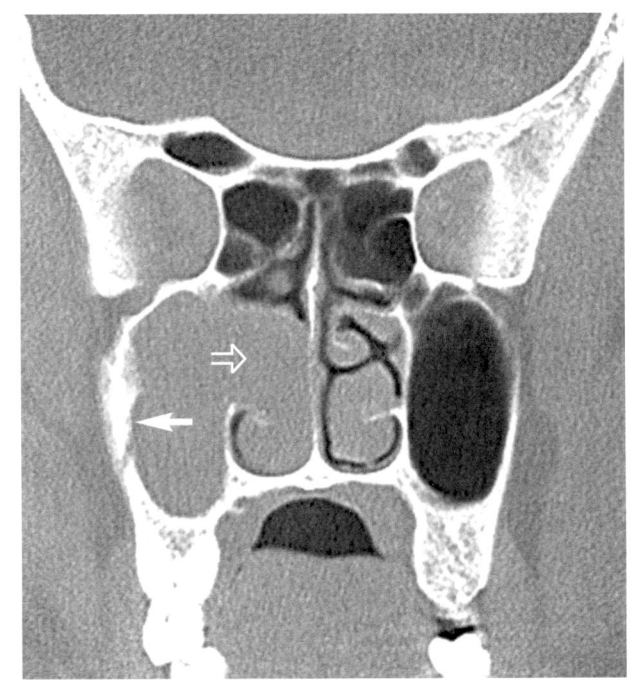

Figura 7.15 *Pólipo antrocoanal.* (**a**) Endoscopia demonstrando uma massa (M) no meato médio. (**b, c**) Imagens coronais demonstrando um grande pólipo antrocoanal inflamatório (P) que se estende desde o seio maxilar esquerdo até o meato médio. O pólipo é visto salientando-se na nasofaringe. (**d**) Imagem coronal demonstrando um grande pólipo antrocoanal que se estende do seio maxilar direito até o meato médio. Há osteíte reativa da parede do seio maxilar (seta). Remodelação da parede medial é aparente, com alargamento do óstio do seio maxilar (seta aberta).

Capítulo 7 • Características Radiológicas das Doenças Inflamatórias

7.16a

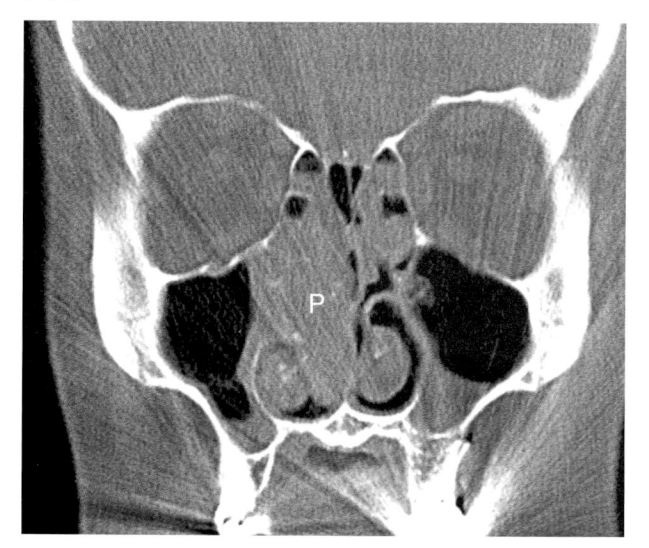

7.16b

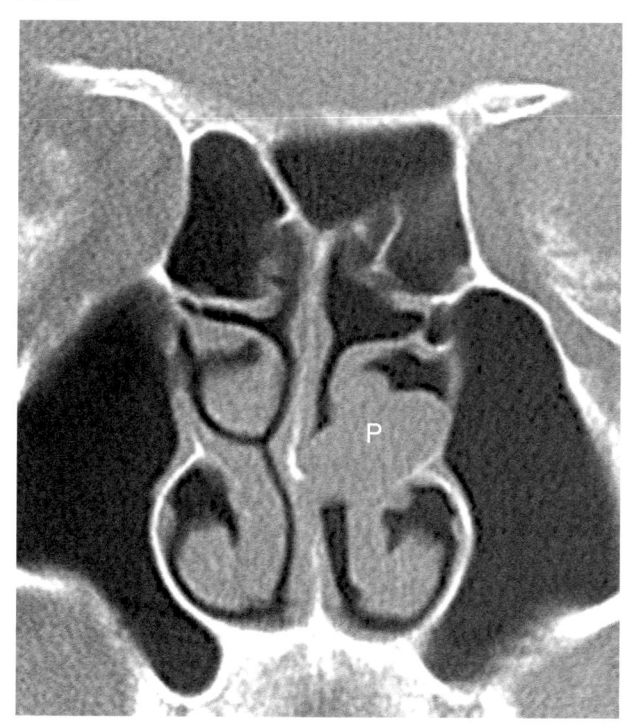

7.16c

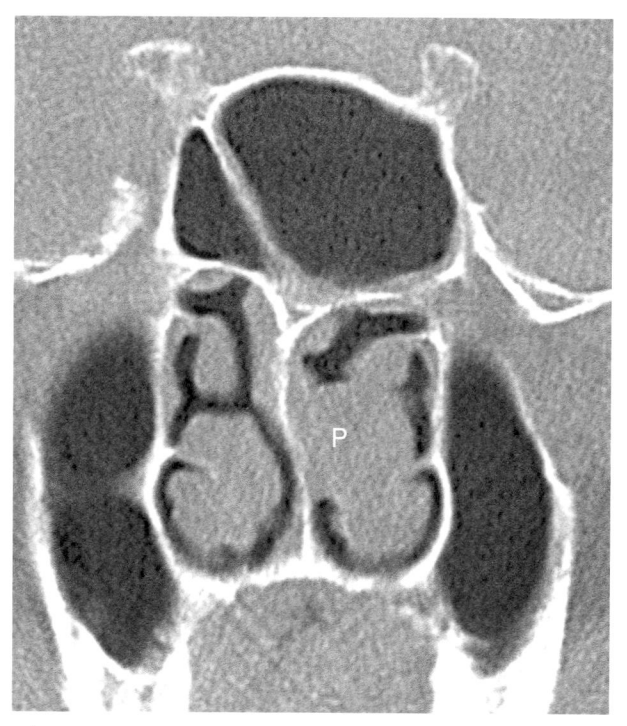

Figura 7.16 (a–c) *Pólipos do meato médio.* O meato médio é um local comum de pólipos. Esses pólipos são vistos salientando-se entre as conchas inferior e média (P).

casos complexos de pólipos nasossinusais, quando houver uma dúvida de infecção sinusal fúngica superposta, ou extensão intracraniana ou intra-orbitária da doença.

Características em RM da polipose nasossinusal

O aspecto característico em RM da polipose nasossinusal é um reflexo do rico conteúdo protéico e aquoso destes pólipos. A maioria dos pólipos é da mesma intensidade de sinal da água. Com o tempo, a quantidade de prótons de hidrogênio disponíveis livres diminui à medida que o conteúdo de água diminui. Isto resulta em características variáveis do sinal de RM. Um aspecto hiperintenso em RMs ponderadas para T1 e usualmente devido a um aumento no conteúdo protéico ou a hemorragia dentro dos pólipos.

O sinal hiperintenso em imagens de RM ponderadas para T2 é devido ao alto conteúdo de água. Muco espesso crônico pode dar origem a baixos sinais em T1 e T2.

PÓLIPOS ANTROCOANAIS (Figura 7.15)

A etiologia destes pólipos unilaterais não está clara, embora eles sejam histologicamente semelhantes a pólipos nasais inflamatórios. Um pólipo antrocoanal possui dois componentes: uma parte cística preenchendo o seio maxilar, que se origina mais comumente da parede póstero-lateral, e uma parte sólida, que se estende por um pedículo através do óstio maxilar, ou freqüentemente por um óstio acessório para dentro do meato médio. Este último componente expande-se progressivamente para alcançar a coana posterior. Os pólipos antrocoanais ocorrem mais freqüentemente

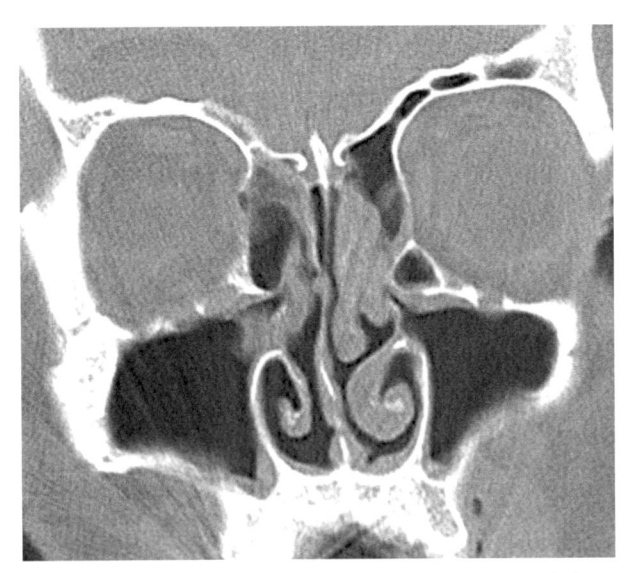

Figura 7.17 *Pólipos do recesso frontal.* Formação inicial de pólipo pode ser vista no recesso frontal esquerdo.

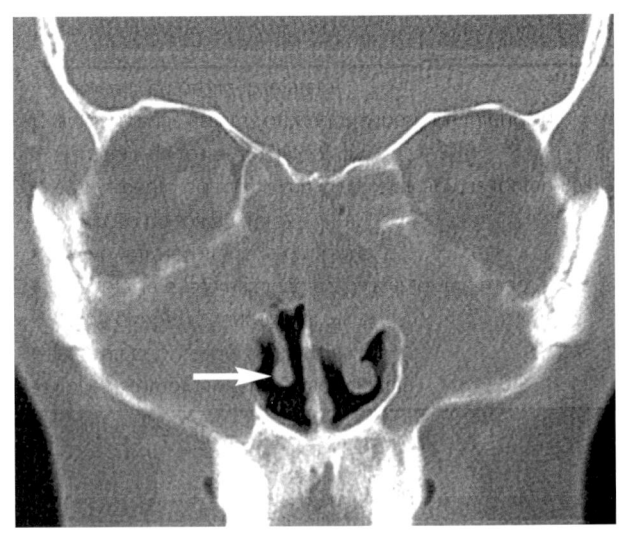

Figura 7.19 *Polipose nasal.* Imagem de TC coronal demonstrando polipose extensa ocupando a cavidade nasossinusal inteira em um paciente que passou por vários procedimentos cirúrgicos prévios. Há perda de grande parte dos septos ósseos normais. As conchas inferiores são pequenas e retraídas pelo uso crônico de descongestionantes tópicos (seta).

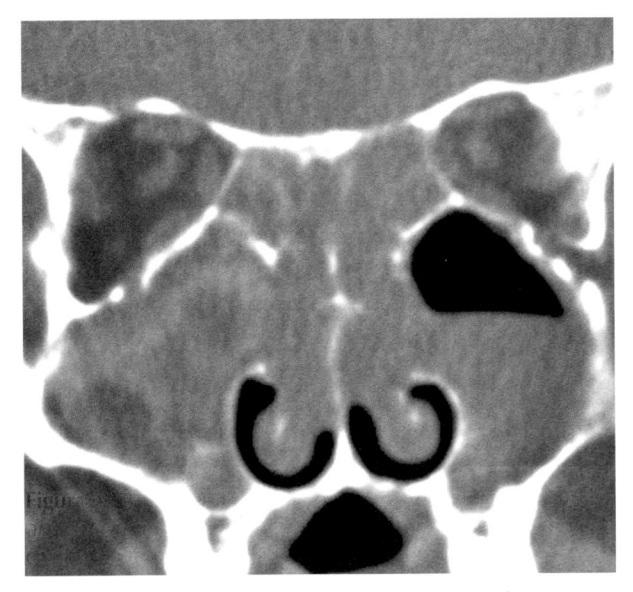

Figura 7.18 *Polipose nasal.* Múltiplos pólipos de alta densidade são vistos na luz do seio maxilar direito e há um nível hidroaéreo no seio maxilar esquerdo. O diagnóstico diferencial inclui sinusite fúngica alérgica e sinusite fúngica granulomatosa crônica.

em crianças e adultos jovens e têm uma tendência a recidivar se inadequadamente excisados.

Radiografia simples mostra uma massa homogênea no seio maxilar e uma cavidade nasal opacificada. Uma vista lateral pode demonstrar a margem posterior lisa do pólipo pendendo na nasofaringe.

TCs mostram uma massa dentro do antro que é contígua com uma massa de tecido mole de densidade uniforme na cavidade nasal ipsolateral.

O óstio sinusal e a cavidade nasal podem ser alargados graças à remodelação por pressão. Ocasionalmente, o osso circundante pode exibir uma mistura de reabsorção e osteíte reativa.

INFECÇÃO FÚNGICA DOS SEIOS PARANASAIS
(Tabelas 7.1 e 7.2; Figuras 7.37–7.45)

Sinusite fúngica é uma condição incomum que está sendo reconhecida com freqüência cada vez maior. Ela pode afetar pacientes sadios, mas mais comumente afeta indivíduos imunocomprometidos. Os sintomas podem incluir obstrução nasal, rinorréia purulenta e dor facial, todas as quais são resistentes ao tratamento com antibióticos. Pode haver uma longa história de sinusite refratária à terapia clínica convencional. Na maioria dos casos, o diagnóstico raramente é feito a partir dos achados clínicos unicamente, e estes pacientes usualmente são investigados por uma TC.

Bolas fúngicas de *Aspergillus* são a causa mais comum de infecção fúngica vista na população em geral.

Estes fungos são comumente encontrados no solo e em frutas e vegetais deteriorados. As três espécies de *Aspergilose* que são mais comumente responsáveis por infecções sinusais e respiratórias são *A. fumigatus* (o mais comum), *A. niger* e *A. flavus*. As formas nasossinusal e pulmonar de aspergilose não são relacionadas, com a forma primária pulmonar que ocorre em pacientes imunocomprometidos.

Tabela 7.1 Classificação da sinusite fúngica

- Sinusite fúngica alérgica
- Doença invasiva indolente de progressão lenta
- Doença local não invasiva: aspergiloma
- Tipo invasivo fulminante ocorrendo no paciente imunocomprometido

Tabela 7.2 Fatores predisponentes à sinusite fúngica

- Sinusite crônica e polipose nasossinusal
- Imunossupressão
- Diabetes melito
- Muco estagnado como resultado de má ventilação, atividade mucociliar diminuída

Tabela 7.3 Características do sinal de RM de várias anormalidades sinusais[a]

Anormalidade	Aspecto em RM ponderada para T1	Aspecto em RM ponderada para T2
Sinusite	Mucosa espessa, hipointensa.	Mucose espessa, hiperintensa
Cistos de retenção	Hipointensos	Hiperintensos
Polipose	Hipointensa	Hiperintensos
Pólipos de longa duração	Variáveis	Variáveis
Mucocele (alto conteúdo de água)	Hipointensa	Hiperintensa
Mucocele (menos água e mais proteína)	Hiperintensa	Hiperintensa
Mucocele (conteúdo espesso, pastoso)	Hipointensa	Mais hipointensa a ausência de sinal
Mucocele (dessecada, seca e sem hidrogênio móvel)	Ausência de sinal	Ausência de sinal
Hemorragia (aguda)	Hipointensa	Hipointensa
Hemorragia (crônica)	Hiperintensa	Hiperintensa
Micetomas (conteúdo "caseoso")	Hipointensos ou isointensos	Mais hipointensa ou ausência de sinal
Micetomas (conteúdo seco)	Ausência de sinal	Ausência de sinal

[a]Intensidade de sinal em relação ao cérebro: hipointenso (escuro); hiperintenso (brilhante); isointenso (o mesmo que o do cérebro); ausência de sinal (negro); variável (hipo, hiper, isointenso ou ausência de sinal).

Os achados radiológicos nos casos de sinusite fúngica incluem os seguintes:

- Espessamento mucoperióstico nodular. A mucosa sinusal inflamada é usualmente hiperintensa em imagens de RM. As características de sinal de várias anormalidades, como hemorragia, pólipos e tumores, estão sumariadas na Tabela 7.3.
- Ausência de níveis hidroaéreos, opacificação dos seios etmoidais e erosão óssea.
- Áreas de atenuação aumentadas em um seio doente são sugestivas de infecção fúngica. Estas são consideradas devidas à presença de metabólitos de metais como ferro, magnésio, cálcio e manganês. Estes metais também são responsáveis pela ausência de sinal que pode ser observada em imagens de RM.
- Espessamento esclerótico, ou osteíte reativa, das paredes ósseas dos seios com remodelação e erosão ou destruição podem ser observados em alguns casos. Quando há destruição óssea extensa, pode ser impossível diferenciar radiologicamente sinusite fúngica de malignidade, e pode ser necessária biopsia tecidual (Tabela 7.4).

Tabela 7.4 Diagnóstico diferencial das massas hiperdensas em imagens de TC da cavidade nasossinusal

- Pus espesso
- Secreções desidratadas em pólipos nasais
- Sinusite fúngica
- Trombo ou hemorragia intra-sinusal
- Corpos estranhos ou sinusite granulomatosa de corpo estranho
- Tumores ósseos rodeados por inflamação
- Sarcomas com calcificação distrófica
- Calcificações distróficas em papiloma invertido

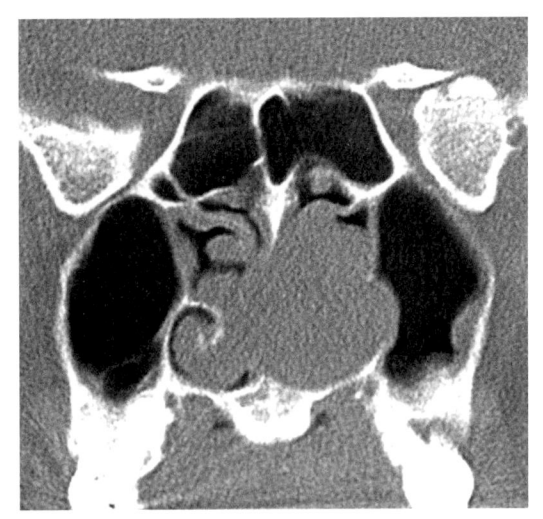

Figura 7.20 *Grande pólipo nasal.* Há uma grande massa polipóide lisa na cavidade nasal esquerda, com remodelação da cavidade nasal. Com base nas características de TC, seria impossível diferenciar entre um tumor benigno e um pólipo inflamatório.

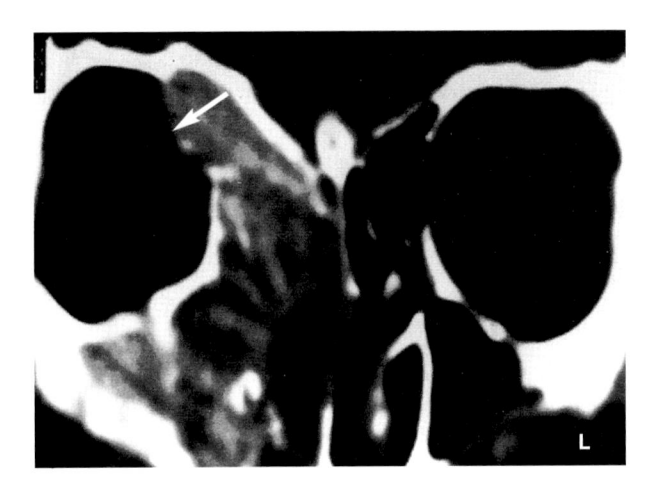

Figura 7.21 *Polipose nasal.* Imagem coronal examinada com janela estreita, demonstrando pólipos nasais benignos associados a uma mucocele no seio etmoidal direito seguindo-se à obstrução dos óstios. As densidades alternadas são decorrentes do material mucóide no pólipo (baixa densidade) e das pregas mucosas densas. A margem súpero-medial da órbita está erodida (seta). Imagem cortesia do Dr. Mario Chiu, St Michael's Hospital, Toronto.

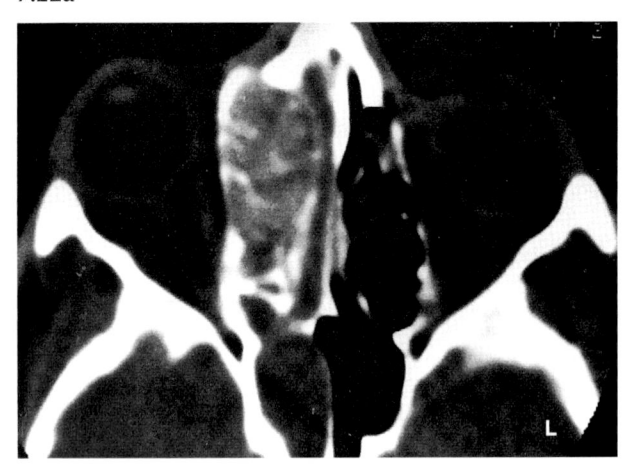

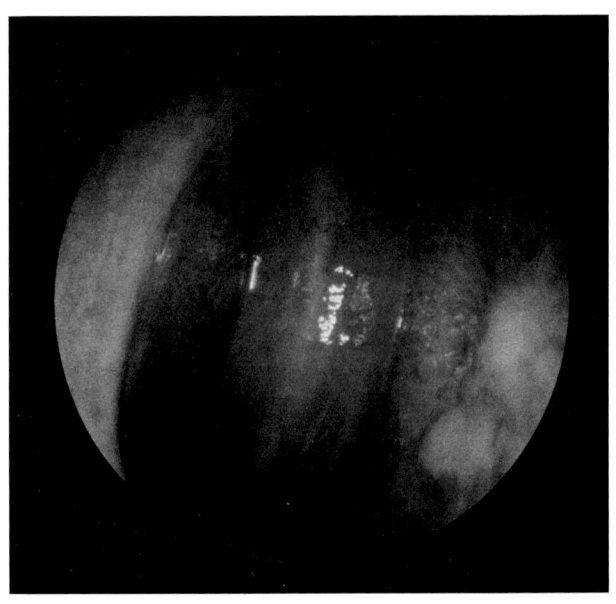

Figura 7.22 *Polipose nasal.* (**a**) Imagem axial com janela estreita do mesmo paciente da Figura 7.21, demonstrando alargamento do labirinto etmoidal para a órbita direita com preservação de alguns dos septos ósseos que separam as células aéreas etmoidais. Isto tem alguns dos aspectos de uma mucocele polipóide etmoidal. A lâmina papirácea está espessa e esclerótica. (**b**) Exame endoscópico demonstrando um pólipo benigno verde-azulado no meato médio.

- TCs podem mostrar comprometimento do complexo ostiomeatal, o qual é um fator predisponente para infecção recorrente.

No paciente imunocomprometido, sinusite fúngica pode pôr em risco a vida. Aspectos clínicos importantes como febre, rinorréia, dor à palpação sinusal e edema da face podem dar origem a apenas brando espessamento mucoso em diagnóstico por imagem tomográfico, uma vez que estes pacientes freqüentemente são incapazes de edificar uma resposta inflamatória significativa. Com o tempo, extensão intracraniana da doença e trombose do seio cavernoso podem surgir. Aneurismas micóticos intracranianos e hemorragia intracraniana também podem ocorrer.

Os pacientes diabéticos com cetoacidose estão em risco aumentado de uma forma agressiva de doença sinusal fúngica invasiva secundária à mucormicose.

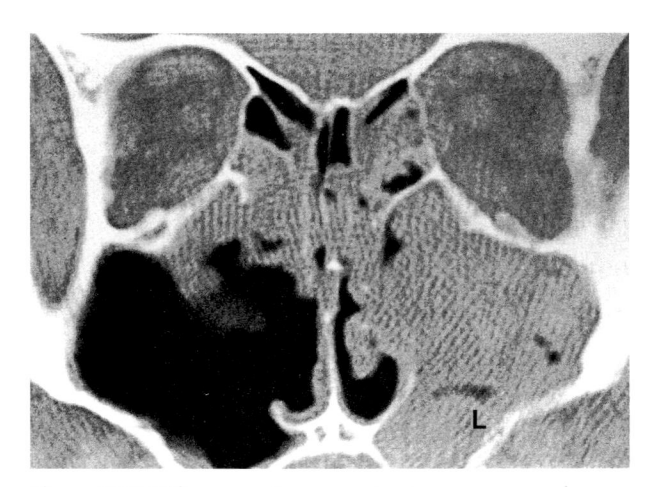

Figura 7.23 *Pólipos nasais recorrentes.* Imagem coronal, examinada com uma janela larga demonstrando o defeito tecidual a partir de um procedimento radical de drenagem realizado para sinusite maxilar crônica. A parede medial do seio maxilar e as conchas média e inferior no lado direito foram removidas. O resto dos seios está cheio com tecido mole aparentemente homogêneo.

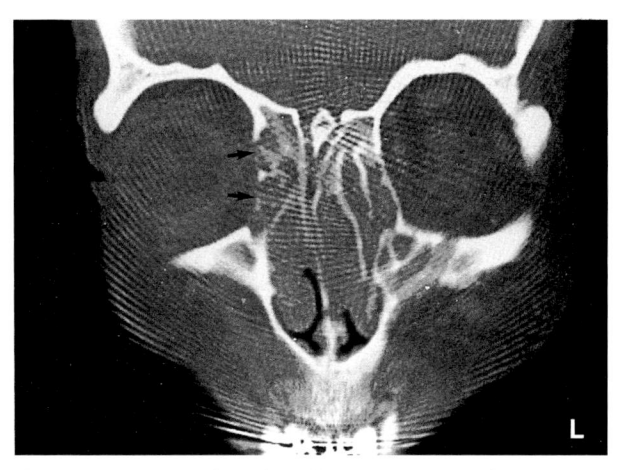

Figura 7.25 *Mucocele polipóide.* Imagem coronal demonstrando enchimento extenso com tecido mole nas células aéreas etmoidais. A erosão óssea vista na lâmina papirácea direita (setas) levanta a possibilidade de doença polipóide ou uma mucocele. A expansão lisa característica de uma mucocele está ausente.

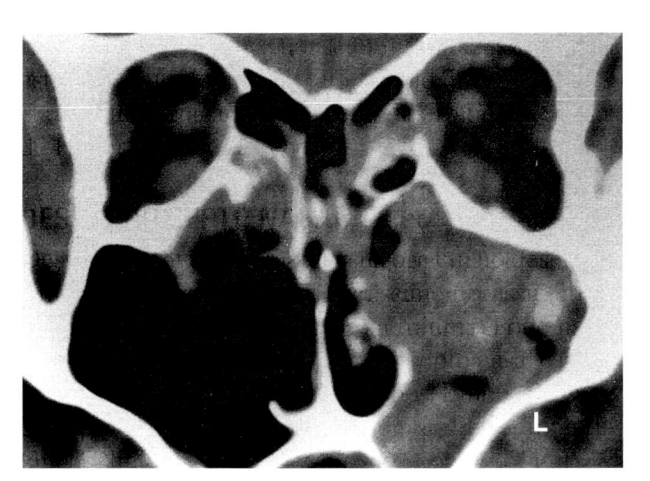

Figura 7.24 *Pólipos nasais recorrentes.* Imagem coronal com janela estreita do mesmo paciente da Figura 7.23, demonstrando densidades altas e baixas alternadas no seio maxilar esquerdo compatíveis com tecido polipóide recorrente.

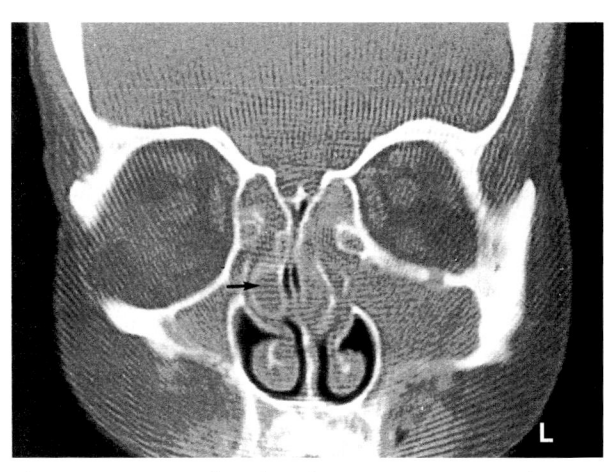

Figura 7.26 *Mucocele polipóide.* Esta imagem coronal é mais posterior que a da Figura 7.25. O tecido mole extenso visto em toda a extensão dos seios paranasais é graças à polipose. Há uma concha bolhosa doente à direita (seta).

Necrose das conchas com formação de crostas negras na cavidade nasal são sugestivas desta forma agressiva de sinusite fúngica invasiva. Mucormicose pode desenvolver-se para uma infecção rinocerebral agressiva que muitas vezes é fatal. O diagnóstico pode ser confirmado pelo exame cuidadoso de raspados nasais e biopsias da mucosa.

O tratamento da sinusite fúngica exige desbridamento cirúrgico e restabelecimento da ventilação do seio, bem como terapia antifúngica sistêmica nos pacientes que já têm doença fúngica invasiva, juntamente com esteróides.

7.27a

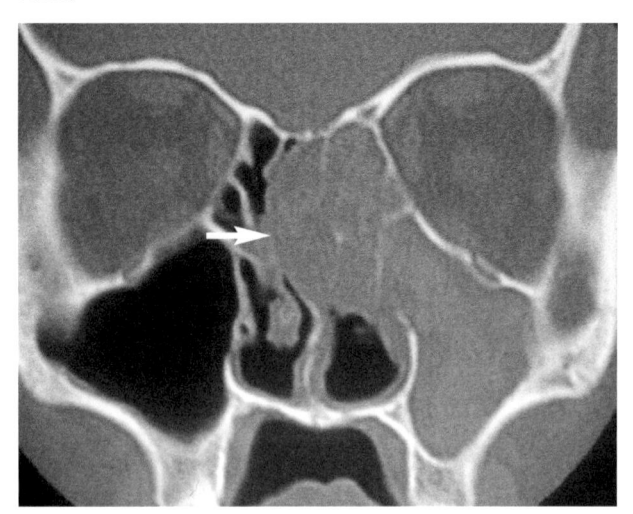

7.27b

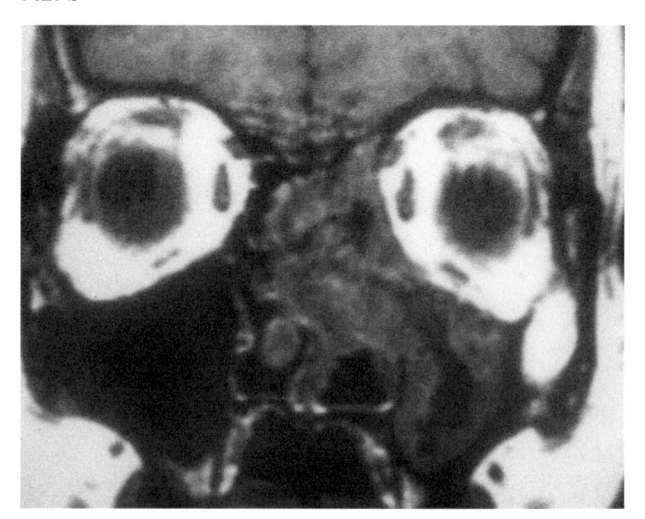

7.27c

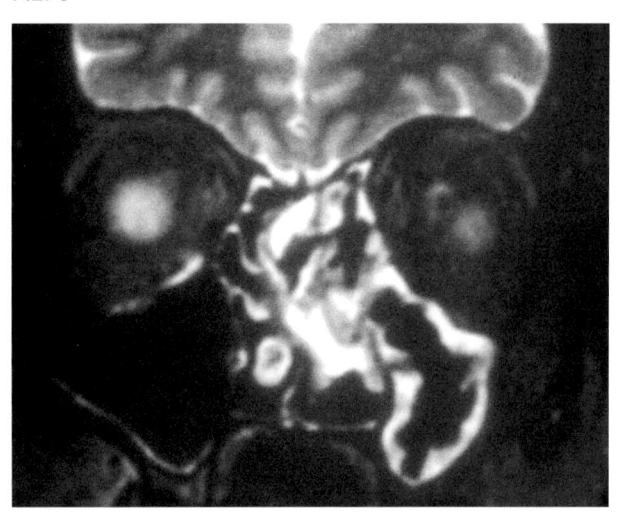

Figura 7.27 *Pólipos espessados.* (**a**) Imagem de TC demonstrando a presença de massas de alta densidade nos seios maxilar e etmoidal esquerdos. (**b**) Na RM ponderada para T1, o pólipo na luz da seio é hipointenso e a mucosa circundante é hipertrófica, reativa e complexa nas suas características de sinal. (**c**) Na RM ponderada para T2, o pólipo é vazio de sinal, e a mucosa circundante é hiperintensa nas suas características de sinal. Os achados são pela falta de água no pólipo.

RINITE ATRÓFICA (Figuras 7.46 e 7.47)

A rinite atrófica é uma doença pouco compreendida, caracterizada por atrofia da mucosa nasal e reabsorção do osso subjacente. Os pacientes usualmente se queixam de obstrução nasal. Outros aspectos clínicos incluem anosmia e rinorréia purulenta com odor fétido. A rinite atrófica pode ocorrer como doença primária da cavidade nasal ou pode seguir-se à cirurgia intranasal. As imagens podem mostrar reabsorção das paredes ósseas da cavidade nasal e atrofia da mucosa das conchas inferiores e médias. Pode ocorrer aumento da cavidade nasal como resultado do encurvamento lateral da parede nasal lateral. O processo usualmente é simétrico, mas pode ocorrer unilateralmente. Hipo-plasia dos seios maxilares e espessamento mucoso nos seios paranasais podem ser observados.

HEMORRAGIA SINUSAL (Figura 7.48)

Hemorragia dentro dos seios paranasais resulta em atenuação mais alta na TC que por líquido seroso. Pode ser difícil diferenciar líquido sanguinolento e mucosa espessada no escaneamento pela TC. RM é ideal para avaliar um seio opacificado. As características de sinal do sangue variam de acordo com a forma química na qual os produtos do sangue estão presentes. Os constituintes do sangue sofrem diversas transformações com a degradação ao longo do tempo. A oxiemoglobina nos eritrócitos será convertida em

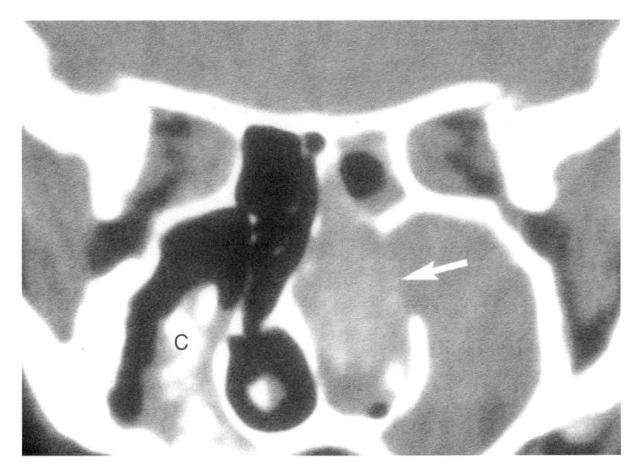

Figura 7.28 *Sinusite granulomatosa polipóide de corpo estranho.* Esta mulher de 30 anos apresentou-se com corrimento nasal crônico e sinusite recorrente. A imagem de TC demonstra a presença de calcificações grosseiras (C) na luz do seio maxilar direito. Além disso, há uma massa de densidade variada no seio maxilar esquerdo, com alguma destruição da parede medial (seta). O diagnóstico diferencial inclui sinusite fúngica, talco, cocaína ou outra sinusite reativa de corpo estranho.

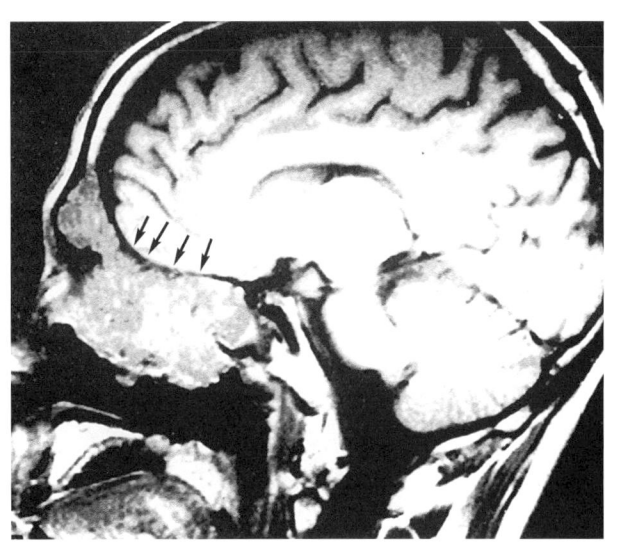

Figura 7.30 *Polipose nasal benigna.* Imagem de RM sagital ponderada para T1 mostrando que as massas nos seios frontais, esfenoidal e etmoidais são de intensidade mista de sinal. O osso (ausência de sinal) parece estar intacto (setas).

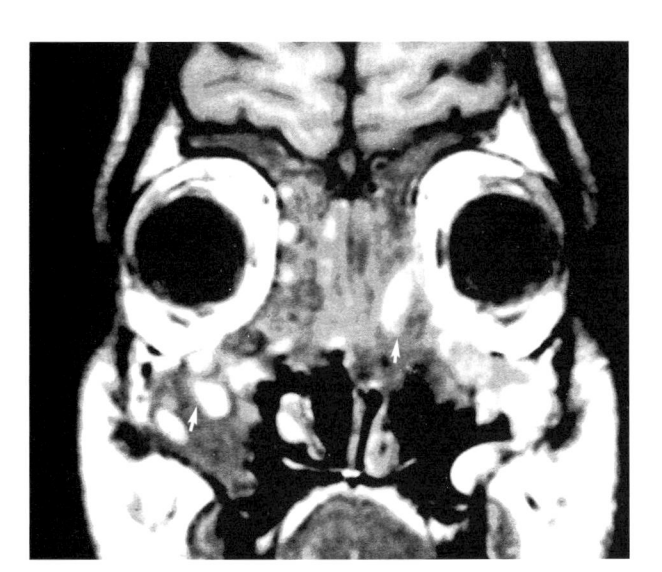

Figura 7.29 *Polipose nasal.* Este paciente submeteu-se a várias operações para polipose nasossinusal maciça. Esta imagem de RM ponderada para T1 demonstra que os pólipos nasais são de variadas intensidades de sinal (setas).

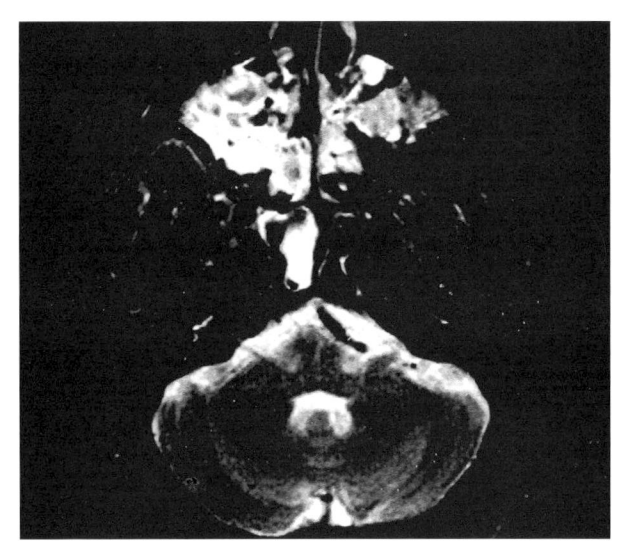

Figura 7.31 *Polipose nasossinusal.* Imagem de RM ponderada em T2, no plano axial demonstrando as intensidades variadas de sinal desde ausência de sinal até hiperintensidade. Este aspecto em RM é clássico da natureza benigna destes pólipos – em oposição aos pólipos malignos, os quais usualmente são de intensidade intermediária de sinal em todas as seqüências de diagnóstico por imagem.

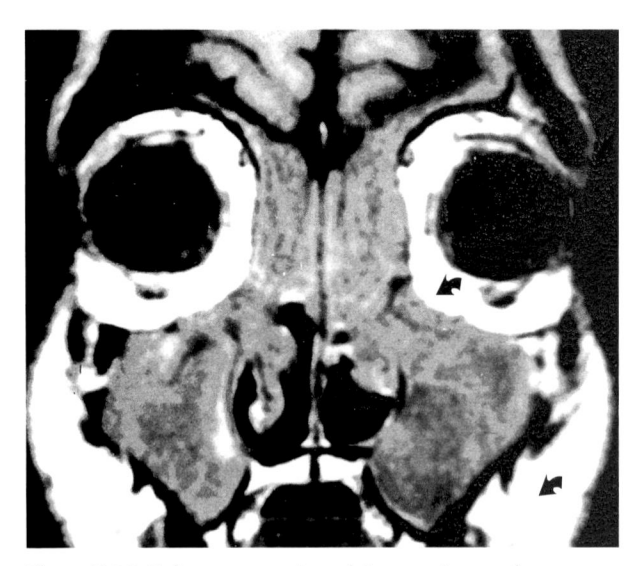

Figura 7.32 *Polipose nasossinusal.* Este paciente submeteu-se a múltiplas polipectomias e uma etmoidectomia. Uma imagem de RM ponderada para T1 demonstra massas de intensidade intermediária de sinal nos seios maxilares e etmoidais bilateralmente. Hipertelorismo é evidente. Os sinais brilhantes vistos nas órbitas e bochechas são por causa da gordura (setas pretas).

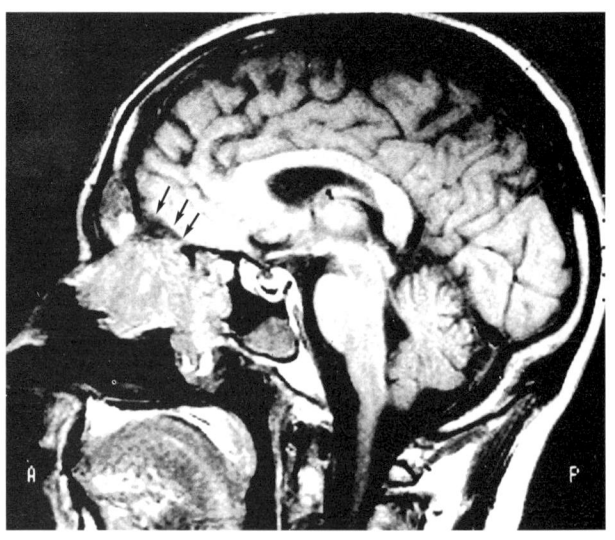

Figura 7.34 *Polipose nasossinusal com erosão da base do crânio.* Imagem de RM sagital ponderada para T1 demonstrando a erosão da base do crânio anteriormente (setas) secundária aos pólipos. O aspecto não homogêneo dos pólipos caracteriza a natureza benigna desta doença, apesar das erosões vistas nas imagens.

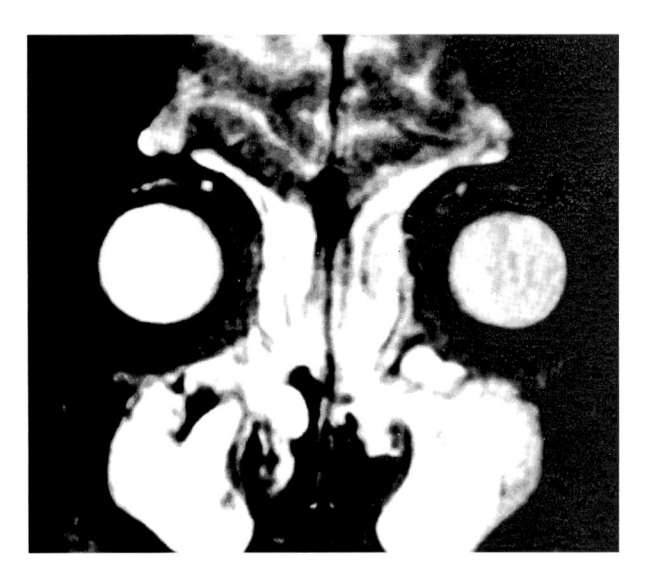

Figura 7.33 *Polipose nasossinusal.* No mesmo paciente da Figura 7.32, uma imagem de RM ponderada para T2 demonstra hiperintensidade dos grandes pólipos bilaterais nos seios maxilares e nos complexos etmoidais.

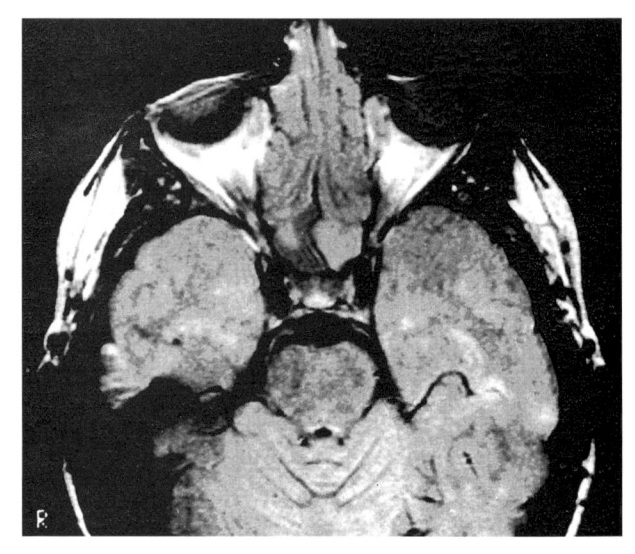

Figura 7.35 *Polipose nasal.* RM axial ponderada para densidade de prótons, demonstrando que as massas nos seios etmoidais são de intensidade intermediária de sinal. Os septos ósseos no complexo etmoidal estão bem preservados.

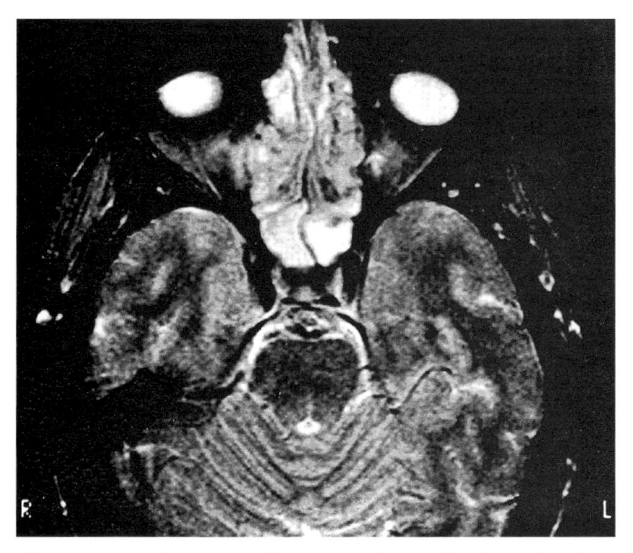

Figura 7.36 *Polipose nasal*. Imagem de RM axial ponderada para T2 dos mesmos pólipos da Figura 7.32, demonstrando que as massas são hiperintensas em intensidade de sinal.

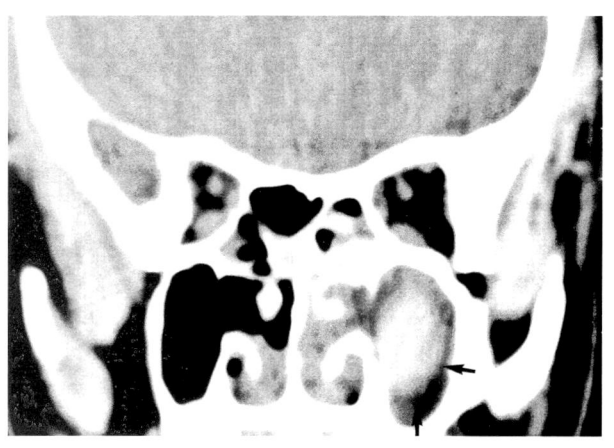

Figura 7.38 *Sinusite fúngica*. Uma mulher de 52 anos apresentou-se com sinusite recorrente. Esta imagem de TC coronal demonstra uma massa de alta densidade no seio maxilar esquerdo, com uma orla de mucosa sinusal inflamada, a qual é de baixa densidade (setas pretas). A massa de alta densidade também é vista no complexo etmoidal.

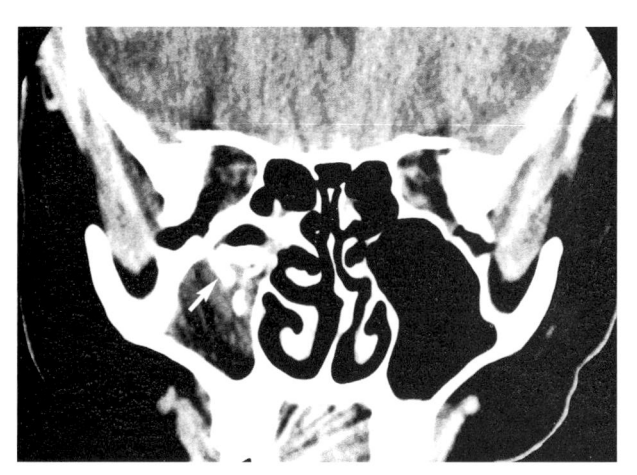

Figura 7.37 *Sinusite fúngica*. Uma mulher de 34 anos apresentou-se com uma história de longa duração de sinusite que não respondia a antibióticos. Esta imagem de TC coronal demonstra sinusite no seio maxilar direito com calcificações distróficas na bola fúngica (seta).

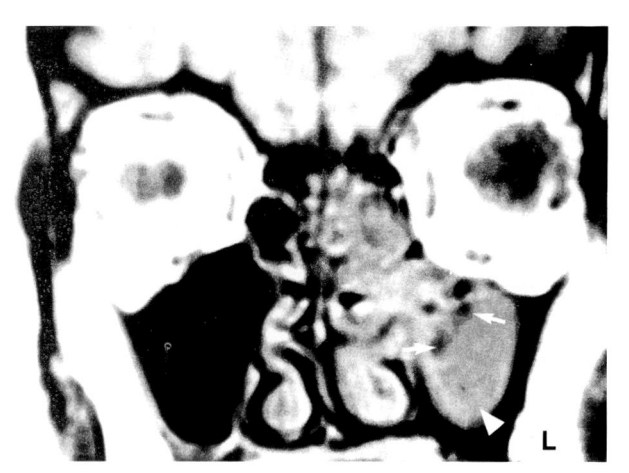

Figura 7.39 *Sinusite fúngica*. Imagem de RM ponderada para T1 do mesmo paciente da Figura 7.37, demonstrando uma área de ausência de sinal no antro isointenso (setas). Compostos ferromagnéticos e cálcio no micélio do fungo dão origem à ausência de sinal. Há também um aumento não-homogênio no sinal da mucosa sinusal inflamada (ponta de seta).

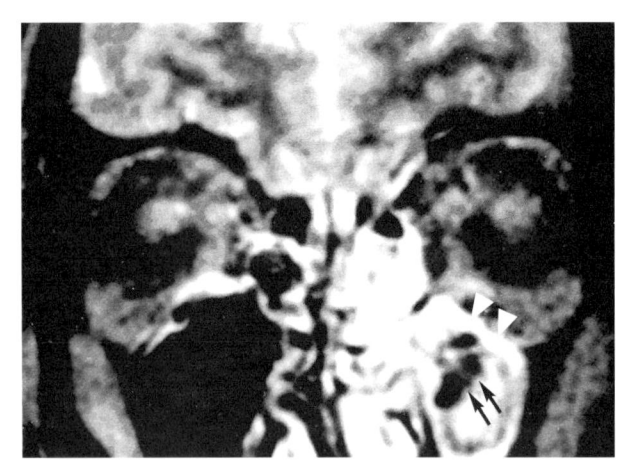

Figura 7.40 *Sinusite fúngica.* RMs ponderadas para densidade de prótons (não mostradas) demonstraram uma diminuição adicional nas intensidades de sinal do conteúdo do seio maxilar. Esta RM ponderada para T2 mostra as concreções fúngicas como uma área de ausência de sinal (setas pretas). Isto é rodeado por intensidade de sinal intensamente brilhante da mucosa inflamada do seio maxilar (pontas de setas).

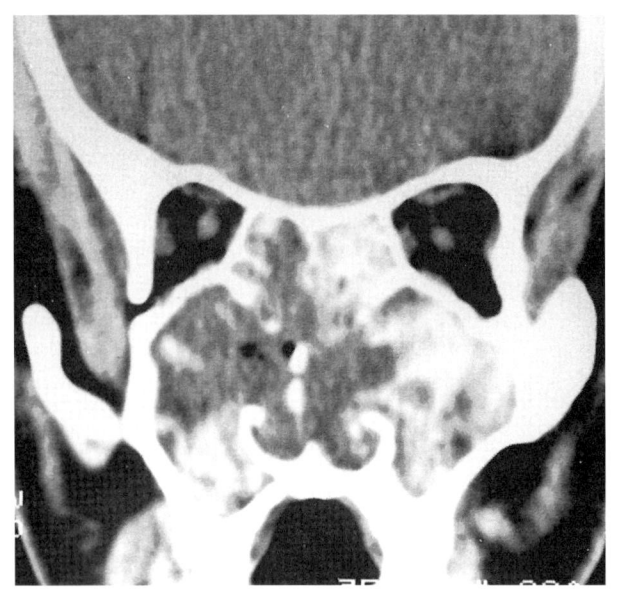

7.42a

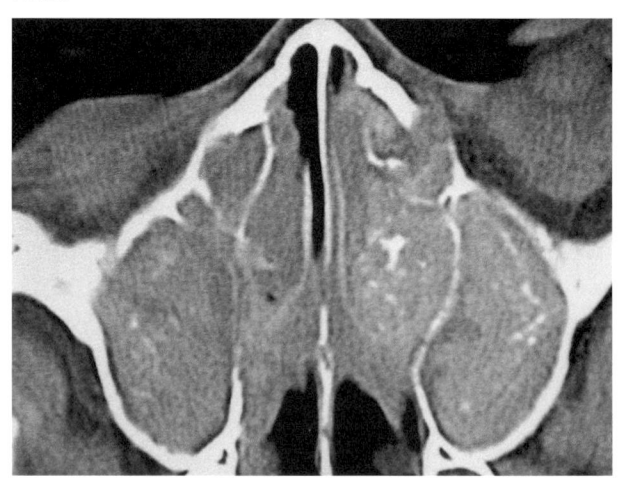

7.42b

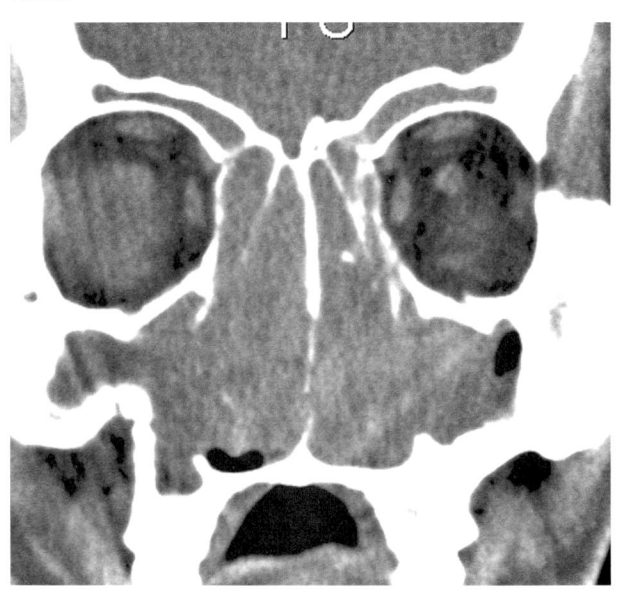

Figura 7.42 (a, b) *Polipose fúngica alérgica e sinusite fúngica.* Neste paciente, há pólipos com calcificações amorfas compactadas nas cavidades sinusais.

Figura 7.41 *Polipose fúngica alérgica e sinusite fúngica.* Um homem de 38 anos apresentou-se com uma história de sinusite recorrente crônica e polipose nasal recorrente. Esta imagem de TC mostra que os seios maxilares e etmoidais posteriores estão completamente preenchidos de um material cuja radiodensidade varia grandemente. Este aspecto é característico de sinusite fúngica alérgica. No momento da cirurgia, observou-se que o material dentro do seio consistia em muco espessado de cor cáqui, arenoso e com consistência de borracha. As áreas de radiodensidade aumentada são consideradas resultantes do acúmulo de metais pesados.

desoxiemoglobina, que é subseqüentemente oxidada para metemoglobina. Após a lise dos eritrócitos, a metemoglobina intracelular se torna metemoglobina extracelular livre. Hemossiderina é o produto final de degradação. Cada um destes componentes mostrará diferentes características de intensidade de sinal para T1 e T2.

Sangramento fresco liberando oxiemoglobina mostrará sinais baixos-intermediários de T1 e altos de T2. Desoxiemoglobina mostrará sinais baixos de T1 e T2. Metemoglobina intracelular será hiperintensa em

7.43a

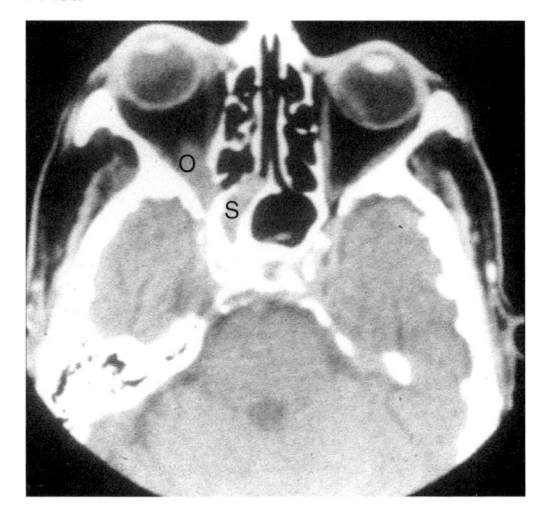

7.43b

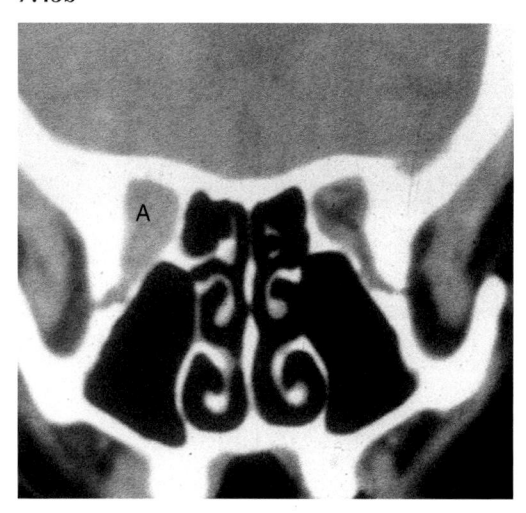

7.43c

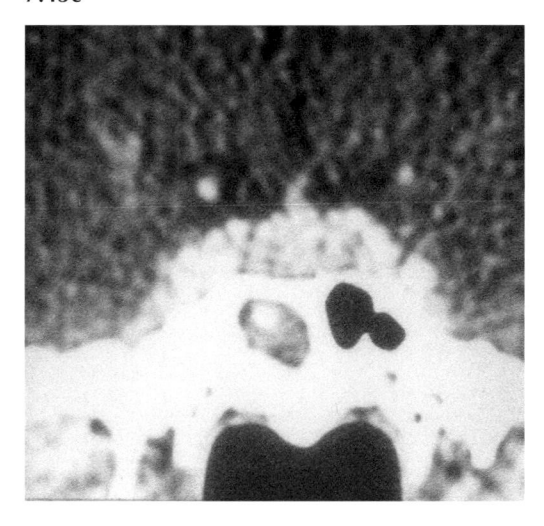

Figura 7.43 *Sinusite fúngica invasiva por Aspergillus*. Uma mulher de 60 anos com diabetes melito apresentou-se com uma história de 3 dias de visão diminuída, dor orbitária, náusea e vômito. (**a**, **b**) Imagens de TC demonstrando a presença de uma massa no seio esfenoidal (S) associada à perda do plano de gordura na fissura orbitária superior (A) no lado direito. O nervo óptico (O) está edemaciado. (**c**) Uma bola fúngica de alta densidade está presente no seio esfenoidal. Esta paciente respondeu bem à terapia antifúngica.

imagens ponderadas para T1 e hipointensa em ponderadas para T2. Metemoglobina extracelular é hiperintensa em imagens ponderadas para T1 e T2. Hemossiderina é hipointensa em ambas as imagens ponderadas para T1 e T2.

Se o seio não estiver completamente cheio de sangue e tiver ar residual nele, o sangue se oxida mais rapidamente. Após oxidação, o conteúdo do seio é predominantemente metemoglobina intracelular, a qual é hiperintensa em imagens ponderadas para T1 e hipointensa em imagens ponderadas para T2. Uma vez que as células se rompam, a metemoglobina intracelular se torna extracelular e é hiperintensa em imagens ponderadas para T1 e T2. Não é incomum ver sangue nos seios paranasais. Sangue muitas vezes é associado a trauma, discrasias sanguíneas e hemorragia de lesões benignas ou malignas. Hemorragia após trauma pode produzir uma reação inflamatória da mucosa do seio, a qual pode ser erradamente tomada por polipose nasossinusal.

7.44a

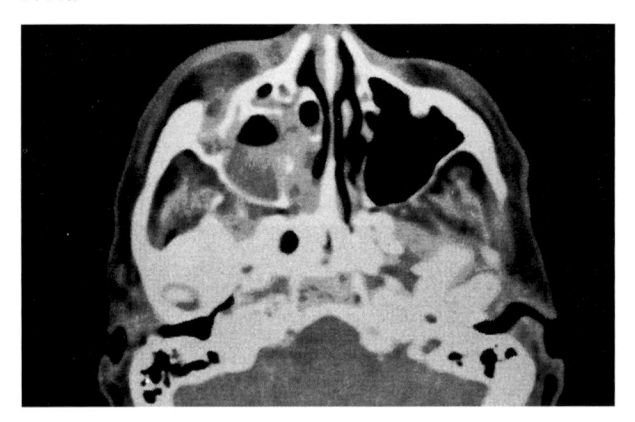

7.45a

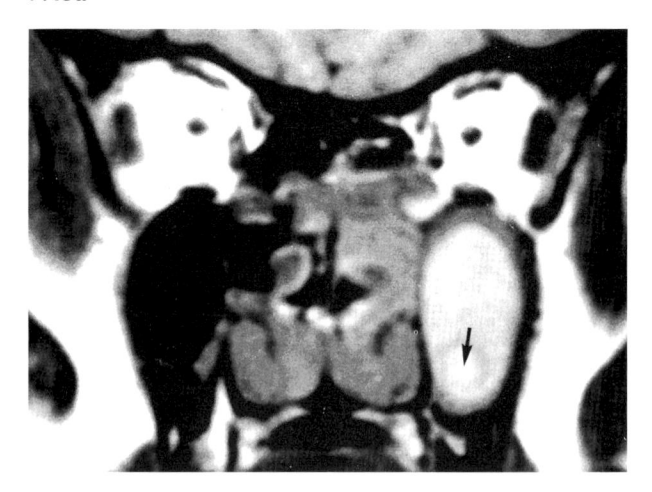

7.44b

7.45b

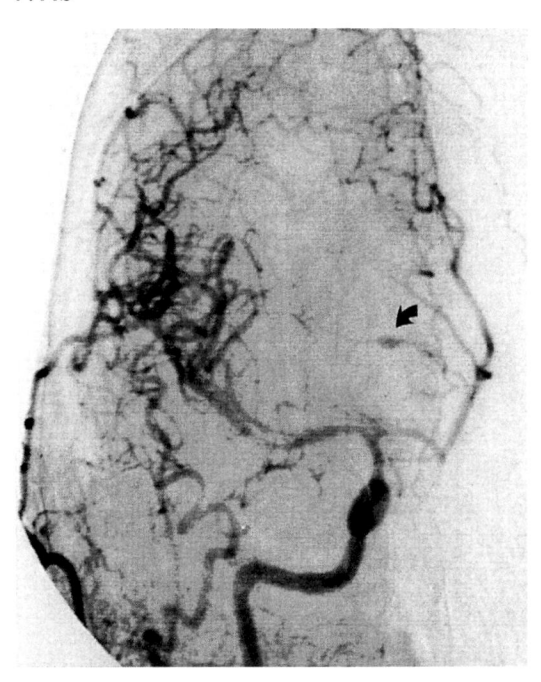

Figura 7.44 *Mucormicose.* Um diabético não-controlado submeteu-se a tratamento de canal dentário 4 dias antes. Ele se apresentou no departamento de emergência com dor grave na área da bochecha direita. O exame endoscópico da cavidade nasal revelou a presença de detritos fúngicos negros e encrostamento. Uma imagem de TC axial (**a**) demonstrou uma sinusite aguda com um nível hidroaéreo comprometendo os seios maxilar e etmoidal direitos além de celulite da órbita direita. No dia seguinte à admissão, o paciente teve um acidente vascular cerebral. Um angiograma de emergência (**b**) identificou um aneurisma micótico (seta) que muito provavelmente foi a causa da hemorragia intracraniana.

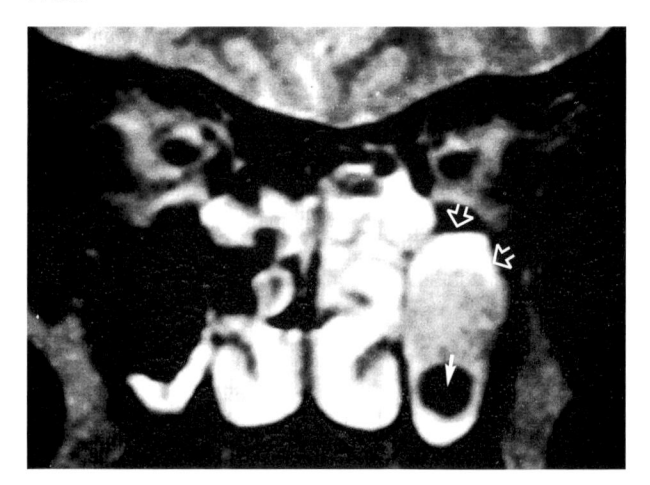

Figura 7.45 *Sinusite fúngica.* (**a**) RM ponderada para T1 demonstrando uma massa hiperintensa no seio maxilar esquerdo rodeada por líquido hipointenso (seta). Um segundo foco hiperintenso é visto no seio maxilar. (**b**) Uma RM ponderada para T2 demonstrando que o foco hiperintenso no seio maxilar esquerdo tem ausência de sinal (seta). O conteúdo restante do seio é diminuído em intensidade de sinal em comparação com a imagem ponderada para T1 em (**a**). A mucosa sinusal inflamada é hiperintensa (setas abertas). Esta diminuição progressiva na intensidade de sinal em imagens ponderadas para T2 quando comparadas a imagens ponderadas para T1 é típica de infecção fúngica nos seios. Hemorragia intra-sinusal pode assemelhar-se à sinusite fúngica: a diferença é na imagem ponderada para T2, na qual a área hemorrágica é diminuída em intensidade de sinal — mas não na extensão que é vista na sinusite fúngica. A mucosa sinusal inflamada é hiperintensa.

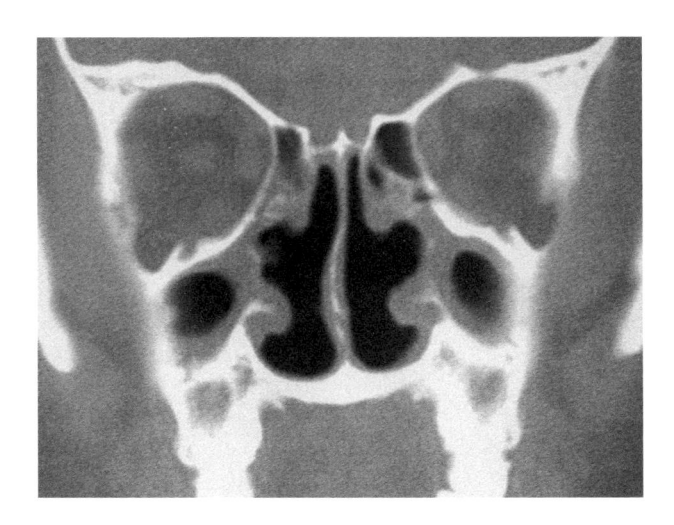

Capítulo 7 • Características Radiológicas das Doenças Inflamatórias 107

Figura 7.46 *Rinite atrófica*. Os pacientes se apresentam com obstrução nasal, corrimento com odor fétido, e fossas nasais secas. Esta imagem de TC coronal demonstra espessamento mucoso inflamatório em ambos os seios maxilares. As conchas média e inferior atrofiaram-se e há poucos septos ósseos no labirinto etmoidal. As cavidades nasais mostram-se aumentadas.

7.47a

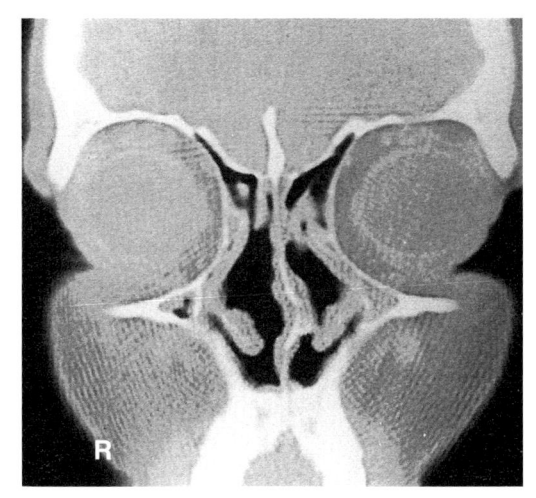

7.47b

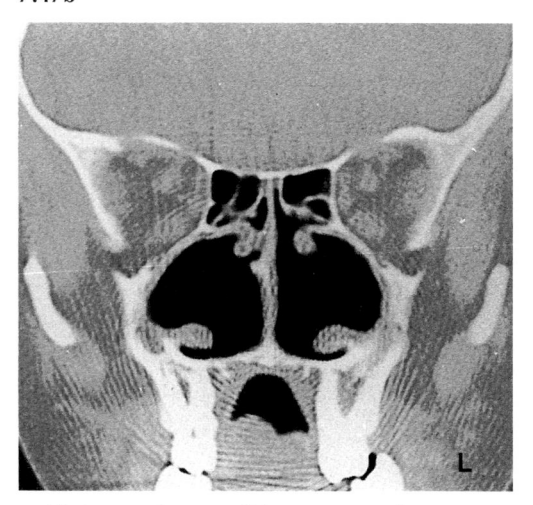

Figura 7.47 *Rinite atrófica*. (**a**, **b**) Imagens coronais demonstrando cavidades nasais expandidas por causa da reabsorção das conchas e das paredes ósseas das cavidades nasais. Apesar de as cavidades nasais "espaçosas", os pacientes freqüentemente se queixam de obstrução nasal.

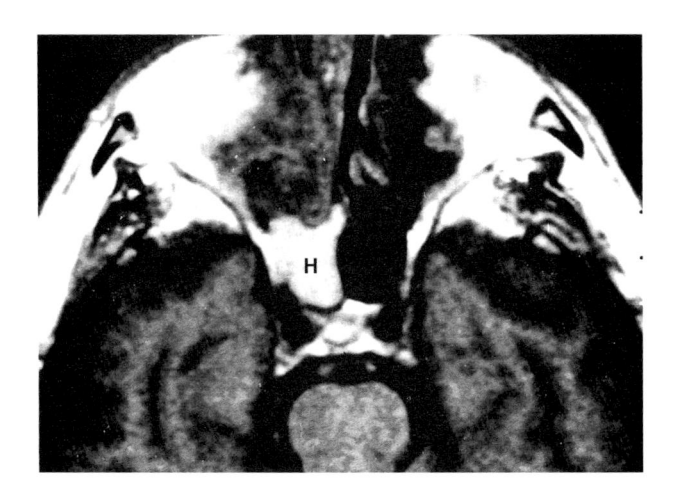

Figura 7.48 *Hemorragia sinusal*. Imagem de RM ponderada para T1 demonstrando uma hemorragia hiperintensa (H) no seio esfenoidal direito.

CAPÍTULO 8

Complicações da Sinusite

INTRODUÇÃO

As complicações da sinusite são usualmente relacionadas à infecção ultrapassando o interior dos seios paranasais e invadindo as estruturas anatômicas adjacentes. As complicações mais comuns são secundárias à doença do complexo frontoetmoidal e podem pôr em risco a vida. Na era pré-antibiótica, não era incomum ver osteomielite do osso frontal ou abscessos intra-orbitários. Com o uso amplamente difundido dos antibióticos, houve um declínio significativo na incidência dessas complicações e agora elas ocorrem mais comumente em associação a bactérias resistentes ou pacientes imunocomprometidos, como aqueles com AIDS.

As complicações da sinusite podem ser divididas em três grupos: locais, orbitárias e intracranianas. Essas complicações necessitam tratamento imediato com antibióticos intravenosos em altas doses e freqüentemente exigem drenagem cirúrgica. Se esse tratamento for instituído sem demora, pode ser evitado dano permanente ocular e neurológico.

As várias complicações estão listadas na Tabela 8.1. Os fatores que predispõem as complicações da sinusite são os seguintes:

- Deficiências congênitas das paredes dos seios, tais como defeitos na parede do seio esfenoidal
- Fraturas da face
- Defeitos cirúrgicos
- Erosão das paredes ósseas por infecção ou tumor
- Flebite retrógrada – disseminação retrógrada de infecção através de várias portas venosas, inclusive aquelas ao longo do interstício que circunda as veias, através dos forames emissários e veias diplóicas
- Extensão ao longo de caminhos anatômicos preexistentes – disseminação perineural pode ocorrer em torno dos ramos do nervo olfatório que atravessam a lâmina cribriforme, pelos nervos que se comunicam para dentro da fossa pterigopalatina, o nervo vidiano ou a divisão maxilar do nervo trigêmeo
- Disseminação hematogênica como parte de septicemia generalizada

O diagnóstico de uma complicação de sinusite geralmente é confirmado com tomografia computadorizada (TC). Embora a imagem de ressonância magnética (RM) tenha algum valor diagnóstico, estes pacientes usualmente estão demasiado enfermos e

Tabela 8.1 Complicações da sinusite

Local	Orbital	Intracranial
Mucocele	Celulite periorbitária	Meningite
Piocele	Abscesso subperióstico	Empiema ou abscesso epidural
Empiema	Abscesso orbitário	Abscesso cerebral
Osteíte	Neurite óptica	Síndrome da fissura orbitária superior[a]
Osteomielite	Oclusão da artéria central da retina	Trombose do seio cavernoso
Celulite facial		Trombose do seio sagital superior[a]

[a]Discussão detalhada está além dos objetivos deste livro.

não cooperantes para se submeterem a este exame mais prolongado. TCs multiplanares são obtidas facilmente com os tomógrafos de TC de 64 cortes sem qualquer desconforto para o paciente. A TC idealmente é realizada em ambos os planos axial e coronal após administração de contraste intravenoso. As imagens devem ser examinadas com ajustes de janelas larga e estreita para possibilitar avaliação adequada das cavidades sinusais, paredes ósseas e estruturas de tecidos moles adjacentes.

MUCOCELE (Figuras 8.1–8.23)

Por definição, uma mucocele é o resultado da obstrução da via de drenagem de um seio. A mucosa que reveste a cavidade do seio continua a secretar um muco não infectado, claro, branco e espesso, que não pode escapar do seio. A pressão cada vez maior do muco em acúmulo gradualmente causa reabsorção das paredes ósseas do seio. O efeito "líquido" de aumento gradual, liso, da cavidade sinusal é a marca das mucoceles. Uma mucocele é a mais comum lesão expansiva vista nos seios paranasais. Os seios comprometidos em ordem decrescente de freqüência são os seios frontais, etmoidais, maxilares e esfenoidal. Mucoceles também podem ocorrer em uma concha bolhosa ou em qualquer outra célula pneumatizada.

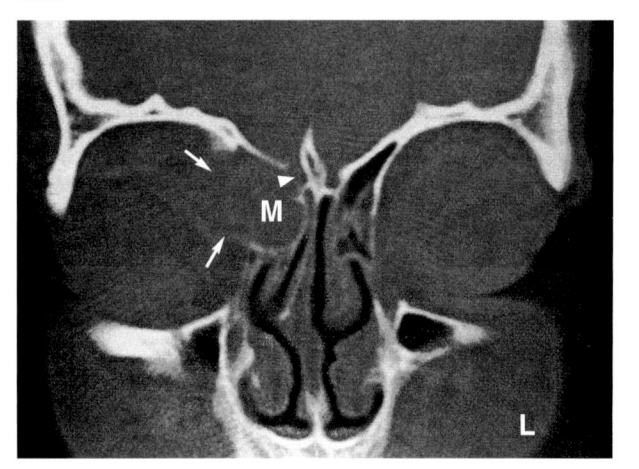

As mucoceles comumente se apresentam como massas indolores adjacentes à margem súpero-medial da órbita, com ou sem exoftalmia e diplopia. As mucoceles do seio frontal se apresentam com aumento de volume da pálpebra superior e desvio inferior do globo. Também pode haver intumescimento sobre a parede anterior do seio frontal, com a característica "crepitação de casca de ovo" à palpação.

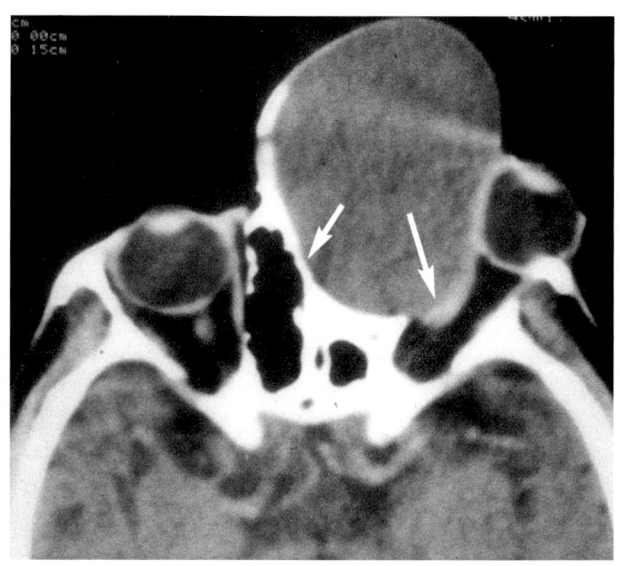

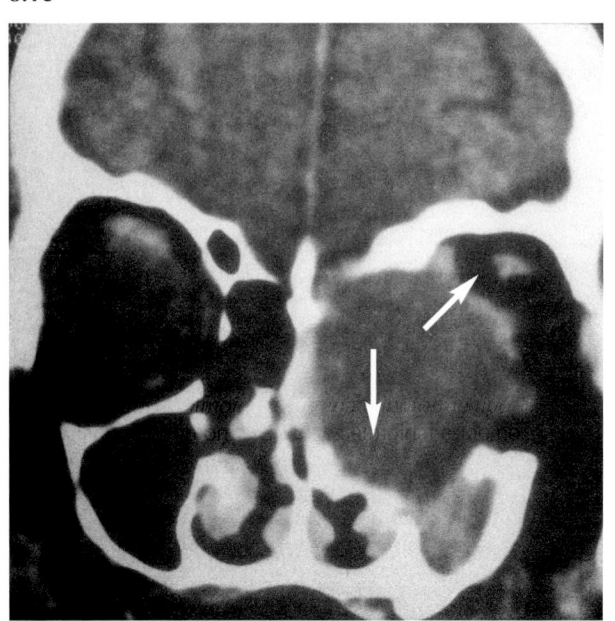

Figura 8.1 *Mucocele etmoidal.* Esta mulher de 55 anos apresentou-se com exoftalmia direita. (**a**) Imagem de TC coronal demonstrando uma massa de tecido mole isodensa com expansão e erosão da fóvea etmoidal (ponta de seta) e da margem súpero-medial da órbita (setas). Isto tem as características de uma mucocele (M). A imagem também demonstra o acesso cirúrgico limitado, e há uma invasão da concha média e do septo nasal desviado por sobre o meato médio. (**b**) Imagem de TC axial e (**c**) coronal dos seios etmoidais demonstrando uma grande massa expansiva no seio etmoidal esquerdo que empurrou o globo ocular lateralmente. Há erosão lisa (setas) das paredes do seio etmoidal em tal extensão que não há osso em algumas partes da parede da mucocele.

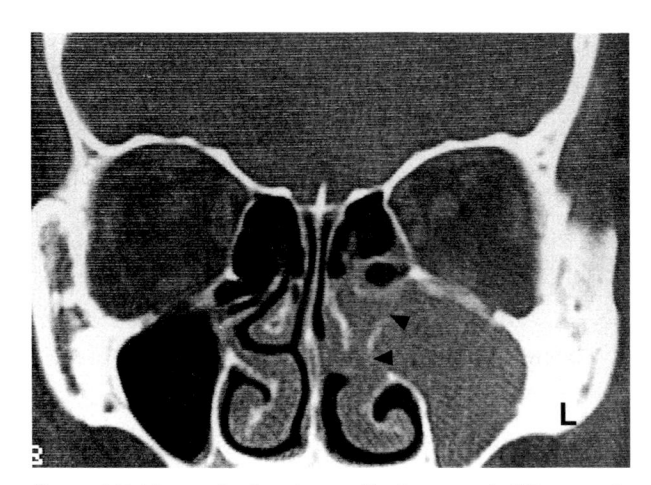

Figura 8.2 *Mucocele do seio maxilar.* Imagem de TC coronal demonstrando uma densidade de tecido mole expansiva dentro do seio maxilar, com arqueamento da parede medial do seio maxilar (pontas de setas).

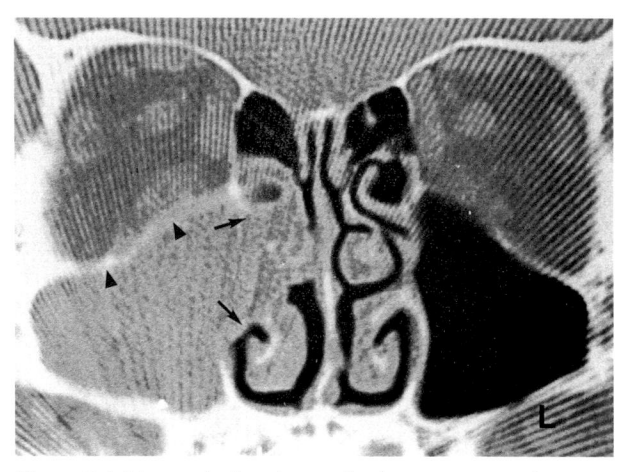

Figura 8.4 *Mucocele do seio maxilar.* Imagem coronal com janela estreita mostrando a cavidade do seio maxilar cheia de material de baixa densidade. As alterações secundárias causadas por mucoceles, como expansão medial da luz do seio maxilar (setas) e esclerose reativa do assoalho orbitário (pontas de setas), estão em uma fase inicial.

Na patologia, uma mucocele parece ser um seio normal que está cheio, sob pressão, com muco. É a pressão crescente do muco secretado que é responsável pela expansão lenta que pode levar à compressão das estruturas adjacentes. As causas são multifatoriais e incluem obstrução do óstio com inflamação crônica ou pólipos, trauma (cirúrgico ou acidental), alergia e tumor. As mucoceles são associadas à expansão lisa das paredes sinusais com reabsorção óssea. Estas alterações ósseas são mais bem demonstradas em TCs e podem facilmente ser despercebidas em RMs. As mucoceles do seio frontal causam erosão dos septos incompletos normalmente encontrados dentro da cavidade do seio frontal. Isto leva à perda do aspecto festonado normal e a um contorno liso. Pode haver uma esclerose reativa associada do osso. Com expansão aumentada, as paredes ósseas anterior e posterior do seio podem tornar-se deiscentes, acarretando o risco de extensão e sepse intracraniana ou escape da mucocele dentro da pálpebra superior. Mucoceles podem ocorrer em qualquer cavidade sinusal, e ocasionalmente múltiplas mucoceles podem ocorrer no mesmo paciente.

Características em TC de uma mucocele

Nas fases iniciais, as alterações são inespecíficas quando comparadas com as de alergia ou doença inflamatória.

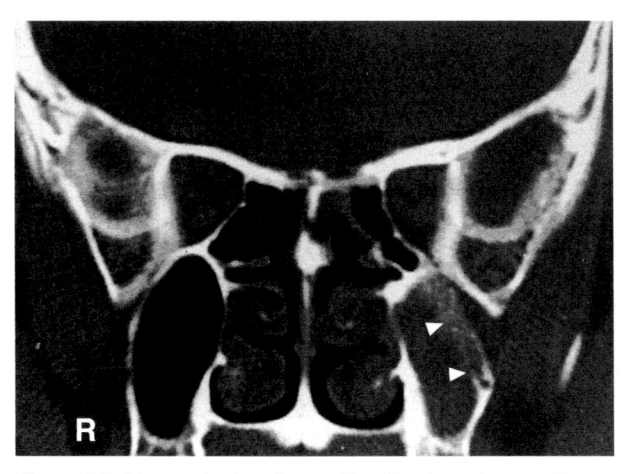

Figura 8.3 *Mucocele do seio maxilar.* Tirada mais posterior que a da Figura 8.2 demonstrando reabsorção óssea irregular na parede lateral (pontas de setas) do seio maxilar. Constatou-se que era uma piocele.

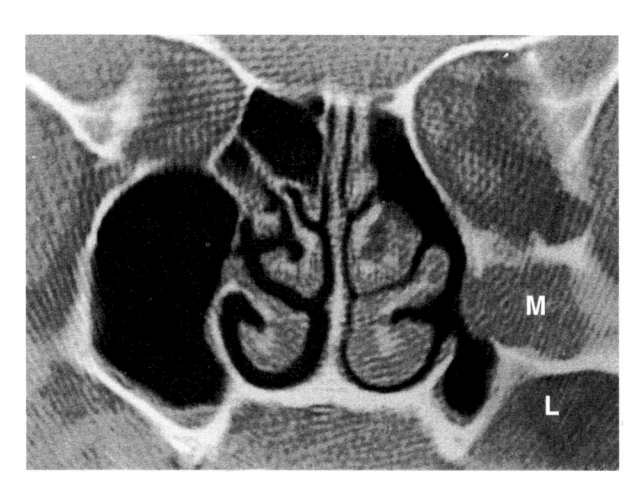

Figura 8.5 *Mucocele do seio maxilar.* Se o paciente tiver feito cirurgia do seio maxilar, a mucocele pode estar lateralizada dentro de um pequeno compartimento, e a parede circundante pode ser esclerótica. Esta imagem coronal demonstra o defeito ósseo de uma antrostomia intranasal prévia. Como resultado da cicatrização, desenvolveu-se uma mucocele (M) limitada ao compartimento lateral do seio maxilar septado. A diferença em tamanho entre os seios maxilares sugere hipoplasia pós-operatória do seio maxilar esquerdo.

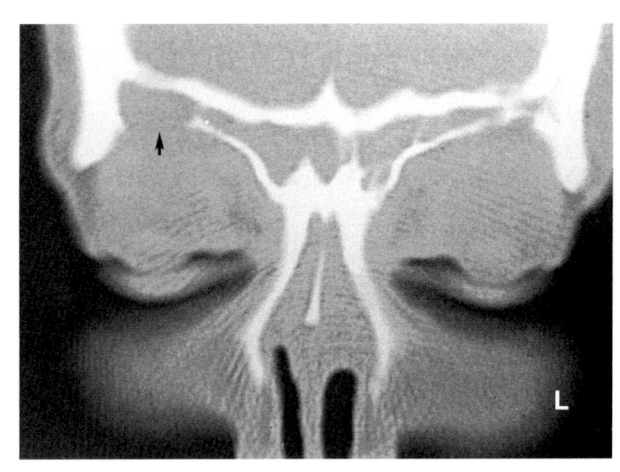

Figura 8.6 *Mucocele do seio frontal.* Imagem coronal demonstrando um defeito no assoalho do seio frontal direito (seta). O paciente tinha doença polipóide com uma mucocele pequena na parte lateral do seio frontal. Isto é inusitado, uma vez que a maioria das mucoceles no seio frontal ocorre junto à margem súpero-medial da órbita.

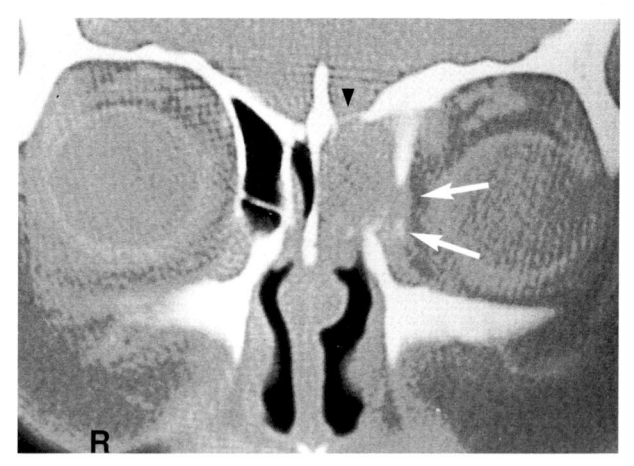

Figura 8.8 *Mucocele frontoetmoidal esquerda.* Imagem de TC coronal, tirada posterior àquela da Figura 8.7, demonstrando uma massa de tecido mole, lisa, expansiva, com erosão da lâmina papirácea esquerda (setas) e da lâmina cribriforme esquerda (ponta de seta). As imagens de tecidos moles do conteúdo orbitário mostram o globo desviado ínfero-lateralmente na esquerda.

- À medida que o muco se acumula dentro do seio, há expansão gradual da cavidade do seio, com adelgaçamento e perda das margens ósseas periféricas.
- Com aumento contínuo na pressão intra-sinusal, a remodelação óssea se transformará em erosão óssea, e malignidade entrará no diagnóstico diferencial.
- O conteúdo da mucocele geralmente aparece homogêneo e é isodenso ou hipodenso em relação ao tecido cerebral. O conteúdo geralmente não se contrasta após a administração de contraste intravenoso.

- Caso a mucocele se torne agudamente infectada, e se desenvolva para uma piocele, a administração de contraste intravenoso demonstrará contraste na orla.

RM e mucoceles

A RM, embora demonstrando mal os defeitos ósseos, tem capacidade superior de diferenciar o contraste entre os tecidos moles e pode ajudar na diferenciação de mucoceles de tumores sólidos. A intensidade de sinal em RM das mucoceles varia de acordo com a quantidade de prótons de hidrogênio e complexos de glicoproteína presentes dentro da mucocele.

A obstrução crônica do caminho de ventilação e drenagem de um seio resulta na prolongada retenção

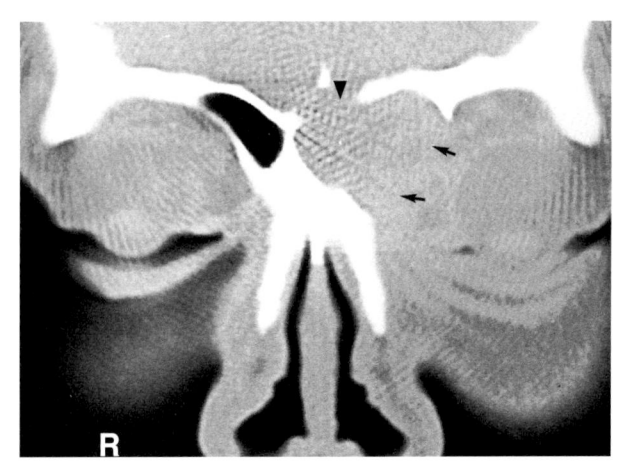

Figura 8.7 *Mucocele frontoetmoidal esquerda.* Este paciente, que tinha se submetido previamente à cirurgia sinusal para sinusite crônica, apresentou-se com uma massa na área súpero-medial da órbita. Esta imagem coronal demonstra uma massa de tecido mole, lisa, expansiva, com erosão de ambas as lâminas cribriformes (ponta de seta) e a área súpero-medial da órbita (setas). Esta mucocele pode ser considerada uma complicação "tardia" da operação sinusal prévia, na qual a cicatrização pós-operatória ocluiu a drenagem do recesso frontal no lado esquerdo.

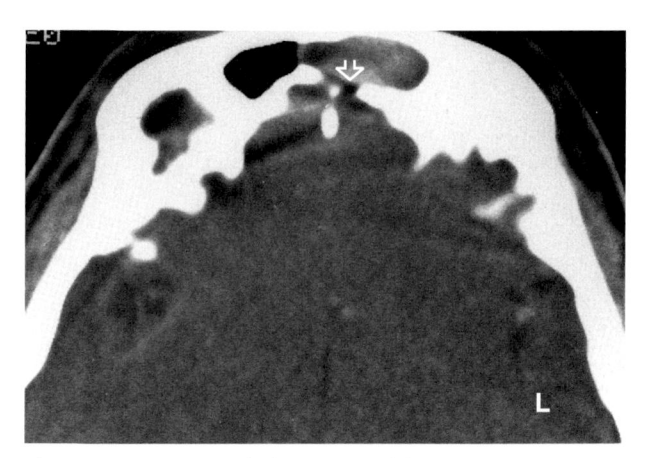

Figura 8.9 *Mucopiocele frontoetmoidal.* Este paciente apresentou-se com uma massa expansiva dolorosa na testa. Esta TC axial demonstra uma massa de tecido mole expansiva que erodiu através da parede posterior do seio frontal (seta aberta). Há contraste da membrana mucosa compatível com uma mucopiocele do seio frontal esquerdo.

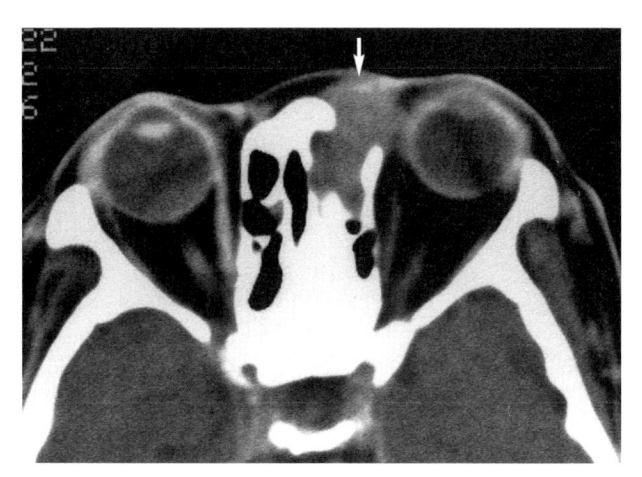

Figura 8.10 *Mucopiocele frontoetmoidal.* TC axial demonstrando uma massa de tecido mole expansiva que erodiu através da margem anterior do seio etmoidal (seta). Há contraste da membrana mucosa compatível com uma mucopiocele dos seios etmoidais.

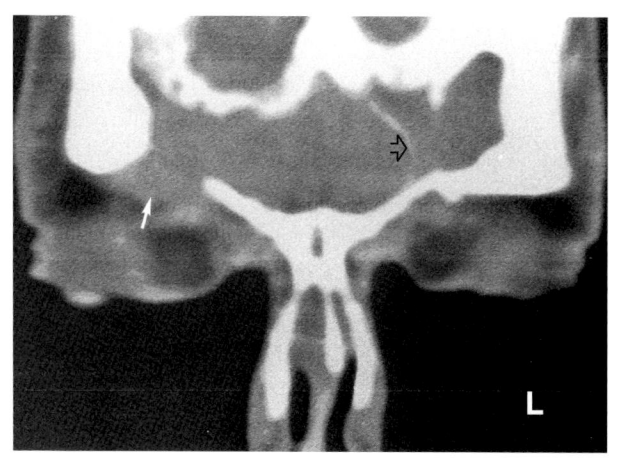

Figura 8.12 *Mucocele do seio frontal.* Imagem de TC coronal, do mesmo paciente da Figura 8.11, demonstrando a mucocele lateralmente situada no seio frontal com erosão do assoalho da parte lateral do seio (seta). O septo intersinusal está arqueado para a esquerda (seta aberta).

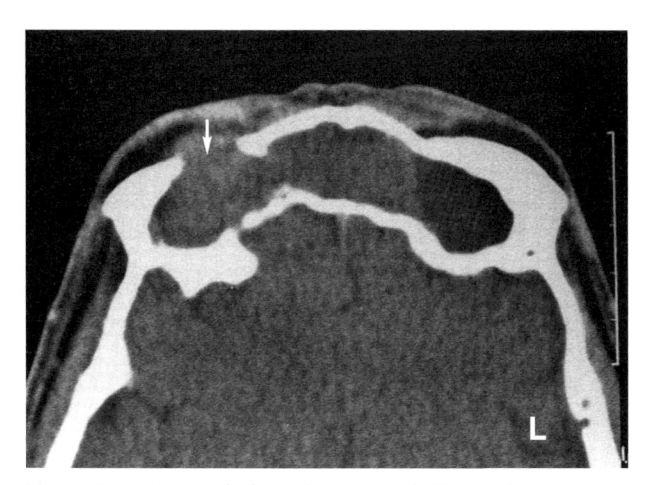

Figura 8.11 *Mucocele frontal.* Imagem de TC axial demonstrando uma massa contrastada que erodiu a parede anterior do seio frontal (seta). Esclerose reativa das paredes sinusais é observada. Esta era uma mucocele do seio frontal. Quando erosão é o aspecto dominante, a mucocele pode ser difícil de diferenciar radiologicamente de um tumor maligno.

e acumulação de muco. A secreção retida dentro dos seios pode mudar suas características bioquímicas ao longo de um período de tempo. A água é lentamente absorvida, resultando em um líquido mais espesso. Se a obstrução do seio continuar, então a reação crônica pode estimular as células caliciformes do epitélio de revestimento a produzir um líquido que é rico em proteína. Metaplasia de células caliciformes será observada na histologia. Como conseqüência, a água é absorvida lentamente, e as secreções se tornam ricas em proteína. Isto torna o líquido gelatinoso, espesso e viscoso. Como se sabe que as moléculas de proteína encurtam os tempos de relaxamento T1 e T2, um líquido proteináceo é brilhante ou hiperintenso em RM ponderada para T1 e T2. Com um aumento na quantidade de produção de glicoproteína, há um aumento na fixação de átomos de hidrogênio. Isto reduz ainda mais a quantidade de prótons de hidrogênio móveis. A diminuição no conteúdo de água reduz ainda mais o tempo de relaxamento T1, e o movimento reduzido do complexo glicoproteína resulta em um tempo de relaxamento T2 mais curto. O material espesso pastoso pode eventualmente ser substituído por um material dissecado, seco, na luz do seio. Como não há mais prótons de hidrogênio móveis, a substância essencialmente em um tempo de eco de *spin* extremamente curto é vista como áreas com ausência de sinal (negras) em imagens ponderadas para T1 e T2. Estas alterações bioquímicas e fisiológicas dinâmicas em um seio obstruído formam os ingredientes básicos que influenciarão o aspecto em RM do líquido nas várias seqüências de *spin-eco* na RM.

Características em RM de uma mucocele

- Uma mucocele que contém secreções serosas com um alto conteúdo de água é hipointensa em RM ponderada para T1, de sinal intermediário em RM ponderada para densidade de prótons, e hiperintensa em RM ponderada para T2.

- A água dentro de uma mucocele que esteve presentes por alguns meses é lentamente reabsorvida e é substituída por secreções ricas em proteína provenientes das glândulas seromucinosas. Isto torna a mucocele intermediária em intensidade de sinal em RM ponderada para T1 e hiperintensa em RM ponderada para T2.

- O conteúdo de uma mucocele de longa duração é seco e dissecado. Não há prótons de hidrogênio livres, e a mucocele agora é vista como uma cavidade com ausência de sinal em RM ponderada para T1 e ponderada para T2. Estas mucoceles impõem um problema porque elas podem ser facilmente interpretadas, erroneamente, como um seio cheio de ar normal. Uma TC identificará isto ao demonstrar o material dissecado no seio além da expansão do seio pela mucocele.

- Se a natureza expansiva da mucocele for despercebida, estas mucoceles de longa duração podem ser erroneamente interpretadas como um seio normal em RM porque o ar em um seio normal se apresenta como uma ausência de sinal.
- Além da expansão das paredes ósseas, a mucosa do seio aparece intensa em RM ponderada para T2. A mucosa também se contrastará após administração de gadolínio-ácido dietilenotriaminopentacético (Gd-DTPA).
- Áreas com ausência de sinal podem ser erroneamente interpretadas como um seio normal em RM se uma TC não for disponível para correlação. Sangue coagulado, cicatriz fibrótica, micetoma, cálcio, dente, osso ou uma bolsa de ar também pode causar uma ausência de sinal em um seio.

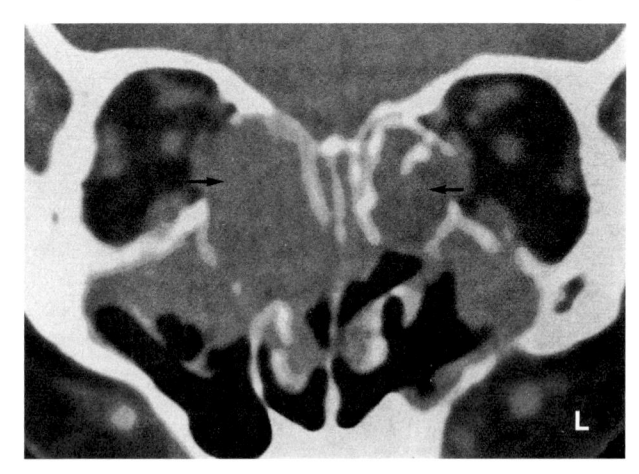

Figura 8.14 *Mucoceles múltiplas.* Este paciente tinha uma história de múltiplas operações sinusais. Mucoceles grandes erodem e desviam as lâminas papiráceas lateralmente. Esta imagem de TC coronal demonstra grandes mucoceles bilaterais nos seios etmoidais (setas) com expansão e erosão da parede dos seios etmoidais e frontais e lâminas papiráceas.

Mucoceles anatômicas específicas

Mucoceles dos seios etmoidais
(Figuras 8.1, 8.13 e 8.14)

As mucoceles dos seios etmoidais tendem a causar proptose e desvio lateral do globo. Pode haver um intumescimento associado no quadrante súpero-medial da órbita, e ambas estas características podem causar diplopia. Invasão sobre o aparelho lacrimal causa epífora. As mucoceles etmoidais são mais bem demonstradas por TCs. A TC mostrará expansão do seio etmoidal por uma massa lisa cheia de muco, perda dos septos ósseos finos que dividem as células aéreas e erosão da lâmina papirácea. Extensão supra-orbitária pode ser indicada pelo adelgaçamento ou perda da margem orbitária súpero-medial e do teto adjacente da órbita.

Mucoceles polipóides dos seios etmoidais com exoftalmia bilateral *(Figuras 8.15 e 8.16)*

A mucocele polipóide é uma entidade separada na qual os pacientes se apresentam com diplopia e proptose. Ela exibe comprometimento e expansão de todo

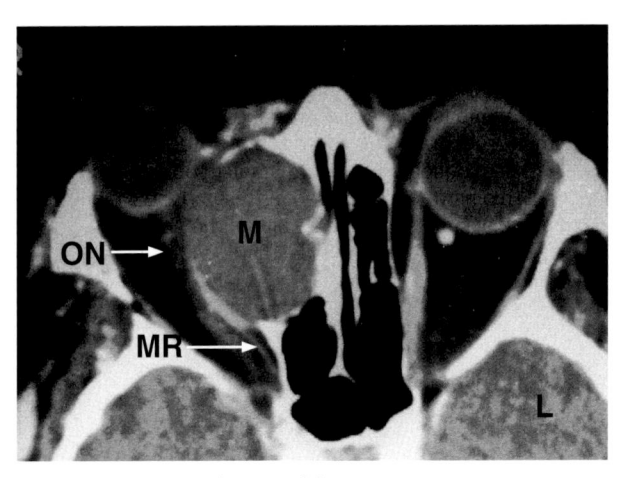

Figura 8.13 *Mucocele etmoidal.* Este paciente apresentou-se com exoftalmia direita. Uma massa expansiva lisa com adelgaçamento da lâmina papirácea é vista no seio etmoidal direito. O músculo reto medial (MR) está esticado sobre a mucocele (M). As margens e erosões lisas sugerem a presença de uma mucocele. O nervo óptico (ON) está desviado lateralmente.

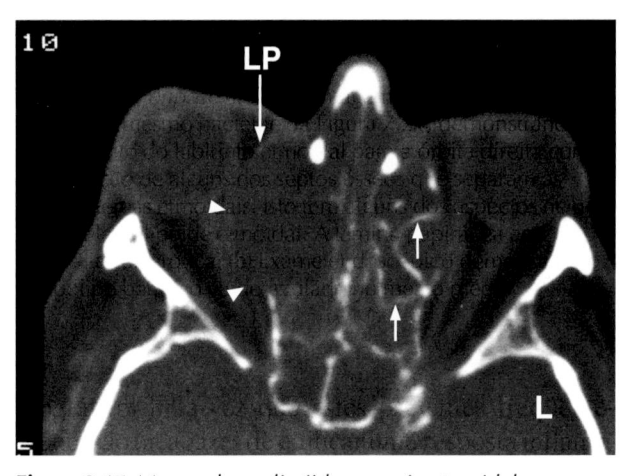

Figura 8.15 *Mucoceles polipóides no seio etmoidal com exoftalmia bilateral.* Esta tomografia axial demonstra uma massa expansiva no seio etmoidal direito, com afinamento em casca de ovo da lâmina papirácea (LP). Os septos ósseos no seio etmoidal esquerdo estão escleróticos (setas), e o labirinto está expandido, compatível com o diagnóstico de uma mucocele polipóide. O músculo reto medial direito está esticado sobre a mucocele (pontas de setas).

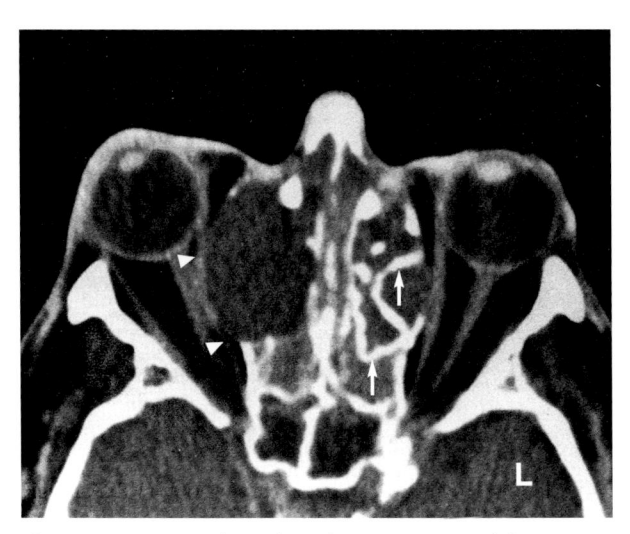

Figura 8.16 *Mucoceles polipóides no seio etmoidal com exoftalmia bilateral.* Imagem de TC com janela estreita (como na Figura 8.15) demonstrando que a massa expansiva lisa no seio etmoidal direito é isodensa. Os septos ósseos no seio etmoidal esquerdo mostram-se escleróticos (setas), e o labirinto está expandido, compatível com o diagnóstico de uma mucocele polipóide. O músculo reto medial direito está esticado sobre a mucocele (pontas de setas).

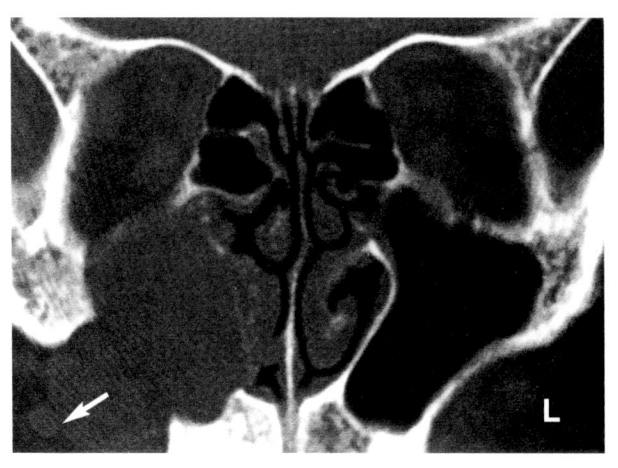

Figura 8.17 *Mucocele do seio maxilar.* Este paciente apresentou-se com uma massa na sua bochecha direita (seta). Esta imagem coronal com janela larga demonstra uma grande massa expansiva no seio maxilar direito que é de densidade similar à da água. Ocorreu expansão lisa do seio maxilar com erosão da parede ínfero-lateral e do teto do seio maxilar.

o labirinto etmoidal, com preservação e esclerose da lâmina papirácea e dos folhetos ósseos que separam as células aéreas etmoidais. Estas lesões também demonstraram contrastar-se ligeiramente após a administração de contraste intravenoso, o que é diferente do comportamento da mucocele clássica. Estas mucoceles polipóides usualmente são associadas à doença inflamatória de múltiplos seios e não infreqüentemente a outras mucoceles desenvolvendo-se nas células aéreas etmoidais supra-orbitárias.

Mucoceles do seio maxilar
(Figuras 8.2–8.5, 8.17 e 8.18)

As mucoceles do seio maxilar podem apresentar-se de muitas maneiras. Estas incluem apresentação como uma massa na cavidade nasal se houver extensão medial, com diplopia se houver extensão superior, com intumescimento da bochecha se houver expansão anterior, e com intumescimento das gengivas se houver extensão para dentro dos alvéolos. Infecção recorrente sugere que as raízes dentárias devem ser examinadas, uma vez que a doença nas raízes pode ser um fator predisponente. Mucoceles do seio maxilar na fase inicial exibirão opacificação do seio em radiografias simples. À medida que a mucocele se expande, as paredes ósseas se tornam adelgaçadas e desviadas medialmente para a cavidade nasal, superiormente para a órbita, posteriormente para a fossa pterigopalatina, ou lateralmente invertendo a convexidade natural da parede antral lateral. O líquido é menos denso que o músculo e isodenso com o cérebro. O diagnóstico diferencial inclui malignidade, especialmente se estiver presente erosão óssea. Um número importante de mucoceles de seio maxilar se segue a procedimentos cirúrgicos no seio maxilar, e estas se revelam caracteristicamente localizadas lateralmente no seio, em oposição ao enchimento do antro inteiro.

Mucoceles do seio frontal
(Figuras 8.6–8.12 e 8.19–8.21)

As mucoceles do seio frontal causam reabsorção dos septos incompletos, normalmente encontrados dentro da cavidade do seio. Isto leva à perda da aparência festonada normal e dá origem a um contorno liso. Pode haver uma esclerose associada do osso. Com expansão aumentada, as paredes anterior e posterior do seio podem tornar-se deiscentes, acarretando o risco de sepse intracraniana ou disseminação da infecção à pálpebra superior.

Mucocele do seio esfenoidal
(Figuras 8.22 e 8.23)

As mucoceles do seio esfenoidal tendem a se apresentar com cefaléias ou com dor retroorbitária ou periorbitária. Elas podem se expandir para o seio cavernoso e o ápice orbitário, causando oftalmoplegia e dor retroorbitária conhecidas como "síndrome do ápice orbitário". Pode haver uma perda gradual associada da visão, papiledema e atrofia óptica. Estes pacientes também se apresentam com paralisias múltiplas de nervos cranianos. As mucoceles do seio esfenoidal podem ser localizadas unilateralmente dentro do seio ou podem expandir-se para encher o seio todo. Os

8.18a

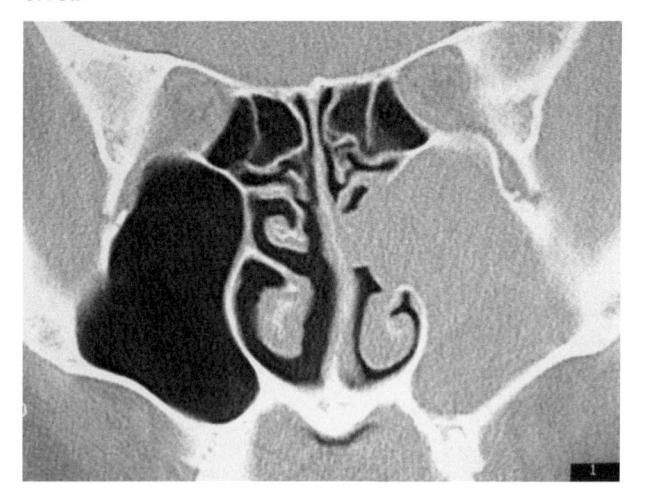

8.18b

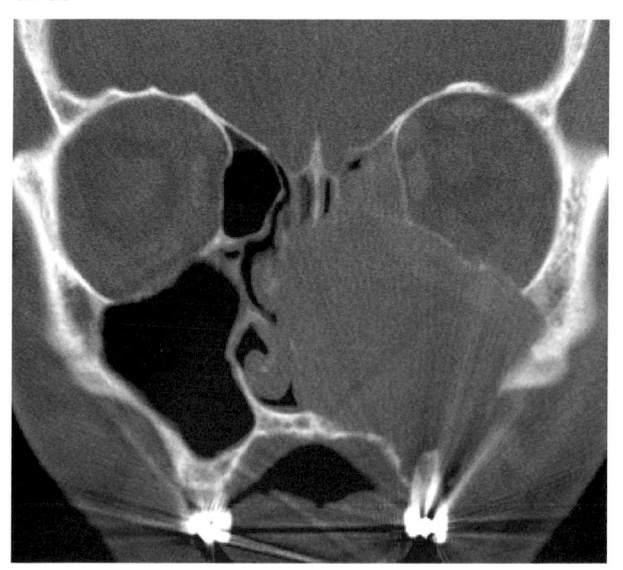

8.18c

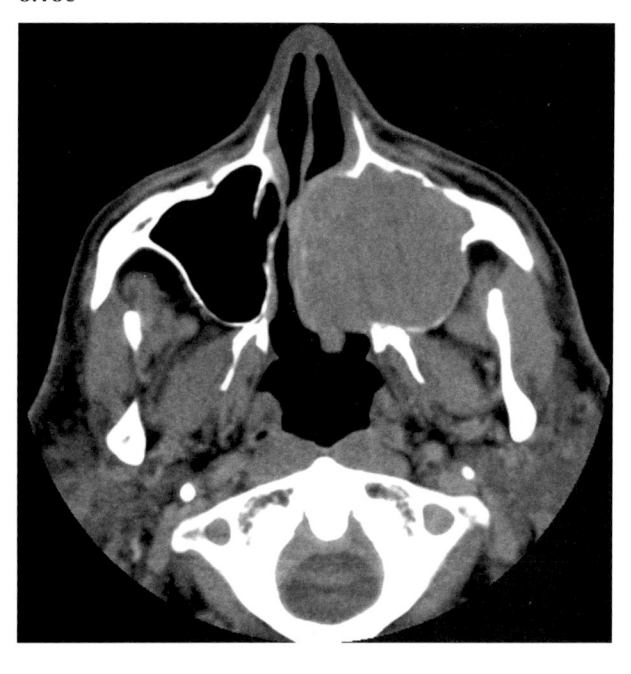

Figura 8.18 *Mucocele do seio maxilar.* (**a**) Imagem de TC demonstrando as alterações iniciais devidas à presença de uma massa expansiva no seio maxilar esquerdo, com erosão lisa da parede sinusal medial e extensão para a cavidade nasal. O conteúdo da luz é líquido e homogêneo. (**b, c**) Esta mucocele demonstra efeitos avançados da mucocele sobre as paredes do seio maxilar esquerdo (expansão, adelgaçamento e erosão). A erosão expansiva lisa é o aspecto clássico de um processo benigno.

aspectos iniciais incluem uma opacidade hemisférica do seio. Pode haver desvio do septo intersinusal para o lado oposto, e a lesão pode então expandir-se anteriormente para o etmóide posterior e o recesso esfenoetmoidal. Se for extensa, a mucocele será vista expandindo-se para qualquer uma das regiões anatômicas relacionadas, tais como a cavidade craniana, a nasofaringe, a fossa pterigopalatina, a fossa infratemporal ou a órbita. A expansão para a órbita pode ser associada a alargamento da fissura orbitária superior.

Este aspecto extenso pode ser sugestivo de malignidade. RMs são úteis na avaliação das mucoceles dos seios esfenoidais, uma vez que a relação da artéria carótida interna, nervo óptico e seio cavernoso com a mucocele é bem demonstrada.

Mucoceles do saco lacrimal

Mucoceles do saco lacrimal são um achado incomum e podem ocorrer em lactentes. Estas mucoceles se apresentam com um aumento de volume na região do canto medial. Usualmente são relacionadas com anomalias congênitas do ducto nasolacrimal. A TC é um recurso valioso para confirmar o diagnóstico, uma vez que demonstrará uma massa cística no canto medial em continuidade com um ducto nasolacrimal expandido e uma massa intranasal submucosa contígua.

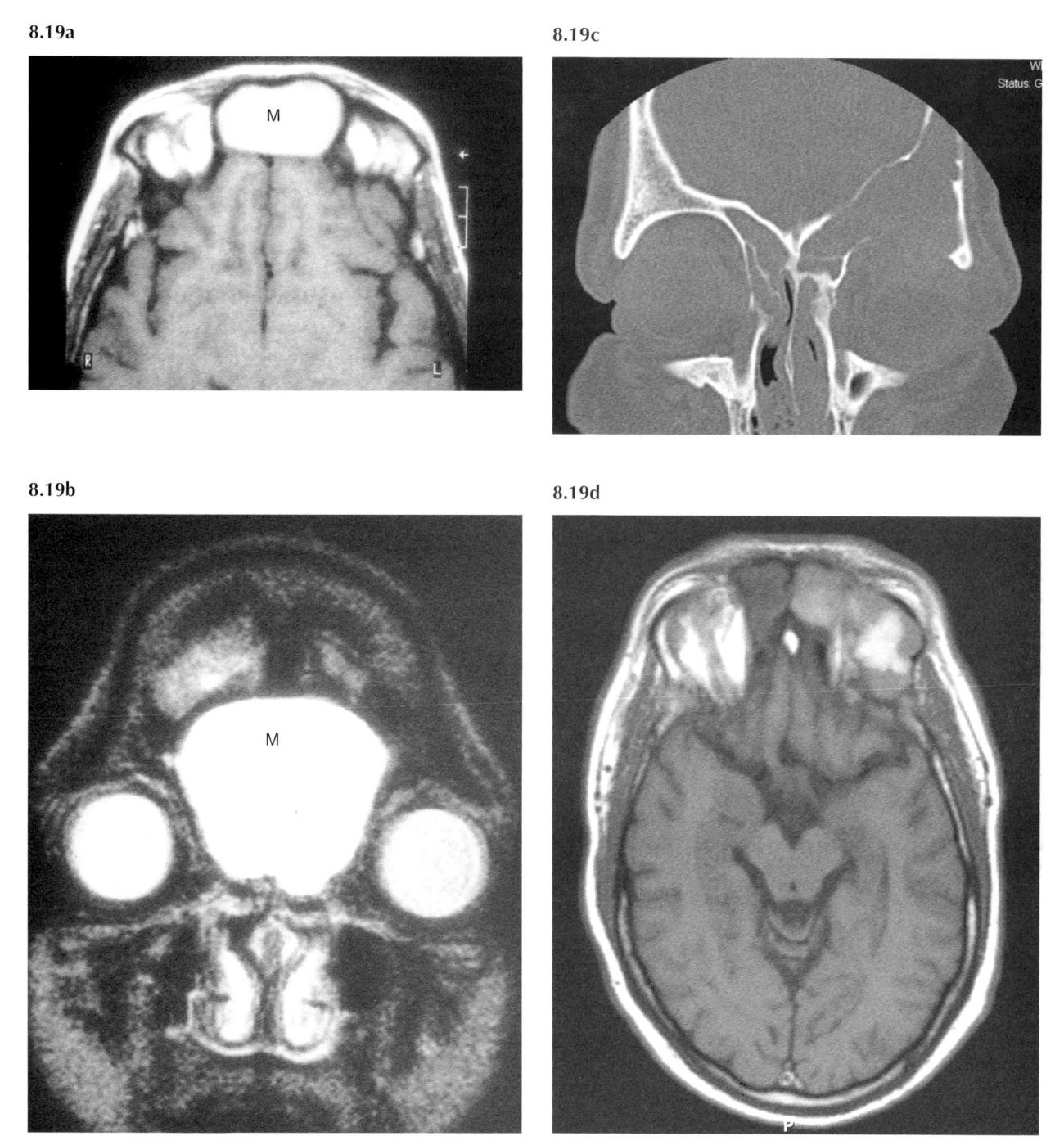

Figura 8.19 *Mucocele do seio frontal.* (**a**, **b**) Exame com RM demonstrando a presença de uma massa expansiva mediana (M) que é hiperintensa em imagens ponderadas para T1 (a) e T2 (b). (**c**, **d**) Imagens de TC demonstrando uma massa expansiva no seio frontal esquerdo. As paredes do seio estão erodidas.

8.19e

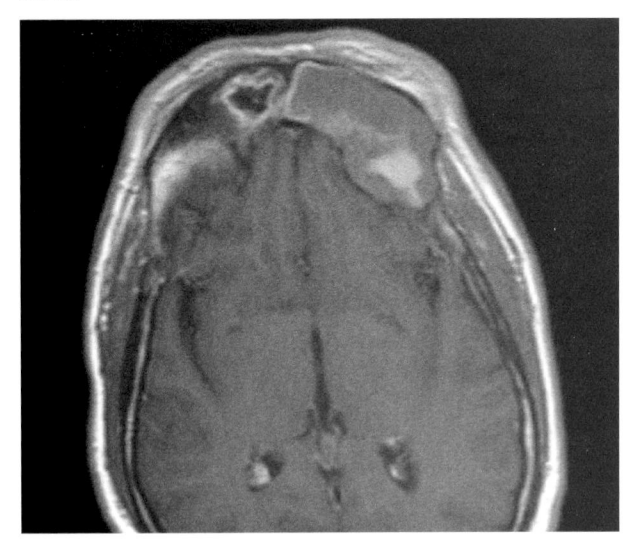

8.19f

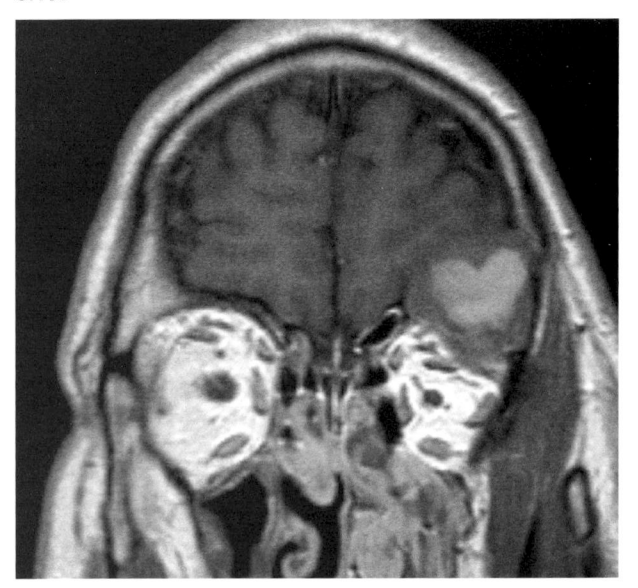

8.19g

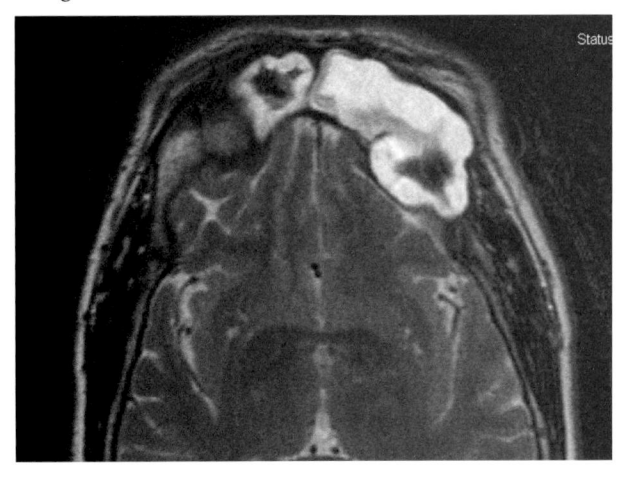

Figura 8.19 *Continuação* (**e**) RM ponderada para T1 revelando que o conteúdo da luz do seio frontal é de intensidade mista de sinal. (**f**) RM contrastada com Gd-DTPA demonstrando que o conteúdo não se contrasta. Há uma orla fina de mucosa sinusal que se contrasta. (**g**) RM ponderada para T2 mostrando que o conteúdo da cavidade do seio frontal é hiperintenso, com algumas áreas com ausência de sinal. Cortesia do Dr. Herman Schuttevaer.

PIOCELE (Figuras 8.24–8.26; ver também Figuras 8.2 e 8.3)

Uma piocele é uma mucocele que se tornou infectada secundariamente. Isto usualmente exacerba os sintomas. As características radiológicas são semelhantes àquelas das mucoceles, mas após a administração de contraste intravenoso geralmente há uma orla intensificada de contraste dentro da cavidade da piocele representando a mucosa inflamada.

EMPIEMA (Figura 8.27)

Um empiema é uma coleção purulenta em um seio. Diversamente de uma piocele, o seio afetado não demonstra qualquer processo inflamatório ou alterações ósseas preexistentes. As paredes ósseas do seio não se arqueiam para fora e não há expansão da luz do seio. Em TC, no entanto, rarefação das paredes do seio pode ser vista em adição à opacificação do seio, e indicará que uma complicação importante é iminente se a infecção não for controlada.

OSTEOMIELITE (Figuras 8.28–8.30)

Clinicamente, a osteomielite do osso frontal se apresenta com um intumescimento pastoso, mole, sobrejacente ao osso frontal. O paciente está com mal-estar, com febre, calafrios, cefaléia difusa e edema alastrando-se na testa. Osteomielite afeta o osso frontal mais comumente, com o seio maxilar sendo o segundo mais comumente afetado. Osteomielite do osso frontal ou é espontânea ou ocorre após trauma (acidental ou operatório). A infecção se alastra para dentro do osso por extensão direta ou por tromboflebite das veias diplóicas. Osteomielite ocorre com infecção do osso diplóico e é diferente de osteíte, que é infecção do osso compacto, como é encontrado no assoalho do seio frontal. Por esta razão, a drenagem cirúr-

Capítulo 8 • Complicações da Sinusite

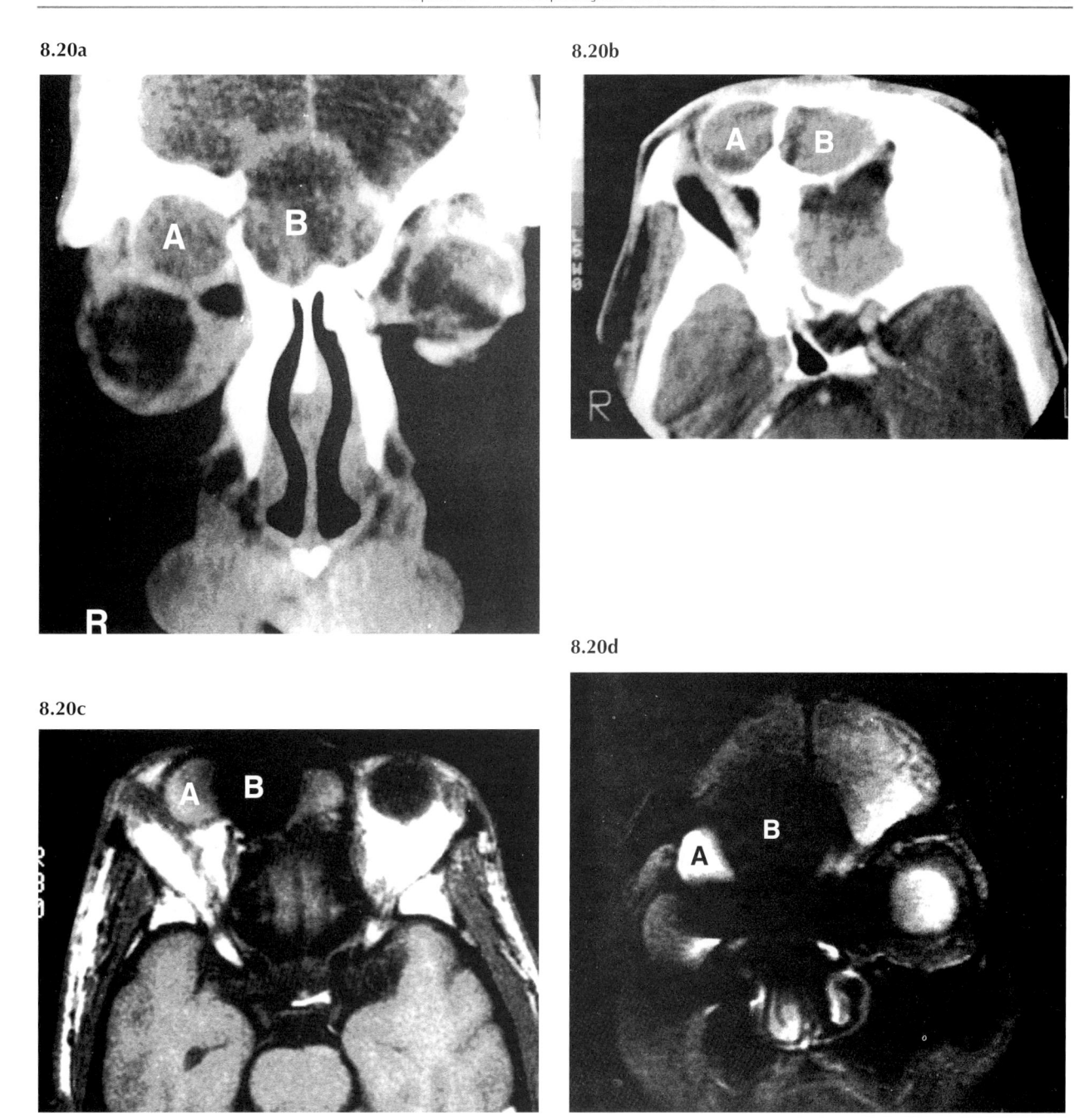

8.20a

8.20b

8.20c

8.20d

Figura 8.20 *Mucocele do seio frontal.* Este paciente apresentou-se com exoftalmia. (**a**) Imagem de TC coronal demonstrando uma grande mucocele com erosão lisa da parede óssea, estendendo-se para dentro da órbita direita. (**b**) TC axial revelando duas mucoceles (A e B) separadas por um septo ósseo esclerótico e espessado nos seios frontais. As coleções nas duas mucoceles são similares em densidade. (**c**) RM axial ponderada para T2 mostrando que a intensidade de sinal do conteúdo nas duas mucoceles é acentuadamente diferente. Uma dessas mucoceles (A) é isointensa com o cérebro, enquanto a outra (B) tem ausência de sinal porque o seu conteúdo está espessado. (**d**) RM ponderada para T2 demonstrando a mucocele como uma área com ausência de sinal (B). Se a expansão da parede sinusal for sutil, então uma mucocele assim pode facilmente passar despercebida em imagens de RM. As mucoceles têm intensidades variáveis de sinal, dependendo do seu conteúdo. Um material mucóide viscoso espesso que possui poucos prótons de hidrogênio terá ausência de sinal (B), enquanto um líquido que possui abundantes prótons de hidrogênio será hiperintenso em imagens ponderadas para T2 (A).

8.21a

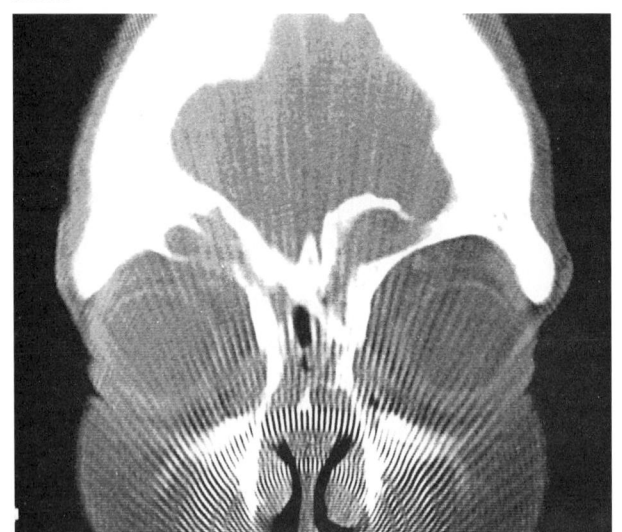

8.21b

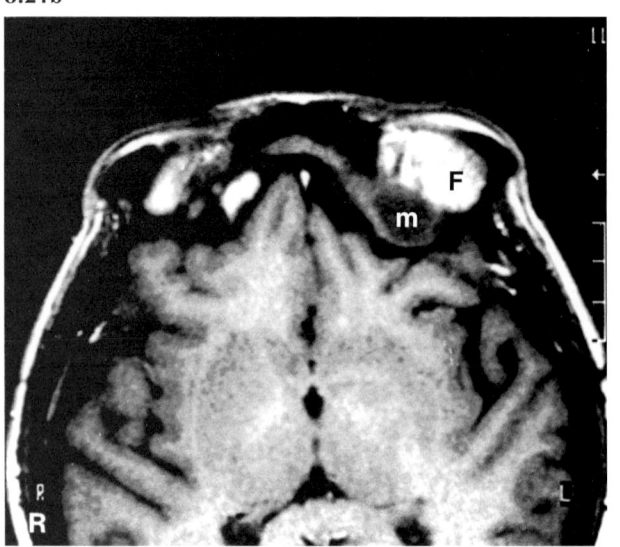

8.21c

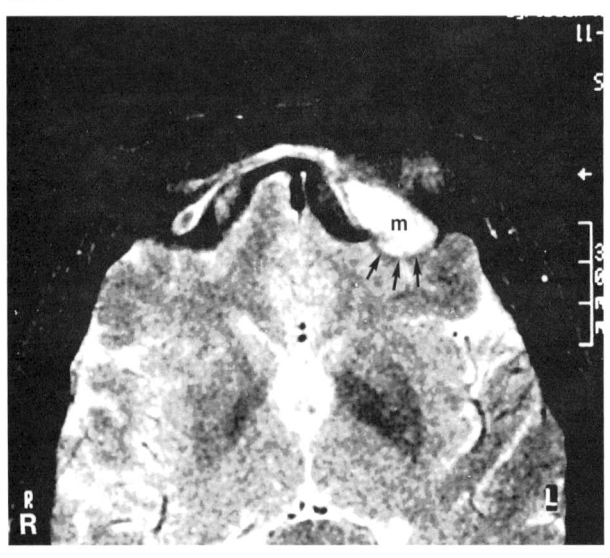

Figura 8.21 *Mucocele pós-operatória*. Esta paciente apresentou-se com uma história de sintomas recorrentes de sinusite subseqüente à cirurgia obliterativa (um retalho osteoplásico com obliteração do seio frontal pela inserção de um enxerto livre de gordura dentro da cavidade do seio). Ela tinha uma história de mucoceles do seio frontal. (**a**) Imagem de TC coronal demonstrando as alterações pós-operatórias. A causa da recorrência dos sintomas da paciente não pôde ser elucidada a partir da imagem de TC. Ela foi encaminhada para uma imagem de RM, porque suas cefaléias continuavam e a TC fora inconclusiva. (**b**) RM ponderada para T1 revelando alta intensidade de sinal de gordura (F) e uma lesão hipointensa bem circunscrita (m) posteriormente no seio frontal esquerdo. (**c**) A RM ponderada para T2 mostra que a mucocele (m) é hiperintensa. A parede posterior da mucocele está erodida (setas).

gica de uma sinusite frontal aguda só deve ser realizada através do assoalho do seio.

Osteomielite tende a se manifestar como um abscesso subperióstico, o qual é limitado pela fixação do periósteo, ou intracranialmente pela dura como um abscesso extradural. Esta associação de um abscesso extradural, abscesso subperiosteal e osteomielite interveniente é conhecida como tumor edematoso de Pott.

Aspecto radiográfico da osteomielite

- Pode haver pouca evidência radiológica durante 7–10 dias se a osteomielite for tratada.
- Há pouca definição das paredes sinusais, com interrupção do revestimento mucoperiosteal.
- Sinusite não controlada, apesar de antibióticos em altas doses, progride para rarefação do osso do crânio, com lesões líticas aparecendo no osso adjacente. O aspecto em radiografias simples é semelhante àquele em TC, com múltiplos focos líticos sendo desigualmente distribuídos.
- Seqüestros ósseos são menos comuns na osteomielite crônica dos ossos faciais ou crânio do que na osteomielite crônica dos ossos longos.
- Em casos crônicos, alterações escleróticas são superpostas a áreas de rarefação, e as margens do seio se tornam indistintas.
- Depois da administração de contraste intravenoso, a mucosa agudamente inflamada exibe contraste intenso. Isto necessita ser diferenciado do contraste

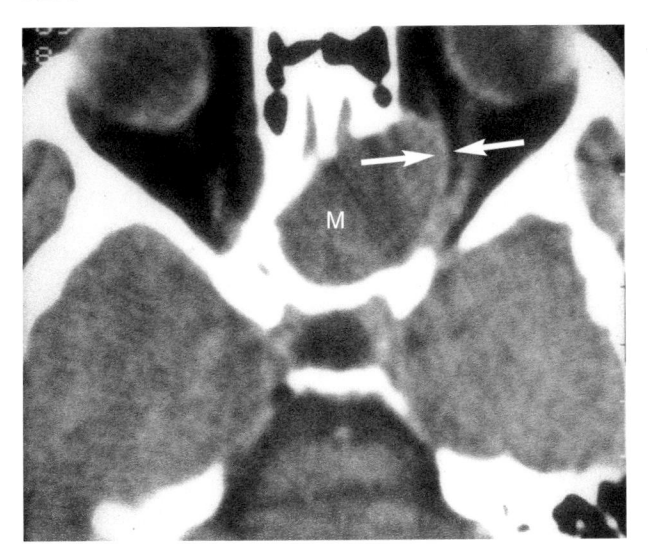

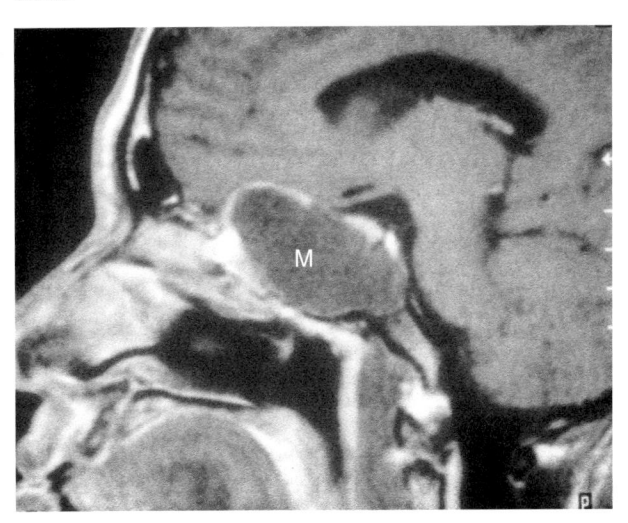

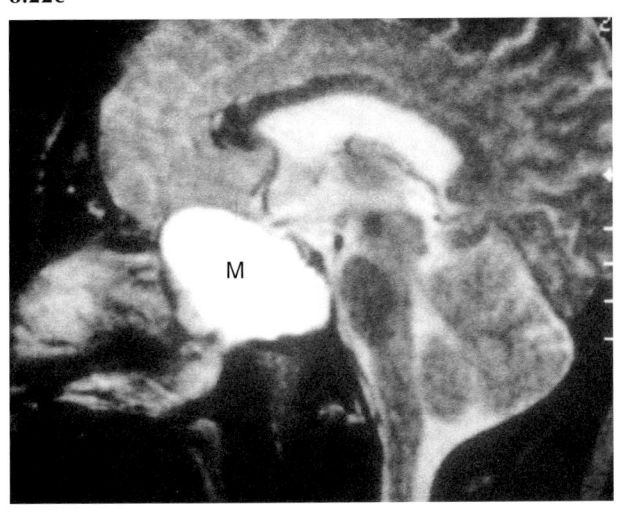

Figura 8.22 *Mucocele esfenoetmoidal.* (**a**) Imagem de TC demonstrando uma massa expansiva homogênea (M) no complexo esfenoetmoidal esquerdo. Há reabsorção óssea quase completa, com uma fina camada de mucoperiósteo separando a mucocele das estruturas na órbita (setas). (**b**, **c**) Exame com RM mostrando que o conteúdo é hipointenso em imagens ponderadas para T1 (**b**) e hiperintenso em imagens ponderadas para T2 (**c**).

das pioceles. A expansão lisa das paredes sinusais associada às pioceles está geralmente ausente com osteomielite.

A osteomielite da maxila usualmente afeta o osso alveolar, que é esponjoso entre duas lâminas de osso compacto fino. Ela pode ocorrer em adultos e em lactentes. A causa mais comum é infecção dentária, a qual pode levar a um abscesso subperióstico, alastrando-se pela maxila. Aspectos radiológicos são mínimos em alguns casos, com leve opacidade do seio maxilar. Em alguns casos, pode haver esclerose acentuada da maxila.

OSTEÍTE

Osteíte condensante é uma reação do osso à infecção sinusal. A reação é na forma de produção de osso provocada por uma boa resposta imune do paciente, em oposição à rarefação, que resulta em fragmentação e desmineralização do crânio e ossos faciais. Isto é visto como uma área focal de densidade aumentada e deformidade, localizada da parede sinusal ou do osso frontal, o qual freqüentemente é local de osteíte secundária à doença do seio frontal.

CELULITE FACIAL

A antibioticoterapia reduziu a incidência de celulite facial. Celulite periorbitária e facial podem ser manifestações de uma complicação intra-orbitária importante mais ameaçadora. Isto é mais prevalente no grupo etário pediátrico, em usuários de drogas, e indivíduos imunocomprometidos. A TC demonstra isto sob a forma de estruturas cutâneas e subcutâneas espessadas que se contrastam.

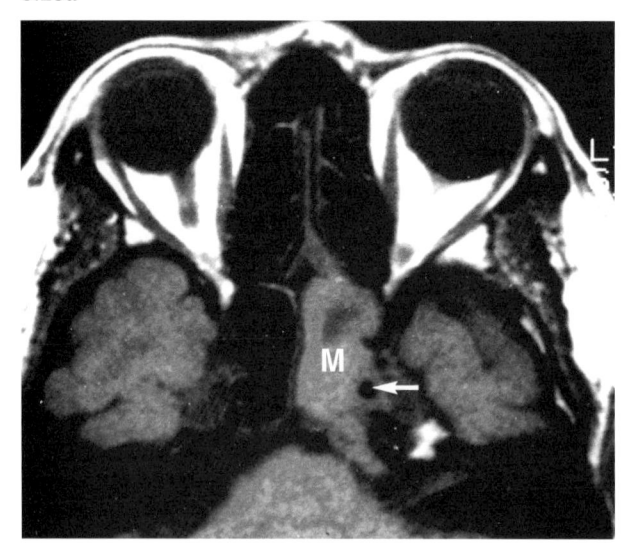

Figura 8.23 *Mucocele do seio esfenoidal.* (**a**) RM ponderada para T1 demonstrando uma mucocele do seio esfenoidal (M) sob a forma de uma massa isointensa com um centro hipointenso, circundando a artéria carótida interna (seta) e avançando sobre as cisternas pré-pontinas. O diagnóstico por imagem ponderado para T1 define a relação com as estruturas neurovasculares vitais. (**b**) Imagem ponderada para T2 mostrando que a mucocele (M) é hiperintensa por causa do seu alto conteúdo de água.

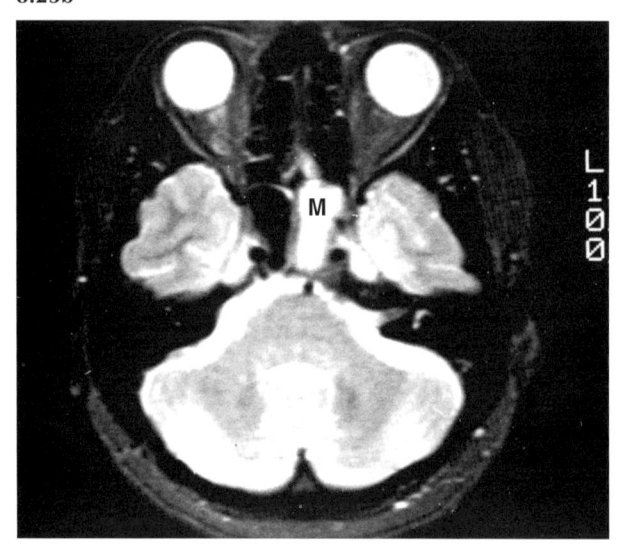

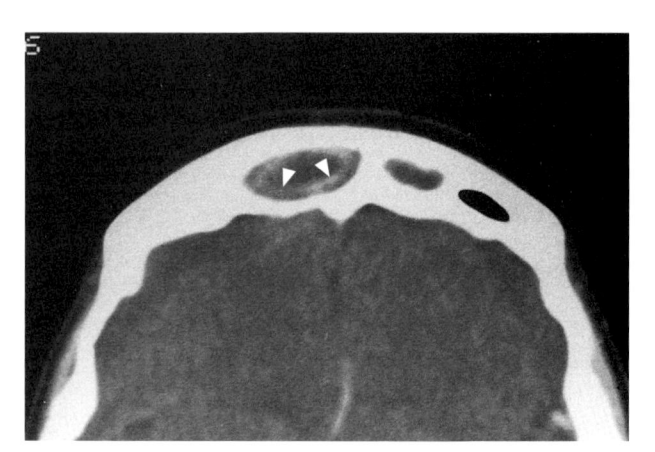

Figura 8.24 *Piocele.* Este paciente apresentou-se com um furúnculo na testa, que se desenvolveu para uma fístula com drenagem. TC após a administração de contraste intravenoso demonstra contraste da mucosa (pontas de setas) no seio frontal. O contraste da mucosa é sugestivo de um processo inflamatório agudo. A erosão através da parede anterior do seio frontal não está demonstrada nesta imagem, mas foi a via de drenagem da piocele.

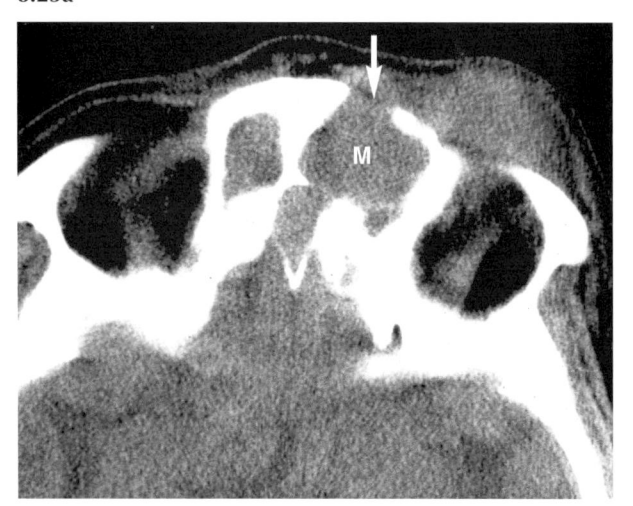

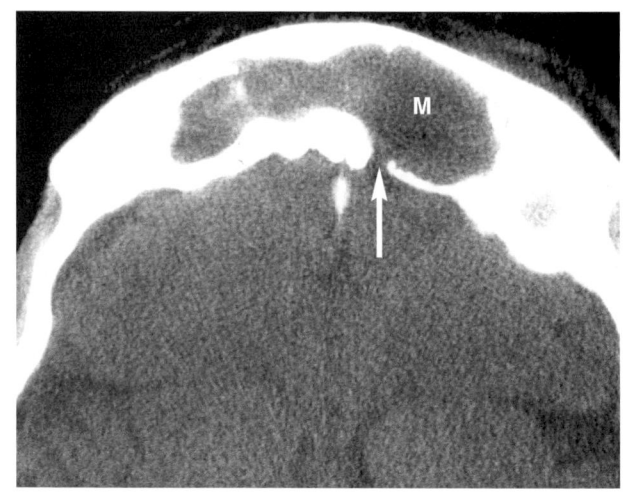

Figura 8.25 *Mucopiocele do seio frontal.* (**a**, **b**) Imagens de TC axiais demonstrando uma massa expansiva (M) no seio frontal com erosão (setas) das paredes anterior e posterior do seio frontal associada a edema palpebral esquerdo. Cortesia do Dr. Herman Schuttevaer.

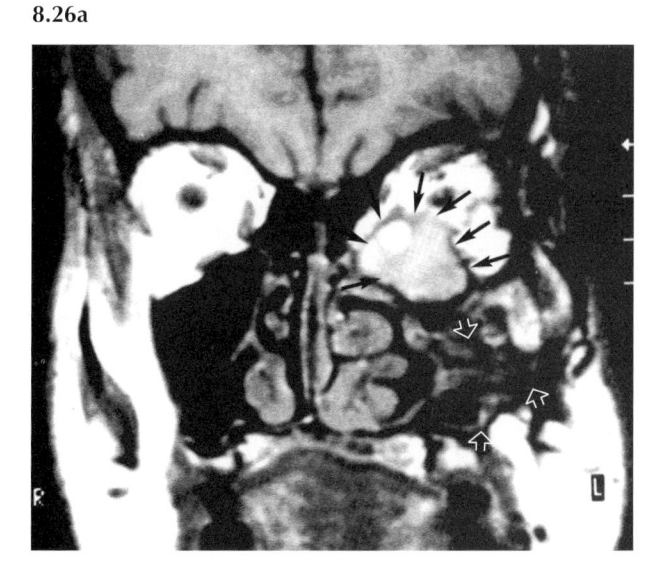

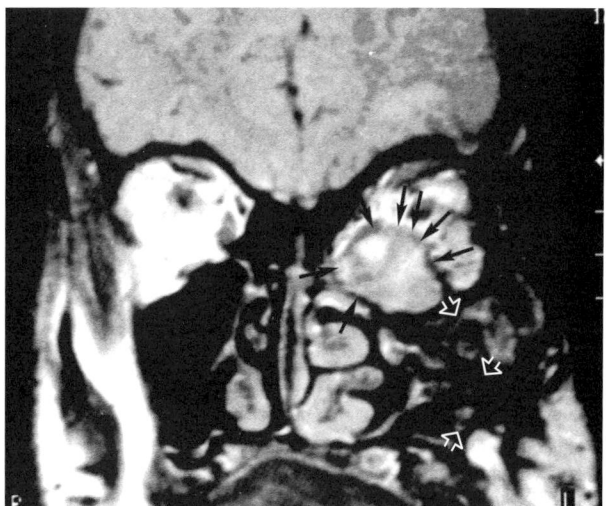

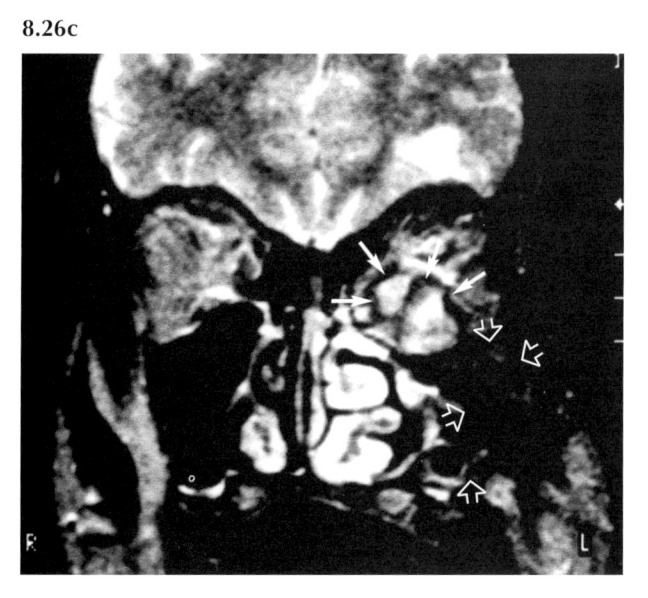

Figura 8.26 *Piocele e cicatrização pós-traumáticas.* (**a**) RM ponderada para T1 demonstrando uma massa expansiva na área ínfero-medial da órbita (setas). Este paciente tinha anteriormente submetido-se à cirurgia para múltiplas fraturas dos seios e ossos faciais. A luz do seio maxilar esquerdo está substituída por filamentos lineares de variadas intensidades de sinal (setas abertas). (**b**) RM ponderada para densidade de prótons demonstrando intensidade de sinal inalterada da piocele. A cicatrização mostra-se mais escura (setas abertas). (c) RM ponderada para T2 mostrando a piocele como uma massa multisseptada incomum (setas) com conteúdo que é hiperintenso em intensidade de sinal. A fibrose e cicatrização (setas abertas) são ainda mais reduzidas em intensidade de sinal. Esta diminuição progressiva na intensidade de sinal é mais compatível com cicatrização. Reação inflamatória ativa seria hiperintensa em uma imagem ponderada para T2.

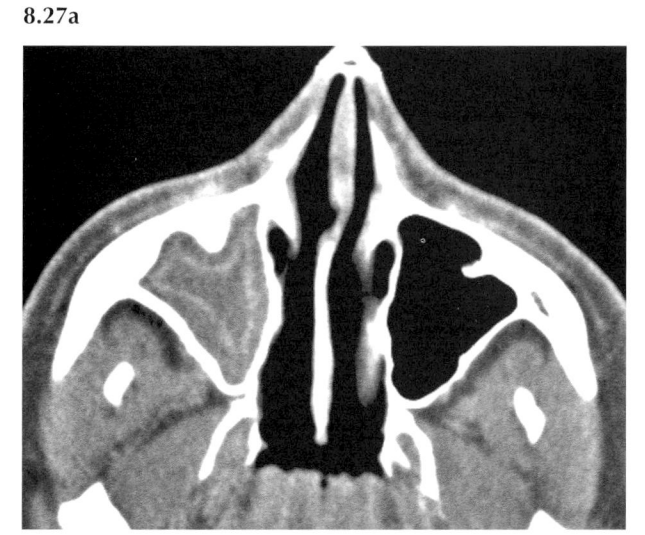

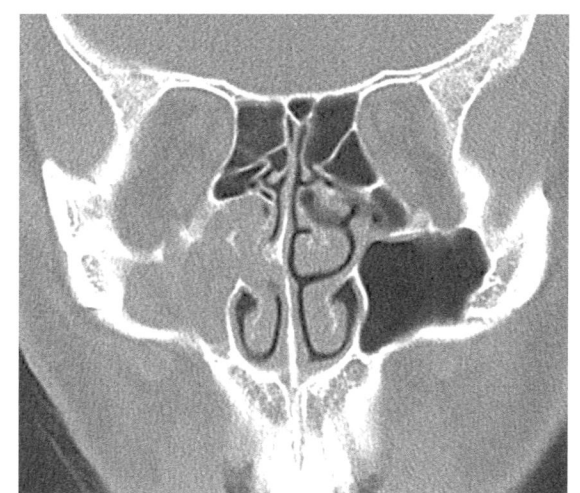

Figura 8.27 *Empiema do seio maxilar seguindo-se a tratamento de canal radicular.* Imagem de TC axial contrastada (**a**) e TC coronal (**b**) demonstrando líquido na luz do seio maxilar associado a contraste da mucosa.

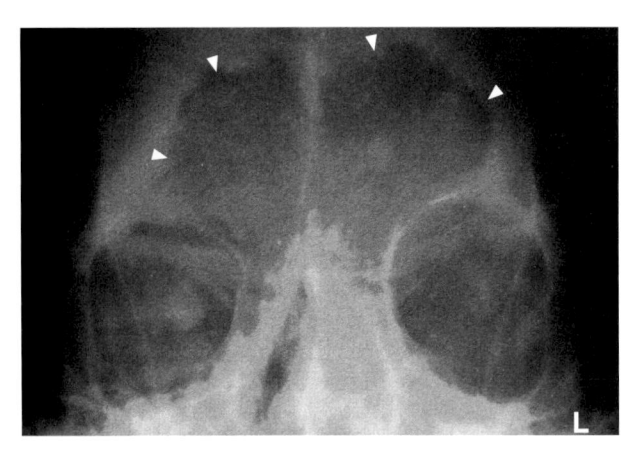

Figura 8.28 *Osteomielite*. Este paciente apresentou-se com o início de cefaléia após uma história de 5 anos de sinusite refratária ao tratamento clínico. Esta radiografia simples demonstra destruição extensa do osso frontal (pontas de setas) com opacificação dos seios frontais e etmoidais compatível com sinusite e osteomielite frontoetmoidal.

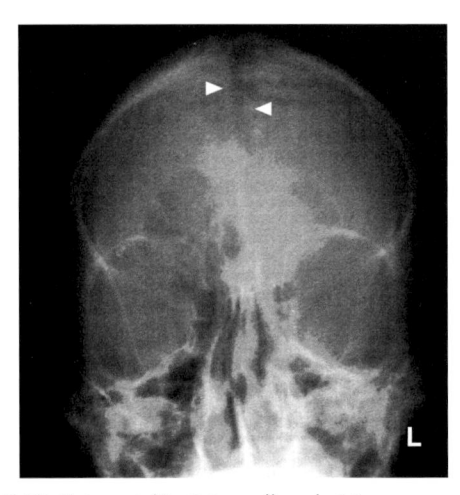

Figura 8.29 *Osteomielite*. Esta mulher de 15 anos apresentou-se com uma história de sinusite frontal aguda, febre e cefaléias. Esta radiografia simples demonstra sinusite frontal esquerda com pouca definição das paredes do seio e ruptura do revestimento mucoperiosteal. Rarefação é vista progredindo ao longo da sutura sagital (pontas de setas).

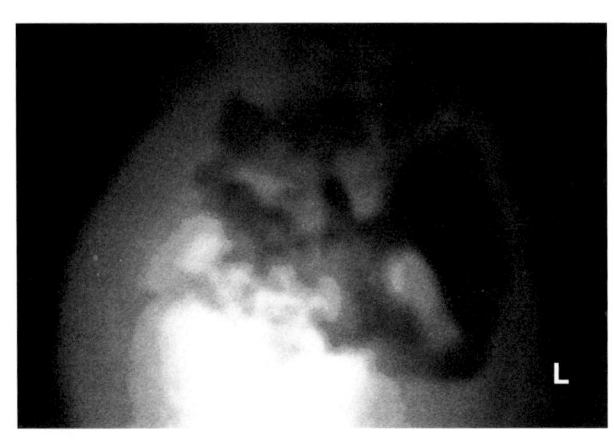

Figura 8.30 *Osteomielite*. Imagem de TC da mesma paciente da Figura 8.29 demonstrando progressão de sinusite frontal aguda para osteomielite. Lesões líticas amplamente disseminadas são vistas no osso frontal.

COMPLICAÇÕES ORBITÁRIAS (Figuras 8.31–8.35)

As complicações orbitárias incluem celulite orbitária, abscesso subperiosteal, abscesso orbitário, neurite óptica e oclusão de artéria da retina. Estas complicações são geralmente associadas à infecção dos seios frontais e/ou etmoidais ou a uma pansinusite. A via usual de disseminação é através de deiscências ósseas da parede sinusal ou através dos trajetos venosos. O paciente pode ficar cego se tratamento imediato não for iniciado. O tratamento inclui antibióticos intravenosos em altas doses, drenagem de abscesso e descompressão orbitária se indicado.

CELULITE PERIORBITÁRIA

Uma diferenciação clínica importante deve ser feita neste grupo a respeito do local da infecção em relação ao septo orbitário. O septo orbitário é a banda fibrosa que abrange desde as margens orbitárias até a placa tarsal de pálpebra superior. Tanto inflamação orbitária pré-septal quanto pós-septal se apresentam com edema da pálpebra superior.

Celulite orbitária pré-septal

- A pele da pálpebra assume uma tonalidade escurecida, azul-avermelhada.
- A TC de inflamação pré-septal mostra um aumento difuso na densidade com espessamento da pálpebra.
- A conjuntiva geralmente não é afetada.
- Formação de abscesso é indicada por uma área de baixa densidade, que pode ou não exibir uma orla contrastada após a administração de contraste intravenoso.
- O olho está na sua posição normal, e movimentos normais do olho podem ser observados se as pálpebras forem separadas.
- O globo não exibe proptose e ocasionalmente está desviado ligeiramente posteriormente.

Celulite orbitária pós-septal

A inflamação pós-septal exige um tratamento diferente e é dividida em três grupos:

- Extraconal: subperiosteal.
- Intraconal: dentro do periósteo/cavidade orbitária.
- Combinada: ao mesmo tempo intraconal e extraconal.

Características da celulite orbitária extraconal

- A causa mais comum de inflamação extraconal medial é etmoidite. Observa-se desvio ântero-lateral do globo com exsudato inflamatório no espaço subperiosteal.

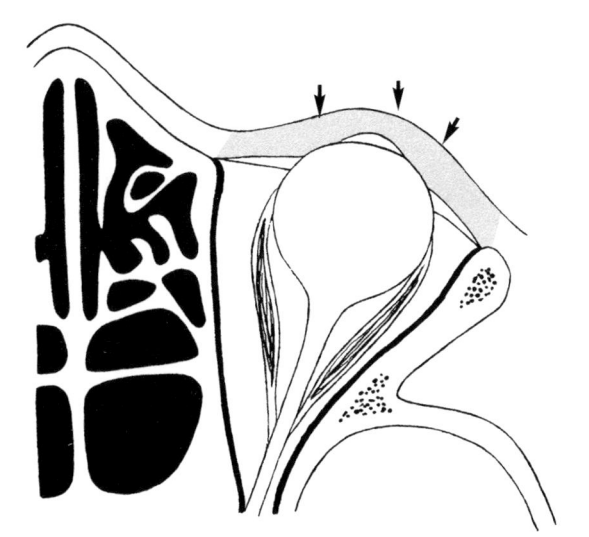

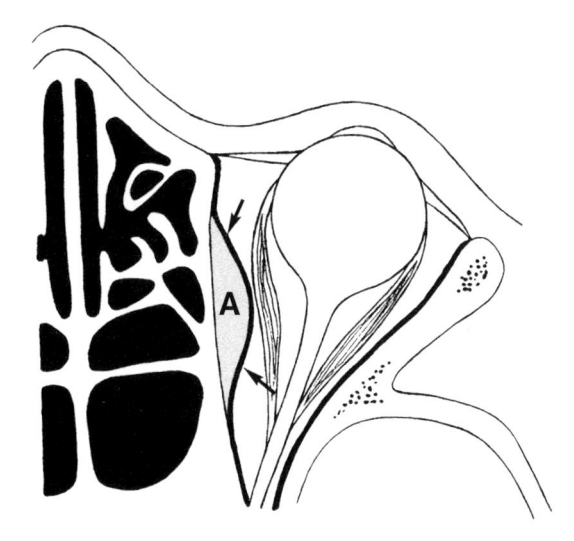

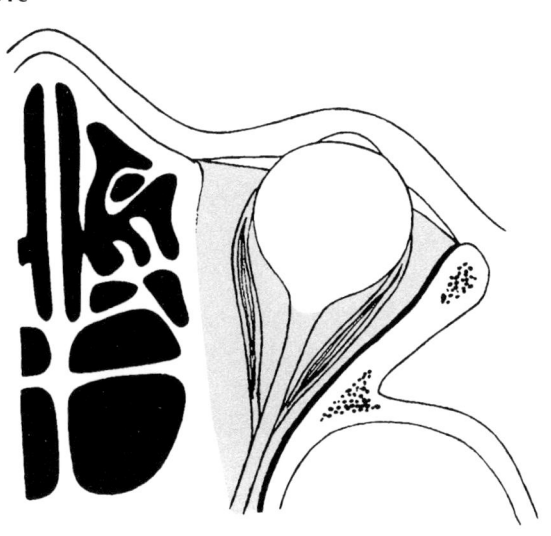

Figura 8.31 *Celulite orbitária.* (**a**) Fase pré-septal da celulite orbitária, na qual há edema das pálpebras (setas). (**b**) Processo inflamatório de celulite orbitária pós-septal restrito ao espaço subperiosteal, com infecção disseminando-se do seio etmoidal para dentro da órbita. O periósteo protetor (setas) é separado da parede medial da órbita pelo abscesso (A).
(**c**) Disseminação da infecção da celulite orbitária pós-septal para dentro da cavidade orbitária inteira, inclusive a gordura retroorbitária.

- Os sinais clínicos incluem proptose do globo, movimentos oculares restritos, quemose da conjuntiva e perda da visão, visão de cores primeiras.
- No caso de inflamação subperiosteal, o exsudato acumula-se entre a lâmina papirácea e o periósteo frouxo. Inicialmente, isto pode ser apenas uma reação flegmonosa, mas se inadequadamente tratada, progredirá para formação de abscesso. A infecção é limitada pelo periósteo e raramente se alastra para dentro do espaço intraconal.
- As características em TC são semelhantes com ambos o fleimão subperiosteal e o abscesso subperiosteal. O músculo reto medial é desviado lateralmente, é alargado pelo edema inflamatório e pode contrastar-se ligeiramente. O periósteo elevado é desviado lateralmente e é demonstrado como uma linha contrastada correndo ao longo do músculo reto medial. O periósteo espessado pode ser indistinguível do músculo reto medial. Um abscesso se torna aparente pelo desenvolvimento de uma área de baixa densidade, que pode ser localizada ou espalhar-se ao longo da parede medial inteira da órbita. A inflamação pode causar desmineralização da lâmina papirácea ou mesmo osteíte, que se torna evidente com perda ou adelgaçamento ósseo.
- Esta condição exige tratamento agressivo com antibióticos intravenosos e drenagem cirúrgica de qualquer coleção de abscesso usando a mesma via de acesso que para uma etmoidectomia externa. Também pode estar indicada descompressão orbitária.

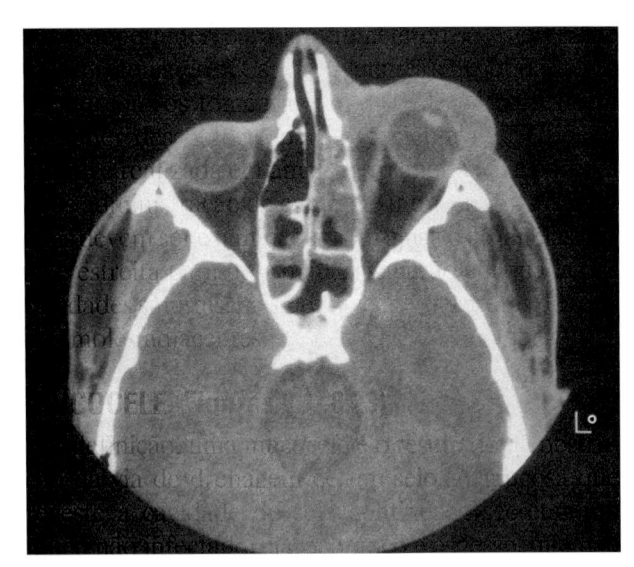

Figura 8.32 *Celulite periorbitária pré-septal.* Imagem de TC axial demonstrando edema difuso da pálpebra esquerda associado à sinusite etmoidal.

Características da celulite orbitária intraconal

- As características clínicas incluem proptose, movimentos oculares restringidos e quemose. Se ocorrer formação de abscesso intra-orbitário, geralmente há proptose acentuada e uma diminuição rápida na acuidade visual. Há um grave risco de infecção retrógrada, causando trombose do seio cavernoso que pode levar ao papiledema.
- A TC demonstrará inflamação intraconal sob a forma de perda de definição dos músculos extra-oculares e do nervo óptico. A gordura no espaço intraconal é infiltrada por fios lineares de reação inflamatória, tornando difícil distinguir os músculos extra-oculares ou o nervo óptico. Formação de abscesso é indicada pelo desenvolvimento característi-

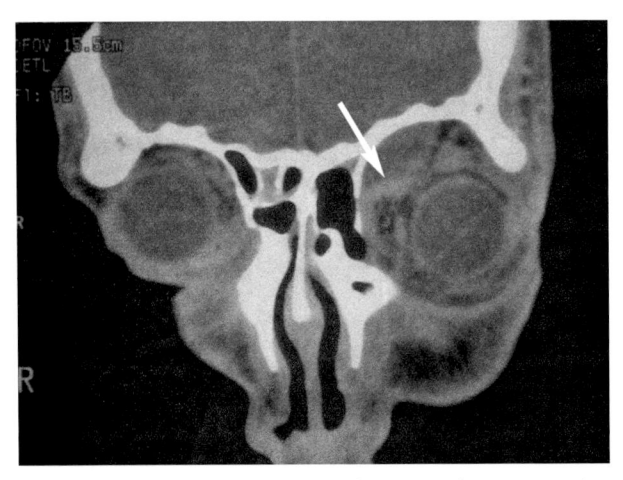

Figura 8.33 *Abscesso subperiosteal.* Imagem de TC coronal demonstrando a presença de um abscesso subperiosteal (seta) adjacente ao teto da órbita.

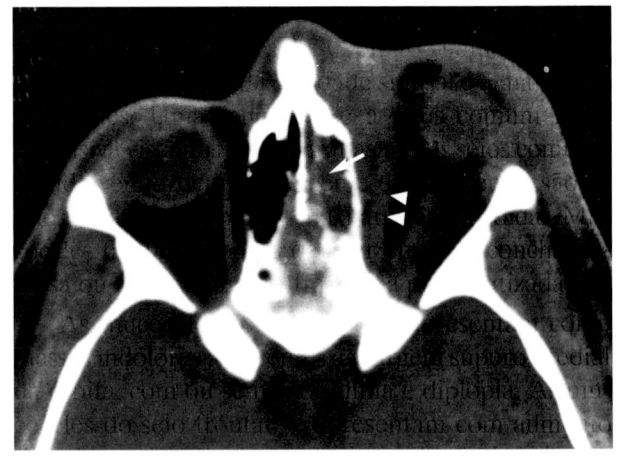

Figura 8.34 *Abscesso subperiosteal.* Este paciente apresentou-se com febre, sinusite e celulite orbitária. Nesta imagem de TC, a massa não-contrastada ao longo da área medial do complexo etmoidal esquerdo (seta) é um abscesso subperiosteal. O músculo reto medial e o periósteo elevado (pontas de setas) são vistos como uma densidade linear contrastada lateral ao abscesso. Este abscesso é o resultado da disseminação da infecção para dentro da órbita a partir do seio etmoidal através da lâmina papirácea. Cortesia do Dr. J Carines e Dr. D Kirkpatrick, Dalhousie University, Halifax, Nova Scotia, Canadá.

co de uma área de baixa densidade com uma orla contrastada de ar na gordura orbitária. Novamente, o tratamento consiste em terapia antibiótica agressiva e descompressão orbitária.

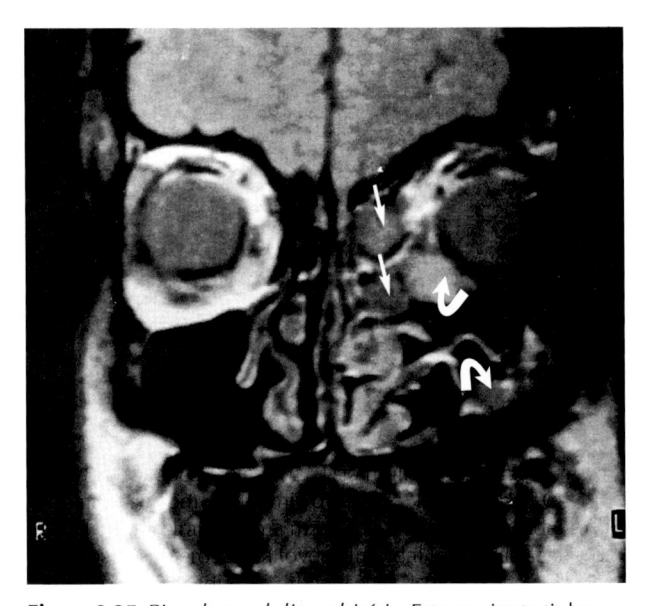

Figura 8.35 *Piocele e celulite orbitária.* Este paciente tinha uma história de traumatismo facial prévio, com múltiplas fraturas dos seios e órbita no lado esquerdo. Esta imagem de RM ponderada para T2 demonstra grandes massas com ausência de sinal (setas), as quais são mucoceles do complexo etmoidal esquerdo comprimindo o conteúdo orbitário. As massas hiperintensas são as pioceles infectadas (setas curvas). A área hiperintensa irregular de inflamação representa a reação inflamatória na órbita.

Características da celulite difusa intraconal e extraconal

- Este é o tipo menos comum.
- A infecção começa nos compartimentos intraconal ou extraconal.
- Há proptose grave, com a possibilidade de disseminação da infecção à fossa infratemporal e seio cavernoso se não tratada.
- Os achados de TC usualmente demonstram obliteração dos músculos e do nervo óptico por exsudato inflamatório.

ABSCESSO ORBITÁRIO

Enquanto abscesso e celulite orbitários são complicações mais comuns da sinusite etmoidal, complicações intracranianas são mais freqüentes com sinusite frontal. O abscesso pode ocorrer intraconal ou extraconalmente. Na imagem de TC, o processo inflamatório na gordura orbitária leva a áreas estriadas de densidade aumentada, resultando na obliteração do contorno do nervo óptico.

NEURITE ÓPTICA

Neurite óptica pode resultar da compressão e isquemia do nervo óptico pelo processo inflamatório na órbita ou de um insulto direto ao nervo óptico no qual o nervo é local de neuropatia inflamatória. A infecção pode disseminar-se ao nervo óptico através do plexo venoso do ápice orbitário, o qual rodeia a bainha do nervo óptico. A visão comprometida mostra melhora rápida com tratamento bem-sucedido da sinusite, e isto pode ser um reflexo da reação imune ao processo inflamatório nos seios, o qual causa alterações vasomotoras e fluxo sanguíneo diminuído com estagnação e ingurgitamento em torno do nervo óptico.

OCLUSÃO DA ARTÉRIA CENTRAL DA RETINA

A compressão da artéria central da retina ou dos ramos da artéria oftálmica ocorre como um efeito direto do processo inflamatório na órbita. Em alguns casos raros, o fluxo na artéria central da retina pode diminuir ou cessar. Isto deve ser suspeitado quando o disco óptico se torna edematoso e as veias retinianas ingurgitadas. Perda visual profunda é inevitável se a circulação arterial não for restabelecida imediatamente.

COMPLICAÇÕES INTRACRANIANAS (Figuras 8.36 e 8.37)

Sepse intracraniana é uma complicação rara, mas ameaçadora à vida da doença sinusal não controlada. As complicações incluem meningite, abscesso extradural, abscesso subdural, abscesso intracerebral e trombose do seio cavernoso. Estas complicações usualmente ocorrem como uma conseqüência do tratamento antibiótico inadequado ou da presença de bactérias resistentes, ou em pacientes que estão imunossuprimidos.

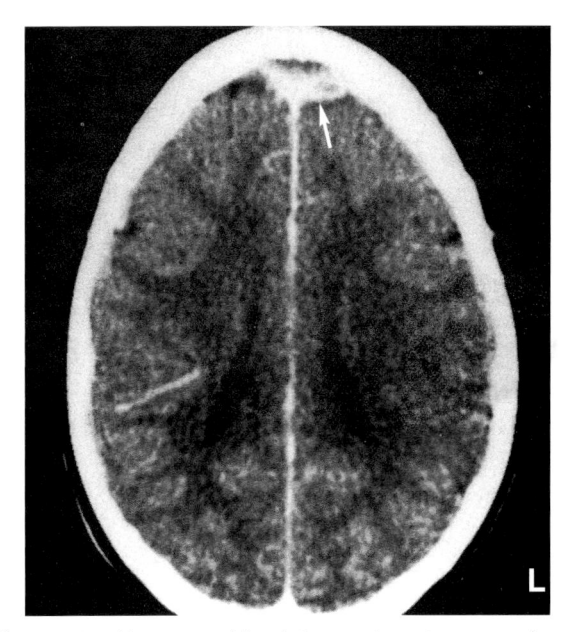

Figura 8.36 *Abscesso epidural.* Esta paciente (a mesma das Figuras 8.29 e 8.30) apresentou-se com sinusite frontal aguda e febre, que rapidamente progrediram para osteomielite. Um pequeno abscesso epidural (seta) desenvolveu-se adjacente ao seio infectado.

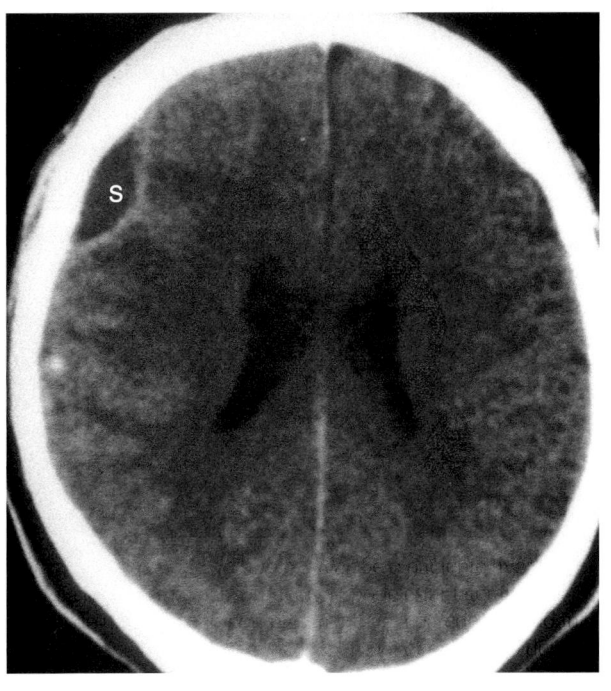

Figura 8.37 *Empiema subdural.* Este paciente apresentou-se como uma emergência com uma história de 1 semana de sinusite refratária a antibióticos orais e cefaléia crescente. Esta imagem de TC demonstra um empiema subdural direito (S).

As características clínicas da sepse intracraniana incluem as seguintes:

- Há mal-estar generalizado e cefaléia progressivamente grave.
- O quadro clínico depende do local da infecção intracraniana. Um alto índice de suspeição é necessário para fazer o diagnóstico apropriado e sustar a infecção antes que ocorram seqüelas neurológicas sérias.
- Sinais focais e convulsões podem ocorrer, bem como alterações na personalidade e nível de consciência. Vômito e papiledema ocorrem em um estágio mais avançado.
- O exame do líquido cerebroespinhal pode ser de valor pela identificação de níveis elevados de proteína e leucócitos e níveis reduzidos de glicose, bem como para amostragem para cultura bacteriológica.

Aspecto em TC da infecção intracraniana

Meningite

Se a meningite for localizada na base do crânio, múltiplas paralisias de nervos cranianos podem estar presentes. Obstrução do fluxo de líquido cerebroespinal leva à dilatação dos ventrículos e hidrocefalia. Contraste cortical e de giros pode ser visto após a administração de contraste intravenoso.

Empiema ou abscesso epidural

Um abscesso extradural ocorre entre o osso do crânio e a dura-máter. TC geralmente demonstrará uma coleção que é lentiforme e será limitada pela inserção dural nas linhas de sutura entre os ossos cranianos individuais. O cérebro adjacente geralmente é hipodenso, porque o tecido circunvizinho é edematoso.

Abscesso subdural

Se um abscesso se formar no espaço subdural situado entre a dura e a aracnóide, ele tende a ter uma forma semilunar. Pode estender-se para as fissuras inter-hemisféricas ou alongo das margens do tentório. O periósteo e as meninges se contrastarão após a administração de contraste intravenoso. A coleção de pus variará em densidade, dependendo do conteúdo e da duração de tempo durante a qual o abscesso esteve presente. Ar pode ser visto na coleção líquida.

Abscesso cerebral

Um abscesso cerebral pode resultar do alastramento direto da infecção a partir do seio para dentro do tecido cerebral, ou após embolização séptica. Na primeira situação, o abscesso é geralmente em estreita proximidade ao seio infectado responsável, enquanto na última, o abscesso pode ser distante do seio infectado.

Infecção do seio frontal é freqüentemente responsável por abscessos intracerebrais, os quais podem atingir algum tamanho antes que o diagnóstico se torne clinicamente evidente. Os achados de TC variarão, dependendo da fase de desenvolvimento que o abscesso tiver atingido no momento do escaneamento. Inicialmente no processo de formação do abscesso, pode haver apenas uma área hipodensa mal definida, exibindo pouco contraste. Se não tratado, isto progredirá, para exibir uma lesão bem demarcada, encapsulada, rodeando uma área de pus. A cápsula se contrasta de modo brilhante após a administração de contraste intravenoso. O cérebro circundante se mostra hipodenso, demonstrando o edema no tecido.

Trombose do seio cavernoso

Trombose do seio cavernoso é mais uma rara complicação intracraniana da sinusite. Predisposição a ela é causada por tromboflebite aguda secundária à infecção em uma área com drenagem venosa para dentro do seio cavernoso, tal como esfenoidite ou o terço médio da face. As características clínicas incluem febre, cefaléia e calafrios. Há edema das pálpebras, exoftalmia, quemose, oftalmoplegia e papiledema de baixo grau. A contagem celular está elevada, e hemoculturas freqüentemente são positivas. Na TC, um seio cavernoso normal é visto como uma estrutura que se contrasta de modo brilhante circundando a fossa hipofisária, com um bordo lateral nitidamente definido. Usualmente, a parte intracavernosa da artéria carótida interna é indistinguível da estrutura venosa circunvizinha. Em contraste, na trombose do seio cavernoso, a estrutura venosa não se contrasta, e as artérias carótidas internas se tornam muito proeminentes como estruturas tubulares contrastadas.

GRANULOMA DE COLESTEROL DOS SEIOS
(Figura 8.38)

Esta é uma complicação rara da sinusite. A lesão expansiva possui todos os aspectos radiológicos de uma mucocele. Estas lesões são diferentes de cistos de colesterol do ápice petroso e são adquiridas como resultado de um processo inflamatório crônico na cavidade do seio. O tipo congênito, granulomas de colesterol do ápice petroso, origina-se de restos epiteliais. Na RM, eles aparecem como massas hiperintensas em todas as seqüências devidas ao conteúdo líquido que é hemorrágico. Histopatologicamente, estas massas são caracterizadas pela presença de cristais de colesterol. Seu tratamento é cirúrgico. O tipo congênito necessita ressecção completa, enquanto o tipo adquirido muitas vezes necessita drenagem para o seio adjacente.

8.38a

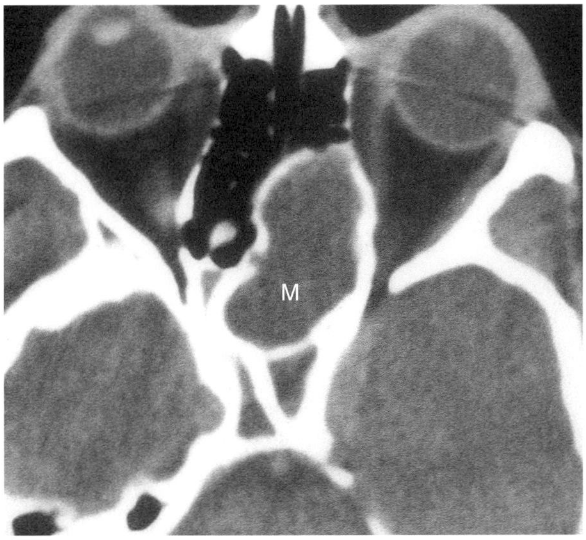

8.38b

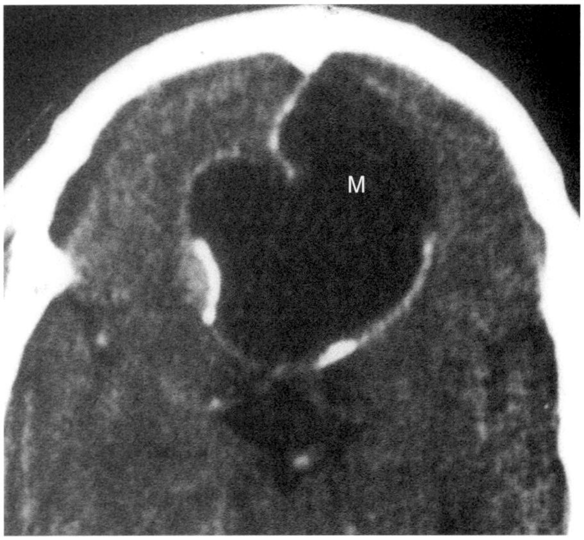

8.38c

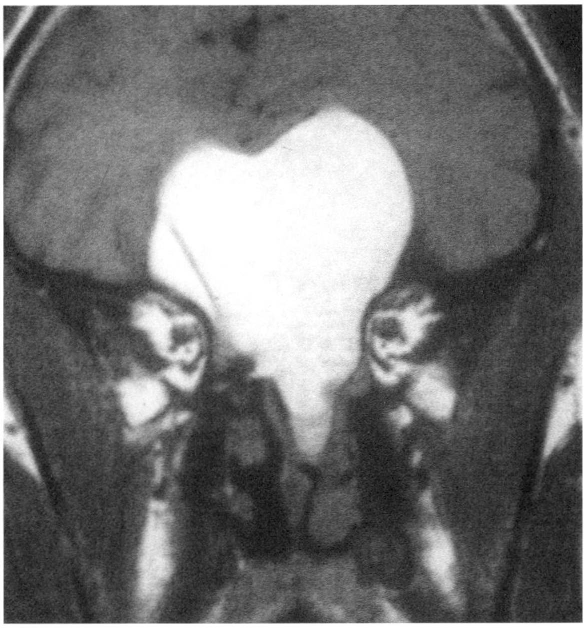

8.38d

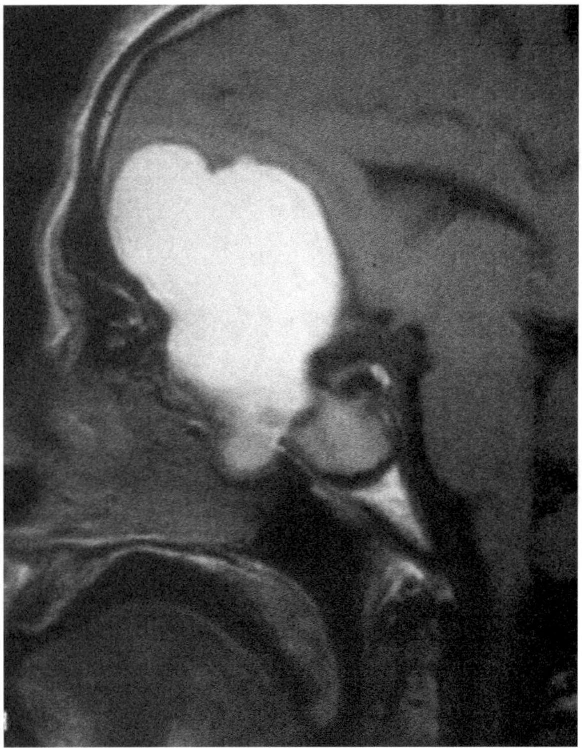

8.38e

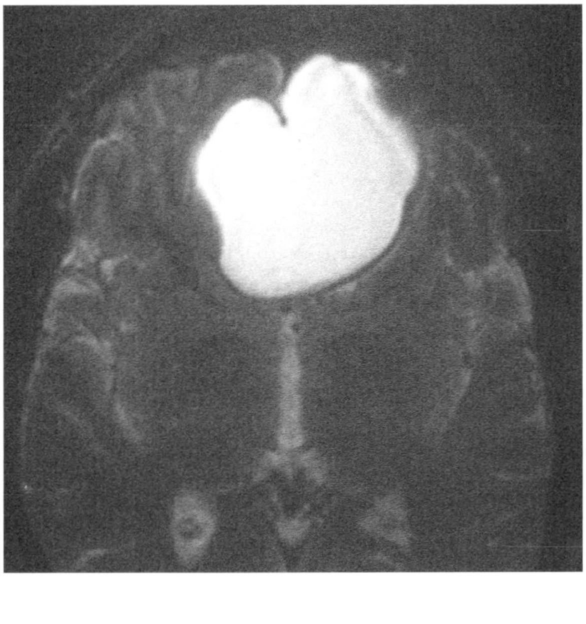

Figura 8.38 (**a**, **b**) *Granuloma de colesterol do seio etmoidal posterior.* Uma grande massa hipodensa bem definida expansiva (M) é vista na imagem de TC axial, com osteíte reativa e adelgaçamento da parede do seio. Essa massa expandiu-se intracranialmente. O granuloma é visto empurrando o lobo frontal superiormente sem qualquer invasão ou edema. O conteúdo da luz continha cristais de colesterol e muco espessado crônico. (**c**, **d**, **e**) RM ponderada para T1 e T2.

CAPÍTULO 9

Tumores e Condições Semelhantes a Tumores da Cavidade Nasossinusal

Uma visão geral de todos os tumores e condições semelhantes a tumores da cavidade nasossinusal está além dos objetivos deste livro. Este capítulo examinará algumas das entidades patológicas mais comumente encontradas. Uma classificação abrangente está mostrada na Tabela 9.1. O diagnóstico diferencial da ausência de sinal de algumas lesões nasossinusais no diagnóstico por imagem por ressonância magnética (RM) está apresentado na Tabela 9.2.

TUMORES BENIGNOS

Osteoma (Figuras 9.1 e 9.2)

Os osteomas são tumores benignos de crescimento lento que contêm osso compacto ou esponjoso maduro. Estes ocorrem mais freqüentemente no seio frontal, mas também podem ser encontrados nos seios etmoidais e maxilares. Osteomas geralmente são assintomáticos e constituem um achado incidental em até 1% das radiografias realizadas por uma razão não relacionada. Eles podem apresentar-se com cefaléia. Os osteomas podem bloquear o caminho de drenagem de um seio e levar às infecções sinusais recorrentes ou ao desenvolvimento de mucoceles. Grandes osteomas do seio frontal podem erodir a tábua interna e produzir pneumocefalia ou permitir que uma infecção sinusal se dissemine intracranialmente. Raramente, osteomas originados em um seio podem aumentar, levando à proptose, secundária à expansão para dentro da órbita. Deterioração pode ocorrer se o osteoma se estender para trás, para o seio esfenoidal, assim comprometendo o nervo óptico.

As características radiológicas consistem em uma massa densa uniformemente calcificada na tomografia computadorizada (TC). Não há contraste com contraste intravenoso. As margens ósseas são nitidamente definidas, e a massa pode mostrar-se pedunculada ou com base larga. Tanto o osso quanto o ar são vistos como uma área vazia de sinal em imagens de RM e, portanto, os osteomas são mal visualizados em RM.

O desenvolvimento de osteomas múltiplos precede o desenvolvimento da polipose múltipla do cólon em pacientes com síndrome de Gardner. Esta é uma condição autossômica dominante que consiste na tríade de polipose do cólon, osteomas e tumores dos tecidos moles, incluindo cistos sebáceos e tumores desmóides.

Cistos e tumores odontogênicos

Estas lesões originam-se do aparelho dentário ou da crista alveolar. Os cistos primordiais originam-se de dentes supranumerários. Estas massas expandem-se para os seios maxilares, similarmente a cistos dentígeros, os quais são mais comuns e originam-se de dentes não irrompidos.

Cistos dentígeros (Figuras 9.3–9.6)

Estes representam 25–30% dos cistos odontogênicos. Eles são predominantes em homens negros na 2ª–4ª décadas de vida. A localização mais comum é na região do 3º molar mandibular. Os dentes maxilares também podem ser comprometidos. Os cistos se formam como um resultado do acúmulo de líquido em torno da coroa de um dente não irrompido. Os cistos dentígeros podem apresentar-se como massas expansivas e podem levar à assimetria facial. O diagnóstico por imagem revela uma área radiotransparente na

Tabela 9.1 Tumores

Tumores benignos

Epiteliais
- Papiloma escamoso
- Papiloma invertido

Glandulares
- Tumor misto/adenoma pleomórfico

Mesenquimais
- Leiomioma miomatoso, rabdomioma
- Neurofibroma neurogênico, meningioma ectópico
- Fibroma
- Lipoma
- Hemangioma/linfangioma
- Angiofibroma juvenil

Ósseo/cartilaginoso/odontogênico
- Osteoma
- Osteocondroma
- Osteoblastoma
- Ceratocistos/cistos odontogênicos
- Ameloblastoma

Condições semelhantes a tumores
- Displasia fibrosa
- Granuloma de células gigantes
- Fibroma ossificante

Tumores malignos

Epiteliais
- Carcinoma de células escamosas
- Adenocarcinoma
- Carcinoma indiferenciado

Glandulares
- Carcinoma adenóide-cístico
- Carcinoma mucoepidermóide

Mesenquimais
- Rabdomiossarcoma
- Fibroistiocitoma maligno
- Estesioneuroblastoma

Ósseo/cartilaginoso/odontogênico
- Osteossarcoma
- Condrossarcoma
- Sarcoma de Ewing
- Ameloblastoma

Diversos
- Plasmocitoma
- Melanoma
- Linfoma

Metástase
- Extensão direta de:
  Nasofaringe, cavidade oral, órbitas, hipófise e fossa infratemporal
- Disseminação hematogênica a partir de locais primários:
  Pulmão, mama, rim, próstata

Tabela 9.2 Lesões nasossinusais – ausência de sinal à RM

Inflamatórias
- Secreções espessadas em mucocele
- Pólipos espessados
- Bola fúngica

Tumores
- Tumores condróides
- Osteomas

Diversas
- Material proteináceo
- Hemorragia
- Corpo estranho
- Dentes
- Fibrose
- Amiloidoma

maxila ou na mandíbula que incorpora a coroa de um dente não irrompido. A lesão geralmente é unilocular e rodeada por osso esclerótico. À medida que o cisto cresce, ele pode se estender para dentro do seio maxilar. Uma orla fina, característica de calcificação, representando o periósteo sinusal elevado, e o dente associado serão visíveis.

Cistos periapicais (Figura 9.7)

Este é o tipo mais comum de cisto odontogênico e é o resultado de cárie dentária. Pode afetar qualquer idade e não tem predileção por sexo. Aparece como uma zona transparente na região do ápice dentário ou ao longo da raiz lateral. As lesões na maxila podem estender-se para o seio maxilar adjacente e elevar o periósteo. Pode desenvolver-se sinusite odontogênica secundária.

Ameloblastoma (Figura 9.8)

O ameloblastoma origina-se dos componentes epiteliais do dente embrionário. O local mais comum é a área pré-molar–molar, onde ele se apresenta como uma massa indolor expansiva na 3ª–4ª décadas de vida. À medida que o tumor aumenta, ocorrem sintomas de obstrução, sangramento e pressão.

A variedade cística unilocular se apresenta como uma massa expansiva com erosão lisa do osso subjacente. Estes tumores não podem ser facilmente diferenciados de cistos dentígeros e podem ter um dente não irrompido dentro deles. Respondem à remoção e curetagem.

A variedade multilocular tende a recidivar e a se estender para a fossa infratemporal adjacente, órbita e estruturas intracranianas. Em TC, a variedade multilocular se apresenta como uma massa não homogê-

Capítulo 9 • Tumores e Condições Semelhantes a Tumores da Cavidade Nasossinusal   133

9.1a

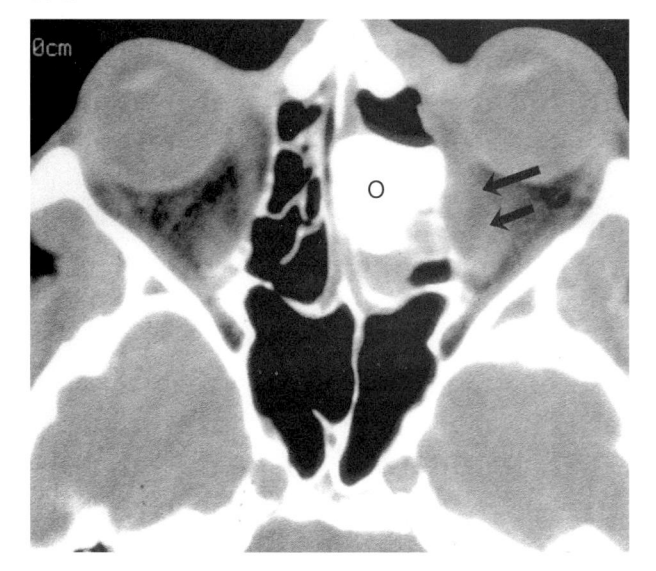

9.1b

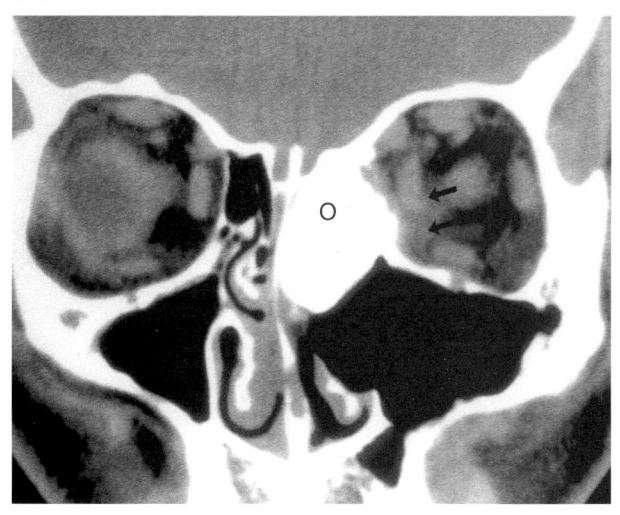

Figura 9.1 *Osteoma*. Imagens de TC axial (**a**) e coronal (**b**) demonstrando um grande osteoma (O) com reação inflamatória na órbita rodeando o músculo reto medial (setas) em um paciente que se apresentou com celulite orbitária.

9.2a

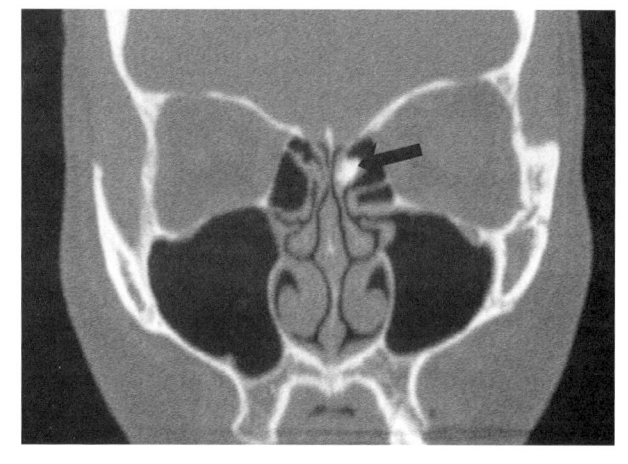

9.2b

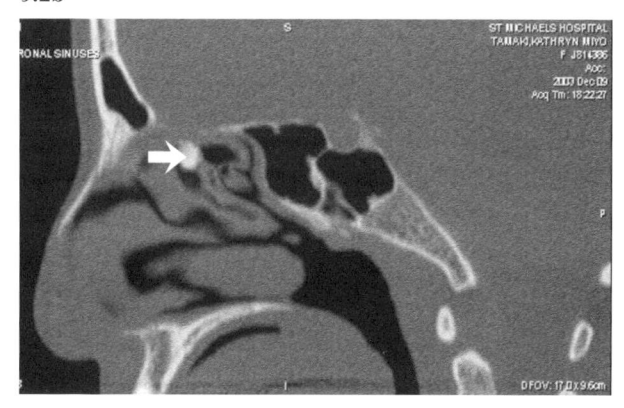

Figura 9.2 *Osteoma*. Uma massa óssea (seta) é identificada no seio etmoidal na imagem de TC coronal (**a**) e na reconstrução sagital (**b**) dos seios.

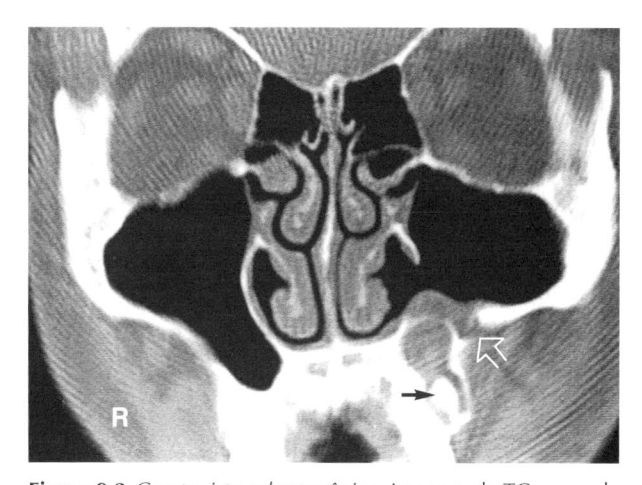

Figura 9.3 *Ceratocisto odontogênico*. Imagem de TC coronal demonstrando uma lesão cística na crista alveolar esquerda; ela tem uma margem festonada lisa. O dente não irrompido pode ser visto na base do cisto (seta). O defeito na parede óssea anterior da maxila (seta aberta) constitui evidência de um procedimento de Caldwell-Luc prévio. Ressecção incompleta resulta em recorrência. Estes cistos podem ser multiloculados.

nea no seio maxilar, com erosão das paredes ósseas. Estes tumores são de intensidade intermediária de sinal em imagens ponderadas para T1 e de intensidade intermediária à alta em imagens ponderadas para T2. Ocasionalmente, tipos papilares e nodulares de contraste da mucosa dentro do tumor podem ser vistos em imagens de RM. O tipo multilocular é tratado por ressecção do osso comprometido. As recorrências são tratadas com tentativas repetidas de remover o tumor cirurgicamente e por irradiação. Histologicamente, estes tumores podem ser benignos ou malignos. A variedade benigna pode ser tão ameaçadora à vida quanto o tipo maligno por causa do seu tamanho e extensão através da base do crânio. O tipo maligno

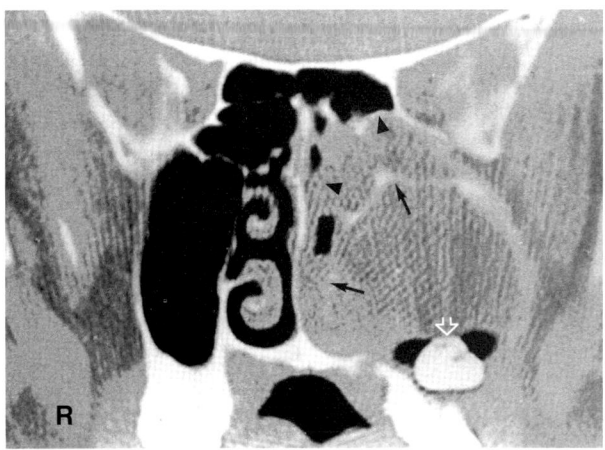

Figura 9.4 *Cisto dentígero.* Imagem de TC demonstrando um grande cisto expansivo (seta) contendo um dente não irrompido (seta aberta). As paredes do seio maxilar estão remodeladas, e a parede ínfero-lateral do seio maxilar está erodida. O seio se estende medialmente para dentro da cavidade nasal (pontas de setas).

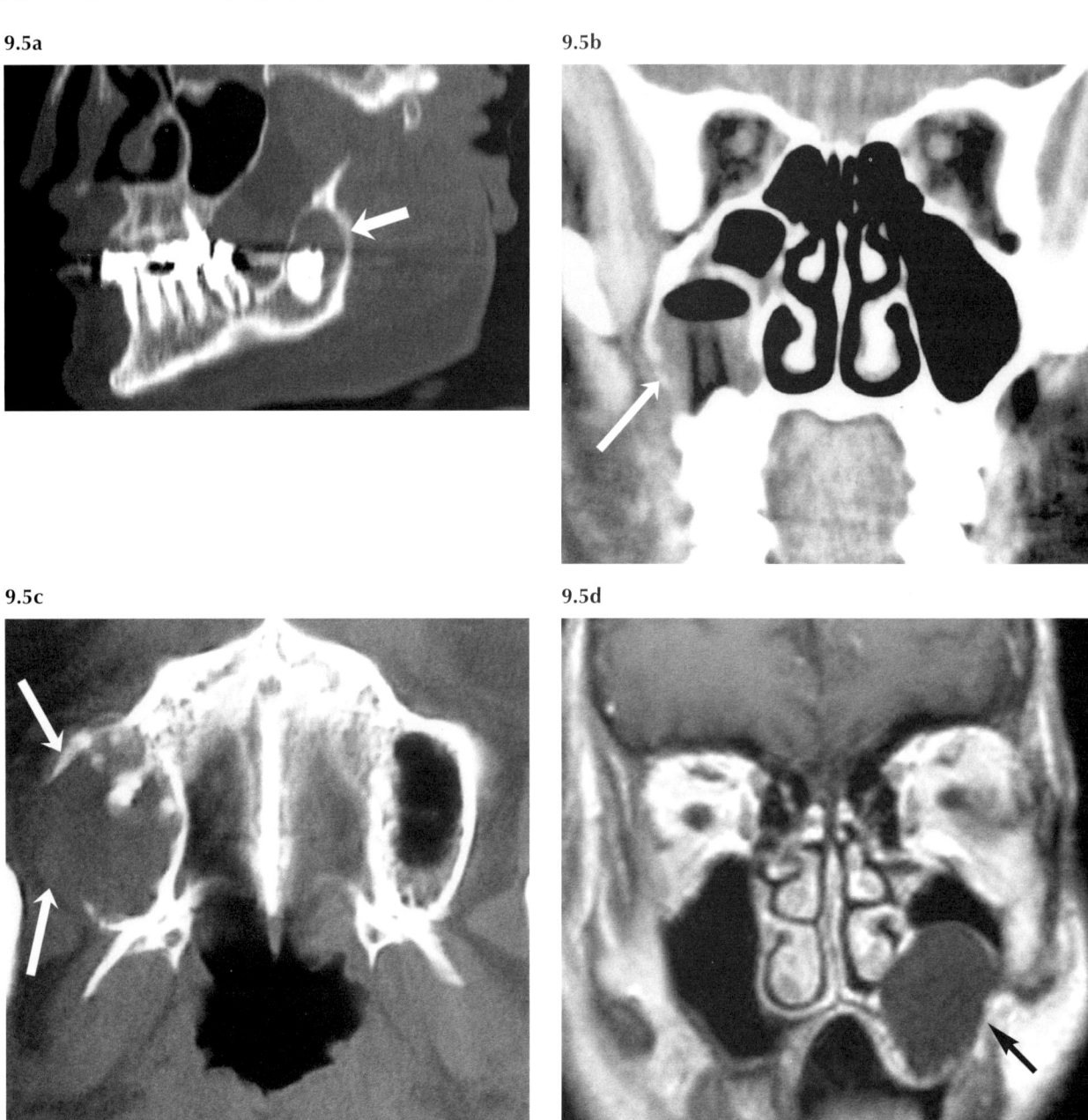

Figura 9.5 *Cisto dentígero.* (**a**) Reconstrução sagital de uma imagem de TC dos ossos faciais demonstrando um cisto (seta) rodeando a região apical do dente molar. (**b**, **c**) Este paciente apresentou-se com sinusite refratária à terapia antibiótica. Exame com TC demonstra a presença de um cisto dentígero infectado (setas). A parede lateral do cisto está erodida e há um nível hidroaéreo no cisto infectado. (**d**) Imagem de RM coronal do seio demonstrando a presença de um cisto (seta) próximo do assoalho do seio maxilar.

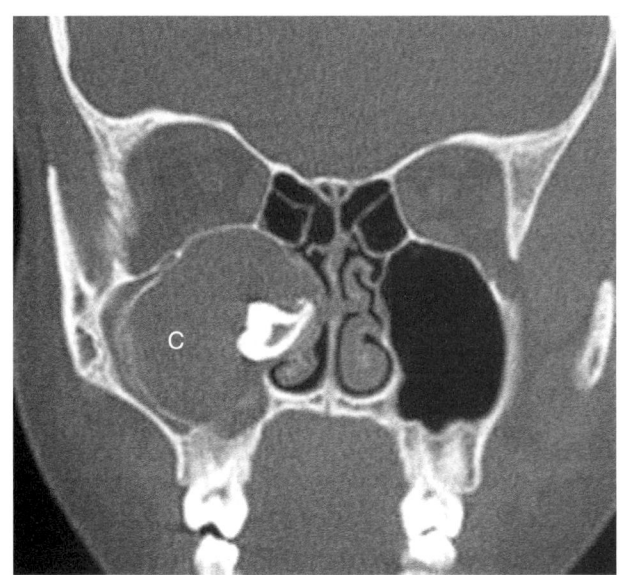

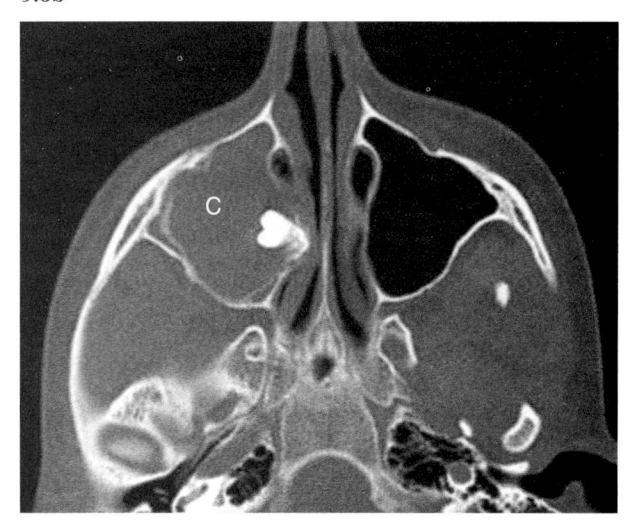

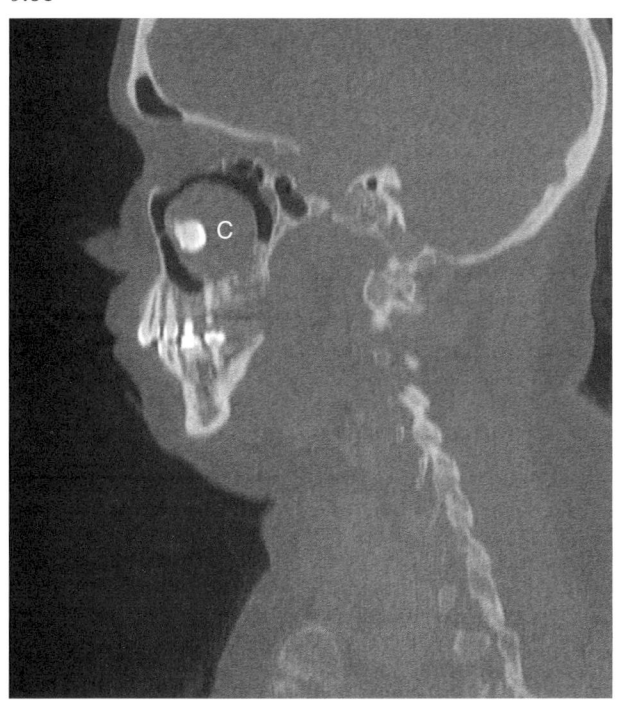

Figura 9.6 *Cisto dentígero.* Imagens de TC coronal (**a**), axial (**b**) e reconstrução sagital (**c**) mostrando uma lesão cística expansiva (C) dentro do seio maxilar direito. A presença de uma orla calcificada fina e um dente incluso dentro da parede é altamente característica de um cisto dentígero. A imagem sagital (**c**) mostra uma orla de ar no seio maxilar em torno do cisto dentígero (C).

pode recidivar localmente, apesar de repetidas ressecções e irradiação. Estes tumores podem se metastatizar aos linfonodos locais e aos pulmões. O diagnóstico diferencial inclui cistos ósseos aneurismáticos, tumores odontogênicos e tumores de células gigantes.

Hemangioma (Figura 9.9)

Os hemangiomas são lesões vasculares benignas compostas de canais vasculares de tamanho variado. Eles são subclassificados como tipos capilares, cavernosos e mistos. Ocorrem raramente na cavidade nasossinusal, com a localização mais comum sendo o septo nasal, onde eles podem remodelar e desviar o septo nasal e parede lateral do nariz. Os pacientes afetados se apresentam com obstrução nasal e epistaxe. Os hemangiomas tendem a originar-se em mulheres entre as idades de 20 e 50 anos. Eles podem complicar o segundo trimestre da gravidez e podem regredir espontaneamente

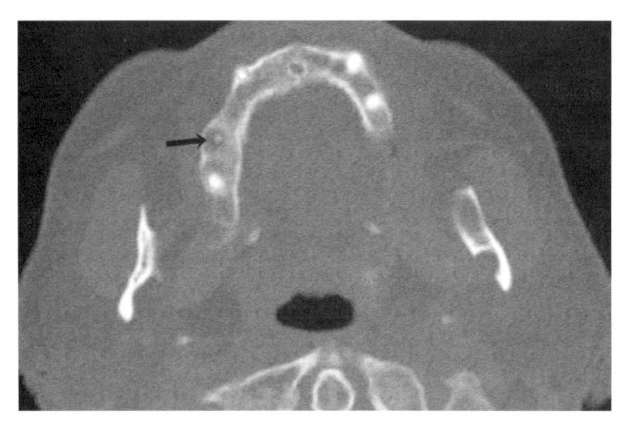

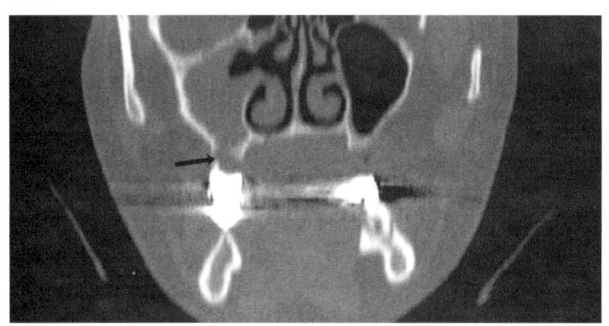

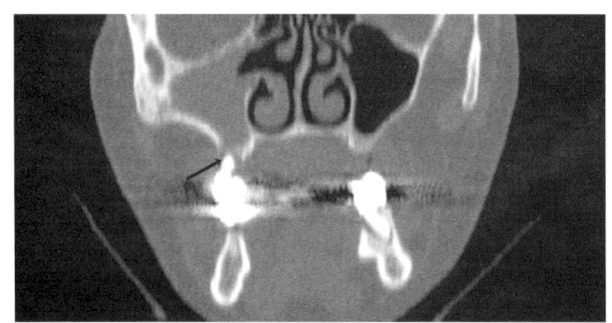

Figura 9.7 *Cisto periapical com sinusite*. Imagens de TC axial (**a**) e reconstrução coronal (**b**, **c**) mostrando transparência periapical (seta) rodeando dentes no alvéolo maxilar direito. Há deiscência do assoalho do antro maxilar e sinusite inflamatória secundária.

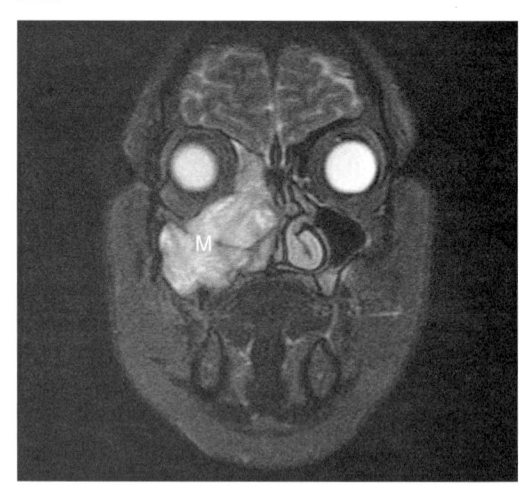

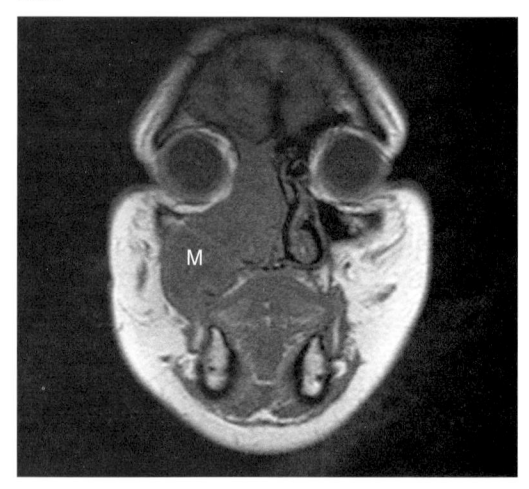

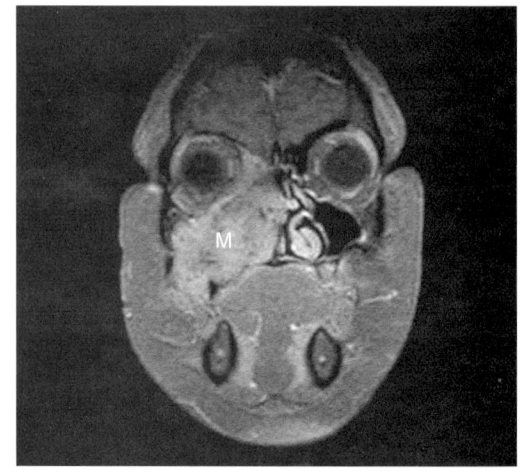

Figura 9.8 *Ameloblastoma*. (**a–c**) Uma massa multiloculada (M) na cavidade do seio é vista estendendo-se para dentro da cavidade nasal. Esta massa é hiperintensa em RM ponderada para T2 e demonstra contraste não-homogêneo após administração de Gd-DTPA.

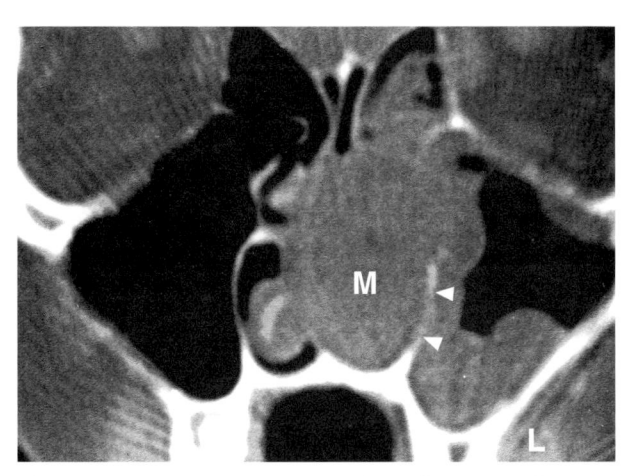

Capítulo 9 • Tumores e Condições Semelhantes a Tumores da Cavidade Nasossinusal   **137**

Figura 9.9 *Hemangioma.* Imagem de TC demonstrando uma massa de tecido mole (M) na cavidade nasal esquerda. Como resultado da pressão crônica, há expansão lisa da cavidade nasal com arqueamento lateral pronunciado da parede nasal lateral do nariz (pontas de setas). O complexo ostiomeatal é ocluído pela grande massa, e como resultado há espessamento mucoso no seio maxilar. Isto revelou ser um hemangioma benigno, mas não há características radiológicas específicas que possam apontar o diagnóstico em imagens de TC.

após o parto (*granuloma gravidarum*). Os hemangiomas se contrastam após a administração de contraste intravenoso. Estes tumores são de intensidade de sinal intermediária a brandamente alta em seqüências de RM ponderadas para T1 e são hiperintensos em imagens ponderadas para T2. As imagens de TC demonstram uma massa de tecido mole intensamente contrastada.

Angiofibroma (Figura 9.10)

Os angiofibromas são lesões vasculares histologicamente benignas, mas altamente agressivas da cavidade nasal, consistindo em tecido fibroso com vasos de paredes finas entremeados. Eles surgem quase exclusivamente em adolescentes masculinos. Devido à sua natureza vascular, estes tumores sangram profusamente, e a biopsia ambulatorial é contra-indicada. Admite-se que eles se originem na região do forame esfenopalatino na cavidade nasal. Dali, podem alastrar-se para dentro da cavidade nasal, ou estender-se para a fossa pterigopalatina e a seguir através da fissura orbitária superior para dentro da órbita. Alastramento pelo forame redondo e canais vidianos permite a

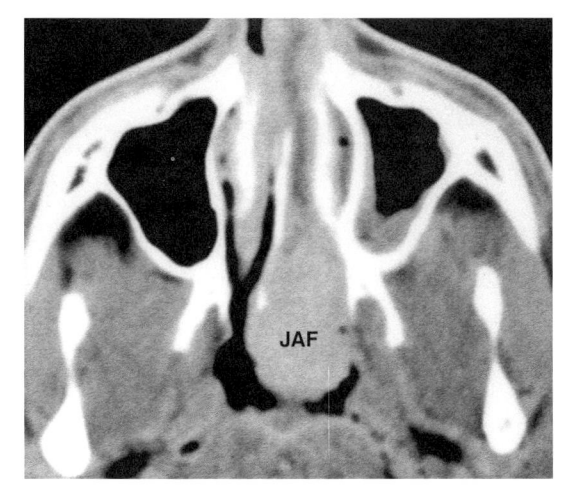

9.10a

9.10b

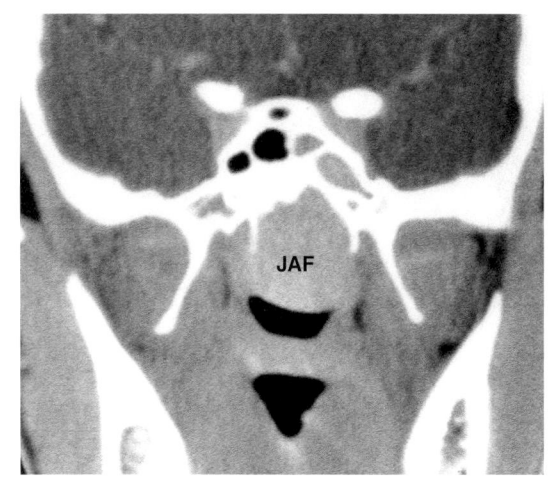

9.10c

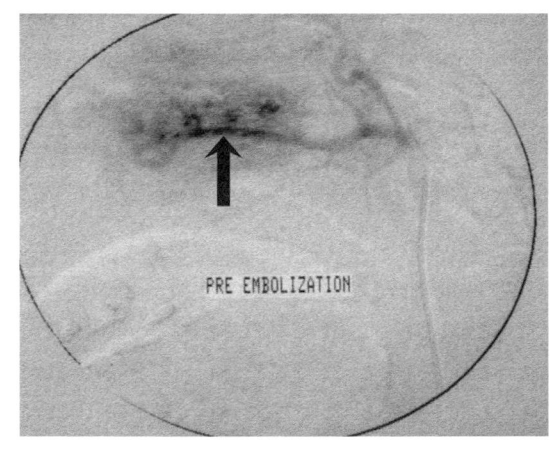

Figura 9.10 *Angiofibroma juvenil.* Este paciente de 15 anos apresentou-se com epistaxe. (**a**, **b**) Imagens de TC axial e coronal, usando-se contraste, demonstrando uma massa que se contrasta (JAF) na nasofaringe e cavidade nasal. (**c**) Angiograma pré-embolização demonstrando um clarão tumoral (seta) na nasofaringe.

entrada no seio cavernoso. Estas lesões extremamente vasculares não encapsuladas derivam seu suprimento sanguíneo do sistema da carótida externa pelas artérias maxilar e faríngea ascendente. As lesões com extensão intracraniana também recebem um suprimento da circulação carotídea interna.

O diagnóstico por imagem demonstra uma massa contrastada de tecido mole dentro da cavidade nasal posterior. Pode haver alargamento da fossa pterigopalatina, com erosão das lâminas pterigóides e extensão para a fossa infratemporal. A RM pode mostrar ausências de fluxo vascular. Angiografia convencional e embolização são usadas para ajudar a reduzir a perda sanguínea intra-operatória durante a excisão cirúrgica. Os benefícios do tratamento por irradiação não estão claros. O tumor usualmente sofre fibrose e involui com tratamento.

Papiloma invertido (Figuras 9.11–9.20)

Os papilomas invertidos são lesões benignas, compostas de epitélio escamoso hiperplásico com um padrão de crescimento endofítico. Eles se originam comumente da parede nasal lateral na vizinhança da concha média. Ocorrem mais comumente em homens que em mulheres, com a maior incidência sendo vista na 6ª e 7ª décadas. Os papilomas invertidos são lesões de crescimento lento que têm uma propensão a recidivar, especialmente se a excisão inicial for incompleta. Isto é em parte relacionado ao fato de que a mucosa adjacente freqüentemente mostra evidência de metaplasia escamosa e hiperplasia. Há também um risco de desenvolvimento de carcinoma de células escamosas metacrônico e/ou sincrônico. As características clínicas incluem obstrução nasal, anosmia, rinorréia e epistaxe. Dor e parestesia facial não são aspectos característicos dos papilomas invertidos, mas podem ser indicadores de malignidade concomitante. Conforme mencionado anteriormente, o local de origem mais comum é dentro do meato médio, mas extensão para o seio adjacente ocorre freqüentemente. O antro maxilar é comprometido em 69% dos casos, seguido pelos seios etmoidal, esfenoidal e frontal em ordem decrescente de freqüência. Papilomas invertidos originando-se do septo nasal são incomuns, e doença bilateral é rara. Obstrução do óstio sinusal no meato médio pode levar ao acúmulo de secreções no seio obstruído e uma sinusite secundária. Raramente, um dos seios paranasais pode ser comprometido primariamente, sem nenhuma evidência de extensão tumoral para dentro da cavidade nasal.

O diagnóstico por imagem demonstra a presença de uma massa de tecido mole dentro da cavidade nasal. A TC pode delinear erosão óssea, e ambas, a TC e a RM, podem mostrar extensão da lesão além

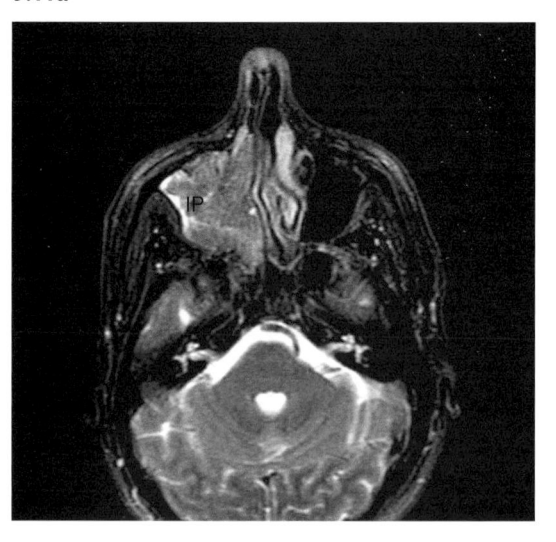

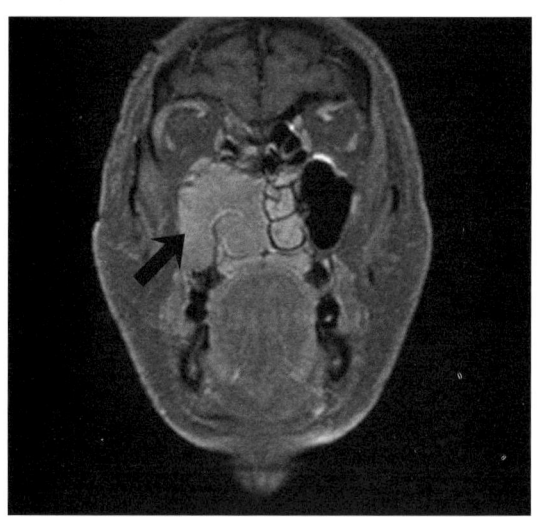

Figura 9.11 *Papiloma invertido.* Imagens de RM axial ponderada para T2 (**a**) e coronal ponderada para T1 com contraste (**b**) de um papiloma invertido (IP) em (**a**) e seta em (**b**) comprometendo o seio maxilar direito e a cavidade nasal ipsolateral. A lesão mostra baixo sinal T2 heterogêneo e brando realce com contraste.

dos limites da cavidade nasal e dos seios paranasais. Não é incomum encontrar tumor estendendo-se para dentro da nasofaringe. O tumor pode estender-se ao espaço retrobulbar, causando exoftalmia, e através da lâmina cribriforme para dentro da fossa anterior do crânio ou através da asa maior do esfenóide para dentro da fossa média do crânio. O achado freqüente de doença da mucosa por rinite alérgica ou sinusite concomitante pode ser erroneamente interpretado como extensão adicional da doença. Isto é especialmente verdadeiro se for usada somente TC. A RM pode ser útil para maior esclarecimento, uma vez que estes tumores exibem intensidade de sinal baixa à interme-

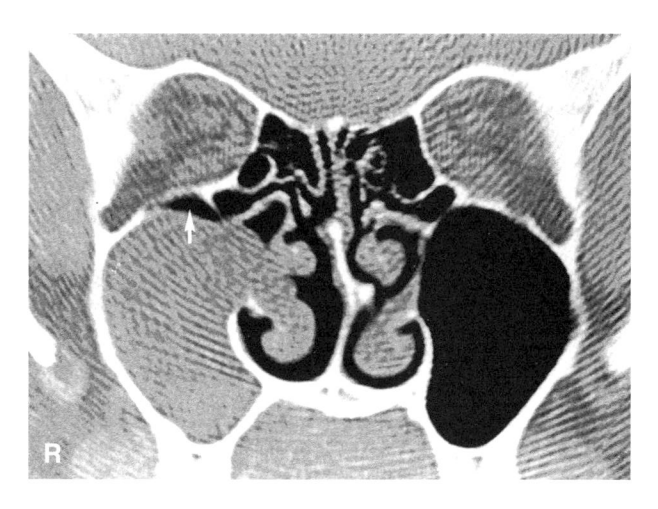

Figura 9.12 *Papiloma invertido.* Imagem de TC demonstrando uma massa de tecido mole bem definida com um menisco de ar no seio maxilar. A massa faz protrusão para dentro da parte posterior do meato médio. Não há calcificação na massa e há áreas de neoformação óssea reativa. Não há características radiológicas desta massa que a distingam de um pólipo antrocoanal. Um menisco de ar acima da massa (seta) é mais um aspecto de doença polipóide que de mucocele.

9.13a

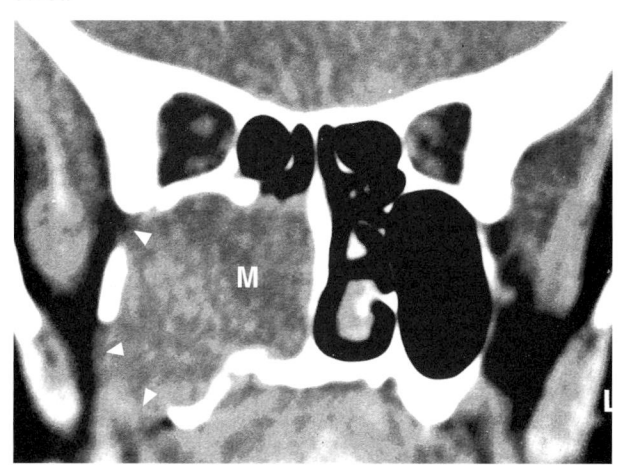

9.13b

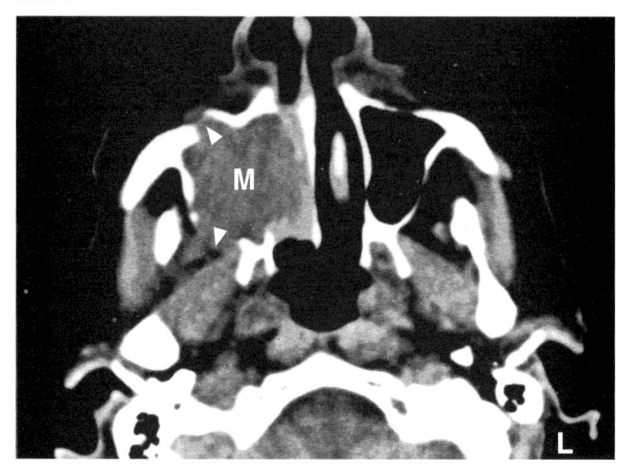

Figura 9.13 *Papiloma invertido.* Imagens de TC coronal (**a**) e axial (**b**) demonstrando uma massa expansiva lisa (M) no seio maxilar direito. Há erosão das paredes anterior, posterior, medial e ínfero-lateral do seio (pontas de setas). Em doença benigna dos seios paranasais, erosão óssea ocorre em estreita proximidade aos óstios naturais, *i. é.*, perto do forame infra-orbitário e parede sinusal medial. Neste caso, a erosão ocorreu em locais atípicos, e o radiologista deve suspeitar que isto não é um pólipo benigno.

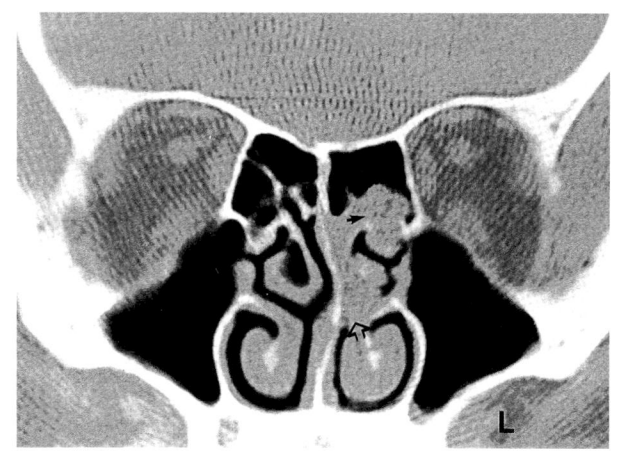

diária. Contraste com gadolínio também pode ser útil. A TC e a RM podem demonstrar uma textura heterogênea da lesão.

Esclerose das paredes ósseas sinusais foi observada em associação a papiloma invertido, embora isto possa estar relacionado com a sinusite de longa duração associada ao tumor. O aspecto radiológico das paredes ósseas dos seios paranasais pode ser variável na presença de um papiloma invertido. Se o tumor for de crescimento lento, a parede óssea pode ser adelgaçada ou erodida. Opacidade do seio dependerá da posição e extensão do papiloma em relação aos óstios. Ocasionalmente, áreas de calcificação serão demonstradas dentro da massa do papiloma.

Figura 9.14 *Papiloma invertido.* Imagem de TC coronal dos seios paranasais demonstrando uma massa de tecido mole unilateral (seta) originando-se do meato superior, estendendo-se desde cima da lâmina horizontal da concha média, medialmente, para dentro da cavidade nasal imediatamente ao longo da margem livre da concha média. A massa está em estreita proximidade à concha inferior no lado esquerdo (seta aberta). O meato médio mostra-se normal. Não há evidência de erosão dos ossos subjacentes. Clinicamente, isto revelou ser um papiloma invertido originado das células aéreas etmoidais posteriores e o meato superior.

9.15a

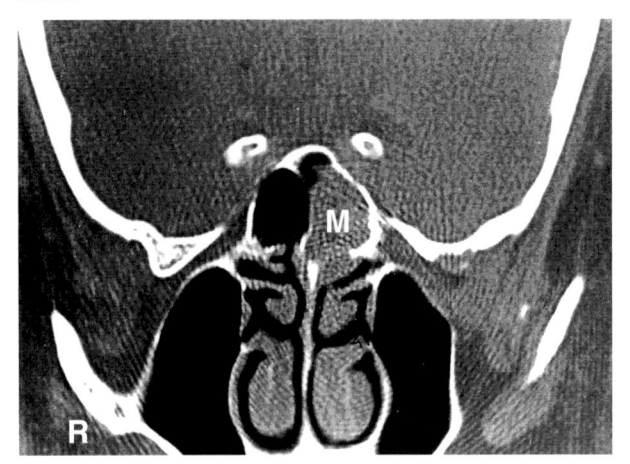

9.16a

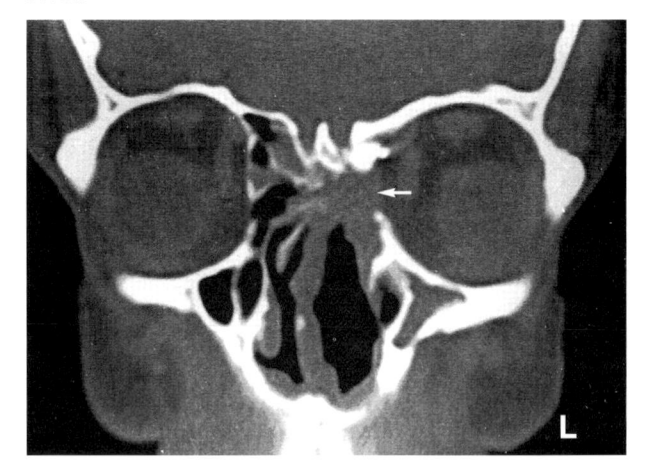

9.15b

9.16b

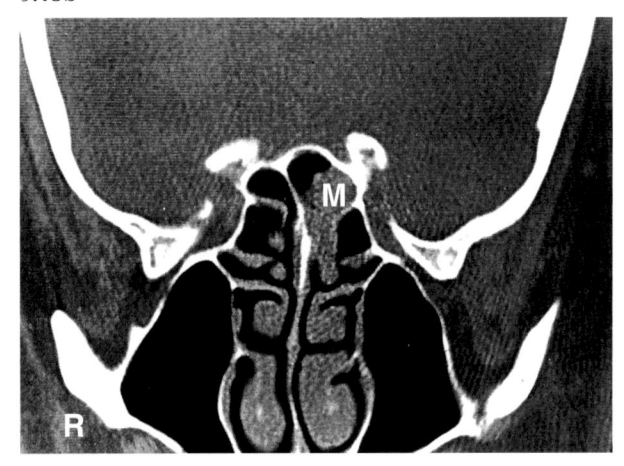

Figura 9.15 *Papiloma invertido.* (**a**, **b**) Um dos locais incomuns de apresentação de um papiloma invertido é o seio esfenoidal. A massa (M) que se originou no seio esfenoidal esquerdo causou erosão do assoalho desse seio esfenoidal e pode ser vista nestas imagens de TC salientando-se para dentro do recesso esfenoetmoidal. Há esclerose óssea reativa da parede lateral do seio esfenoidal esquerdo. Observe em (**b**) como o tumor se estendeu para dentro do meato superior.

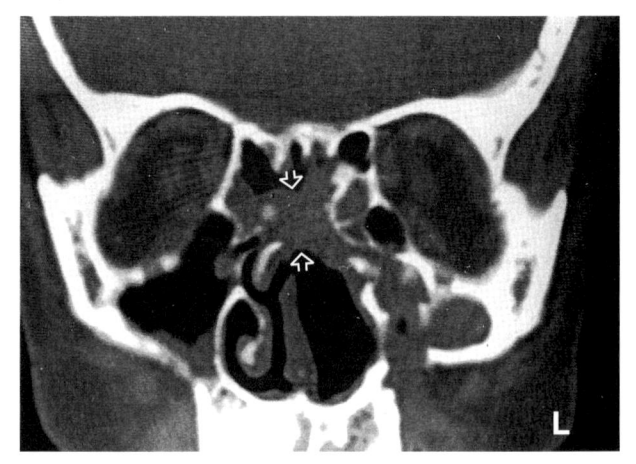

Figura 9.16 *Papiloma invertido.* (**a**, **b**) TCs pós-operatórias dos seios demonstrando um defeito na lâmina papirácea a partir de uma etmoidectomia externa prévia (seta) com remoção da lâmina etmoidomaxilar. Há proliferação de tecido mole, estendendo-se para comprometer o septo nasal e os seios etmoidais opostos (setas abertas). Este paciente tinha um papiloma invertido recorrente. É incomum o papiloma comprometer ambas as cavidades nasais. Os septos ósseos nas células aéreas etmoidais indicam que a etmoidectomia prévia foi incompleta.

CONDIÇÕES SEMELHANTES A TUMORES

Displasia fibrosa (Figuras 9.21–9.23)

A displasia fibrosa é uma doença do desenvolvimento do osso relacionada a um defeito da maturação dos osteoblastos. Em TC, estas lesões podem parecer escleróticas, líticas ou mistas. A histologia revela tecido mixofibroso, entremeado com osso trançado aleatoriamente. Esta condição apresenta-se tipicamente na infância e em adolescentes e na maioria dos casos origina-se antes da idade de 20 anos. Na região da cabeça e pescoço, a maxila é afetada mais freqüentemente que a mandíbula, e esses casos usualmente se apresentam com intumescimento ósseo. Displasia fibrosa também pode afetar o zigoma, o osso frontal e o osso esfenóide, resultando em considerável deformidade. A displasia fibrosa é usualmente monostótica (70–80%). Os casos restantes de displasia fibrosa são poliostóticos (20–30%). Doença poliostótica compromete mais freqüentemente os ossos faciais, tem uma idade de início mais jovem, e se associa a um prognóstico pior. A displasia fibrosa extensa pode estreitar os forames dos nervos cranianos, produzindo neuropatia de compressão. Deformidade cosmética também pode resultar, incluindo hipertelorismo e exoftalmia.

Transformação maligna é rara (1%), embora o desenvolvimento de vários tipos de sarcomas tenha sido documentado. Transformação maligna é mais

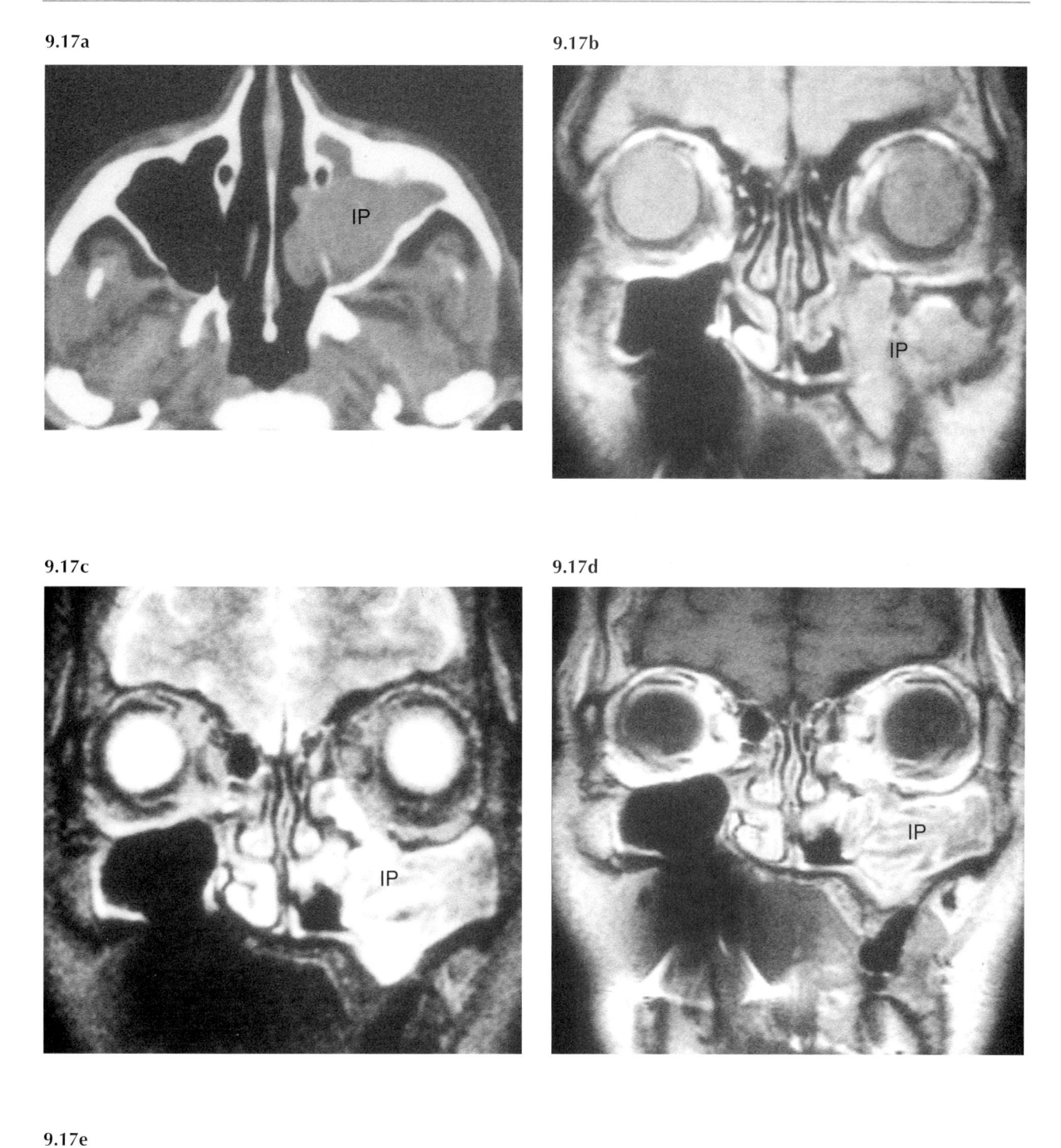

Capítulo 9 • Tumores e Condições Semelhantes a Tumores da Cavidade Nasossinusal

9.17a

9.17b

9.17c

9.17d

9.17e

Figura 9.17 *Papiloma invertido.* (**a**) Imagem de TC axial demonstrando uma massa (IP) no seio maxilar. (**b**, **c**) Imagens de RM coronais ponderada para T1 (**b**) e ponderada para T2 (**c**) demonstrando que a massa (IP) tem intensidade intermediária de sinal. (**d**) RM contrastada com Gd-DTPA demonstrando contraste estriado e envolvendo a massa tumoral. Isto se correlaciona com o aspecto histopatológico clássico exclusivo de um papiloma invertido mostrado em (**e**), no qual a lesão possui uma cobertura epitelial espessada com crescimento endofítico extenso do epitélio hiperplásico para dentro do estroma subjacente.

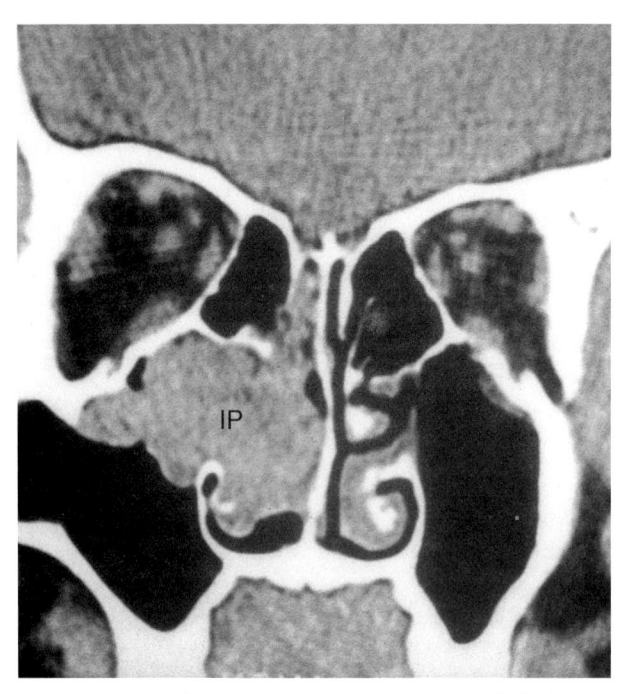

Figura 9.18 *Papiloma invertido.* Há uma massa lobulada (IP) no complexo ostiomeatal direito. Esta corroeu a parede nasal lateral, e a massa está projetando-se para dentro do seio maxilar. Não há sinusite associada. Nenhuma calcificação distrófica é vista na massa.

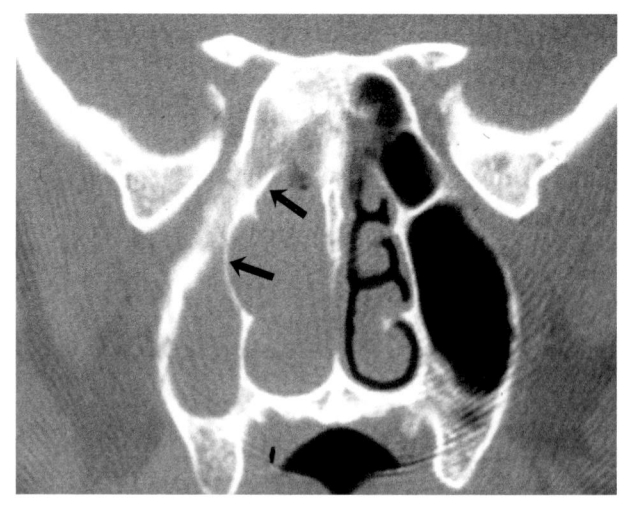

Figura 9.20 *Papiloma invertido.* Há uma massa lobulada na cavidade nasal associada com o arqueamento (setas) da parede nasal. Há opacificação do seio maxilar.

alta em doença poliostótica e naqueles com uma história de irradiação anteriormente.

A síndrome de McCune–Albright é uma rara doença que consiste em uma tríade de displasia fibrosa poliostótica, lesões pigmentadas na pele e puberdade precoce.

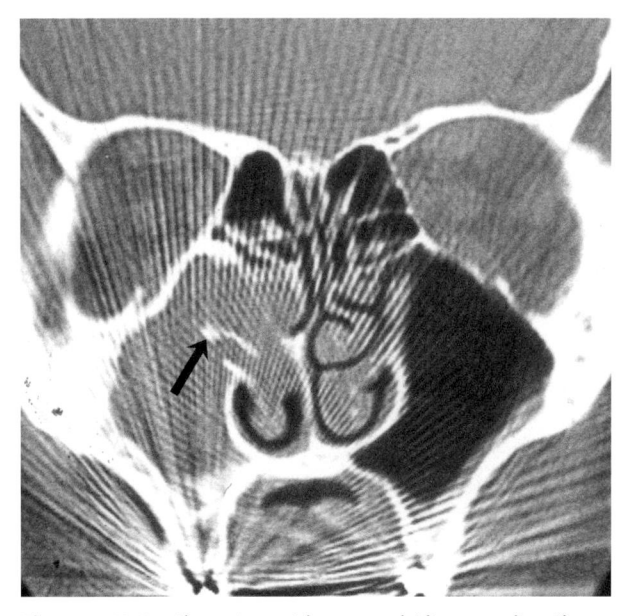

Figura 9.19 *Papiloma invertido com calcificações distróficas.* Calcificações nodulares ou curvilíneas (seta) quando vistas podem ser erroneamente interpretadas como sinusite fúngica.

As características radiológicas variam dependendo da quantidade de tecido fibroso que está presente. O osso se mostra expandido e tem áreas de densidade aumentada que refletem a cartilagem e *osteóide* calcificados. Há muitas vezes uma textura característica de "vidro fosco" que é bem demonstrada pela TC. Os seios adjacentes podem ser invadidos e estreitados, e o processo pode comprometer estruturas vizinhas, tais como a órbita, cavidade craniana e espaços de tecido mole adjacentes. A RM freqüentemente demonstra uma área bizarra de atenuação de sinal predominantemente baixa e mista. Pode haver áreas de contraste com gadolínio. Alteração cística também pode estar presente.

Fibroma ossificante (Figura 9.24)

Esta lesão consiste em um estroma fibroso e vascular com trabéculas entremeadas, rodeado por uma orla de osso lamelar ossificado. Como no caso da displasia fibrosa, esta entidade também pode causar deformidade, obstrução nasossinusal e compressão neural. A maioria dos casos compromete a mandíbula, e há uma predominância feminina observada. Fibroma ossificante pode ser desafiador para distinguir de displasia fibrosa, tanto histológica quanto radiograficamente. No primeiro foi descrita uma área central de relativa transparência, correspondendo à matriz fibrovascular, com uma orla circundante de ossificação. Assim, ele pode ter um aspecto mais bem circunscrito. Ambas as lesões podem demonstrar expansão óssea.

Granulomatose de Wegener (Figura 9.25)

A granulomatose de Wegener pode resultar em destruição e erosão dos tecidos da parte média da face, incluindo os seios e a cavidade nasal. Este processo

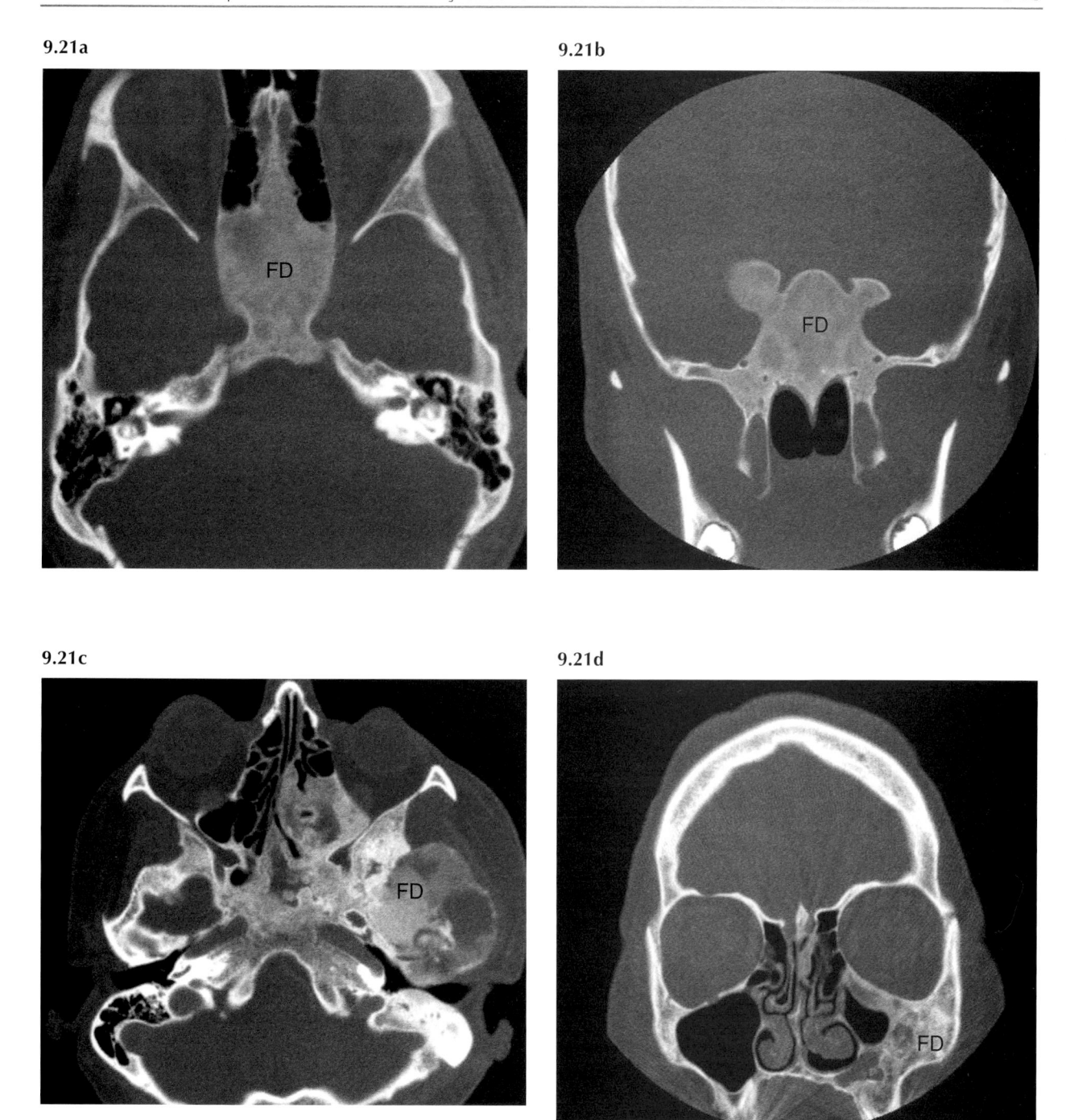

Capítulo 9 • Tumores e Condições Semelhantes a Tumores da Cavidade Nasossinusal 143

Figura 9.21 *Displasia fibrosa.* (**a**, **b**) Imagens de TC axial (**a**) e coronal (**b**) apresentando displasia fibrosa (FD) comprometendo e obliterando o seio esfenoidal. Há extensão da doença para comprometer o osso esfenóide e os processos clinóides anteriores. A atenuação semelhante a vidro fosco é característica. (**c**, **d**) Imagens de TC axial (**c**) e coronal (**d**) de displasia fibrosa (FD) comprometendo a parede do seio maxilar esquerdo, seio esfenoidal, seio etmoidal e a asa maior do esfenóide. Este exemplo demonstra o acentuado grau de expansão e deformidade que pode-se originar. Áreas de opacidade tipo vidro fosco são entremeadas com áreas de degeneração cística.

9.22a

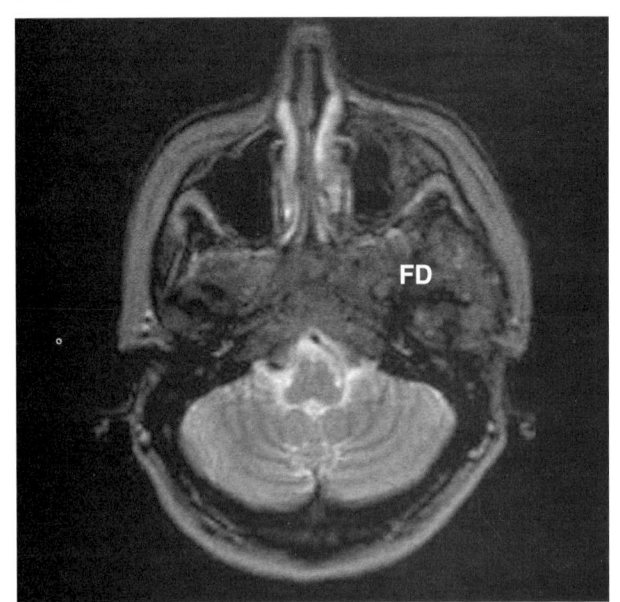

9.22b

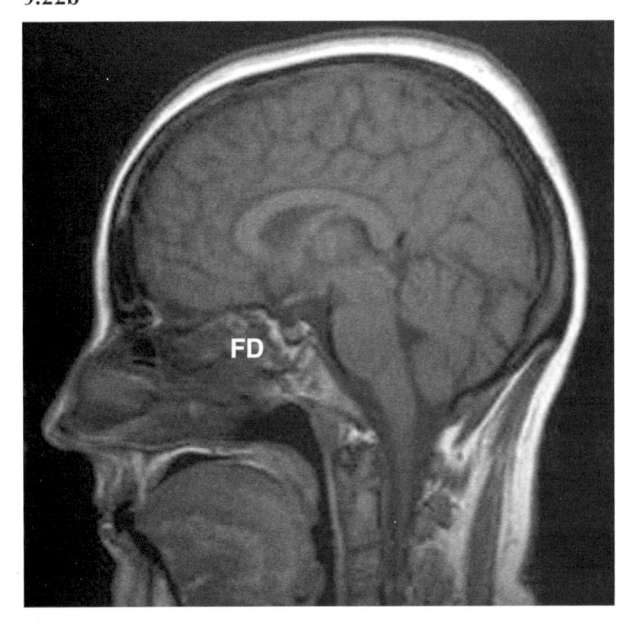

Figura 9.22 Imagens de RM axial ponderada para T2 (**a**) e sagital ponderada para T1 (**b**) do mesmo paciente da Figura 9.21. RM de displasia fibrosa mostra uma lesão expansiva muito heterogênea dentro do seio esfenoidal (FD). Comprometimento da junção maxilar–zigomática esquerda e da asa maior do esfenóide é observado novamente.

9.23a

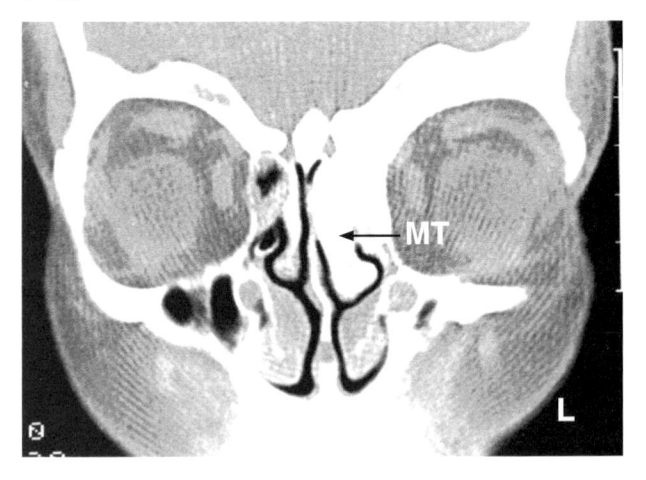

9.23b

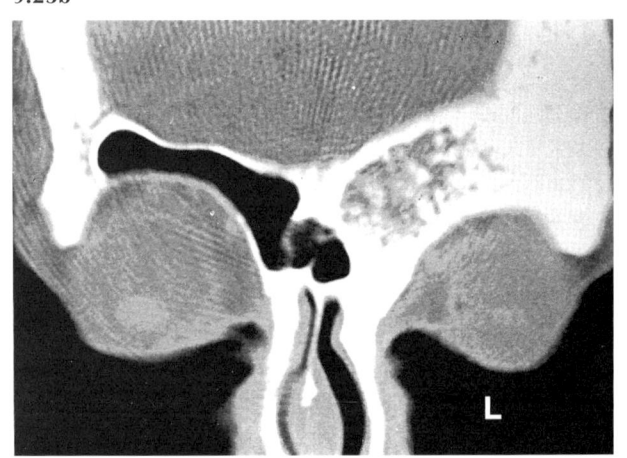

Figura 9.23 *Displasia fibrosa.* (**a**) Imagem de TC demonstrando espessamento do teto e área súpero-medial da órbita. A concha média esquerda inteira (MT) está espessada e substituída por osso anormal. (**b**) Imagem de TC com janela larga demonstrando a aparência de vidro fosco característica de displasia fibrosa afetando o osso frontal esquerdo. Se os seios forem examinados com uma janela estreita, esta anormalidade pode ser erroneamente tomada por doença inflamatória no seio frontal esquerdo.

granulomatoso necrotisante compromete tipicamente os tratos respiratórios superior e inferior. Há freqüentemente sintomas sistêmicos associados, como febre, mal-estar e perda de peso. Progressão sistêmica pode ocorrer através do comprometimento dos sistemas pulmonar, renal e musculoesquelético. Pode surgir doença nos seios e cavidade nasal. Pode haver comprometimento orbitário, como conjuntivite, ulceração da córnea e esclera, uveíte ou neurite óptica. Isto pode ser o resultado de doença primária da órbita ou pode ser relacionado ao alastramento da doença a partir dos seios paranasais adjacentes. O tratamento da granulomatose de Wegener inclui esteróides em altas doses e imunossupressores.

As características radiológicas da granulomatose de Wegener inicialmente parecem semelhantes àquelas de doença inflamatória crônica, com espessamento mucoso na cavidade nasossinusal. Subseqüentemente, o septo nasal ou as conchas podem ser espessados e podem desenvolver-se lesões focais nos tecidos moles. Se a doença progredir para uma fase destrutiva, pode ocorrer erosão do septo nasal e conchas. Os seios podem se tornar escleróticos, com a luz sinusal comprometida por proliferação fibroóssea. Em al-

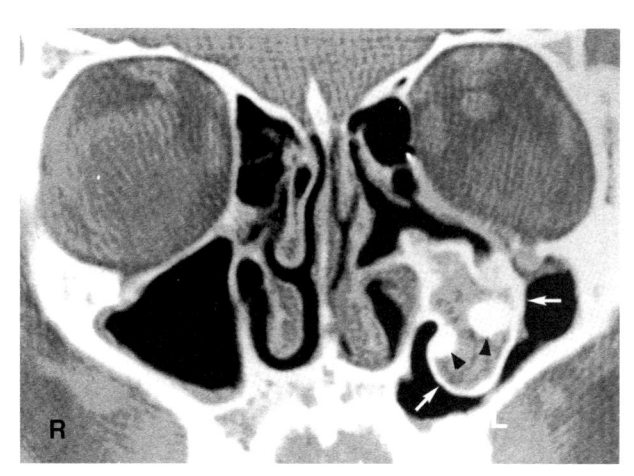

Figura 9.24 *Fibroma ossificante.* Imagem de TC demonstrando uma massa incomum no seio maxilar esquerdo. Esta tem as características radiológicas de um fibroma ossificante. Observe as margens escleróticas da massa (setas) e as áreas ovóides de calcificação (pontas de setas) dentro da massa.

9.25a

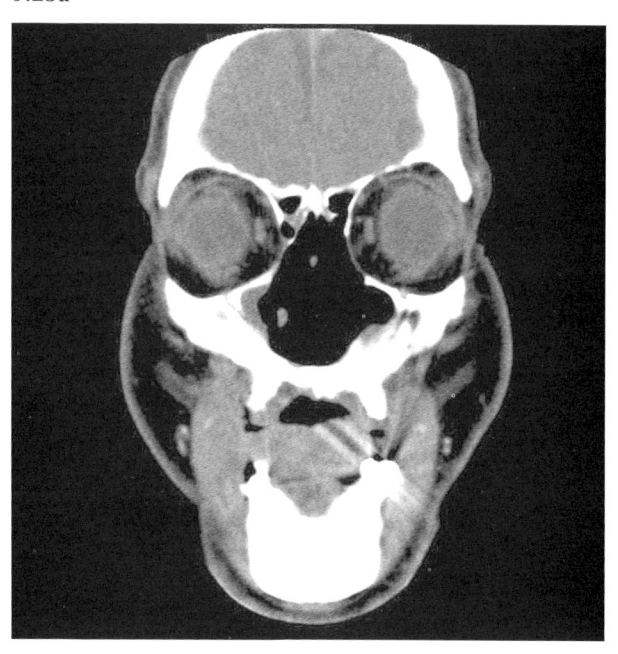

9.25b

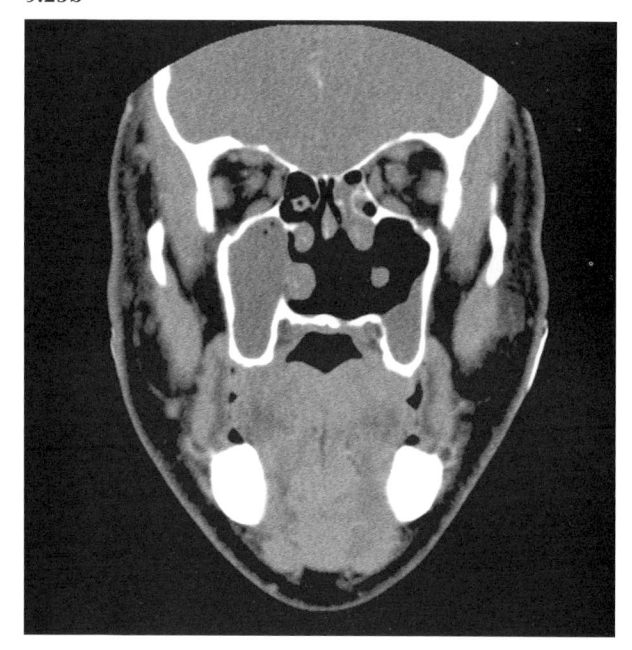

Figura 9.25 *Granulomatose de Wegener.* (**a, b**) Imagens de TC coronais mostrando ausência do septo nasal. Áreas polipóides de opacidade da mucosa são vistas em ambos os antros maxilares. Há também espessamento reativo da parede óssea.

guns casos, uma infecção bacteriana secundária dentro do nariz e seios paranasais pode responsabilizar-se pela esclerose óssea que muitas vezes é demonstrada em TCs. Densidades irregulares inespecíficas podem ser vistas dentro da órbita, associadas a espessamento esclerouveal e edema muscular. RM pode mostrar que as lesões granulomatosas são de baixo sinal em seqüências ponderadas para T1 e para T2. Sinal alto de T2 também pode ser observado.

Rinolitos (Figura 9.26)

Uma variedade de objetos – animados e inanimados – foi removida da cavidade nasal. Se um corpo estranho permanecer durante algum tempo, ele tornar-se-á coberto por sais de cálcio e magnésio. Estes são usualmente fosfatos, oxalatos e carbonatos. Ao longo de um período de anos, o rinolito pode aumentar e ficar moldado à forma da cavidade na qual está situado. Um rinolito pode apresentar-se com obstrução nasal e uma rinorréia unilateral malcheirosa. Se suficientemente grande, pode exigir retirada sob anestesia geral. O rinolito é facilmente demonstrado em TC como uma lesão radiopaca com bordos nitidamente demarcados.

TUMORES MALIGNOS (Figuras 9.27–9.36)

Tumores malignos do nariz e seios paranasais são raros, responsabilizando-se por 0,2–0,8% de todas as malignidades. Em virtude da natureza oculta da anatomia e a natureza relativamente inócua dos sintomas iniciais, estes tumores freqüentemente atingem um estágio avançado antes do diagnóstico.

Os sintomas iniciais podem ser semelhantes àqueles da sinusite crônica, com rinorréia persistente e dor facial. Progressão dos sintomas para uma dor ou parestesia mais persistente deve justificar investigação adicional. Evidência de erosão óssea ou esclerose assimétrica pode ser sugestiva de uma malignidade subjacente.

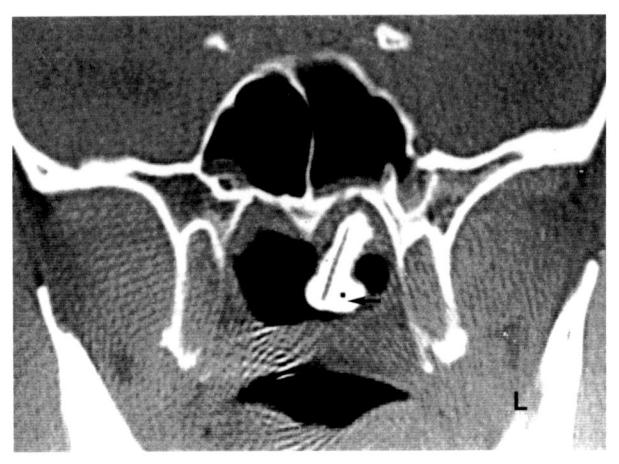

Figura 9.26 *Rinolito*. Este paciente apresentou-se com uma longa história de halitose, e uma massa era vista na nasofaringe no exame clínico. Esta imagem de TC mostra um rinolito no nariz que se formou em volta de uma peça de plástico de um jogo de mesa (*tiddlywink*). Isto causou extensa reação inflamatória, e o rinolito foi moldando-se à concha inferior e à nasofaringe.

Tabela 9.3 Classificação TNM dos tumores do seio maxilar

T1	Tumor limitado à mucosa antral da porção ântero-inferior, sem erosão ou destruição óssea
T2	Tumor limitado à porção póstero-superior sem erosão óssea ou à porção ântero-inferior com erosão das paredes ósseas medial ou inferior
T3	Tumor invade a pele, órbitas, seios etmoidais anteriores ou músculos pterigóideos
T4	Tumor invade a lâmina cribriforme, seios etmoidais posteriores, seios esfenoidais, lâminas do processo pterigóide, nasofaringe ou base do crânio
N0	Ausência de linfonodos clinicamente positivos
N1	Um único linfonodo ipsolateral clinicamente positivo de < 3 cm de diâmetro
N2	Um único linfonodo ipsolateral clinicamente positivo de 3–6 cm de diâmetro, ou múltiplos linfonodos ipsolaterais de < 6 cm de diâmetro
N3	Linfonodos ipsolaterais maciços, linfonodos bilaterais ou um linfonodo contralateral
M0	Ausência de metástase distante
M1	Metástases distantes presentes

Os sintomas associados à malignidade nos seios paranasais também dependerão do local de origem do tumor. Estes podem incluir dor facial e parestesia faciais, afrouxamento dos dentes, alteração da adaptação de uma prótese dentária, exoftalmia, epífora, obstrução nasal e um corrimento persistente que pode ser tingido de sangue. Nos estágios mais avançados da doença, o tumor freqüentemente compromete mais de um seio.

O local mais comum de malignidade nos seios paranasais é o antro maxilar. O segundo local mais comum é o seio etmoidal. É raro surgirem tumores nos seios frontais ou esfenoidais.

O tipo celular mais comum de malignidade nasossinusal é o carcinoma de células escamosas, seguido por carcinoma indiferenciado, carcinoma adenóide cístico e adenocarcinoma. Outras malignidades menos comuns ocorrem, incluindo linfoma, melanoma maligno, estesioneuroblastoma, plasmocitoma, sarcoma e metástases, bem como a variedade maligna de ameloblastoma (discutido anteriormente neste capítulo).

O diagnóstico das malignidades dos seios paranasais exige uma história precisa e um exame clínico completo que inclui endoscopia e biopsia tecidual.

Os tumores originados no seio maxilar são estagiados de acordo com a classificação TNM ("tumor, linfonodo, metástase") (Tabela 9.3), mas ainda não existem protocolos de estadiamento adequados para malignidades dos seios frontais, etmoidais ou esfenoidais. A classificação de estadiamento TNM é usada pelos radioterapeutas, oncologistas e cirurgiões para ajudar a determinar a forma mais apropriada de tratamento. Historicamente, os tumores do seio maxilar eram estadiados dependendo da sua posição em relação à linha de Ohngren. Este é um plano que se estende do canto medial do olho ao ângulo da mandíbula, o qual divide o antro maxilar em uma porção ântero-inferior e uma póstero-superior.

Diagnóstico por imagem preciso desempenha um papel importante no tratamento dos pacientes com malignidades nos seios ou nasofaringe. Ambas, RM e TC, são usadas para definir as margens e a extensão do tumor, e para a avaliação de qualquer comprometimento de estruturas vitais como os nervos cranianos, órbita e estruturas intracranianas. É melhor fazer o acompanhamento pós-operatório e pós-irradiação com ambas estas modalidades. Nenhuma das modalidades é capaz de distinguir entre os vários tipos histológicos de malignidade.

TC e RM de malignidade nasossinusal

Os sintomas de malignidade nasossinusal e doença inflamatória benigna têm muitas semelhanças. O diagnóstico por imagem está indicado se:

- Sintomas de rinossinusite persistirem durante mais de 2 meses apesar de tratamento antibiótico agressivo.
- Aparecerem características clínicas suspeitas, como parestesia facial, a presença de uma massa palpável, epífora ou rinorréia tingida de sangue.

TC é muitas vezes a primeira modalidade de imagem utilizada nessas circunstâncias. Os escaneamentos são feitos nos planos axial e coronal após a administração de um bolo de contraste intravenoso. É importante tomografar o seio inteiro bem como as áreas circundantes de tecidos moles a fim de identificar qualquer tumor que tenha se estendido além dos limites da cavidade sinusal.

O benefício da TC é sua capacidade de detectar destruição óssea, que sugere um processo agressivo. Destruição óssea das paredes sinusais geralmente é sugestiva de um carcinoma de células escamosas. Neoformação de osso ocasionalmente é vista com tumores dos seios paranasais como osteossarcoma e condrossarcoma. O tipo de alteração óssea visto nessas lesões diferirá das alterações ósseas reativas crônicas vistas em doença inflamatória sinusal de longa duração. Entretanto, a ausência de destruição óssea não exclui a possibilidade de uma lesão maligna inicial, e deve ser feita biopsia se clinicamente indicado.

O contraste intravenoso demonstra uma variedade de padrões de contraste, dependendo da histologia e vascularidade do tumor. Áreas necróticas se contrastam menos e têm mais baixa atenuação na TC. O contraste também ajuda a definir os vasos sanguíneos circunvizinhos e sua relação à massa tumoral. Apesar da sensibilidade da TC para identificar tecido mole anormal dentro das cavidades nasossinusais, raramente é possível diferenciar doença inflamatória benigna de doença neoplásica na ausência de destruição das paredes ósseas. Em muitos casos, os tumores podem mostrar contraste homogêneo e ter margens bem definidas. A RM pode desempenhar um papel mais significativo para diferenciar entre mucosa inflamatória e tumor. Tecido hiperintenso dentro do seio em imagens ponderadas para T2 é quase sempre devido à alteração inflamatória. Em seguida à radioterapia, tecido cicatricial vascularizado pode parecer idêntico ao tumor recorrente e residual em ambas TC e RM, mesmo depois da administração de contraste. Nestes casos, o radiologista tem um papel importante a desempenhar na identificação do tecido anormal e desse modo ajudar a dirigir a biopsia.

TC e RM axiais são úteis para demonstrar a extensão dos tumores da maxila para dentro da fossa pterigopalatina, fossa infratemporal, ápice orbitário e tecido mole da bochecha. Imagens no plano coronal são superiores para demonstrar comprometimento intra-orbitário e no seio frontal, bem como invasão através da lâmina cribriforme ou do *planum esfenoidale* para dentro da fossa anterior do crânio. Os tumores podem estender-se intracranialmente através dos muitos forames ósseos na base do crânio, bem como ao longo da artéria carótida para comprometer o seio cavernoso. Documentação precisa da extensão do tumor é vital para orientar tratamento apropriado. Nas malignidades nasossinusais, é importante rastrear os ramos do nervo trigêmeo, os quais podem ser um veículo para disseminação perineural. O tumor que é visível ao exame clínico pode apenas representar uma pequena porção da massa inteira. Isto ocorre quando as lesões são centradas no seio esfenoidal ou com lesões agressivas centradas fora da cavidade nasossinusal, como no carcinoma rinofaríngeo. Estas últimas são notórias pela invasão e extensão para a cavidade nasal (T2) ou os seios (T3).

Cintilografias ósseas com radioisótopos são sensíveis para metástases ósseas e são úteis para estadiamento da doença. Se uma lesão nasossinusal for suspeita de uma origem metastática, então uma cintigrafia óssea pode ser útil se múltiplos focos ósseos forem revelados.

TC pode demonstrar linfonodos aumentados no espaço submandibular e espaço retrofaríngeo lateral e entre os linfonodos cervicais profundos superiores. Estes linfonodos são usualmente os primeiros a serem comprometidos por metástases de malignidade nos seios paranasais.

Um escaneamento básico é efetuado cerca de 6 meses após cirurgia, radioterapia ou quimioterapia. Esta imagem é importante para documentar os limites cirúrgicos. A esta altura, a maior parte das irregularidades dos tecidos moles resultantes da cirurgia terá se assentado, e as margens de qualquer cavidade devem ser lisas. Radioterapia e quimioterapia causam uma resposta inflamatória aguda que é vista nas imagens. Isto geralmente regride dentro de 6–8 semanas após o término do tratamento. É improvável que recorrência em tecido mole vá ser visível nesta fase, e assim as imagens futuras devem ser comparadas com este exame básico. Quaisquer alterações recém-documentadas nos tecidos moles — especialmente as de uma natureza polipóide ou focal — devem ser consideradas doença recorrente até prova em contrário.

Outros aspectos que são sugestivos de recorrência incluem destruição nova ou continuada dos ossos restantes do seio. Cuidado deve ser tomado para diferenciar deiscência óssea secundária ao defeito cirúrgico daquela que pode ser secundária à recorrência tumoral.

Ambas, a TC e a RM são sensíveis para detectar e estadiar a extensão de qualquer tumor, mas nenhuma delas é capaz de fazer um diagnóstico histológico. Há, no entanto, certas características da imagem que podem ser sugestivas de certos tipos de tumores. Erosão óssea agressiva e a presença de fragmentos calcificados são sugestivas de carcinoma de células escamosas e linfoma. A presença de cistos periféricos em uma massa que atravessou a lâmina cribriforme e abrange a cavidade nasal e a fossa anterior do crânio é sugestiva de estesioneuroblastoma.

Condrossarcomas e cordomas podem mostrar áreas de calcificação pontilhada. Os primeiros são comumente centrados em um plano parassagital envolvendo a região do ápice petroso e a sincondrose petroclival. Cordomas são usualmente centrados no clivo. Ambas as lesões geralmente mostram um sinal hiperintenso em imagens de RM ponderadas para T2.

Rabdomiossarcoma (Figura 9.27)

Estes tumores são mais comuns em crianças e raramente são vistos em adultos. Eles são tumores de células musculares primitivas e são classificados como entre os tumores de pequenas células redondas azuis. Eles ocorrem em qualquer lugar no corpo exceto no osso. Há três grupos histológicos de tumor: embrionário, alveolar e pleomórfico. O tipo embrionário é visto em crianças entre as idades de 4 e 10 anos. A variedade alveolar de rabdomiossarcoma ocorre na 2ª e 3ª décadas e é mais comum nas extremidades. O tipo pleomórfico ocorre entre as idades de 40 e 60 anos. Estes são tumores de músculo estriado e se apresentam como massas com obstrução nasal, sangramento, dor local, cefaléias e proptose. Comprometimento de nervos cranianos é comum. Na TC, estes tumores demonstram destruição da parede do seio com invasão para os espaços adjacentes e exibem pouco ou nenhum contraste. Na RM, eles são de intensidade intermediária de sinal em cada uma das seqüências de diagnóstico por imagem.

Estesioneuroblastoma (Figura 9.28)

Estes tumores são caracteristicamente localizados próximo do teto da cavidade nasal. Eles se originam das células da crista neural na mucosa olfatória. Estes tumores se apresentam na 2ª ou a 6ª décadas. São tumores de crescimento lento que se alastram para a

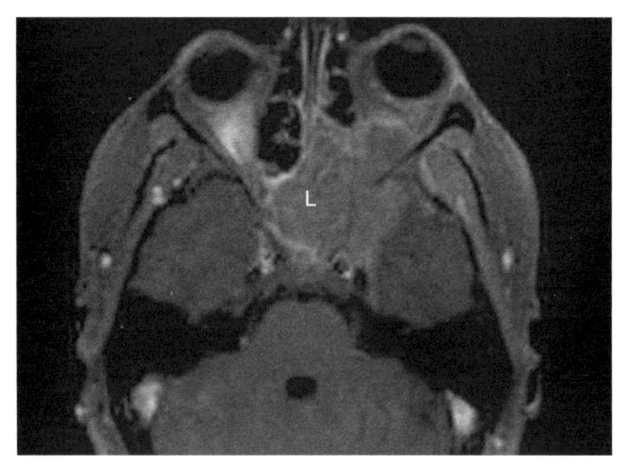

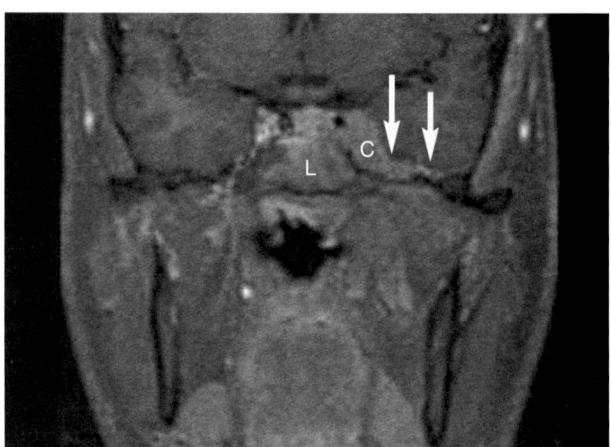

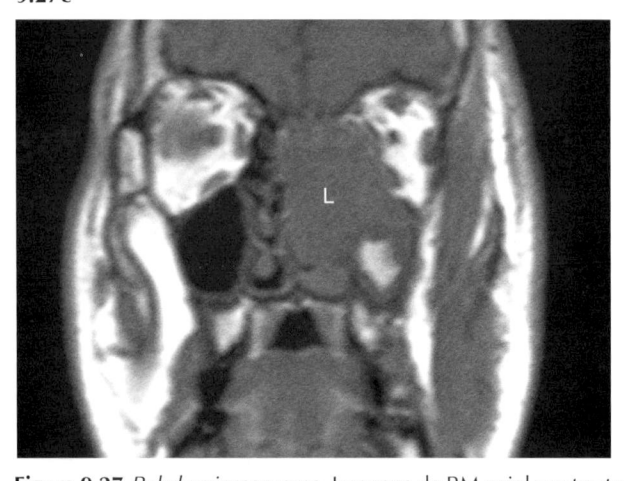

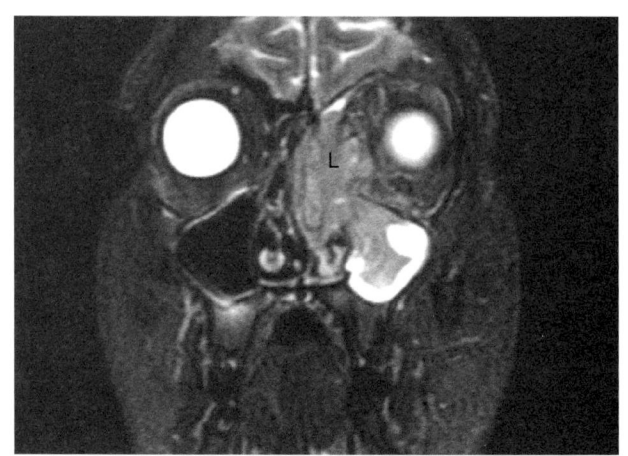

Figura 9.27 *Rabdomiossarcoma.* Imagens de RM axial contrastada com gadolínio (**a**) e coronais ponderadas para T1 (**b–d**) mostrando uma lesão contrastada (L) comprometendo o seio esfenoidal com extensão contígua para a cavidade nasal posterior esquerda e órbita esquerda. A imagem coronal (**b**) mostra claramente que há comprometimento do seio cavernoso esquerdo (C), com estreitamento brando da artéria carótida cavernosa. Há também espessamento anormal e contraste ao longo do assoalho da fossa média do crânio (setas).

órbita, estruturas intracranianas e a região selar. Estes tumores são atualmente ressecados através de uma via de acesso craniofacial para facilitar a remoção completa. Em RM, eles são de intensidade intermediária de sinal, e se contrastam, em TC e em RM, após administração de contraste.

Melanoma (Figura 9.29)

Melanoma nasossinusal tem uma propensão mais alta pela cavidade nasal e o septo. Graças às propriedades paramagnéticas da melanina e à presença de hemorragia, o tumor pode ter um sinal mais alto em RM ponderada para T1, enquanto as seqüências ponderadas

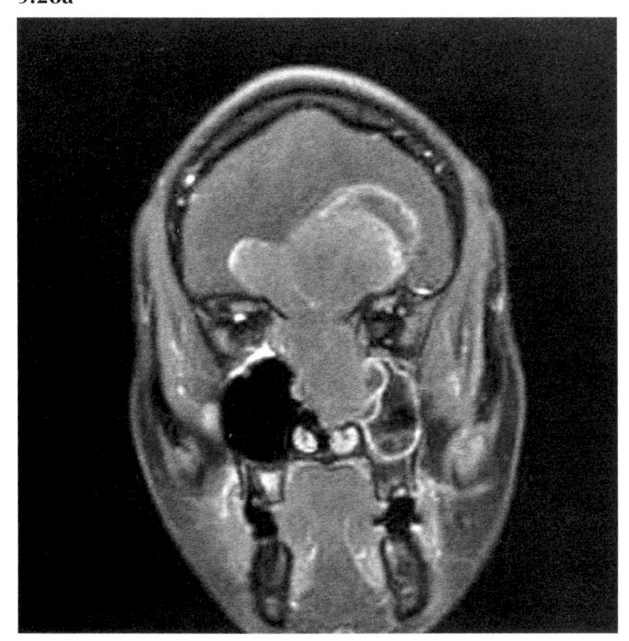

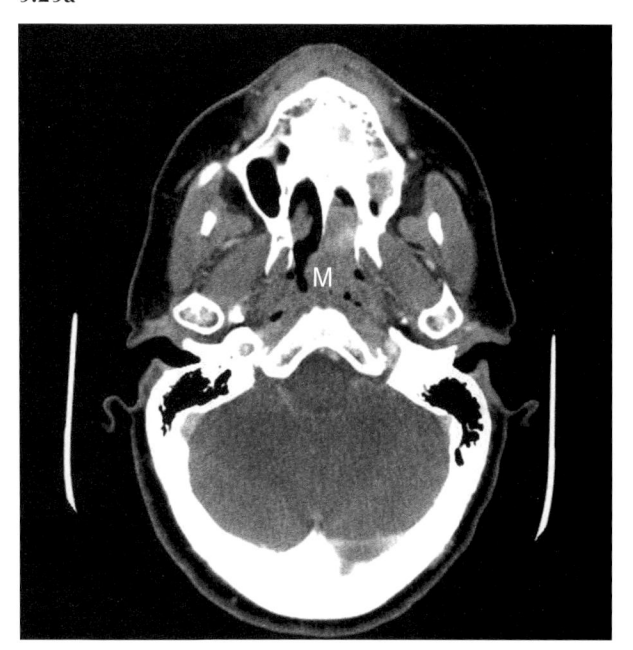

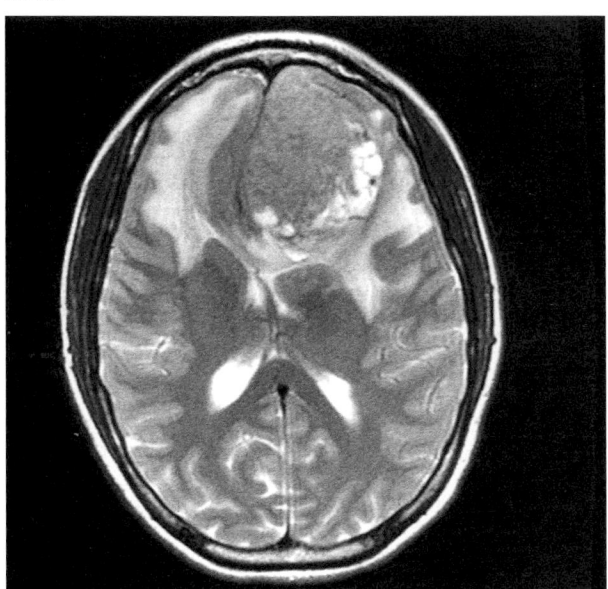

Figura 9.28 *Estesioneuroblastoma.* (**a**) Imagens de TC demonstrando uma grande massa não homogeneamente contrastada destruindo o teto da cavidade nasal. Esta massa estendeu-se para a fossa anterior do crânio. Imagem axial (**b**) mostra acentuado efeito de massa e edema dentro dos lobos frontais desviados. A presença de cistos periféricos dentro do componente intracraniano é sugestiva do diagnóstico de estesioneuroblastoma.

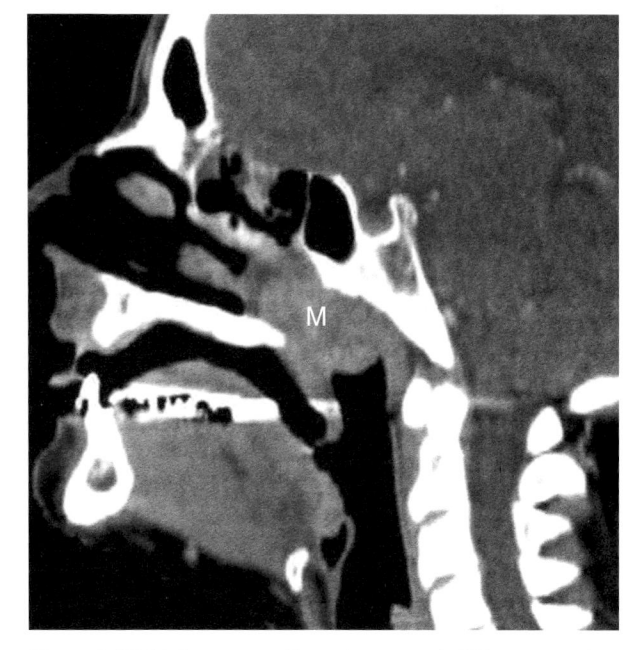

Figura 9.29 *Melanoma maligno.* Imagens de TC contrastada axial (**a**) e reconstrução sagital (**b**) da cavidade nasal mostrando uma massa contrastando-se heterogeneamente (M) que abrange a cavidade nasal posterior e se estende além do plano da coana nasal para dentro da nasofaringe. A histologia revelou melanoma maligno.

para T2 podem mostrar sinal baixo a intermediário. Este sinal incomum em RM pode sugerir a histologia do tumor.

Plasmocitoma (Figura 9.30)

O plasmocitoma é um raro tumor de tecido mole composto de células plasmáticas. Os sintomas comuns de apresentação incluem uma massa de tecido mole, obstrução nasal, epistaxe, dor e proptose. Ele afeta indivíduos na 4ª e 5ª décadas de vida, com uma preponderância masculina. Em TC, estes tumores são massas polipóides contrastadas, homogêneas, com alguma remodelação das paredes sinusais. Em RM, eles tendem a ter canais vasculares com ausência de sinal na matriz tumoral, que é de intensidade intermediária de sinal em todas as seqüências.

Linfoma (Figuras 9.31 e 9.32)

O linfoma não de Hodgkin (LNH) é a segunda mais comum malignidade que compromete as cavidades nasossinusais. A cavidade nasal e os seios maxilares são os locais mais comuns de comprometimento. Estes tumores são radiossensíveis e tendem a ser neoplasias volumosas que remodelam as paredes ósseas com leves erosões. Eles se contrastam em RM com Gd-DTPA.

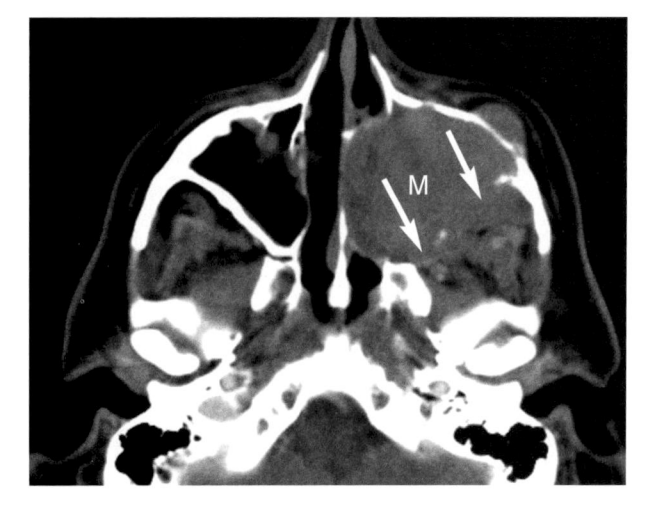

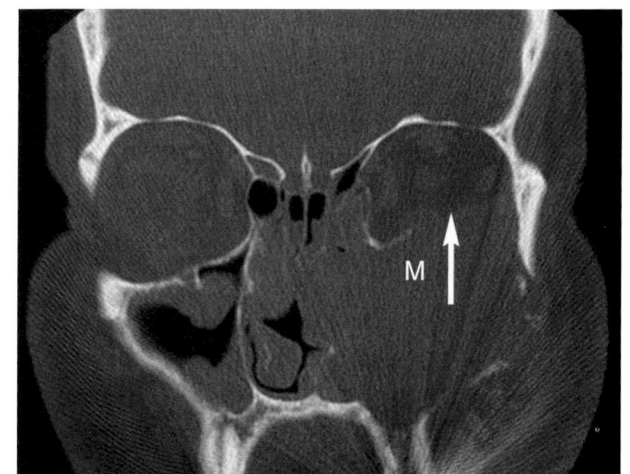

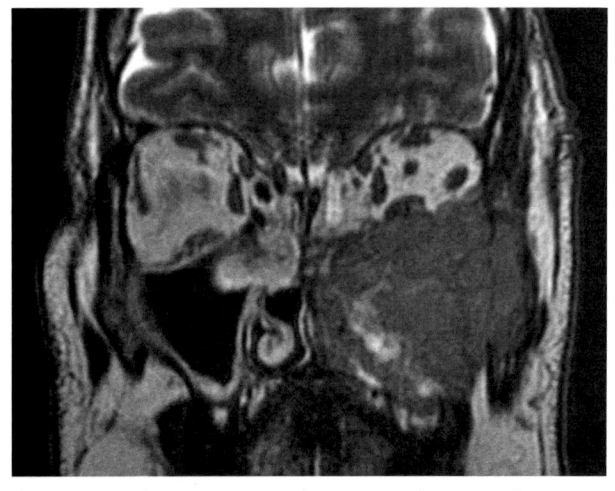

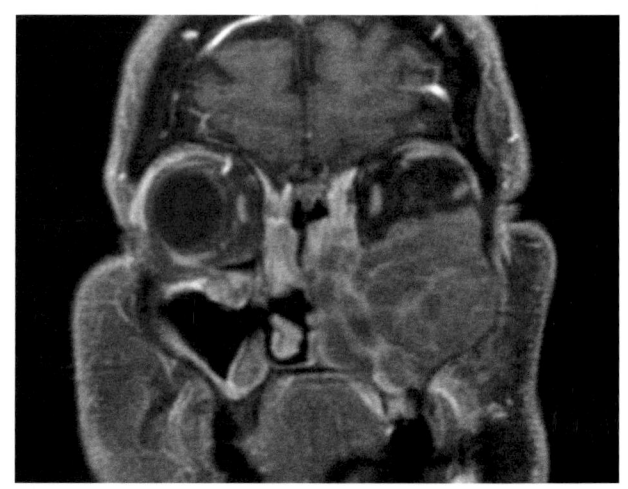

Figura 9.30 *Plasmocitoma*. (**a, b**) Imagens de TC axial (**a**) e coronal (**b**) demonstrando uma grande massa não-homogênea (M) destruindo as paredes do seio maxilar. Esta massa invadiu a órbita e a fossa infratemporal (setas) e os músculos pterigóideos. (**c, d**) Imagens de RM ponderada para T2 (**c**) e com Gd-DTPA (**d**) demonstrando uma massa com sinal de características intermediárias, com áreas hiperintensas de mucosa inflamatória, e algumas áreas vasculares lineares com ausência de sinal.

9.31a

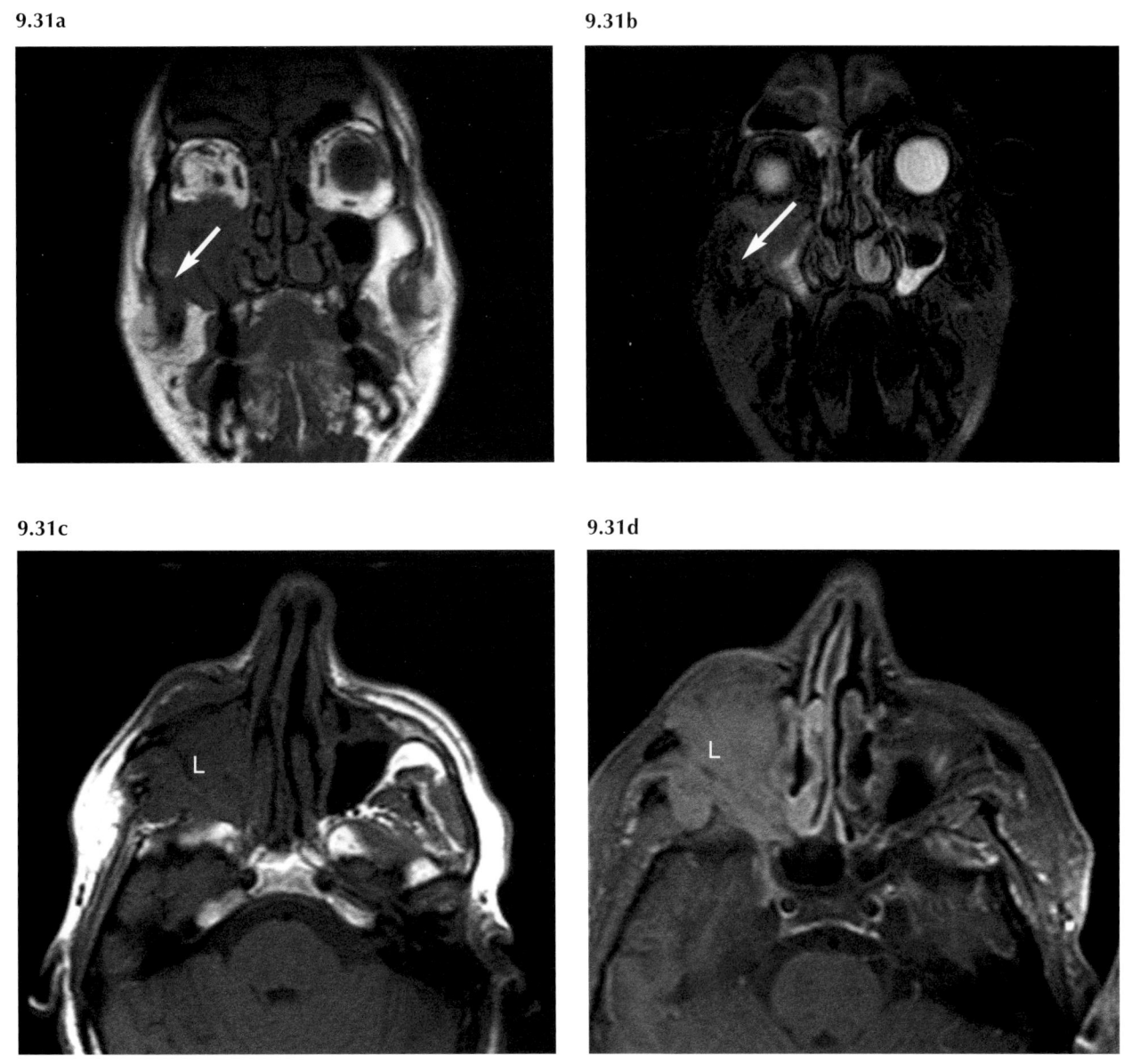

9.31b

9.31c

9.31d

Figura 9.31 *Linfoma do seio maxilar.* (**a**, **b**) Imagens de RM coronais ponderada para T1 (**a**) e ponderada para T2 (**b**) demonstrando uma massa invadindo a parede lateral do seio maxilar (setas). (**c**, **d**) Imagens de RM axiais contrastadas com Gd-DTPA ponderada para T1 (**c**) e ponderada para T2 (**d**) demonstrando a presença de uma massa hipointensa (L) invadindo a órbita e a fossa infratemporal. A massa se contrasta após administração de contraste.

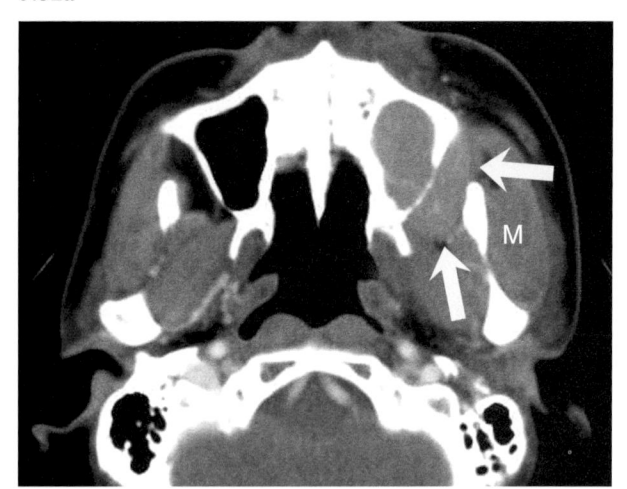

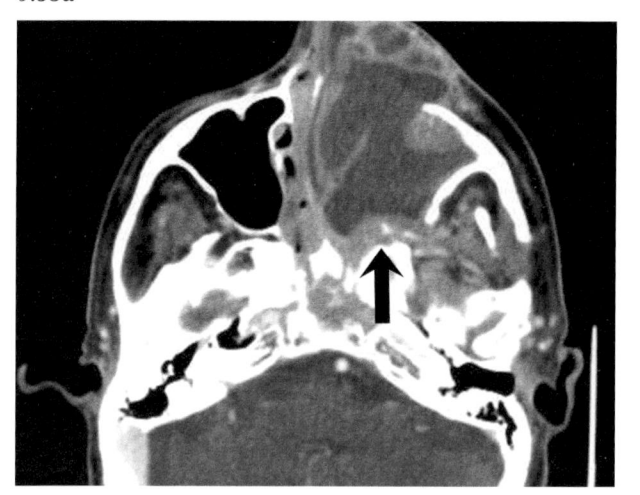

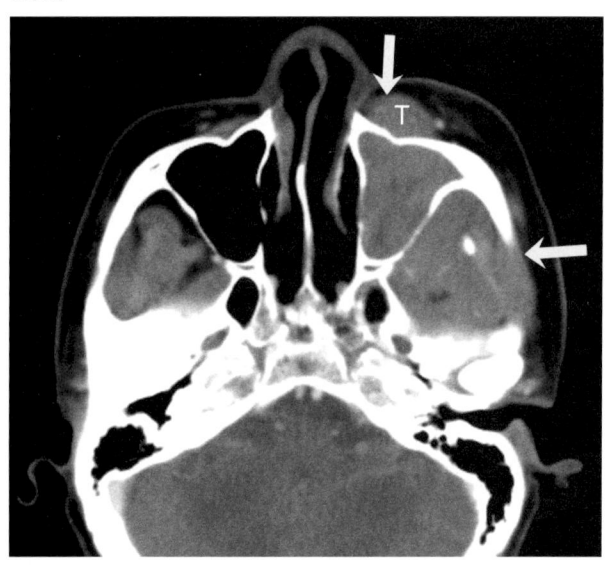

Figura 9.32 *Linfoma do seio maxilar.* (**a, b**) Imagens de TC axiais contrastadas demonstrando uma massa que se contrasta brandamente (setas) enchendo o antro esquerdo. Há adelgaçamento da parede póstero-lateral do seio, com extensão do tumor para dentro do espaço mastigatório esquerdo (M). Observa-se perda da gordura retroantral à esquerda. Invasão tumoral dos tecidos moles da face é vista anteriormente (T).

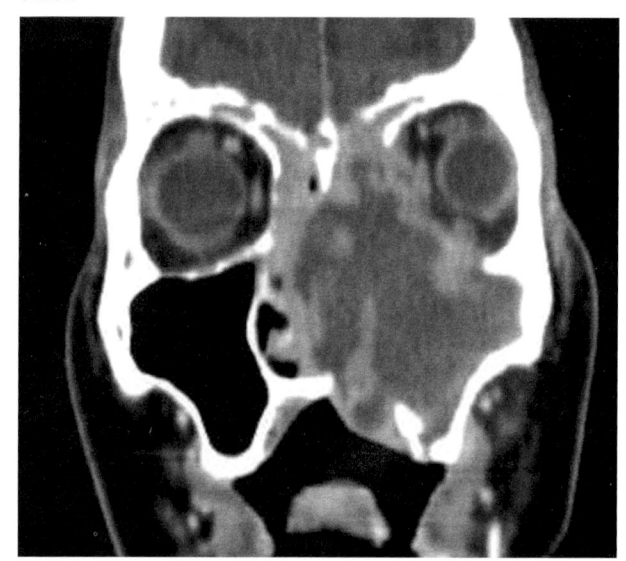

Figura 9.33 *Carcinoma de células escamosas.* Imagens de TC contrastadas axial (**a**) e coronal (**b**) mostrando um grande carcinoma de células escamosas necrótico da cavidade nasossinusal. Há extensão para dentro da órbita esquerda, e o tumor também está destruindo partes do palato duro. Há forte suspeita de deiscência do teto do etmóide. A presença de tecido mole na fossa pterigopalatina esquerda (seta) é compatível com comprometimento do segmento maxilar do nervo trigêmeo esquerdo. Há extensão anterior do tumor através da parede maxilar anterior para comprometer a pele sobrejacente.

9.34a

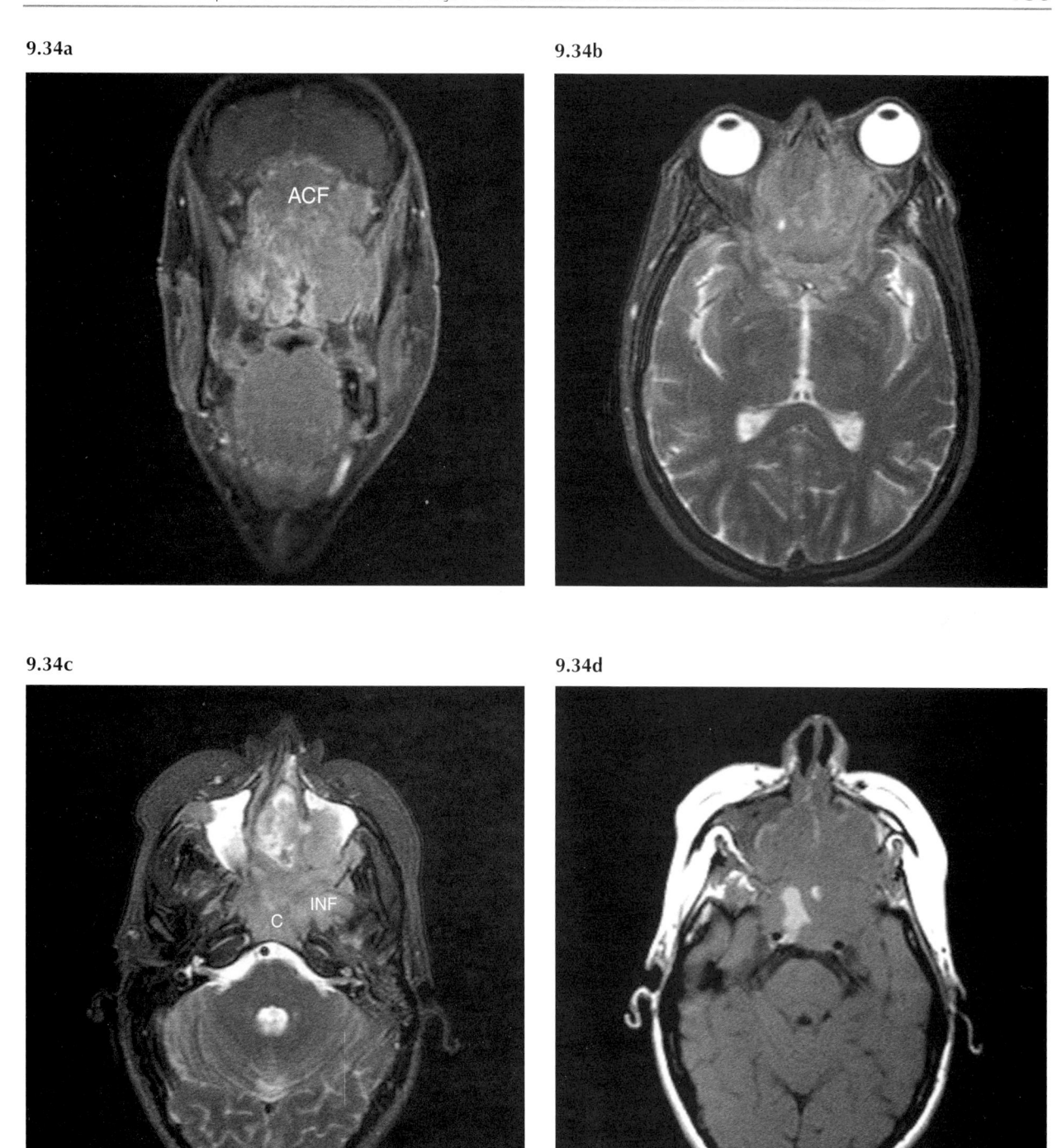

9.34b

9.34c

9.34d

Figura 9.34 *Carcinoma de células escamosas.* (**a–d**) Multisseqüência de RM de um carcinoma de células escamosas maciço comprometendo o seio esfenoidal e as cavidades nasais. Há extensão do tumor para o clivo (C), fossa infratemporal esquerda (INF), fossa anterior do crânio (ACF) e órbitas. Imagens axiais ponderadas para T2 através do nível dos seios maxilares mostram que há definida extensão tumoral para dentro dos seios maxilares, bem como importante componente secretório pós-obstrutivo presente, o que é visto sob a forma de líquido reativo hiperintenso na cavidade sinusal.

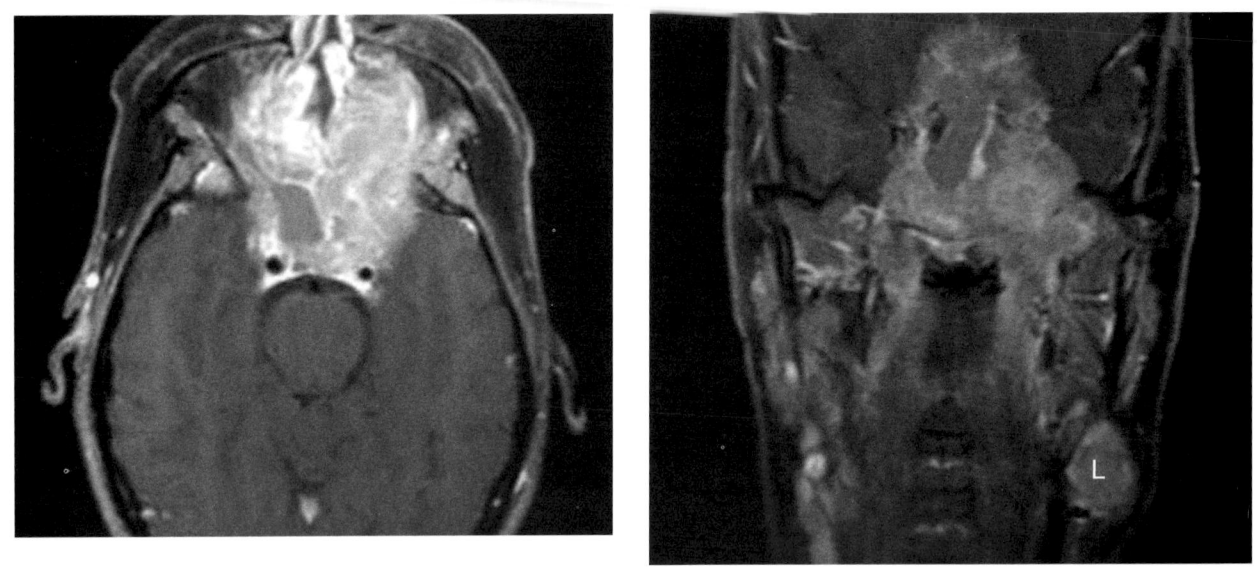

Figura 9.35 *Carcinoma de células escamosas.* Imagens de RM contrastadas com Gd-DTPA axial (**a**) e coronal (**b**) demonstrando uma grande massa heterogênea contrastando na cavidade nasossinusal que se estendeu para comprometer as estruturas intracranianas e a fossa infratemporal. Linfadenopatia que se contrasta (L) também é notada no lado esquerdo do pescoço.

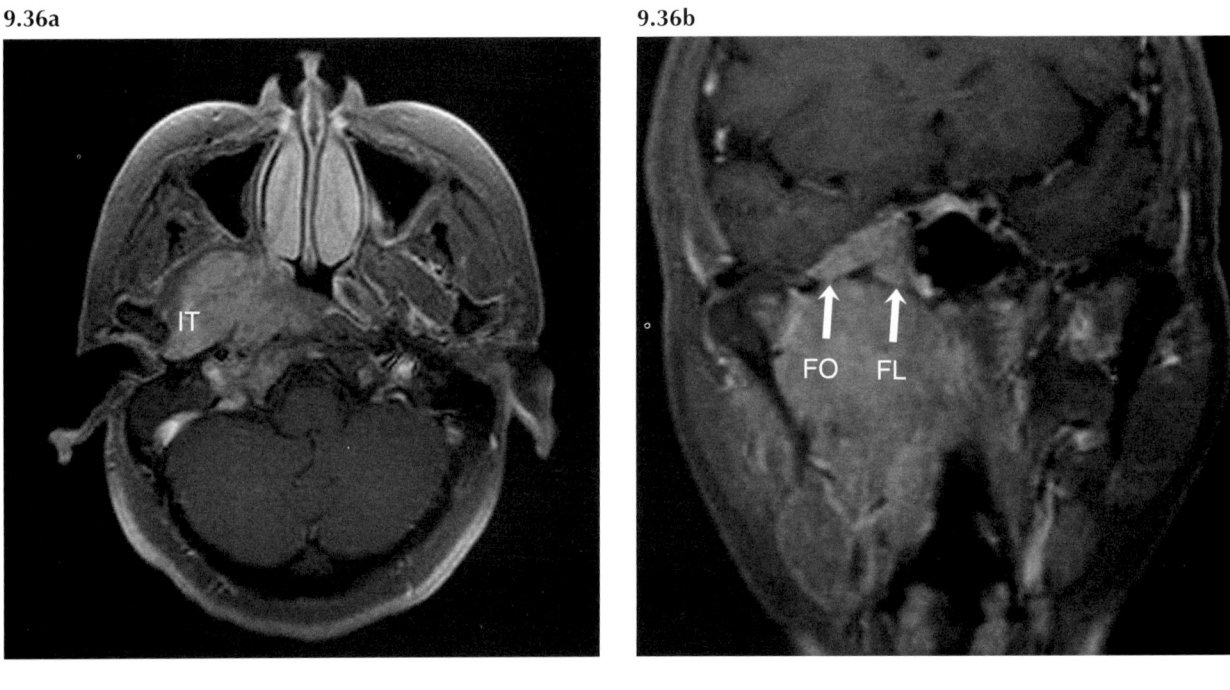

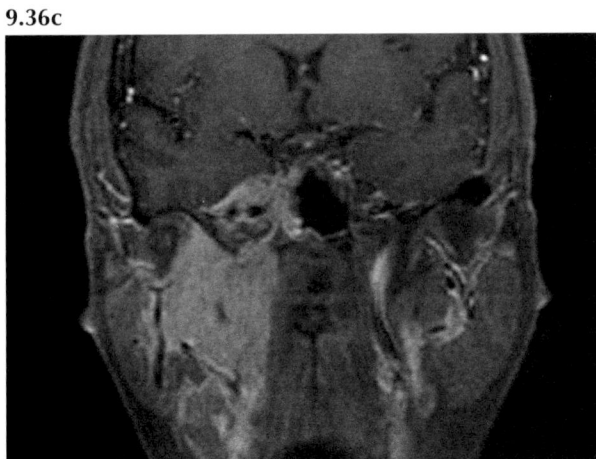

Figura 9.36 *Carcinoma nasofaríngeo.* RMs com contraste saturadas para gordura, axial (**a**) e coronais (**b**, **c**), de um grande carcinoma nasofaríngeo demonstrando extensão para dentro da fossa infratemporal (IT). RM é a modalidade de escolha para mostrar disseminação perineural da doença. Neste caso, há extensão pelo V3/forame oval direitos (seta FO) para dentro do seio cavernoso. Há também uma pequena tira de tumor estendendo-se pelo forame lácero direito diretamente para dentro do seio cavernoso (seta FL).

CAPÍTULO 10

Aspectos Pós-Operatórios dos Seios Paranasais

INTRODUÇÃO

É importante que o radiologista possua um conhecimento prático das indicações da cirurgia sinusal, da variedade de vias de acesso cirúrgicas realizadas e das complicações cirúrgicas que podem resultar destes procedimentos. A interpretação correta das imagens exige uma compreensão dos defeitos ósseos esperados e das alterações nos tecidos moles criadas pelas diferentes vias de acesso cirúrgico. O diagnóstico por imagem pré-operatório preciso ajudará a fornecer um mapa do caminho para o cirurgião e ajudará a eliminar um potencial erro. É importante que o radiologista compreenda as razões pelas quais o cirurgião ocasionalmente pedirá uma tomografia computadorizada (TC) pós-operatória. Uma TC pós-operatória é feita se houver persistência de sintomas. O diagnóstico por imagem pode identificar doença residual ou recorrente bem como cicatrização reduzindo a ventilação dos canais de drenagem. Além disso, é importante o cirurgião ser conhecedor de potenciais áreas de perigo, tais como uma violação prévia não reconhecida da lâmina papirácea ou da lâmina cribriforme.

A TC tem dois papéis importantes no tratamento de paciente que previamente se submeteram à cirurgia sinusal. O primeiro é identificar qualquer doença residual ou recorrente em pacientes sintomáticos. Avaliação clínica, unicamente, é inadequada para avaliar o local de falha. Em segundo lugar, avaliação radiológica ajuda a melhorar o resultado da cirurgia de revisão para tratar doença residual. Imagem de ressonância magnética (RM) é superior à TC quando recorrência da malignidade é suspeitada, e ajuda a dirigir a biopsia.

Cirurgia realizada para a excisão de um papiloma invertido ou um tumor maligno exige acompanhamento preciso. Estes pacientes devem fazer TC ou RM a intervalos de 3 a 6 meses. Estas imagens são comparadas com a imagem pós-operatória de referência. Este processo identifica alterações que possam representar doença recorrente. A administração de contraste intravenoso ajuda a diferenciar tecido inflamatório de tecido cicatricial ou mucocele. É importante que informação clínica adequada seja fornecida a fim de ajudar na interpretação precisa das imagens de TC e RM pós-operatórias.

ALTERAÇÕES PÓS-OPERATÓRIAS NA TC/RM
(Figuras 10.1 e 10.2b)

TC é valiosa na avaliação pré-operatória de pacientes que necessitam cirurgia sinusal de revisão. Ela identifica a extensão da cirurgia prévia, quaisquer alterações anatômicas que possam ter ocorrido como conseqüência do procedimento, e o local de doença residual. Alterações pós-operatórias, incluindo cicatrização, fibrose, sinéquias e esclerose óssea serão demonstradas. As alterações escleróticas estão usualmente presentes no interior do seio, resultando em uma cavidade sinusal pequena com paredes densas, espessadas.

CAUSAS DE FALHA DA CIRURGIA SINUSAL
(Figuras 10.3 e 10.4)

A cirurgia pode falhar em erradicar doença inflamatória dos seios paranasais por uma variedade de razões. A causa mais comum de falha é a marsupialização

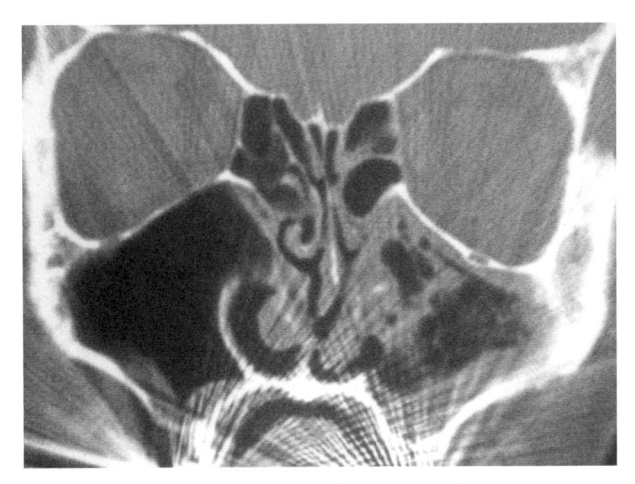

Figura 10.1 *Sinéquias*. Imagem de TC coronal demonstrando sinéquias e cicatrização com filamentos lineares no seio maxilar.

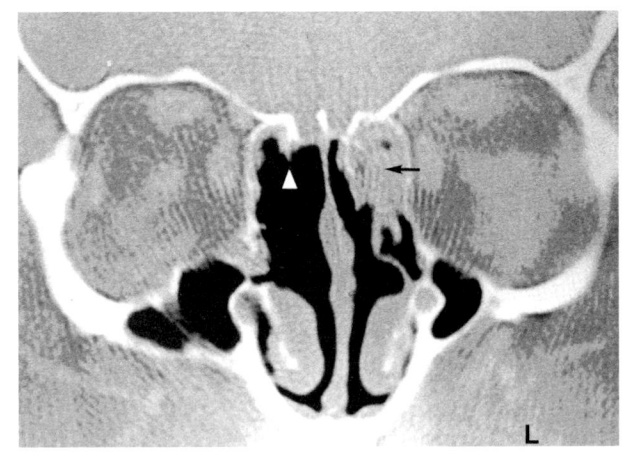

Figura 10.3 *Etmoidectomia incompleta com pólipos residuais*. Este paciente submeteu-se a uma etmoidectomia intranasal direita completa com excisão da concha média (ponta de seta). A etmoidectomia esquerda está incompleta e há doença polipóide residual no etmóide anterior (seta preta).

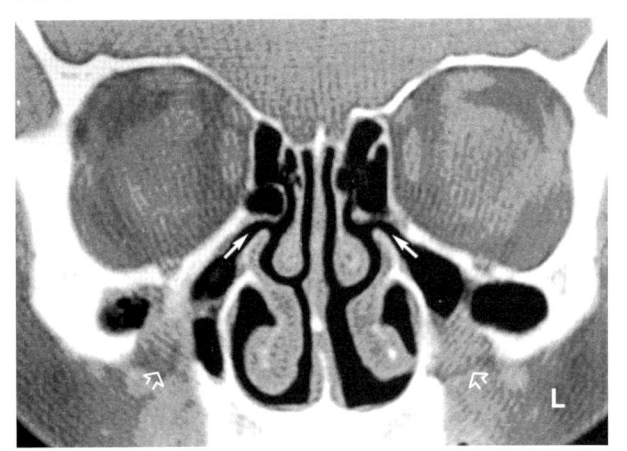

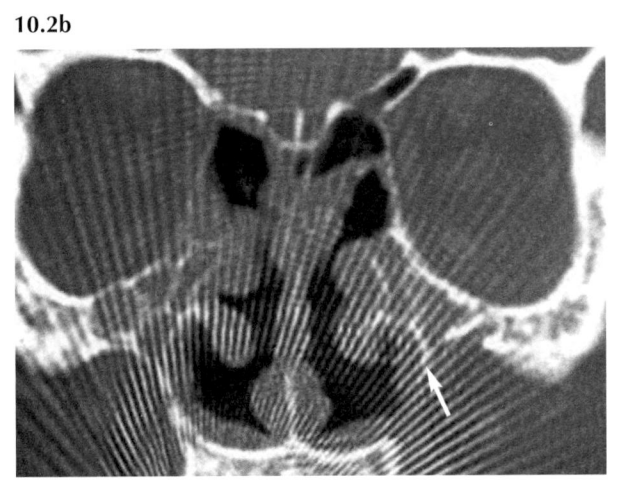

Figura 10.2 (**a**) *Procedimentos de Caldwell–Luc bilaterais* (setas abertas). Embora este paciente tenha complexo ostiomeatal desobstruído bilateralmente (setas), cicatrização e compartimentação resultaram em sintomas persistentes de dor e infecção sinusal. (**b**) *Hipoplasia pós-operatória do seio maxilar*. Há espessamento das paredes ósseas e das membranas mucosas à custa da luz sinusal (seta). Este paciente submeteu-se a um procedimento de Caldwell–Luc vários anos anteriormente.

incompleta das células aéreas etmoidais, especialmente aquelas do etmóide anterior ou da *agger nasi*. Isto é comum após etmoidectomia intranasal, e os septos ósseos residuais são vistos associados a anormalidades teciduais. Infecção recorrente do seio maxilar pode ocorrer apesar da ausência de doença no complexo ostiomeatal ou na cavidade nasal. Isto pode ser relacionado com doença dentária afetando o seio ou com motilidade ciliar desordenada.

O objetivo deste capítulo é oferecer breves descrições das indicações, técnica cirúrgica e aspectos radiológicos relacionados aos procedimentos sinusais mais freqüentemente efetuados.

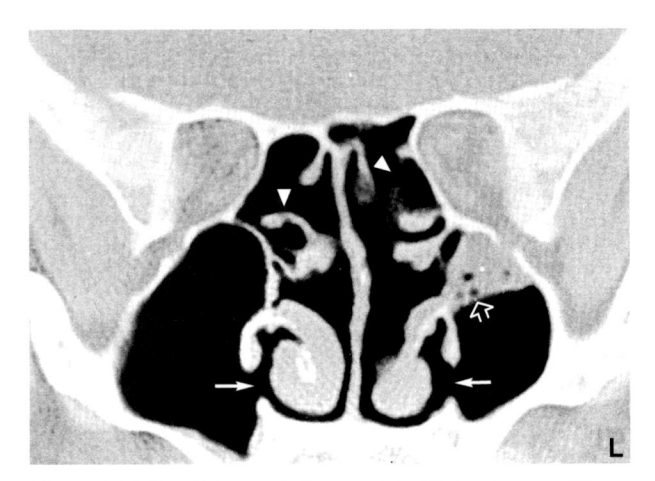

Figura 10.4 *Etmoidectomia incompleta bilateral com pólipos recorrentes*. As etmoidectomias posteriores estão incompletas (pontas de setas). Antrostomias meatais inferiores pérvias bilaterais estão presentes (setas). As bolhas de ar dentro da massa de "tecido mole" no teto do seio maxilar esquerdo identificam esta massa como muco espesso (seta aberta).

TURBINECTOMIA INFERIOR (Figuras 10.5 e 10.6)

Indicação
Melhorar o fluxo de ar através da cavidade nasal.

Técnica
A turbinectomia inferior pode envolver remoção parcial ou completa da concha inferior. Remoção mais radical é associada a sangramento desagradável dos vasos posteriores que entram através do forame esfenopalatino. A concha inferior é fraturada medialmente para permitir que tesoura seja colocada em torno do tecido antes da remoção. Qualquer remanescente é freqüentemente fraturado e tirado ao término do procedimento. Este procedimento é freqüentemente executado com cirurgia septal.

Aspectos radiológicos
O aspecto radiológico pós-operatório dependerá da extensão da ressecção. Turbinectomia realizada com cirurgia septal pode predispor a aderências ou sinéquias se houver aposição de duas superfícies cruentas. Estas aparecem como tecido mole em imagens de TC.

ANTROSTOMIA MEATAL INFERIOR (Figuras 10.7, 10.8 e 10.9a)

A antrostomia meatal inferior ou procedimento de janela antral inferior é realizado infreqüentemente hoje em dia. Entretanto, muitos pacientes submeteram-se a este procedimento no passado. O objetivo era melhorar a drenagem através de uma abertura na parte inferior do seio maxilar. Este procedimento caiu em desuso, uma vez que agora se sabe que o mecanismo mucociliar carrega o muco na direção do óstio natural do seio maxilar, situado mais superiormente, apesar da presença da antrostomia.

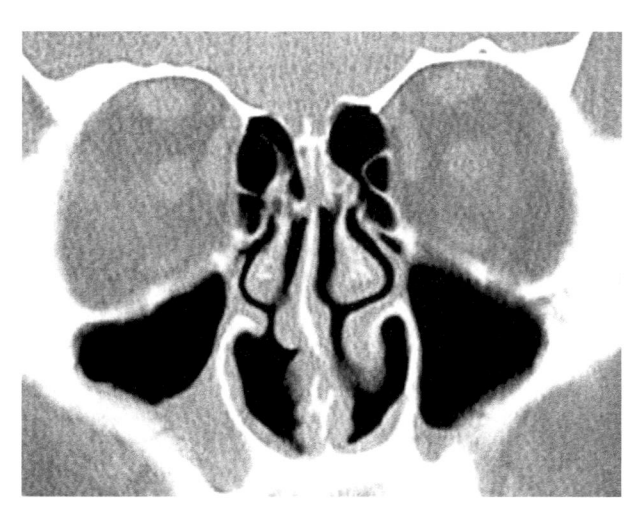

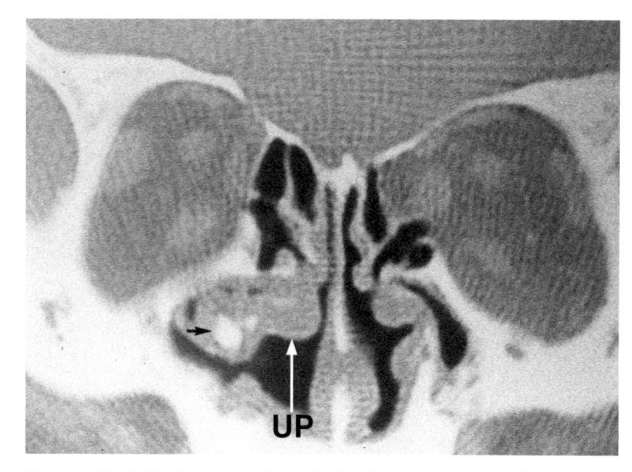

Figura 10.6 *Turbinectomia inferior.* Este paciente submeteu-se a uma turbinectomia inferior direita, depois da qual houve uma fratura da parede medial (seta) do seio maxilar, resultando em cicatrização e sinéquias do complexo ostiomeatal. UP, processo uncinado.

Indicações
Sinusite maxilar crônica; biopsia de massas de tecido mole dentro do antro maxilar; facilitação da drenagem subseqüentemente à radioterapia.

Técnica
A concha inferior é afastada medialmente. A parede lateral do meato inferior é perfurada, e o osso circundante é excisado. A antrostomia é estendida inferiormente até o assoalho da cavidade nasal, e tanto anterior quanto posteriormente para obter um diâmetro de 1,5–2 cm. Alguns cirurgiões ressecam toda ou parte da concha inferior para facilitar a endoscopia antral posteriormente.

Figura 10.5 *Turbinectomia inferior.* Este paciente submeteu-se a uma turbinectomia inferior direita.

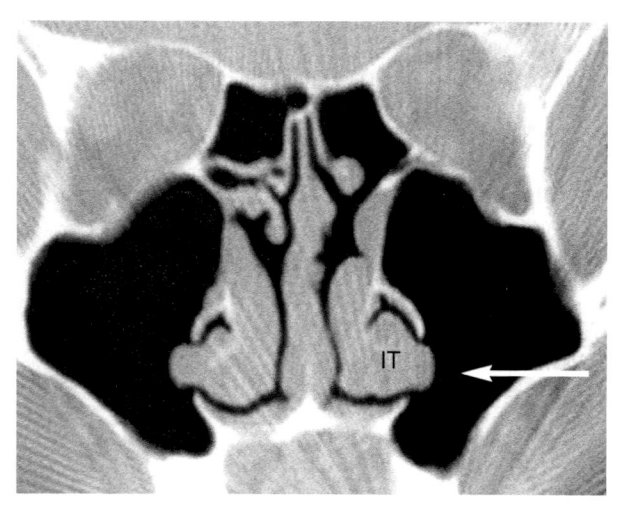

Figura 10.7 *Antrostomias intranasais bilaterais.* Imagem de TC coronal demonstrando antrostomias intranasais bilaterais com grandes conchas inferiores hipertrofiadas (IT), ocluindo os locais das antrostomias (seta).

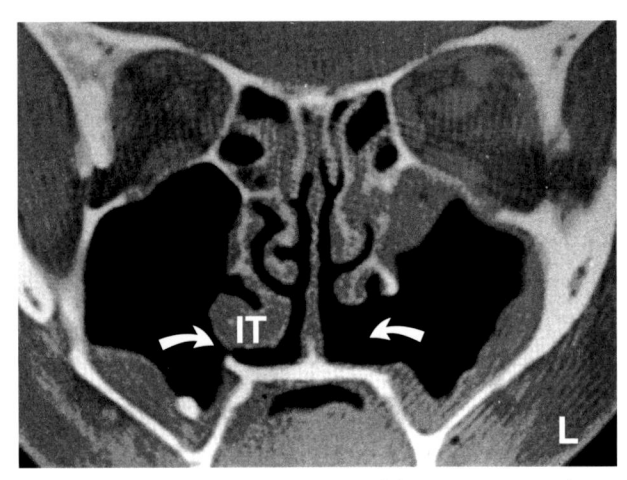

Figura 10.8 *Antrostomias intranasais bilaterais.* Imagem de TC coronal demonstrando largas antrostomias intranasais bilaterais (setas curvas). A antrostomia esquerda está largamente desobstruída, enquanto aquela à direita está bloqueada por uma concha inferior aumentada (IT). Há doença da mucosa em ambos os seios maxilares. A falha do procedimento é causada pela doença inflamatória que está obstruindo o complexo ostiomeatal esquerdo.

Aspectos radiológicos

O defeito ósseo é evidente na parede lateral do meato inferior. Com o tempo, isto pode estenosar-se secundariamente à regeneração óssea ou mucosa.

PROCEDIMENTO DE CALDWELL–LUC (Figuras 10.2, 10.9 e 10.10)

Este é um dos mais antigos procedimentos cirúrgicos descritos para tratar sinusite maxilar crônica. É menos comumente efetuado hoje em dia, mas pacientes mais velhos podem apresentar defeitos ósseos remanescentes.

Indicações

Sinusite maxilar crônica; remoção de raízes dentárias ou corpos estranhos; excisão de pólipos antrocoanais, mucoceles ou cistos odontogênicos ou *dentígeros*; reparação de fístulas oroantrais. Com esta via de acesso se obtém acesso ao assoalho orbitário para facilitar descompressão ou para elevação do assoalho orbitário em seguida a fraturas orbitárias. Também facilita acesso à fossa pterigopalatina para ligadura da artéria maxilar nas epistaxes graves ou para uma neurectomia pterigóidea (vidiana) em pacientes com rinite vasomotora intratável.

Técnica

Uma via de acesso sublabial é feita através da parede anterior do seio maxilar pela fossa canina. Esta é situada da súpero-lateral à raiz do dente canino superior e inferior ao nervo infra-orbitário, e proporciona ampla exposição e acesso ao seio maxilar. A antrostomia

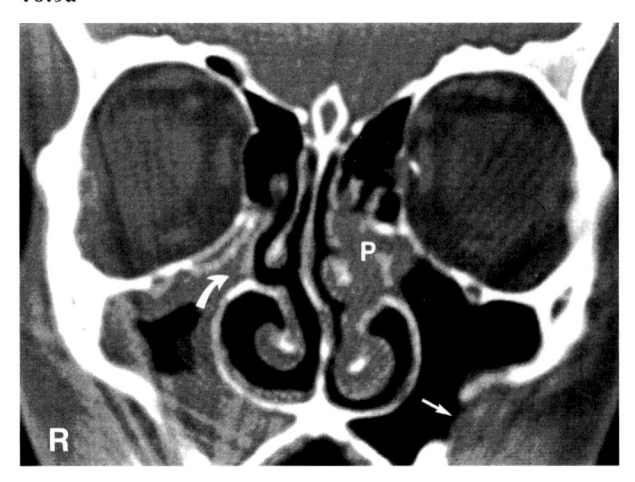

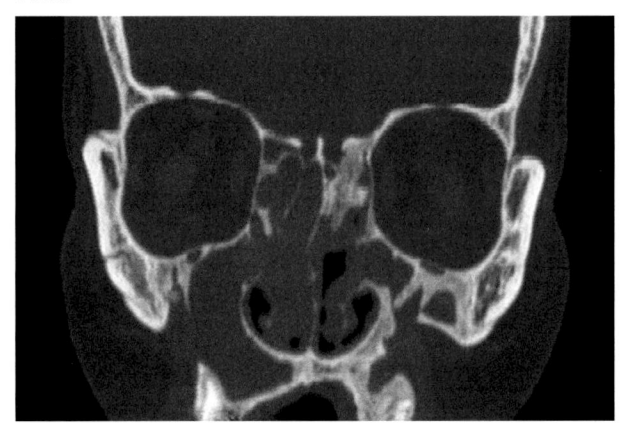

Figura 10.9 (**a**) *Procedimentos de Caldwell–Luc com doença residual.* Imagem coronal demonstrando um grande pólipo no meato médio esquerdo (P) bloqueando o complexo ostiomeatal em um paciente que se apresentou com dor malar esquerda persistente e obstrução nasal apesar de os procedimentos de Caldwell–Luc bilaterais. A excisão do pólipo e reabertura do óstio natural do seio maxilar levou à resolução dos sintomas do paciente. Observe o osso deiscente na área da antrostomia sublabial à esquerda (seta). O espessamento mucoso no seio maxilar direito é compatível com sinusite crônica. Note o infundíbulo bloqueado neste lado (seta curva). (**b**) *Cicatrização a partir de procedimento de Caldwell–Luc.* Há cicatrização de tecido mole nos seios maxilares com esclerose das paredes sinusais.

sublabial é, às vezes, chamada antrostomia radical. Quando esta técnica era usada no tratamento da sinusite crônica, a mucosa a seguir era extirpada do antro inteiro. Se procedimento for indicado para fornecer acesso à fossa pterigopalatina, a mucosa é deixada intacta. Uma antrostomia meatal inferior é modelada para facilitar drenagem e permitir inspeção do antro.

Aspectos radiológicos

TC é valiosa antes de um procedimento de Caldwell–Luc a fim de identificar quaisquer riscos cirúrgi-

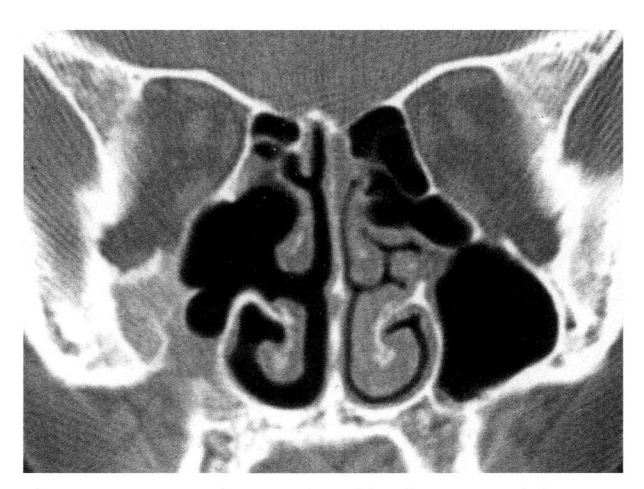

Figura 10.10 *Procedimento de Caldwell–Luc.* Um defeito na parede ínfero-lateral do seio maxilar direito com cicatrização pós-operatória é observado. Antrostomia meatal média transantral ampla tinha sido efetuada.

cos, como um seio maxilar hipoplásico. Tentar um procedimento de Caldwell–Luc em um seio maxilar hipoplásico poderia resultar em perfuração do assoalho da órbita e lesões de tecido mole intra-orbitário. O seio maxilar pode estar dividido por septos incompletos. A identificação pré-operatoriamente ajuda a facilitar drenagem adequada dos compartimentos.

Melhora clínica e radiográfica ocorre em cerca de 68% dos pacientes submetidos a esta forma de cirurgia sinusal. Exame radiográfico pós-operatório deve ser evitado nas primeiras 6–8 semanas, uma vez que a presença de sangue e tecido edemaciado pode parecer radiologicamente semelhante à doença. É comum encontrar um nível hidroaéreo nas primeiras semanas após a cirurgia, e isto não deve ser erroneamente interpretado como sinusite maxilar aguda. O radiologista necessita diferenciar entre as alterações que ocorreram como conseqüência do procedimento cirúrgico e as anormalidades que podem refletir doença continuada ou recorrente. A história clínica é de grande importância, uma vez que alguns pacientes ainda exibirão evidência radiológica de doença, e podem, de fato, estar assintomáticos. Proliferação excessiva de tecido mole na cavidade nasossinusal pode representar pólipos, líquido loculado ou cicatrização. A informação clínica é importante, uma vez que estes achados podem ser erroneamente interpretados como tumor, especialmente se septos ósseos tiverem sido removidos cirurgicamente.

Aeração normal dos seios maxilares ocorre em aproximadamente 20% dos antros maxilares após um procedimento de Caldwell–Luc e eles podem estar parcialmente aerados em uma proporção muito maior. Observou-se que certas alterações crônicas ocorrem após cirurgia. Estas incluem proliferação fibroóssea, contração antral e compartimentação.

A proliferação fibroóssea é considerada secundária à reabsorção do sangue e epitélio, bem como ao grau de reepitelização. A TC mostra espessamento opaco das paredes ósseas do seio maxilar.

Contração antral pode ser associada à depressão do assoalho orbitário e à lateralização da parede nasal lateral com conseqüente aumento da cavidade nasal ipsolateral. Também pode ocorrer proliferação fibroóssea. Compartimentação pós-operatória é uma ocorrência incomum e é considerada devida a uma resposta tecidual alterada durante o processo de cura.

Tanto a antrostomia meatal inferior quanto a antrostomia sublabial podem apresentar evidência de irregularidade óssea. A antrostomia sublabial geralmente se fecha com tecido fibroso ou novo osso, embora possa persistir em casos raros sob a forma de uma fístula oroantral.

Doença recorrente no antro maxilar após um procedimento de Caldwell–Luc pode ser difícil de identificar radiologicamente, porque tem um aspecto semelhante à fibrose do antro. Níveis hidroaéreos ou opacificação total de um antro previamente aerado são sugestivos de doença recorrente. Complicações após um procedimento de Caldwell–Luc são incomuns, embora osteomielite e osteomas tenham sido relatados. As complicações precoces incluem lesão do nervo infra-orbitário, dano à raiz dentária, lesão do assoalho da órbita e lesão do nervo óptico ou do globo ocular.

As complicações tardias incluem formação de mucocele, que pode ocorrer muitos anos depois da cirurgia. A TC revela expansão homogênea, lisa e opacificação do seio maxilar, com adelgaçamento e ocasional deiscência das margens ósseas do antro.

ETMOIDECTOMIA

As vias de acesso cirúrgicas aos seios etmoidais são muitas e variadas. Segue-se uma breve descrição dos procedimentos mais comumente efetuados. Os aspectos radiológicos são semelhantes em cada caso, com variações nos defeitos ósseos dependendo da via de acesso usada. As características radiográficas são sumarizadas juntamente.

ETMOIDECTOMIA TRANSNASAL (Figura 10.11)

Indicação
Pólipos etmoidais múltiplos.

Técnica
Esta era a via de acesso padrão aos seios etmoidais antes do advento da cirurgia sinusal endoscópica. O procedimento era efetuado com o campo operatório sendo visto diretamente através de um espéculo nasal e com iluminação derivada de uma luz frontal. A concha

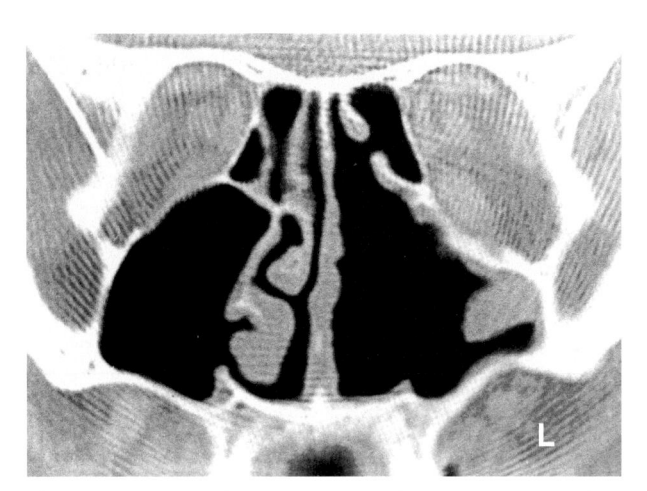

Figura 10.11 *Etmoidectomia intranasal com exanteração da parede nasal lateral.* Imagem de TC coronal demonstrando o defeito após ressecção da parede nasal lateral e etmoidectomia intranasal. O defeito cirúrgico resultante permite que o seio maxilar inteiro se abra para dentro da cavidade nasal vazia.

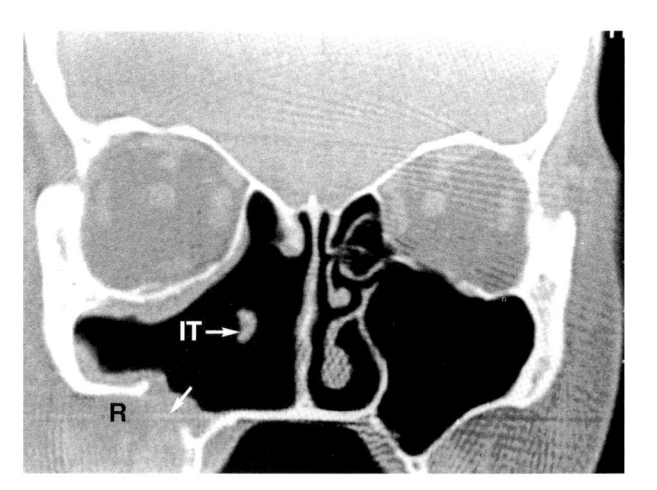

Figura 10.12 *Etmoidectomia transantral.* Imagem de TC coronal demonstrando uma cavidade etmoidal limpa após uma etmoidectomia transantral direita. Há mínimo espessamento mucoso residual dentro do seio maxilar, que provavelmente não tem significado clínico. O defeito na parede anterior (seta) representa a antrostomia sublabial. A concha média foi removida. Um remanescente da concha inferior (IT) parece estar "flutuando" em uma cavidade sob todos os demais aspectos vazia e aerada.

média é afastada medialmente, desse modo expondo o processo uncinado e a bolha etmoidal. A bolha é aberta e removida, permitindo dissecção adicional do labirinto etmoidal e excisão de mucosa doente. As células aéreas etmoidais posteriores e o esfenóide podem ser expostos por esta via de acesso. É mais difícil abrir as células da *agger nasi* com esta via de acesso.

ETMOIDECTOMIA TRANSANTRAL (Figura 10.12)

Indicações

Sinusite maxilar e etmoidal crônica; descompressão orbitária.

Técnica

Este procedimento foi descrito por Jansen e Horgan e combina um procedimento de Caldwell–Luc com remoção parcial do labirinto etmoidal. Uma antrostomia sublabial ou radical é efetuada. Pinça é a seguir dirigida para cima e medialmente através de lâmina etmoidomaxilar, que é localizada no ângulo súpero-medial do seio maxilar, sendo dirigida na direção da eminência parietal contralateral do paciente. Esta abertura em direção às células aéreas etmoidais posteriores é então aumentada, e as células acessíveis são removidas. Não é possível remover as células aéreas etmoidais anteriores com este procedimento.

ETMOIDECTOMIA EXTERNA

Indicações

Sinusite etmoidal crônica; pólipos nasais inflamatórios recorrentes; via de acesso à sela túrcica.

Técnica

Esta operação foi descrita pela primeira vez por Ferris Smith em 1933. Uma tarsorrafia temporária é efetuada para proteger a córnea. Uma incisão curva é feita a seguir na prega nasofacial sobre os ossos nasais. O periósteo e o saco lacrimal são elevados. O periósteo é a seguir elevado da parede súpero-medial da órbita, o conteúdo da órbita é afastado lateralmente, e a artéria etmoidal anterior é exposta. A artéria é então ligada, e a lâmina papirácea é perfurada, criando uma abertura para dentro das células etmoidais. Os folhetos ósseos que dividem as células são excisados, e a concha média é então visualizada. É possível obter acesso posteriormente até o seio esfenoidal.

ETMOIDECTOMIA TRANSORBITÁRIA

Indicações

Descompressão orbitária; trauma orbitário.

Técnica

Esta técnica foi descrita por Patterson. A incisão é feita a 1 cm abaixo da margem infra-orbitária. O músculo orbicular do olho é dividido com o periósteo. O periósteo é a seguir elevado do assoalho da órbita e da fossa lacrimal. Toma-se cuidado para não danificar a origem do músculo oblíquo inferior ou o ducto nasolacrimal. A lâmina papirácea é removida superiormente até o nível da sutura frontoetmoidal, e o assoalho da órbita é removido até tão longe lateralmente quanto o canal infra-orbitário. Os seios frontal e esfenoidal podem ser penetrados com esta via de acesso.

CIRURGIA SINUSAL ENDOSCÓPICA (Figuras 10.13 e 10.14)

O pensamento atual focalizou a cirurgia nas vias de ventilação e drenagem dos maiores seios paranasais, especialmente os seios frontais e maxilares. A remoção da doença das finas fendas do complexo etmoidal anterior às quais estes canais se conectam promove ventilação normal dos seios paranasais.

O detalhe com o qual o meato médio pode ser avaliado aumentou dramaticamente com o desenvolvimento da TC e endoscopia. É possível identificar acuradamente os locais de doença da mucosa e variações anatômicas que podem influenciar nas vias de ventilação e drenagem, e ressecar estas áreas usando um acesso cirúrgico preciso, minimamente invasivo.

Indicações

Sinusite crônica; polipose nasal inflamatória recorrente; mucoceles nos seios frontais, etmoidais e maxilares; biopsia; descompressão de abscessos orbitários subperiostais.

Técnica

Em seguida à vasoconstrição adequada, o processo uncinado é removido após uma incisão na parede lateral da cavidade nasal. A incisão é feita paralela à margem livre do processo uncinado e a lâmina papirácea. Este folheto ósseo é a seguir elevado e removido, expondo a bolha etmoidal e as profundidades do infundíbulo etmoidal. Deve agora ser possível visualizar o óstio natural do seio maxilar e freqüentemente o do recesso frontal. Mucosa doente é a seguir removida sob visão direta para assegurar que ambas as passagens sejam de calibre adequado. Se indicado, as células aéreas etmoidais posteriores podem ser abertas por penetração da lamela basal da concha média. A dissecção através destas células aéreas leva ao seio esfenoidal, onde a doença pode ser removida sob visão direta.

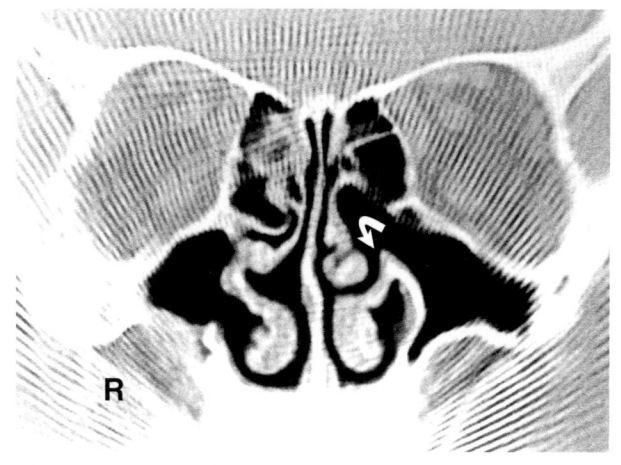

Figura 10.14 *Etmoidectomia endoscópica: imagem pós-operatória.* Imagem de TC coronal mostrando o defeito cirúrgico após uma etmoidectomia endoscópica esquerda. O processo uncinado foi ressecado, e o óstio natural do seio maxilar foi aumentado (seta curva). Observe como a infecção secundária dentro do seio maxilar se resolveu depois da restauração da ventilação e drenagem.

ACHADOS RADIOGRÁFICOS APÓS ETMOIDECTOMIA (Figuras 10.3, 10.4 e 10.15–10.21)

O seio etmoidal é mais bem visualizado pós-operatoriamente usando-se TC com um ajuste de janela para partes moles, para permitir visualização adequada de qua-

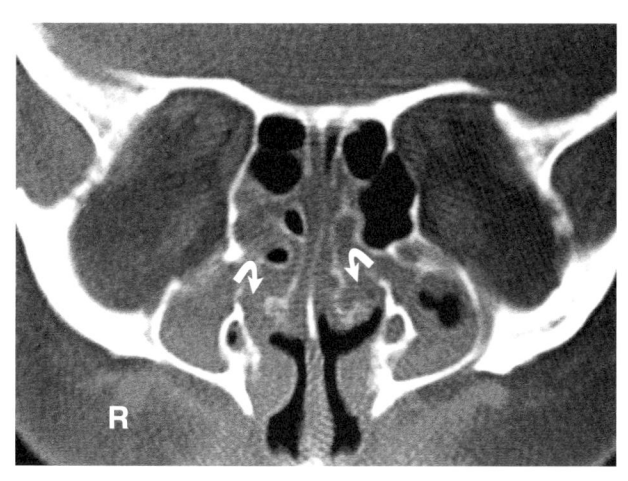

Figura 10.13 *Etmoidectomia endoscópica: imagem pré-operatória.* Imagem de TC coronal demonstrando pansinusite bilateral. Ambos os complexos ostiomeatais estão bloqueados (setas curvas), e infecção secundária ocorreu nos seios maxilares.

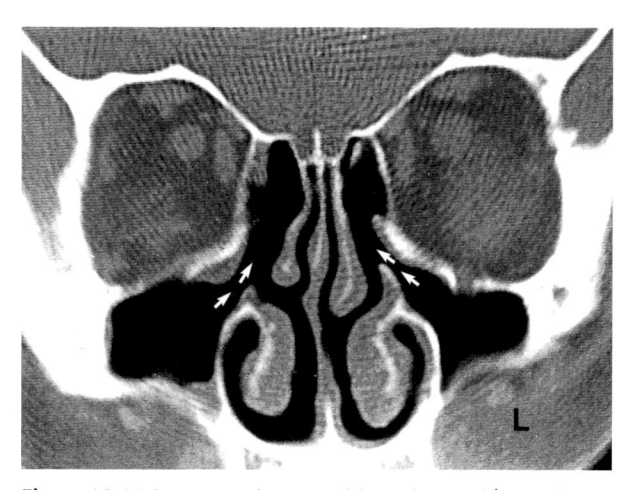

Figura 10.15 *Imagem pós-operatória após etmoidectomia intranasal.* Imagem de TC coronal após cirurgia sinusal endoscópica, mostrando que uma etmoidectomia anterior bilateral completa foi realizada. Os complexos ostiomeatais estão desobstruídos (setas). O processo uncinado foi removido.

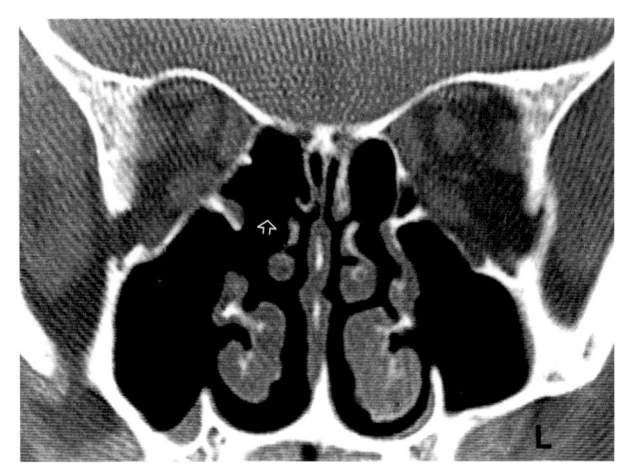

Figura 10.16 *Imagem pós-operatória após etmoidectomia intranasal.* Imagem de TC coronal (mais posterior que a da Figura 10.15) mostrando que a lamela basal direita foi perfurada (seta aberta), ventilando as células aéreas etmoidais posteriores com um bom resultado. Não há evidência de doença recorrente. Observe as antrostomias meatais inferiores bilaterais.

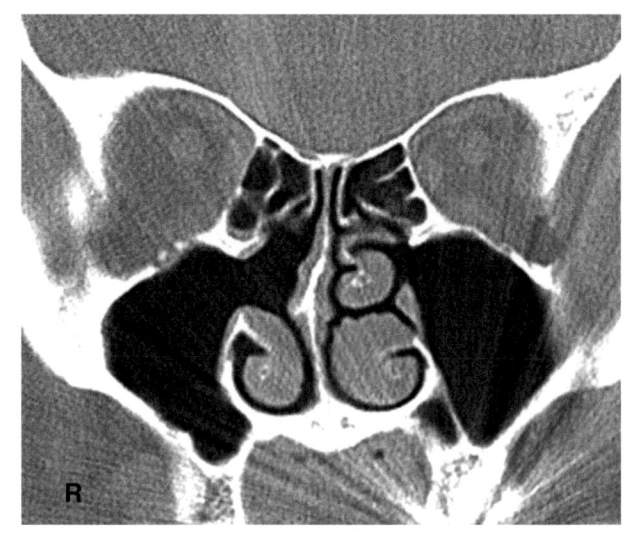

Figura 10.18 *Ressecção da concha média.* Este paciente fez uma antrostomia meatal média direita com ressecção da concha média.

isquer septos ósseos remanescentes bem como da interface entre tecido mole, osso e ar. Os folhetos ósseos que separam as células aéreas etmoidais estão usualmente ausentes posteriormente ao infundíbulo etmoidal. A concha média pode ter sido ressecada parcial ou completamente. Idealmente, um remanescente da lâmina vertical da concha média permanece e atua como um marco importante para indicar o local da lâmina cribriforme, para o caso de vir a ser necessária cirurgia de revisão. Em alguns casos, ressecção parcial da concha média pode causar sinéquias ou colapso contra a parede nasal lateral, produzindo obstrução da unidade ostiomeatal. A parte horizontal posterior da concha média situa-se abaixo das células etmoidais posteriores. Ela pode ser ressecada para permitir maior acesso ao seio esfenoidal.

O resultado ideal é uma cavidade única bem aerada. Nos primeiros 6 meses após a cirurgia, haverá alguma opacificação da cavidade aerada como conseqüência de coágulo sanguíneo residual e edema do tecido mole remanescente. Em um estágio mais tardio, opacificação pode representar cicatrização. Esta é usualmente da mesma densidade que o músculo e não se contrasta, diferentemente da mucosa inflama-

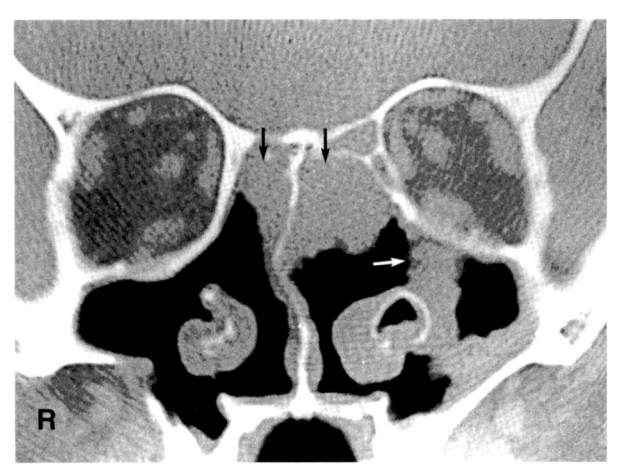

Figura 10.17 *Etmoidectomia intranasal completa com doença residual.* Este paciente, com pólipos nasais recorrentes, submeteu-se a etmoidectomias intranasais bilaterais, antrostomias intranasais bilaterais, um procedimento de Caldwell–Luc direito, e ressecção de ambas as conchas médias. Há doença inflamatória recorrente no etmóide anterior ao longo do teto da cavidade nasal (setas pretas). Observe o tecido inflamatório bloqueando o óstio natural do seio maxilar esquerdo (seta branca) e a doença da mucosa dentro do seio.

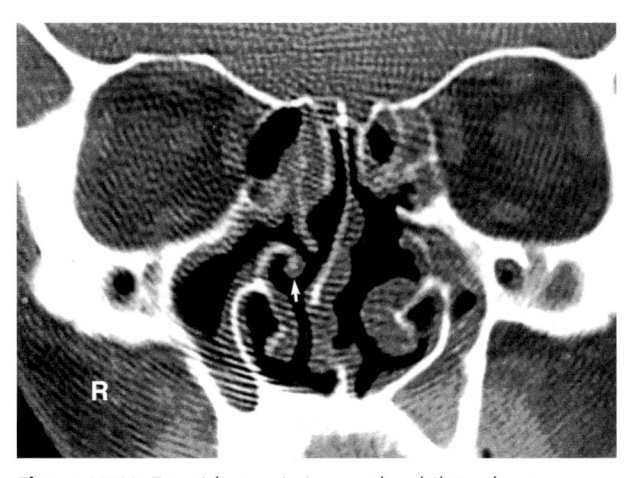

Figura 10.19 *Etmoidectomia incompleta bilateral com doença residual.* Imagem de TC coronal demonstrando que a concha média esquerda foi ressecada, e a concha média direita foi parcialmente ressecada. Uma etmoidectomia incompleta foi realizada. Observe o processo uncinado invertido (seta) e a proliferação fibrosa e óssea no seio maxilar esquerdo.

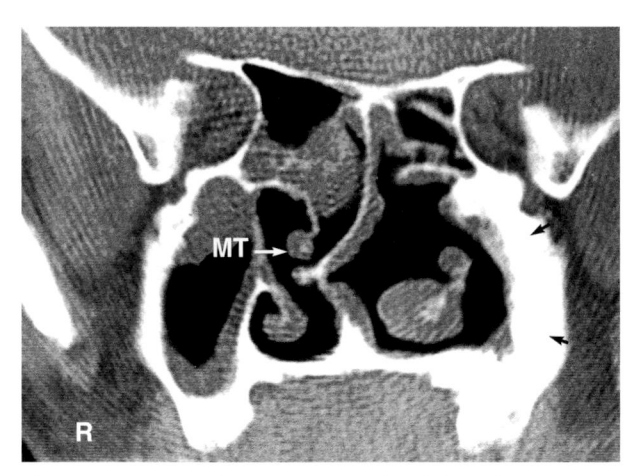

Figura 10.20 *Etmoidectomia incompleta bilateral com doença residual*. Imagem de TC coronal (posterior à Figura 10.19), demonstrando que a concha média à esquerda foi ressecada. Observe a doença etmoidal posterior bilateral e a porção posterior intacta da concha média (MT) à direita. Há acentuada esclerose da parede lateral do seio maxilar esquerdo (setas).

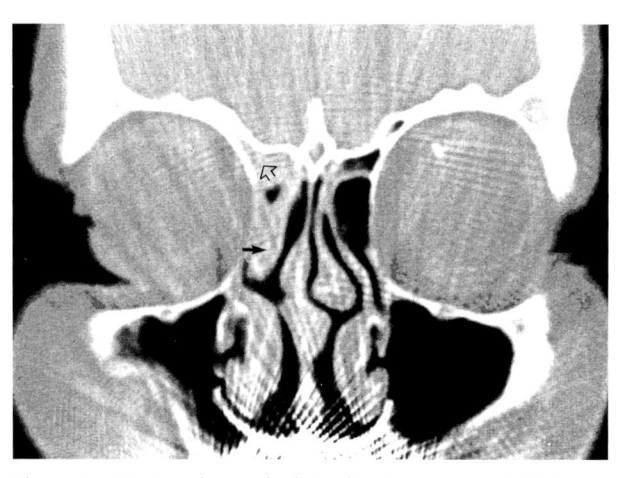

Figura 10.21 *Concha média lateralizada*. Imagem de TC coronal demonstrando lateralização da concha média direita (seta), que ocorreu após a cirurgia. Fratura da inserção vertical da concha média resultou no seu colapso, com obstrução e doença do recesso frontal (seta aberta).

da. Tecido cicatricial pode aparecer como filamentos finos de tecido enchendo a luz do seio ou como uma massa sólida, que pode ter uma aparência nodular.

A lâmina papirácea usualmente está intacta após cirurgia, mas pode ser rompida durante o procedimento cirúrgico. Se o periósteo for incisado, gordura orbitária se prolapsará para dentro da cavidade etmoidal. Há um risco de esta gordura ser inadvertidamente removida se cirurgia de revisão se tornar indicada. A parede medial da órbita pode colapsar-se medialmente como uma alteração tardia subseqüente à cirurgia. Ela então reduz a luz do defeito cirúrgico e inverte a convexidade usual da lâmina papirácea intacta. Este aspecto pós-operatório pode ser simulado por uma fratura explosiva orbitária ou por hipertrofia dos músculos extra-oculares associada a hipertireoidismo. Nesta última situação, o paciente pode ter se submetido à descompressão orbitária; se assim for, a porção medial do assoalho orbitário estará ausente.

Em seguida à cirurgia, a lâmina papirácea, o teto do etmóide e quaisquer septos ósseos restantes podem tornar-se escleróticos. Isto é usualmente secundário à osteíte reativa, a qual ocasionalmente pode ser suficientemente extensa para obliterar o defeito cirúrgico.

As células aéreas etmoidais posteriores são conhecidas por serem uma área difícil e perigosa para o cirurgião operar. É possível células aéreas intactas conterem doença residual apesar do relato do cirurgião de que todas as células posteriores foram removidas. Cirurgia excessivamente extensa nesta área pode causar lesão das estruturas anatômicas vitais, o nervo óptico, o globo ocular ou mesmo a artéria carótida interna.

Em seguida à etmoidectomia intranasal transantral, os aspectos radiológicos pós-operatórios incluirão déficits de ambas as paredes antrais anterior e medial, bem como perda dos finos folhetos ósseos que separam as células aéreas etmoidais. A lâmina papirácea deve estar intacta a não ser que a indicação da cirurgia fosse efetuar uma descompressão orbitária.

Após etmoidectomia externa, observar-se-á que uma parte da lâmina papirácea está ausente abaixo da sutura frontoetmoidal. O defeito cirúrgico é usualmente nitidamente demarcado, desse modo diferenciando-o da redução mais gradual da espessura óssea causada por um processo erosivo.

Em seguida à etmoidectomia transorbitária para descompressão orbitária, o defeito ósseo da lâmina papirácea, abaixo da linha de sutura frontoetmoidal e a metade medial do assoalho orbitário, será evidente nas imagens. Gordura orbitária deve prolapsar-se para dentro do defeito.

Em seguida à cirurgia sinusal endoscópica, os defeitos ósseos usualmente são limitados às pré-câmaras sinusais que foram observadas obstruídas durante as investigações iniciais. O seio etmoidal inteiro é substituído por um grande espaço único depois da remoção dos septos ósseos. Isto muitas vezes envolve ressecção do processo uncinado e da bolha etmoidal e a criação de uma larga antrostomia meatal média. Alguns pacientes podem ter se submetido à cirurgia mais radical previamente, e defeitos ósseos relacionados a estes procedimentos permanecerão evidentes.

TREPANAÇÃO DO SEIO FRONTAL (Figura 10.22)

Indicação
Sinusite frontal aguda.

Técnica
Uma pequena incisão (1 cm) é feita abaixo da extremidade medial do supercílio. O assoalho do seio frontal é perfurado com uma broca ou martelo e goiva. A abertura é aumentada suficientemente para permitir a drenagem das secreções purulentas e possibilitar a inserção de um cateter de demora para irrigação freqüente do seio. O cateter permanece no lugar até que o líquido usado para irrigação passe através do recesso frontal para dentro do nariz.

Achados radiográficos
Os aspectos radiográficos devem refletir uma sinusite em resolução com um pequeno defeito ósseo na parte medial do assoalho do seio frontal.

FRONTOETMOIDECTOMIA EXTERNA

Indicações
Sinusite frontoetmoidal crônica; polipose nasal recorrente; mucoceles frontoetmoidais; sinusite aguda complicada; fornecer acesso para hipofisectomia transetmoidal; dacriocistorrinostomia e descompressão orbitária.

Técnica
Este procedimento foi descrito por Lynch e por Howarth. Uma tarsorrafia temporária é efetuada para proteger a córnea. Uma incisão é feita iniciando-se abaixo da margem medial do supercílio para passar a meio caminho entre o canto medial e o dorso do nariz. O procedimento é semelhante ao de uma etmoidectomia externa, exceto que é alargado para incluir ressecção do assoalho do seio frontal e a concha média. Um tubo de Silastic é freqüentemente deixado no ducto frontonasal alargado para evitar estenose e pode permanecer no lugar até 3 meses.

Achados radiográficos
As características radiográficas são semelhantes às de uma etmoidectomia externa, com alargamento adicional do recesso frontal e excisão do assoalho do seio frontal.

RETALHO OSTEOPLÁSICO COM OBLITERAÇÃO DO SEIO FRONTAL (Figura 10.23)

Indicações
Sinusite frontal crônica; excisão de osteomas; excisão de mucoceles; reparação de fraturas do seio frontal.

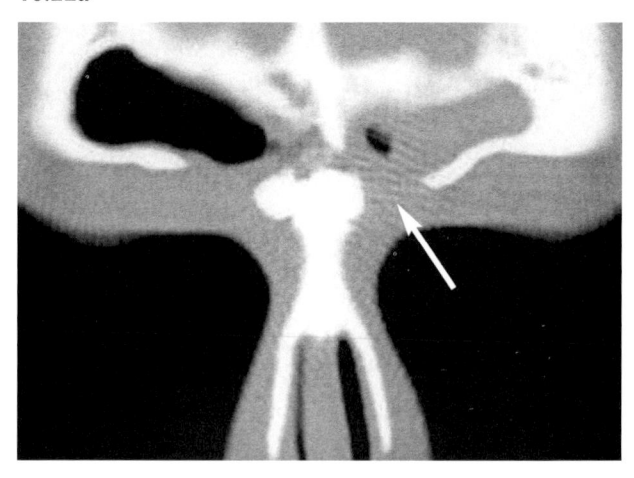

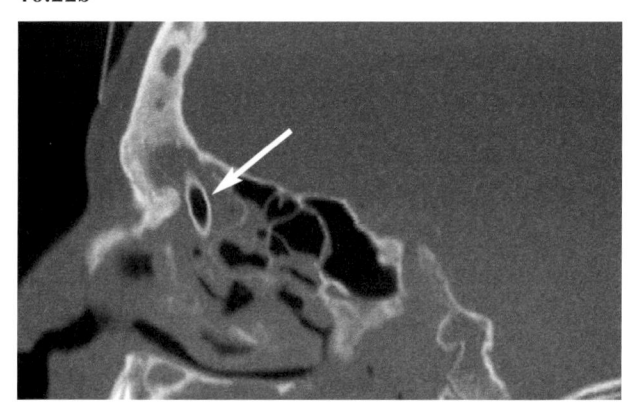

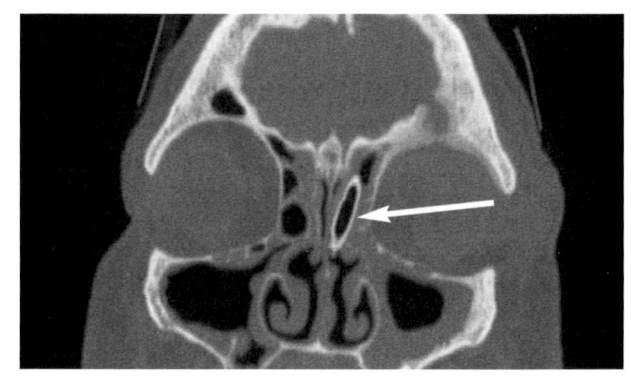

Figura 10.22 *Trepanação do seio frontal.* (**a**) Imagem de TC coronal anterior demonstrando um defeito no assoalho do seio frontal esquerdo em seguida a uma *trepanação* recente (seta). O seio frontal esquerdo está opacificado como resultado da sinusite. (**b**, **c**) Um tubo de drenagem é visto no recesso frontal (seta).

Técnica
Um molde do seio frontal é cortado de uma radiografia simples. Um retalho bicoronal é a seguir elevado, e o contorno do seio frontal é marcado sobre o osso frontal. O osso da parede anterior do seio frontal é então dividido obliquamente com uma broca, e o septo intersinusal é dividido. O retalho ósseo é virado

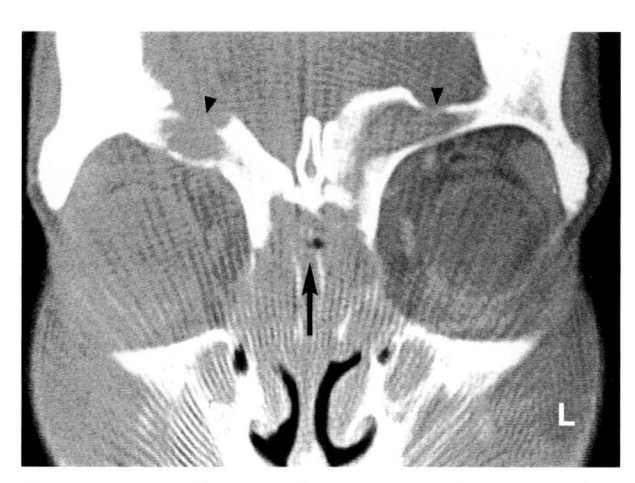

Figura 10.23 *Retalho osteoplásico.* Imagem de TC coronal demonstrando o defeito cirúrgico do retalho osteoplásico usado para a excisão de uma mucocele do seio frontal. Há grandes defeitos cirúrgicos no teto do seio frontal (pontas de setas). Um pequeno tubo de Silastic é visto desviado medialmente entre o recesso frontal e o septo nasal (seta).

como dobradiça para a frente sobre um pedículo de periósteo inferiormente intacto. Excisão meticulosa de todo tecido doente é essencial, e o seio é obliterado com um enxerto livre de gordura colhido da parede abdominal anterior. O retalho osteoplásico a seguir é recolocado.

Achados radiográficos

Imagens do seio frontal após a cirurgia aparecerão opacos. O contorno do seio muitas vezes é visível onde o osso foi dividido. Nestes pacientes, em virtude da opacidade, pode muitas vezes ser extremamente difícil distinguir alterações que possam ocorrer como conseqüência de doença recorrente. Há uma variedade de diferentes aspectos normais em TC que representam diferentes fases de fibrose do enxerto de gordura de obliteração. O retalho ósseo deve ser examinado com ajustes de janela para partes moles. Isto também demonstrará o seio frontal livre de ar. O seio pode aparecer cheio de ar se for examinado apenas com ajustes de janela óssea. Idealmente, o retalho ósseo deve ter bordos lisos e ser alinhado com o osso circundante. Com exames de janela óssea, a gordura deve demonstrar uma aparência estriada. Isto representa fibrose no enxerto. As complicações incluem osteomielite do retalho ósseo, infecção do enxerto de gordura, e formação de mucocele. Se o paciente se apresentar com sintomas recorrentes, deve-se tomar cuidado para excluir doença inflamatória nos outros seios paranasais. Se uma complicação óssea tiver se desenvolvido, TC é de maior valor para demonstrar a lesão do que RM. O retalho ósseo pode ser visto elevado ou rodado, e pode haver erosão óssea ou formação de seqüestro. Se o enxerto de gordura se infectar, ele aparece de uma densidade semelhante ao tecido mole em vez de gordura, e as alterações podem tornar-se localizadas. Se ocorrerem complicações intracranianas ou intra-orbitárias, elas podem ser mais bem visualizadas por RM.

RINOTOMIA LATERAL (Figura 10.11)

Indicações

Excisão de papiloma invertido e outros tumores localizados.

Técnica

Este procedimento foi descrito pela primeira vez em 1902 por Moure. A incisão se estende do ponto médio entre o canto medial e o dorso do nariz, ao longo do sulco natural da prega nasojugal, em torno da asa do nariz, e para dentro do filtro do lábio superior. A parede óssea anterior é exposta desde o canal infra-orbitário da maxila até a linha de sutura frontoetmoidal. A parede lateral do nariz é excisada em bloco como se segue. Incisões são feitas: (1) ao longo do assoalho do nariz para dentro do antro maxilar; (2) através da parede anterior do antro maxilar abaixo do ângulo ínfero-medial; (3) através do osso nasal até o nível da linha de sutura frontonasal que demarca o nível da lâmina cribriforme. (4) As artérias etmoidais são ligadas, e a linha de sutura frontoetmoidal é dividida até a artéria etmoidal posterior (o limite de segurança para evitar lesão do nervo óptico). (5) A margem orbitária é dividida com a lâmina papirácea, e a parede lateral é removida em uma peça. A quantidade de maxila ressecada pode ser ajustada dependendo da patologia que está sendo tratada e a extensão da doença.

Achados radiográficos

O déficit radiográfico inclui a ausência da parede medial da órbita estendendo-se desde o canal infra-orbitário até a linha de sutura frontoetmoidal. Uma grande cavidade nasoantral é formada após a remoção de toda a parede lateral do nariz, incluindo as conchas média e inferior.

MAXILECTOMIA

Indicação

Malignidade comprometendo o antro maxilar.

Técnica

A incisão usada é semelhante àquela para uma rinotomia lateral, mas é estendida ao longo da margem da pálpebra inferior, se o globo estiver sendo preservado, ou longo da margem de ambas as pálpebras se a órbita for ser exenterada. O palato duro é dividido na linha mediana; o assoalho orbitário é a seguir dissecado, dependendo da extensão da doença; o zigoma é dividido; a parede lateral do nariz é dividida abaixo da linha de sutura frontoetmoidal; e finalmente as lâminas pterigóides do esfenóide são separadas da face posterior da maxila.

Achados radiográficos

O aspecto pós-operatório dependerá de se uma maxilectomia parcial ou total foi executada. Se a maxila for removida em sua totalidade, as lâminas pterigóide usualmente permanecem e podem ser identificadas nas imagens. Geralmente, há uma cavidade claramente definida que é nitidamente demarcada. Doença recorrente é indicada pelo desenvolvimento de uma massa de tecido mole ou erosão óssea adicional.

ESFENOIDOTOMIA (Figura 10.24)

Indicação

Tratamento de sinusite esfenoidal crônica ou mucocele; para obter acesso à fossa hipofisária para hipofisectomia.

Técnica

Tradicionalmente, o seio esfenoidal era acessado após etmoidectomia externa ou por uma via de acesso transeptal. As vias de acesso atuais incluem através de etmoidectomia endoscópica ou diretamente através da parede anterior do seio esfenoidal. O seio esfenoidal, se penetrado a partir dos seios etmoidais posteriores, é encontrado inferior e medial à parede posterior dos últimos. Se operado diretamente pela cavidade nasal, o óstio esfenoidal é identificado no recesso esfenoetmoidal em estreita proximidade ao septo nasal, acima do nível da extremidade posterior da concha média. O óstio pode ser penetrado, e o osso adjacente ao óstio pode ser removido com um *punch*-cogumelo ou um saca-bocado de osso. Cuidado deve ser tomado para não colocar tração sobre o septo intersinusal, o qual freqüentemente está fixado na vizinhança da artéria carótida interna.

Características radiológicas

As características radiológicas representarão osso deficiente na face anterior do seio esfenoidal. Como no caso de outros locais cirúrgicos, a cura pode ser acompanhada por oclusão óssea e de tecido mole.

COMPLICAÇÕES APÓS CIRURGIA DOS SEIOS PARANASAIS

Há numerosas estruturas vasculares limitando-se com os seios paranasais que estão em risco potencial de lesão durante cirurgia. A tarefa do cirurgião também é complicada por variações na anatomia e pneumatização que podem ser enganosas, ou por marcos anatômicos que podem estar envolvidos pela doença. Complicações sérias são raras e podem ocorrer nas mãos dos cirurgiões mais experientes e bem treinados. O pronto reconhecimento de uma complicação e seu tratamento apropriado devem possibilitar as condições ideais para recuperação.

As complicações da cirurgia sinusal são classificadas em complicações pequenas e grandes (Tabela 10.1). Complicações ocorrem mais comumente após polipectomia intranasal, etmoidectomia intranasal e esfenoidotomia. Os riscos são maiores se tiver havido cirurgia precedente, e alguns dos pontos de referência usuais podem ter sido removidos. As complicações serão discutidas aqui em relação à cavidade nasal, à órbita e nervo óptico, à fossa anterior do crânio e às relações do seio esfenoidal (a artéria carótida interna e o seio cavernoso).

Hemorragia intranasal (Figuras 10.25 e 10.26)

Hemorragia intranasal é um problema comum após procedimentos intranasais. Isto usualmente é controlado com um tamponamento intranasal, o qual pode ser deixado no lugar durante até 48 horas. Os tampões de gaze simples têm uma aparência característica na TC pós-operatória. Alguns cirurgiões preferem usar fita de gaze que foi impregnada com pasta de bismuto–iodofórmio–parafina (PBIP). O metal pesado bismuto causará artefato difuso se deixado no lugar durante uma tomografia pós-operatória. Mesmo depois da remoção do tamponamento, pequenos depósitos da pasta de bismuto permanecerão como pequenas áreas densas.

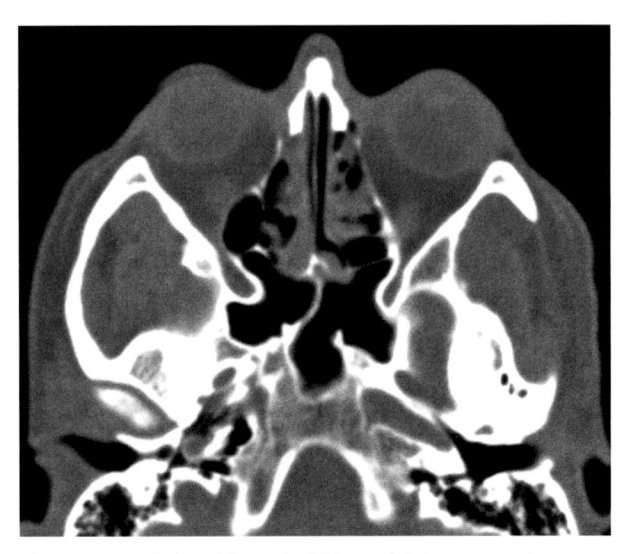

Figura 10.24 *Esfenoidotomia.* Há um defeito na parede anterior do seio esfenoidal, que foi penetrado por uma via de acesso transnasal.

Tabela 10.1 Complicações após cirurgia dos seios paranasais

Pequenas complicações

Complicações precoces
- Sangramento pós-operatório
- Hematoma
- Enfisema orbitário

Complicações locais tardias
- Cicatrização e sinéquias
- Mucocele
- Cicatrização com obstrução das vias de ventilação e drenagem

Grandes complicações

Complicações orbitárias
- Cegueira por hematoma retrobulbar causando proptose e estiramento do nervo óptico
- Lesão do aparelho lacrimal
- Trauma ocular
- Diplopia após lesão dos músculos extra-oculares ou da gordura orbitária
- Lesão do nervo óptico

Complicações intracranianas
- Rinorréia de líquido cerebroespinal
- Hemorragia intracraniana
- Lesão da artéria carótida interna
- Anosmia
- Lesão cerebral
- Infecção intracraniana, abscesso cerebral e meningite

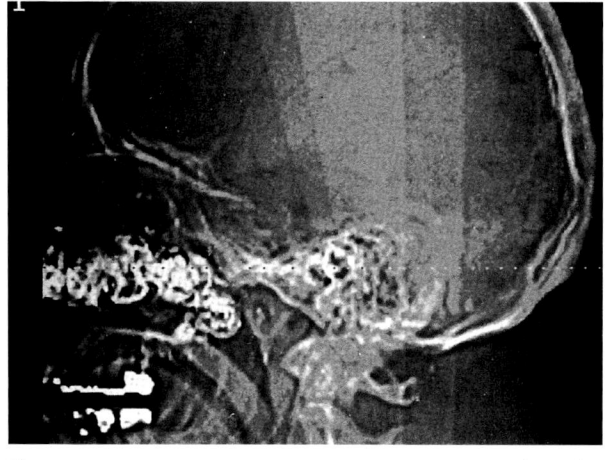

Figura 10.26 *Tamponamento com PBIP.* Visão em TC lateral do crânio mostrando a massa radiopaca de um tamponamento intranasal com pasta de bismuto–iodofórmio–parafina, colocado *in situ* pós-operatoriamente para controlar hemorragia.

Complicações locais tardias (Figuras 10.1, 10.21 e 10.27–10.29)

Algumas complicações locais tardias incluem sinéquias (aderências), colapso da parede lateral do nariz e lateralização da concha média, causando obstrução do recesso frontal. Outras complicações tardias incluem formação de mucocele como resultado de compartimentação e obstrução à drenagem.

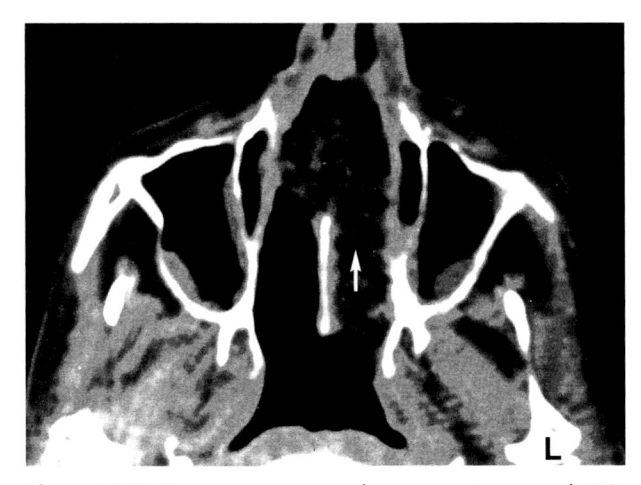

Figura 10.25 *Tamponamento nasal com gaze.* Imagem de TC demonstrando uma área preenchida irregularmente com ar e tecido mole (seta). Um tampão de gaze, usado para controlar epistaxe, está presente. Ele não deve ser erroneamente tomado por doença inflamatória. Este paciente tinha feito uma etmoidectomia radical no passado.

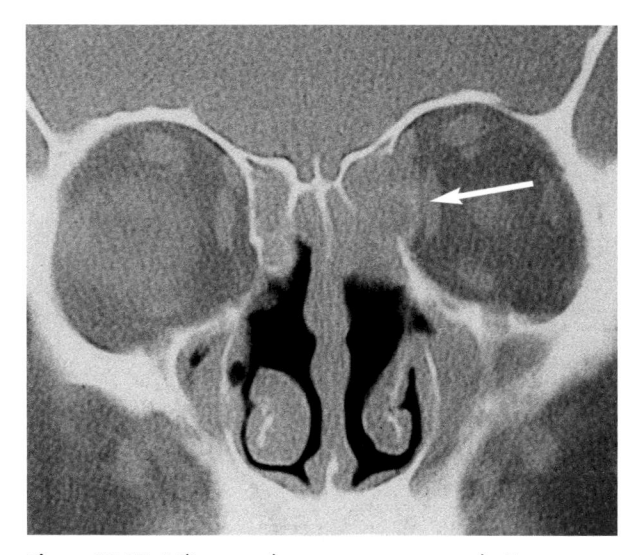

Figura 10.27 *Pólipo nasal recorrente e mucocele.* Esta paciente submeteu-se a múltiplas polipectomias intranasais. A massa de tecido mole preenchendo a metade superior de cada cavidade nasal representa pólipos recorrentes e uma mucocele no lado esquerdo (seta). Nestes pacientes, a tomografia é principalmente útil ao cirurgião para identificar quaisquer estruturas ósseas restantes e para demonstrar quaisquer áreas de perigo potencial como deiscências da parede orbitária.

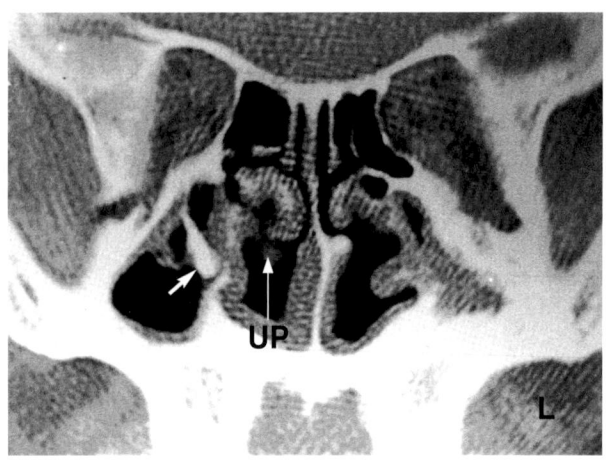

Figura 10.28 *Fratura da parede nasal lateral.* Imagem de TC coronal demonstrando que as conchas inferiores foram ressecadas perto demais da parede nasal lateral (seta). A parede nasal lateral fraturou-se e foi desviada lateralmente, causando oclusão do complexo ostiomeatal e cicatrização e deformidades associadas da concha inferior parcialmente ressecada e do processo uncinado (UP).

Complicações orbitárias (Figuras 10.30–10.39)

As complicações orbitárias incluem cegueira e diplopia subseqüentes à lesão do nervo óptico, músculos extra-oculares ou gordura orbitária. A causa mais comum de cegueira é hematoma retrobulbar causando proptose e estiramento do nervo óptico. Descompressão rápida do hematoma, intranasal ou externamente, pode preservar a função óptica. Cegueira bilateral foi relatada após hematoma retroorbitário bilateral e também após secção do nervo óptico bilateral. O nervo óptico está particularmente em risco se houver uma grande célula de Onodi estendendo-se lateralmente em torno do nervo a partir das células aéreas etmoidais posteriores. Hematoma se tornará evidente em TC após administração de contraste intravenoso. Secção do nervo óptico torna-se evidente com a visualização do segmento traumatizado do nervo.

A lâmina papirácea pode ser lesada durante etmoidectomia intranasal. Isto ocorre mais comumente quando o processo uncinado é ressecado para facilitar antrostomia meatal média. Porções da lâmina papirácea podem ser inadvertidamente avulsionadas com

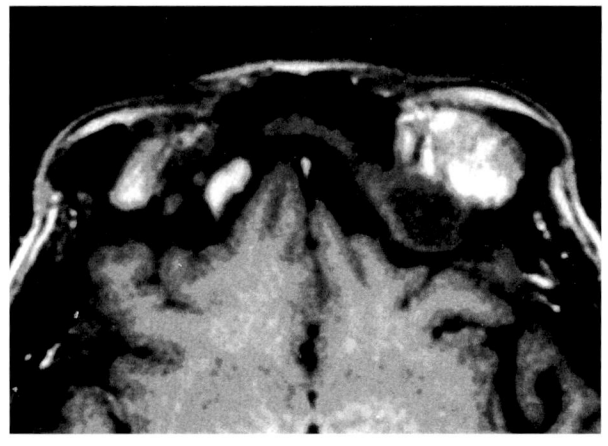

Figura 10.29 *Mucocele do seio frontal.* Imagem de RM axial ponderada para T1 demonstrando uma massa hipointensa na órbita esquerda. Isto era uma mucocele do seio frontal, que se desenvolveu como resultado de um procedimento obliterativo mal-sucedido no seio frontal esquerdo.

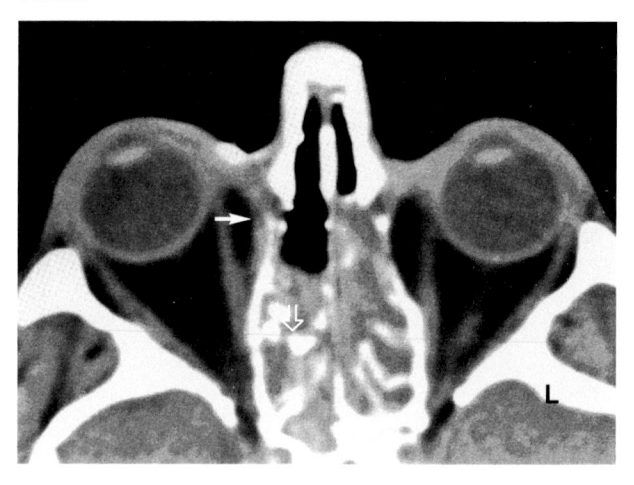

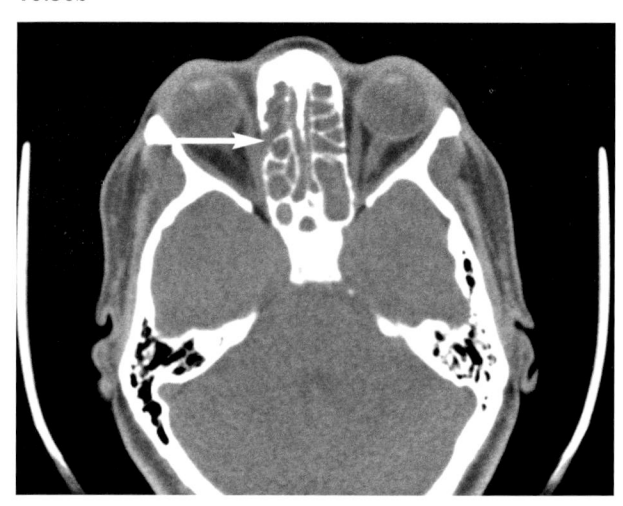

Figura 10.30 (**a**) *Lesão da lâmina papirácea e hemorragia intra-orbitária subperiosteal.* Imagem de TC axial demonstrando um pequeno hematoma subperiosteal que se seguiu à ruptura da lâmina papirácea durante etmoidectomia intranasal (seta). O material radiopaco na cavidade nasal é PBIP remanescente de um tampão intranasal que foi colocado pós-operatoriamente (seta aberta). (**b**) *Lesão da lâmina papirácea e pinçamento do músculo reto medial.* Há um pequeno defeito na lâmina papirácea e densidade aumentada na gordura orbitária medial como resultado de sangramento e pinçamento do músculo reto medial (seta).

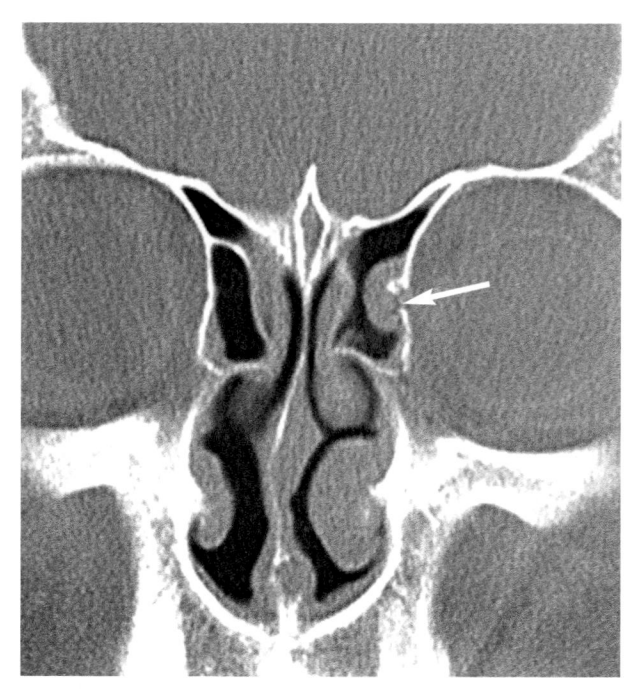

Figura 10.31 *Defeito da lâmina papirácea.* Imagem de TC coronal demonstrando gordura orbitária prolapsando-se através de um defeito na lâmina papirácea esquerda (seta), em seguida a uma etmoidectomia.

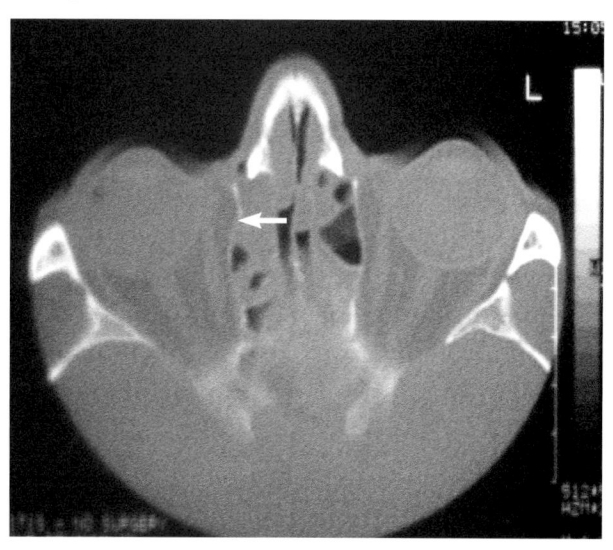

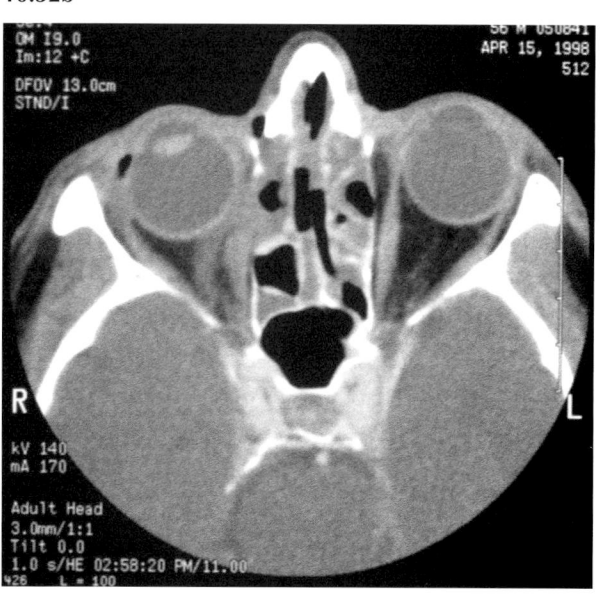

Figura 10.32 *Bissecção do músculo reto medial.* (**a**) Imagem de TC pré-operatória do seio demonstrando doença etmoidal. A lâmina papirácea está intacta (seta). (**b**) Imagem de TC pós-operatória demonstrando que o músculo reto medial foi bisseccionado. Há pinçamento do músculo à parede medial da órbita.

pólipos nasais. Se o periósteo orbitário for rompido, gordura orbitária se prolapsará para dentro da cavidade nasal. Hematoma subperiosteal apresenta-se com equimose periorbitária e proptose. A TC demonstrará uma lesão correndo ao longo da parede orbitária medial. A órbita também pode ser acidentalmente lesada durante uma etmoidectomia transantral, quando o assoalho orbitário pode ser rompido se for erroneamente interpretado como lâmina etmoidomaxilar.

Lesão da fossa anterior do crânio (Figuras 10.40–10.42)

A fim de evitar lesão da fossa anterior do crânio, cuidado particular é necessário ao dissecar medialmente até lâmina vertical da concha média. O terço anterior da concha média está fixado ao bordo lateral da lâmina cribriforme. Avulsão acidental da concha média pode levar a uma fístula liquórica (LCE) e meningite. Se esse acidente ocorrer e for reconhecido intra-operatoriamente, então o defeito deve ser reparado imediatamente. A fóvea etmoidal, que constitui o teto das células aéreas etmoidais, faz parte do osso frontal. Ela é mais espessa que a lâmina cribriforme, mas ainda permanece vulnerável à lesão. Oscilar a lâmina perpendicular do etmóide deve ser evitado ao excisá-la durante septoplastia.

O local da fístula liquórica pode ser identificado antes do fechamento cirúrgico administrando-se 0,2–0,5 ml de solução de fluoresceína sódica 5% intratecal e posicionando o paciente com cabeça baixa durante mais de 6 horas. Isto permite que o corante se redistribua dentro do LCE intracraniano. A cor verde-amarela típica do corante vazando pelo defeito no teto da cavidade nasal é facilmente localizada. Alguns centros advogam a administração de metrizamida intratecal, a qual é vista em imagens de TC e pode identificar o local de um vazamento. Os defeitos ósseos são bem visualizados em TC, permitindo acertar acuradamente a reparação.

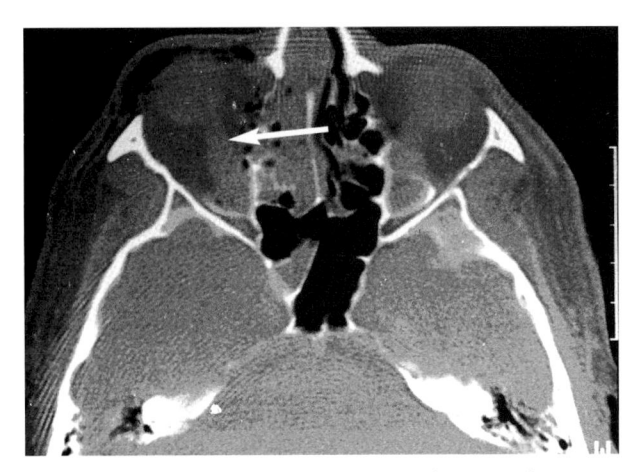

Figura 10.33 *Enfisema orbitário.* Imagem de TC axial demonstrando ar na órbita de um paciente que desenvolveu proptose imediatamente depois de cirurgia sinusal endoscópica (seta).

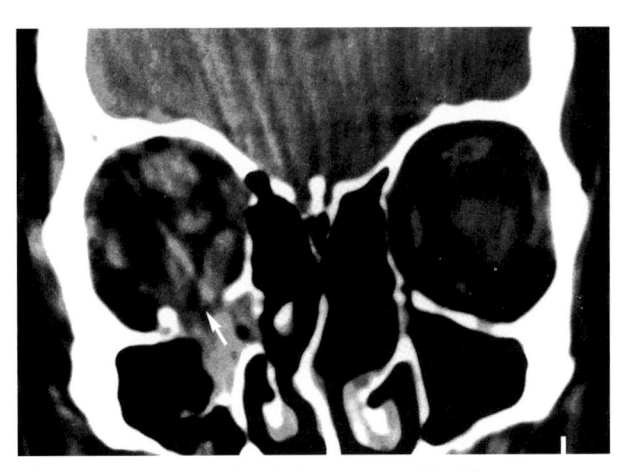

Figura 10.34 *Lesão orbitária intra-operatória.* TC coronal mostrando o local no qual o cirurgião causou fratura através do assoalho da órbita (seta). A densidade mais alta do conteúdo orbitário direito resulta de sangramento intra-orbitário. Observe a pequena bolha de ar na área superior da órbita.

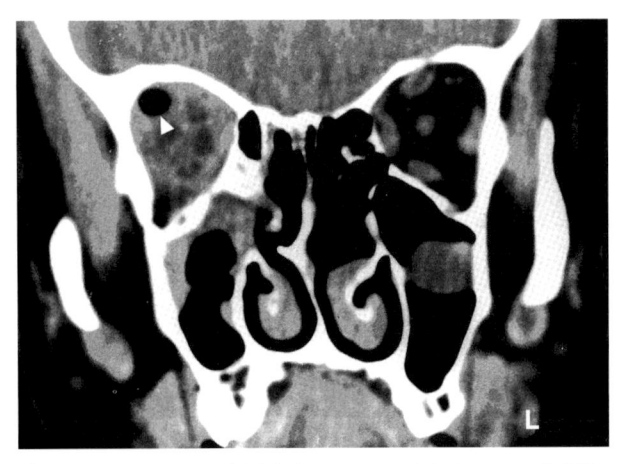

Figura 10.35 *Lesão orbitária intra-operatória.* Imagem de TC coronal (mais posterior que a Figura 10.34) demonstrando o enfisema orbitário mais claramente na área superior da órbita (ponta de seta). O efeito da hemorragia causa densidade mais alta e estriação do conteúdo adiposo orbitário direito.

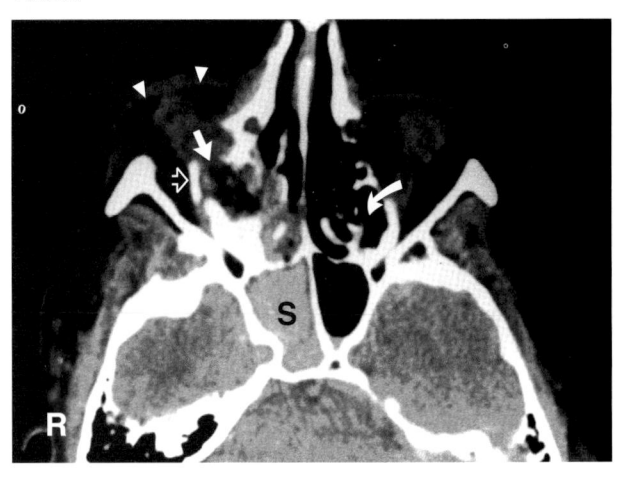

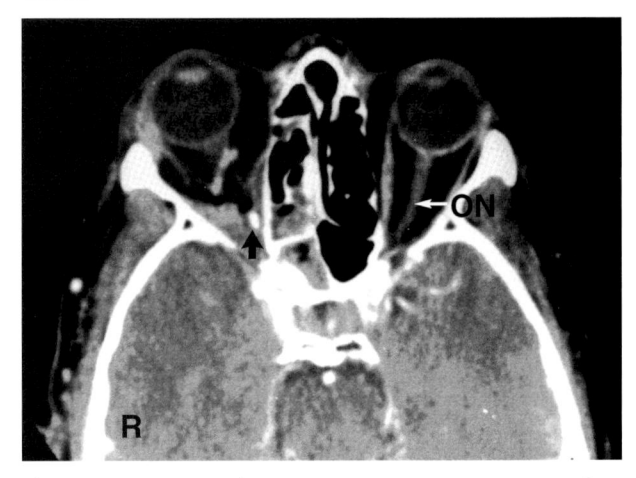

Figura 10.36 *Lesão orbitária intra-operatória.* (**a**) Imagem de TC axial do mesmo paciente das Figuras 10.34 e 10.35 demonstrando novamente enfisema orbitário (pontas de setas). O nervo óptico foi transeccionado (seta branca) por uma grande porção desviada da parede lateral do recesso superior do seio maxilar (seta aberta) através do qual a órbita foi penetrada. O recesso superior esquerdo do seio maxilar normal está mostrado (seta curva). Observe a hemorragia no seio esfenoidal (S). (**b**) Imagem de TC axial mostrando claramente a diferença entre o nervo óptico intacto à esquerda (ON) e o nervo transeccionado à direita. Há hemorragia retroorbitária adjacente a um fragmento ósseo desviado (seta).

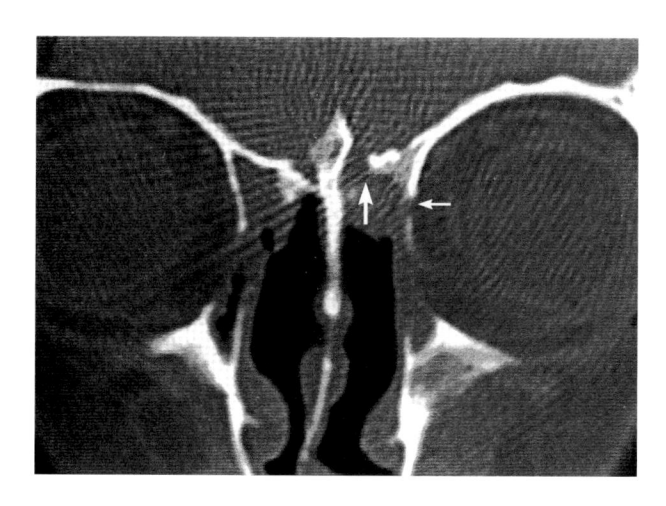

Capítulo 10 ♦ Aspectos Pós-Operatórios dos Seios Paranasais 171

Figura 10.37 *Fratura da lâmina cribriforme.* Imagem de TC coronal obtida após etmoidectomias intranasais completas bilaterais. A lâmina cribriforme foi avulsionada na inserção da concha média esquerda, a qual foi removida durante o procedimento (seta). Há também um pequeno defeito na lâmina papirácea esquerda (seta pequena).

10.38a

10.38b

10.38c

10.38d

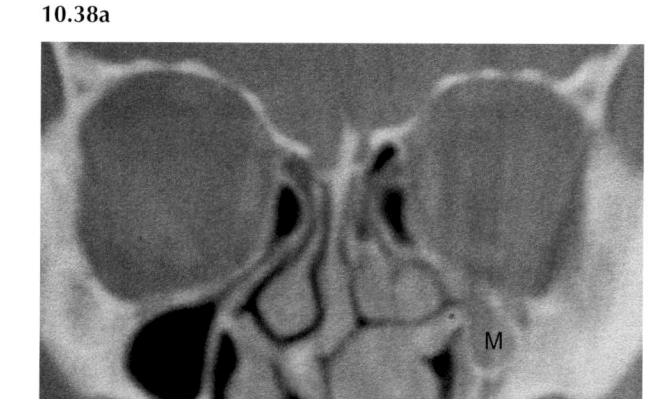

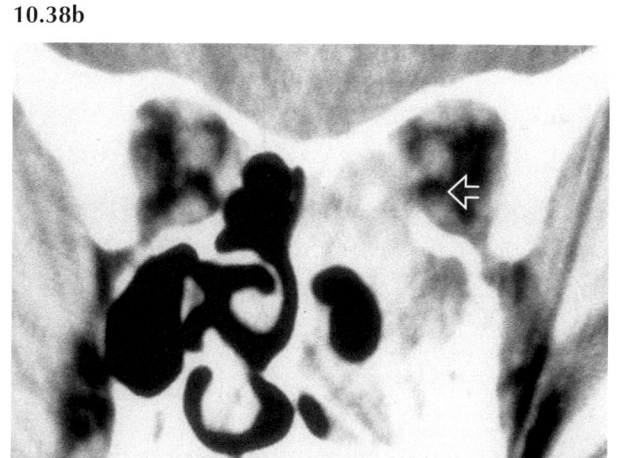

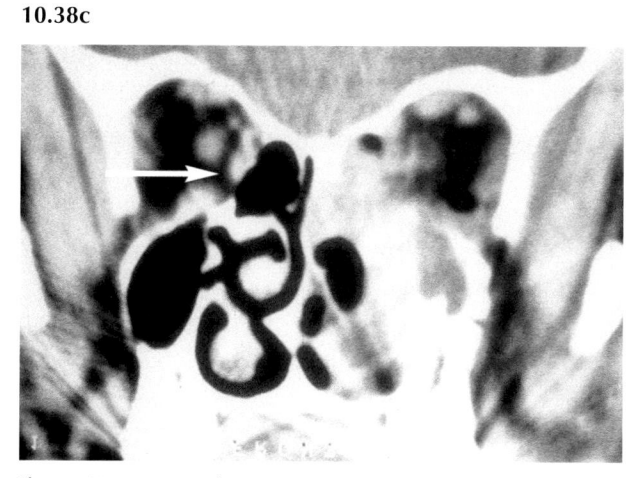

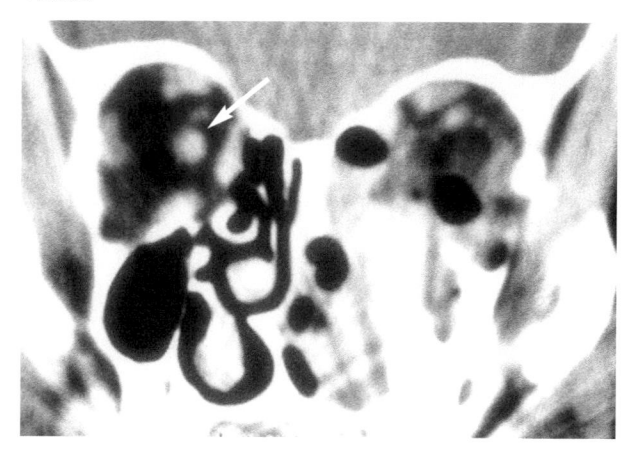

Figura 10.38 *Lesão do nervo óptico.* (**a**) Imagem de TC pré-operatória demonstrando hipoplasia do seio maxilar esquerdo (M), o que constitui uma contra-indicação relativa à cirurgia sinusal. (**b**) Imagem de TC pós-operatória mostrando enfisema orbitário (seta aberta) como resultado de trauma do assoalho da órbita. (**c**) Imagem de TC em um nível diferente demonstrando a densidade alta normal do nervo óptico no lado direito (seta), enquanto o nervo óptico está ausente dentro da sua membrana de cobertura no lado esquerdo. (**d**) Imagem de TC mostrando a secção completa do nervo óptico esquerdo, uma vez que ele não é visualizado na sua localização normal. O direito é visto normal.

172   Capítulo 10 • Aspectos Pós-Operatórios dos Seios Paranasais

10.39a

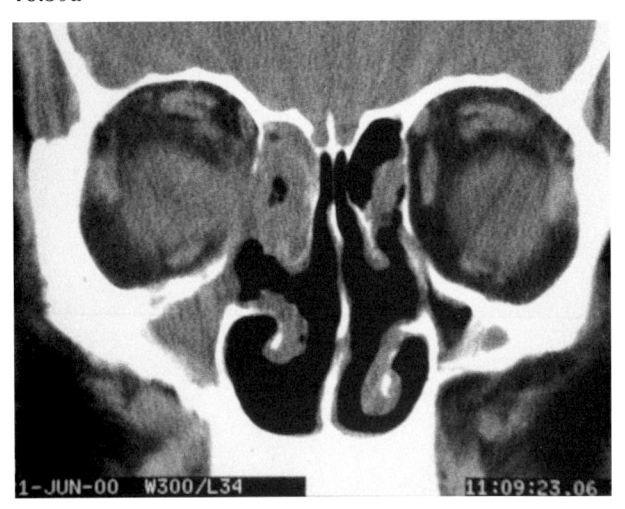

10.39b

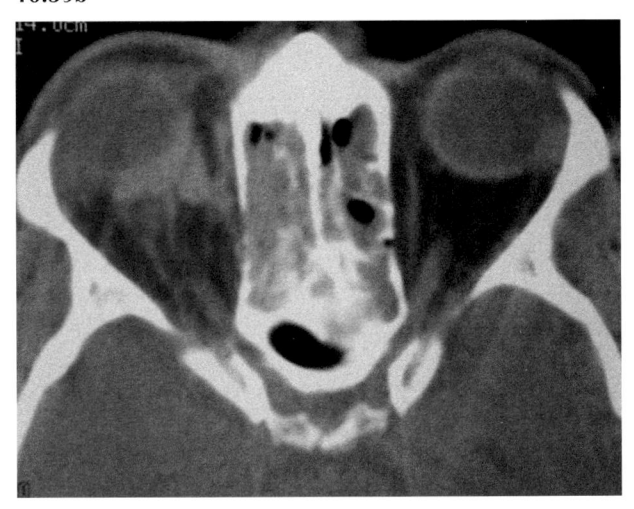

10.39c

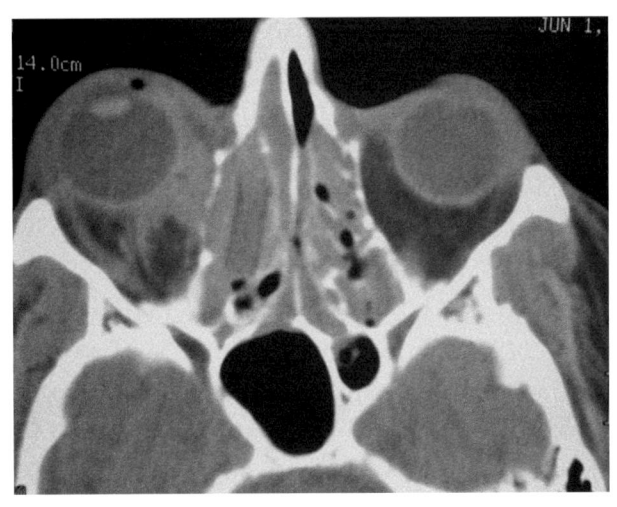

Figura 10.39 *Lesão ocular direita*. (**a**) TC coronal subseqüente à cirurgia sinusal endoscópica que causou uma fratura da lâmina papirácea direita e um sangramento ao longo da parede medial da órbita direita. (**b**) Imagem de TC axial demonstrando lesão do globo ocular e do músculo reto medial. (**c**) Imagem de TC axial mostrando a ruptura na lâmina papirácea e a lesão da estrutura orbitária medial.

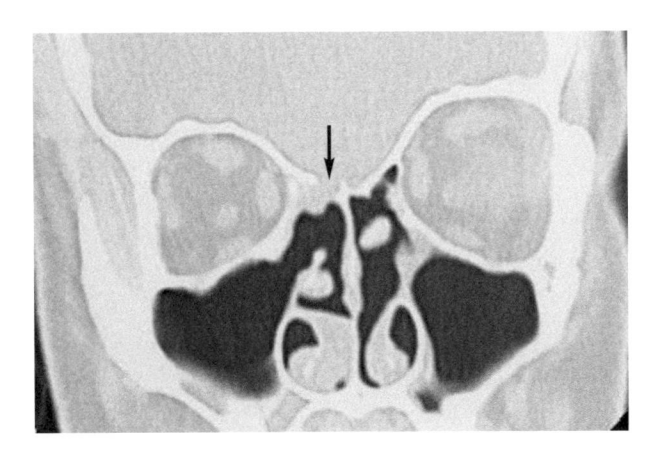

Figura 10.40 *Rinoliquorréia*. Esta paciente tem uma história de cirurgia sinusal, depois da qual ela apresentou-se com uma secreção aquosa nasal. Sua imagem de TC coronal demonstra um defeito na lâmina cribriforme direita (seta). Isto foi reparado com sucesso por meio de um enxerto de fáscia temporal.

10.41a

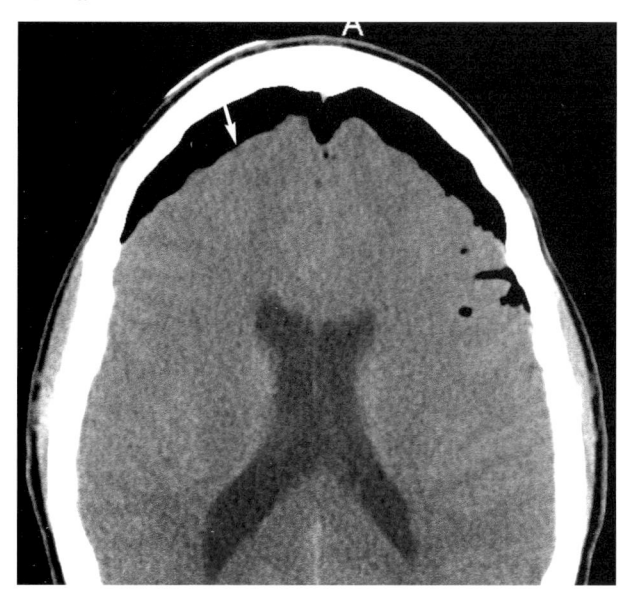

10.41b

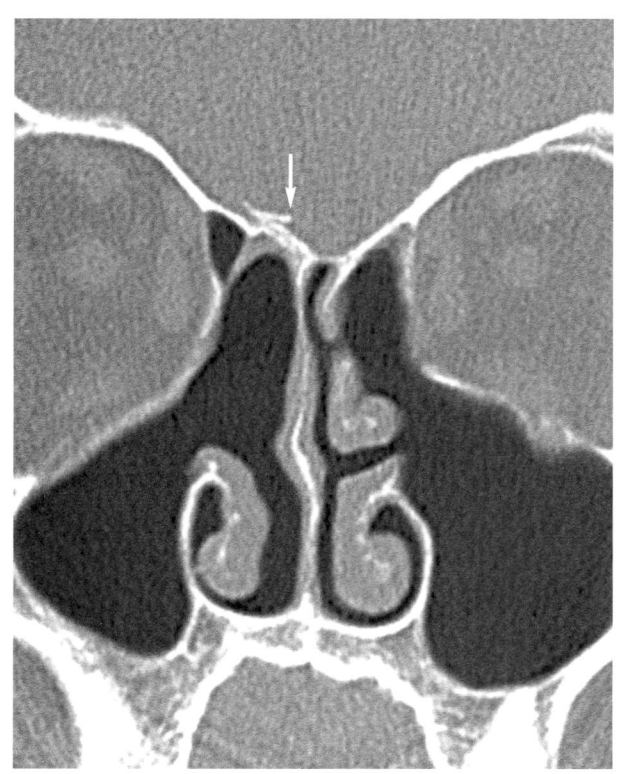

Figura 10.41 *Lesão da fossa anterior do crânio.* (**a**) TC axial demonstrando pneumoencéfalo, uma complicação da cirurgia sinusal endoscópica, após lesão do assoalho da fossa anterior do crânio. (**b**) Imagem de TC coronal após reparação do defeito demonstra a ruptura do assoalho da fossa anterior do crânio causada pela remoção da concha média (seta).

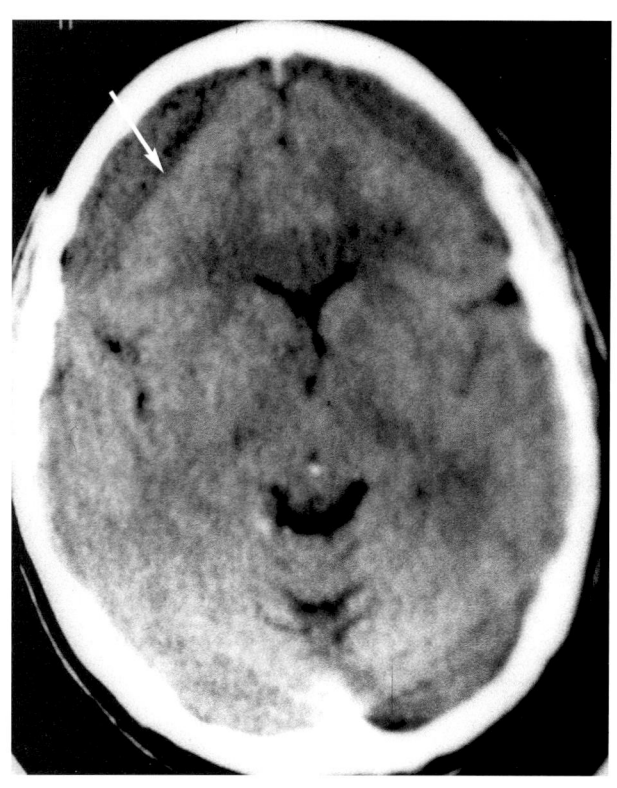

Figura 10.42 *Abscesso subdural.* Este paciente apresentou-se com uma história de cirurgia sinusal recente e um abscesso subdural como complicação da cirurgia (seta).

Lesão do seio esfenoidal, seio cavernoso e artéria carótida (Figura 10.43)

Avaliação cuidadosa da anatomia do seio esfenoidal nas suas relações vasculares deve ajudar a prevenir hemorragia intra-operatória maciça a partir de lesão de artéria carótida e seio cavernoso. A posição da artéria carótida interna pode ser identificada e quaisquer deiscências ósseas notadas antes de começar a cirurgia. Quando o cirurgião planeja entrar no seio esfenoidal, devem ser obtidas TC coronais e axiais. Imagens de TC axiais tão superiores para mostrar a relação do nervo óptico e as células etmoidais posteriores e o esfenóide bem como a relação da artéria carótida interna ao seio esfenoidal. A TC tem um papel maior a desempenhar na prevenção dessas catástrofes, em vez de no seu diagnóstico imediato e tratamento. Os neurorradiologistas podem usar com sucesso angioplastia com balão para ocluir pseudo-aneurismas que podem desenvolver-se em seguida à cirurgia sinusal endoscópica.

10.43a

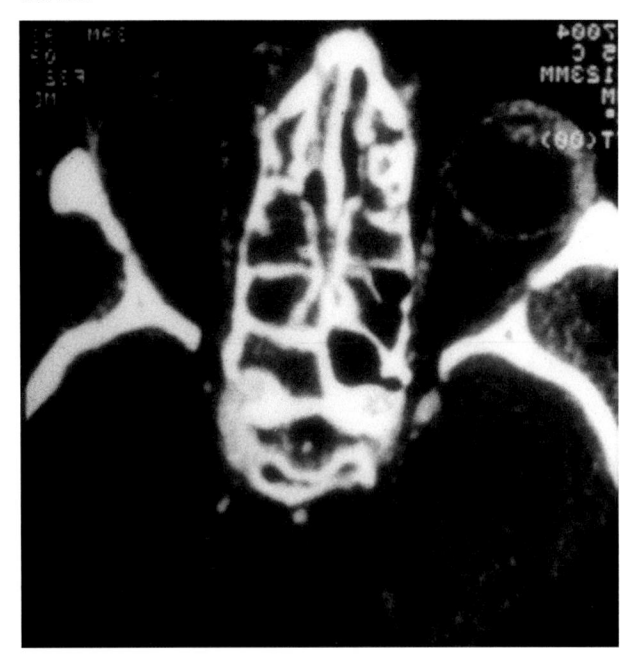

10.43b

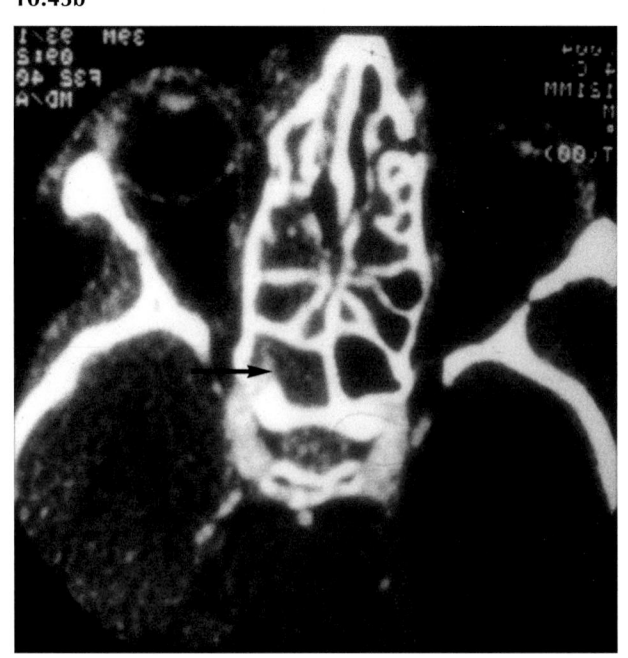

10.43c

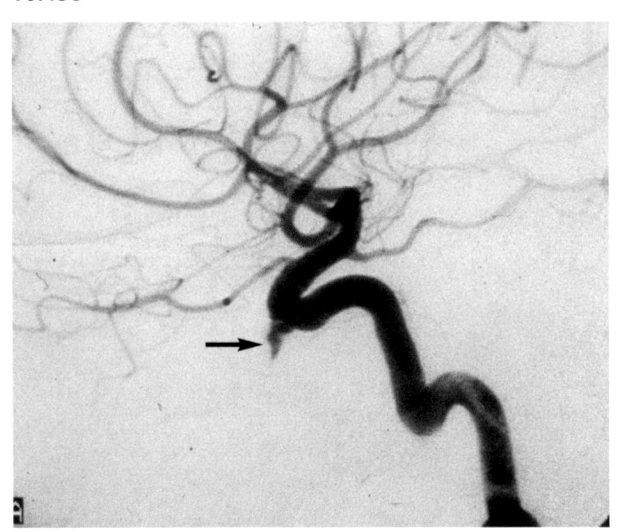

10.43d

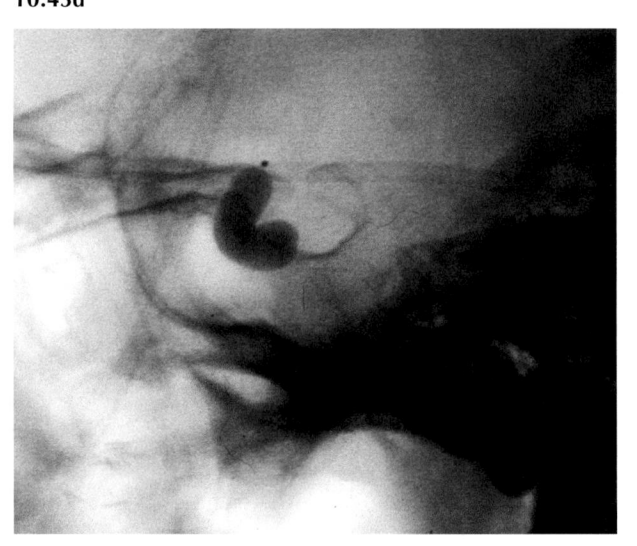

10.43e

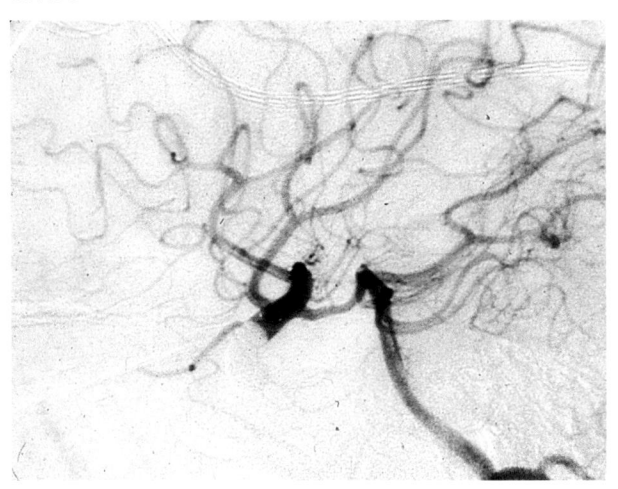

Figura 10.43 *Aneurisma de artéria carótida interna.* (**a–e**) O aneurisma de artéria carótida interna demonstrado está em risco durante cirurgia do seio esfenoidal. Este paciente continuou a ter sangramento arterial após CSEF. A TC pós-operatória (**a**, **b**) demonstra uma forte sugestão de uma alta densidade linear no seio etmoidal direito indicadora de aneurisma (seta). O angiograma (**c**) confirma um pseudo-aneurisma pós-traumático da ACI (seta). (**d**) Um balão foi introduzido para ocluir o aneurisma. (**e**) Mostrando oclusão bem-sucedida do pseudo-aneurisma da ACI (Cortesia de R. Willinsky, UHN, Toronto).

CAPÍTULO 11

Anormalidades Congênitas Mediofaciais e dos Seios Paranasais

INTRODUÇÃO

Este capítulo discute anomalias congênitas do terço médio da face, particularmente as relacionadas com a cavidade nasal, o aparelho nasolacrimal e as síndromes craniofaciais. A maioria das anormalidades congênitas mediofaciais exige tomografia computadorizada (TC) multiplanar. São obtidas imagens precisas, de pequeno campo de visão e alta resolução. Para anatomia óssea detalhada, são obtidas imagens coronais diretas. Imagens sagitais podem ser reconstruídas a partir de escaneamentos axiais obtidos com tomógrafos de múltiplos cortes submilimétricos. Reconstruções tridimensionais (3D) são úteis para planejamento cirúrgico. Imagem de ressonância magnética (RM) é útil para avaliar a extensão do tecidos moles e potencial extensão intracraniana.

O uso de contraste de gadolínio com supressão da gordura é valioso para avaliar tecidos moles com RM. Estas anomalias freqüentemente são associadas a estreitamento ou anomalia das vias aéreas, e cuidado meticuloso é necessário no planejamento da sedação e anestesia para os necessários estudos de diagnóstico por imagem.

EMBRIOLOGIA MEDIOFACIAL BÁSICA

O desenvolvimento craniofacial segue-se ao fechamento do neuroporo anterior aproximadamente 25 dias depois da concepção. As células da crista neural são importantes na compreensão da embriologia da face. Na maior parte do corpo, as células da crista neural estão envolvidas na formação de componentes ectodérmicos; entretanto, na face, as células da crista neural formam principalmente células mesenquimais, que provêem osso, cartilagem e os músculos da face.

Células da crista neural a partir das dobras neurais migram da sua posição dorsal para induzir a formação dos arcos branquiais juntamente com o endoderma faríngeo. Elementos da crista neural juntamente com o primeiro arco branquial dão origem às cinco proeminências que circundam a futura boca (estomódio). As cinco proeminências são: uma proeminência frontal mediana única, proeminências maxilares pareadas e proeminências mandibulares pareadas (Figuras 11.1 e 11.2). Estas proeminências são revestidas por superfícies epiteliais. As superfícies epiteliais desintegram-se por apoptose, levando finalmente à fusão das proeminências. Os sulcos entre as proeminências são preenchidos por migração e proliferação do mesênquima subjacente. Falta de desintegração ou aprisionamento de epitélio levará à formação de fendas palatais e faciais ou formação de cistos, ao longo de locais previsíveis (p. ex., os sulcos nasolabiais, linha mediana da mandíbula, ou linhas globulomaxilares).

A proeminência frontal forma as estruturas medianas da face, incluindo a testa, glabela e ponte nasal. Adicionalmente, os nervos olfatórios induzem a formação de espessamentos ectodérmicos ou placóides nasais no bordo inferior dos processos frontais por volta das 3 semanas de idade. Os ramos laterais e medial destes espessamentos ectodérmicos são chamados proeminências nasais mediana e laterais. A extremidade inferior da proeminência nasal mediana é chamada processo globular.

À medida que as proeminências maxilares crescem, elas empurram os processos nasais superiormente e uma na direção da outra. As proeminências nasais subseqüentemente se fundem com as proeminências frontais para formar o processo frontonasal. A proemi-

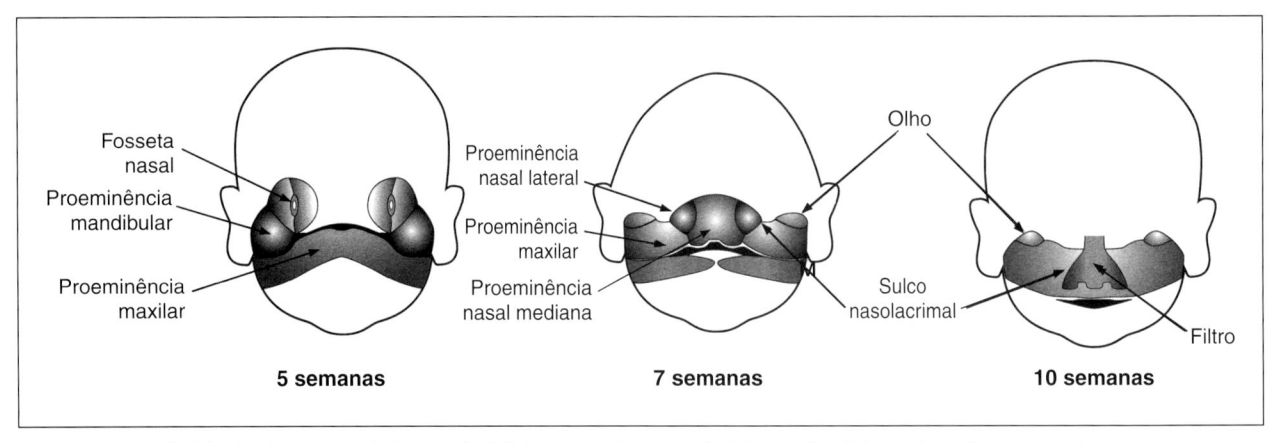

Figura 11.1 *Embriologia do desenvolvimento facial.* As proeminências faciais são fundidas pelas 10 semanas de desenvolvimento. As linhas de fusão são linhas potenciais de formação de fendas.

nência nasal mediana e os processos globulares a seguir se fundem um com o outro e com a proeminência maxilar para formar estruturas em torno da área inferior do nariz. Espessamento da superfície das eminências nasais forma os placóides nasais. Os placóides invaginam-se, produzindo as fossetas nasais que se tornam as coanas anteriores (narinas) e as coanas posteriores primitivas. Placas epiteliais inicialmente enchem as coanas posteriores primitivas e são reabsorvidas para formar as coanas posteriores permanentes durante o terceiro trimestre. Os processos nasal medial e frontal dão origem ao septo nasal, ossos frontais, ossos nasais, complexos sinusais etmoidais e incisivos superiores. Os processos nasais laterais e maxilares se fundem para formar o filtro e a columela (isto é, a cartilagem da ponta do nariz).

ATRESIA DAS COANAS

As coanas posteriores comunicam a cavidade nasal posterior com a nasofaringe. Atresia ou estreitamento das coanas posteriores é uma anormalidade congênita comum, com uma incidência de 1 e 5.000-8.000 recém-nascidos. Pode ser unilateral ou bilateral. (Figura 11.3).

Atresia bilateral das coanas é freqüentemente associada a outras síndromes. Entre 50 e 75% dos pacientes têm malformações congênitas associadas, as quais podem incluir a associação CHARGE (colobomas, cardiopatia, atresia das coanas, retardo do crescimento, anormalidades genitais e anomalias da orelha) (Figura. 11.4), síndrome de Crouzon, síndrome de Apert, síndrome de Treacher Collins, dismorfismo facial, síndrome alcoólica fetal e anomalias gastrointestinais. Estenose é mais comum do que atresia ver-

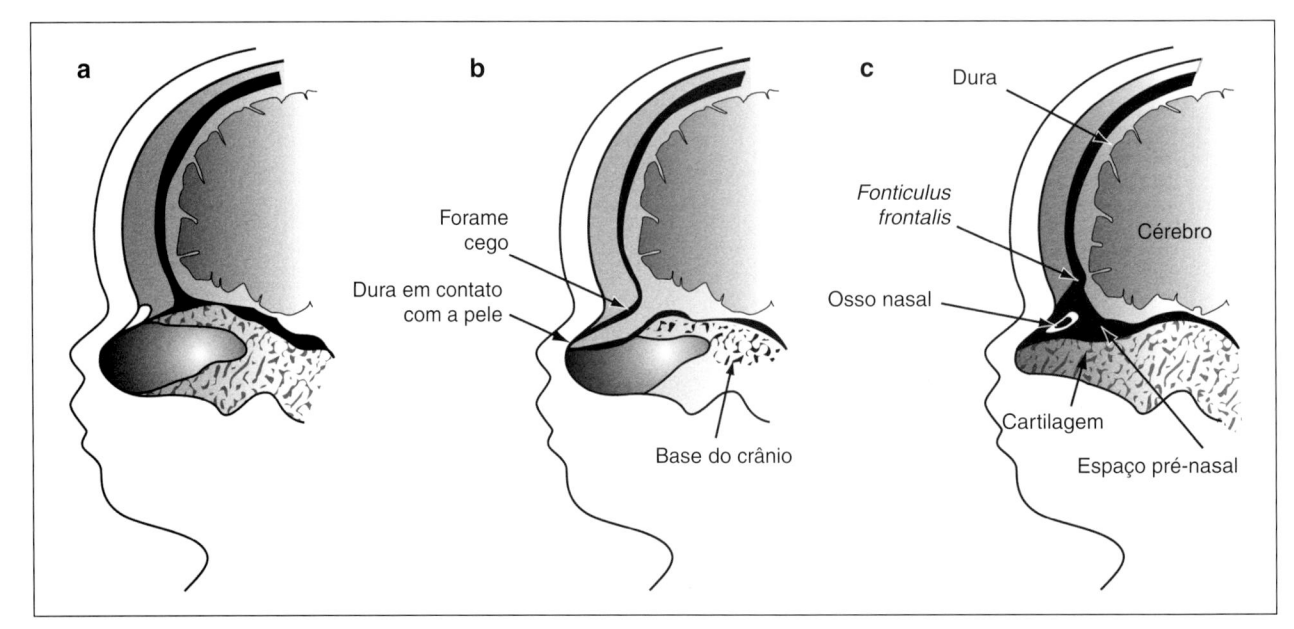

Figura 11.2 *Desenvolvimento embriológico normal da região nasofrontal.* (**a**) Diagrama mostrando o *fonticulus nasofrontalis* e o espaço pré-nasal. (**b**) Fechamento do *fonticulus frontalis,* formação do forame cego, e uma projeção de divertículo dural fazendo contato na ponta do nariz. (**c**) Afastamento do divertículo dural para dentro do crânio e obliteração do espaço pré-nasal.

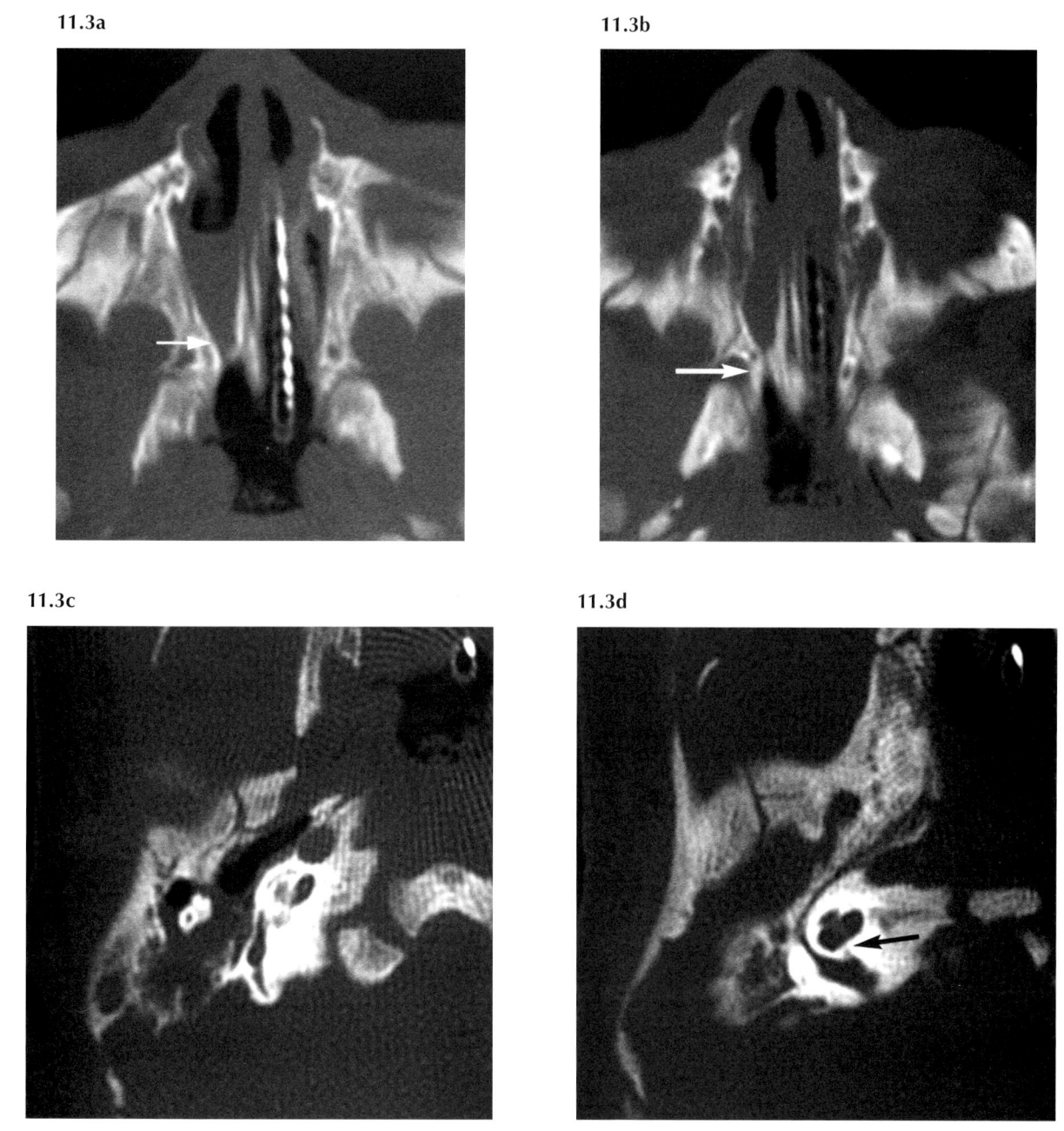

Figura 11.3 *Atresia das coanas*. (**a, b**) Imagens de TC axial mostrando atresia óssea coanal posterior direita (seta branca). O tecido mole anterior à estenose é componente membranoso ou secreções. (**c, d**) Imagens axiais através do osso temporal petroso mostrando ausência do canal semicircular lateral direito e um canal ósseo coclear pequeno (seta preta).

dadeira, e atresia óssea é mais comum do que atresia membranosa. A atresia resulta da falta de absorção da membrana oronasal, o que restringe o crescimento local. Uma teoria alternativa para explicar a patogenia da atresia coanal é a migração anormal de células da crista neural para formar a base do crânio/cavidades nasais.

O achado característico em imagens de TC é o de um vômer grosso em forma de bastão. O vômer é anormal se sua largura for maior que 0,34 cm em crianças abaixo da idade de 8 anos e maior que 0,55 cm naquelas acima de 8 anos. A parte póstero-medial da maxila e a lâmina perpendicular do osso palatino são, muitas vezes, desviados medialmente e podem ser fundidas com as margens laterais do vômer. Isto leva ao afunilamento da cavidade nasal posterior. A largura da cavidade nasal posterior é anormal se tiver menos de 0,67 cm ao nascimento e menos de 0,86 cm pelos 6 anos. As lâminas pterigóides mediais podem ser expandidas e fundidas com o vômer. Em atresias ósseas de longa duração, pode haver desvio do palato duro ósseo e do septo nasal para o lado da atresia.

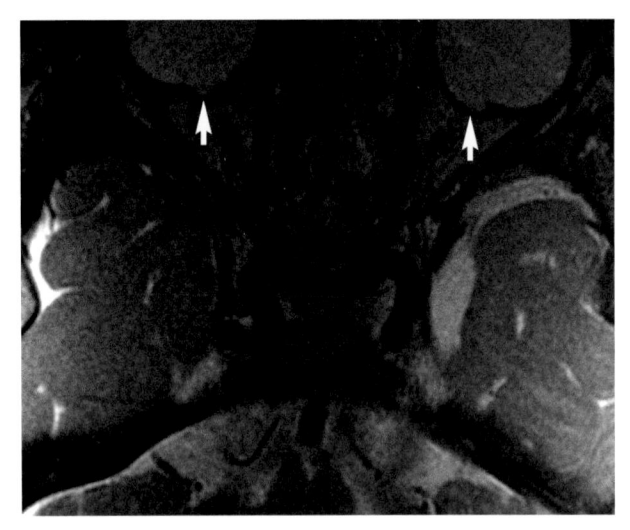

Figura 11.4 *Síndrome CHARGE*. RM axial ponderada para T2 na mesma criança da Figura 11.3 mostrando colobomas bilaterais (setas).

ESTENOSE DA ABERTURA PIRIFORME ANTERIOR

A estenose congênita nasal anterior (da abertura piriforme) é o estreitamento das cavidades nasais anteriores. Ela é caracterizada por hipertrofia dos processos nasomaxilares (Figura 11.5a), com um incisivo central solitário ocorrendo em 60% destes casos. Quando medida, a abertura piriforme tipicamente mede menos de 8 mm transversalmente e cada uma das narinas anteriores mede menos de 2 mm. O dente incisivo central solitário é detectado em TC (Figura 11.5b, c) antes da sua irrupção e pode ser de tamanho normal ou grande (quando é chamado megaincisivo). É importante estudar o cérebro quando a anormalidades intracranianas, especialmente quanto à holoprosencefalia e anormalidades da hipófise, uma vez que estas podem ser associadas a esta condição. Clinicamente, os pacientes se apresentam no início da vida com obstrução nasal e impossibilidade de se passar um tubo nasogástrico. A condição é comumente tomada erroneamente por atresia coanal posterior. TC é útil para diagnosticar a anormalidade e RM é útil para procurar anormalidades intracranianas associadas.

FENDAS FACIAIS

As doenças com fendas faciais são numerosas e podem ser isoladas ou sindrômicas. Elas ou são genéticas ou são relacionadas a teratógenos ou problemas na fase inicial da gravidez. Vários sistemas diferentes de classificação das fendas faciais atualmente estão em uso. O sistema de Tessier documenta a localização topográfica das fendas com estas sendo numeradas de 1 a 14. As fendas 1–7 são abaixo da órbita e 8–14 são acima. Outras classificações incluem os sistemas de DeMeyer e Sedano.

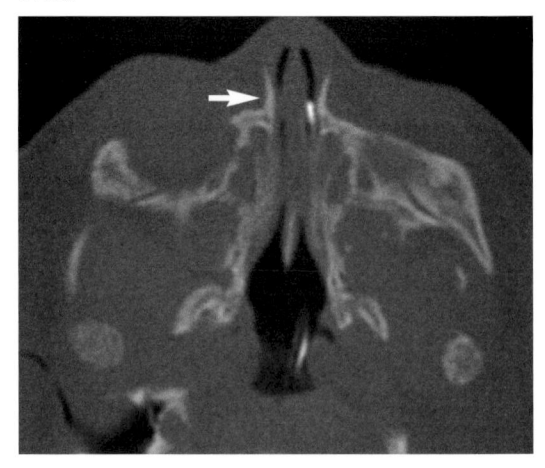

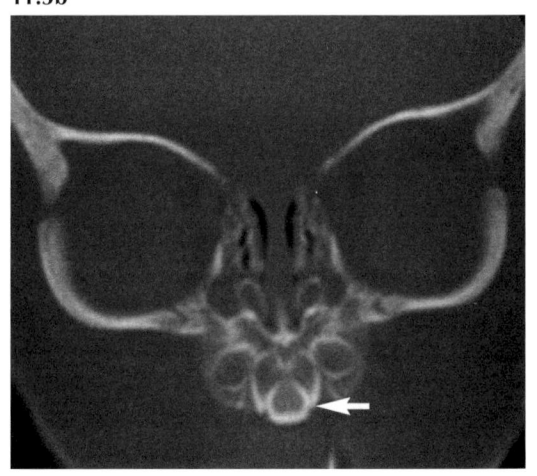

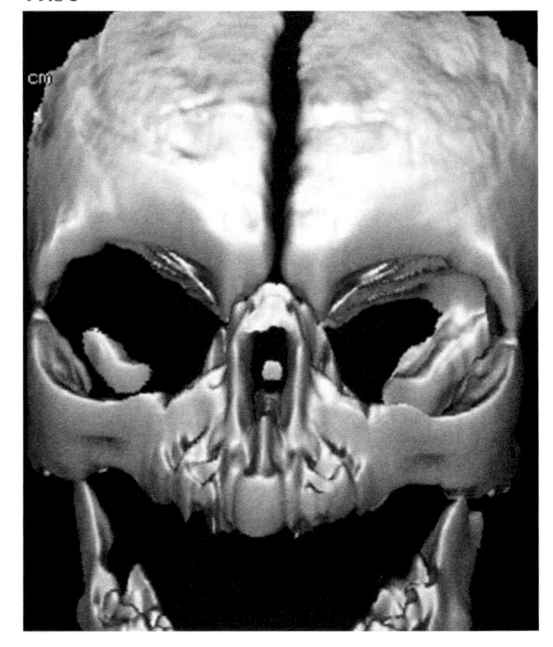

Figura 11.5 *Estenose piriforme anterior*. (**a**) TC axial mostrando um processo nasomaxilar proeminente (seta). (**b**) TC coronal mostrando o incisivo central (seta). (**c**) TC 3D demonstrando estreitamento da abertura anterior (e também mostrando bem o incisivo central).

A maioria das fendas faciais são fendas simples comprometendo o lábio superior e/ou o palato. Fenda labial freqüentemente se associa à fenda palatal, embora qualquer delas possa ocorrer isoladamente. Fenda labial tipicamente se estende desde o filtro até a narina (Figura 11.6). As fendas palatais usualmente estão localizadas entre os dentes incisivos e o canino, e resultam da falta de fusão de um lado do processo palatal primário com o processo secundário da proeminência maxilar. A falta de fusão das prateleiras palatais secundárias causa uma fenda palatal mais grave. Outras fendas são menos comuns, mas ainda são preditas pelos padrões de fusão das proeminências faciais. A falta de fusão dos processos mandibulares leva a uma fenda mandibular mediana. Persistência do sulco entre as proeminências maxilar e nasal lateral causa uma fenda facial oblíqua estendendo-se da asa nasal ao canto medial. Quando uma fenda facial não respeita o padrão embriológico, deve ser considerada a possibilidade de síndrome de banda amniótica.

Anomalias cerebrais são relativamente incomuns em síndrome de fenda facial e usualmente são limitadas a casos nos quais está presente hipo ou hipertelorismo. Nos casos com hipotelorismo, os achados podem variar de holoprosencefalia de alobarra com divisão quase completa do telencéfalo em um extremo do espectro até uma forma branda de holoprosencefalia ou displasia do septo óptico. Os pacientes com hipertelorismo mostrarão um corpo caloso disgenético, lipomas calosos e anomalias hipofisárias.

OBSTRUÇÃO CONGÊNITA DO DUCTO NASOLACRIMAL

Isto não é incomum devido a falha do ducto nasolacrimal em abrir-se, com a obstrução usualmente sendo na extremidade inferior do ducto. O aparelho nasolacrimal começa a se formar com 30 dias de gestação. Ele se desenvolve ao longo do sulco naso-óptico. Cerca do 40º dia, ectoderma de superfície é sepultado no mesênquima circunjacente, formando um cordão epitelial. Este cordão é canalizado do 3º ao 7º mês de vida intra-uterina. O saco lacrimal se forma na extremidade cefálica deste cordão no canto medial. As lágrimas drenam através dos canalículos superior e inferior para dentro do canalículo comum e a seguir para o saco lacrimal e entram no ducto nasolacrimal pela válvula de Rosenmuller. O ducto nasolacrimal se forma ao longo da porção caudal do sulco naso-óptico e se abre abaixo da concha inferior através da membrana de Hasner. A ruptura espontânea da membrana de Hasner para formar uma prega de mucosa conhecida como válvula de Hasner geralmente ocorre durante o 1º ano de vida. Acredita-se que o choro inicial ou as tentativas de respirar, bem como movimento ou produção de lágrima, são necessários para perfuração da membrana.

ESTENOSE DO DUCTO NASOLACRIMAL

Estenose do ducto nasolacrimal é comum em recém-nascidos e é causada pela persistência parcial da membrana de Hasner. Os achados de imagem podem ser normais ou podem consistir no acúmulo de secreções dentro de um ducto nasolacrimal ingurgitado (Figura 11.7). Com tratamento conservador, a estenose ductal regredirá espontaneamente em 90% das cri-

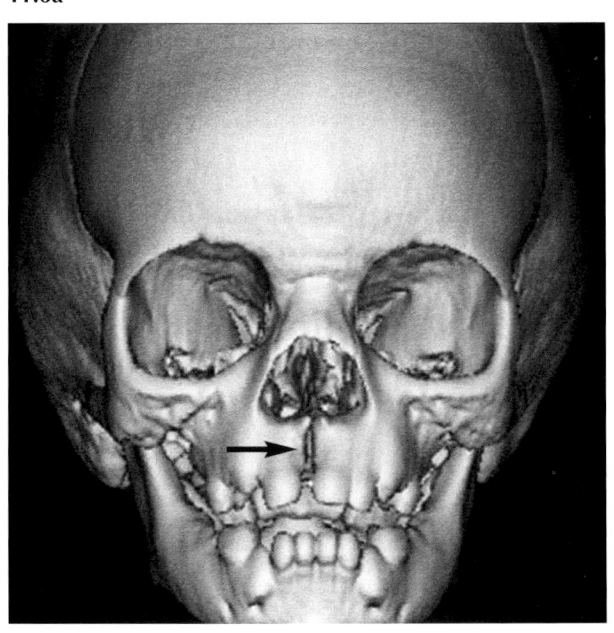

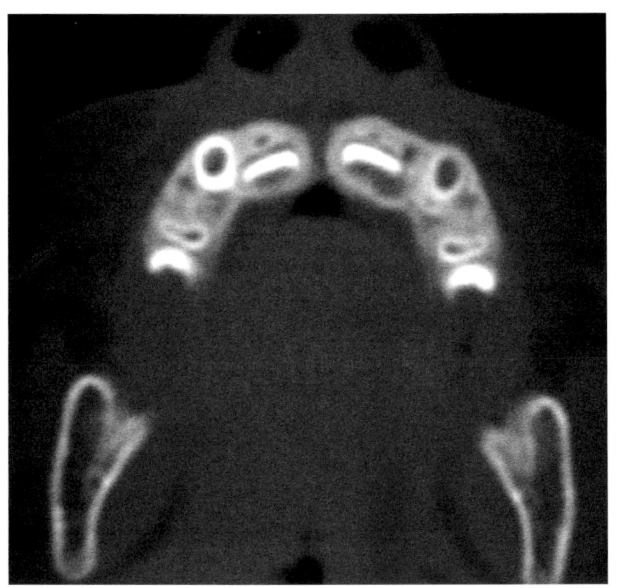

Figura 11.6 *Fenda palatina mediana.* (**a**) TC 3D do esqueleto facial e (**b**) imagem de TC axial mostrando uma fenda facial mediana no osso maxilar (seta).

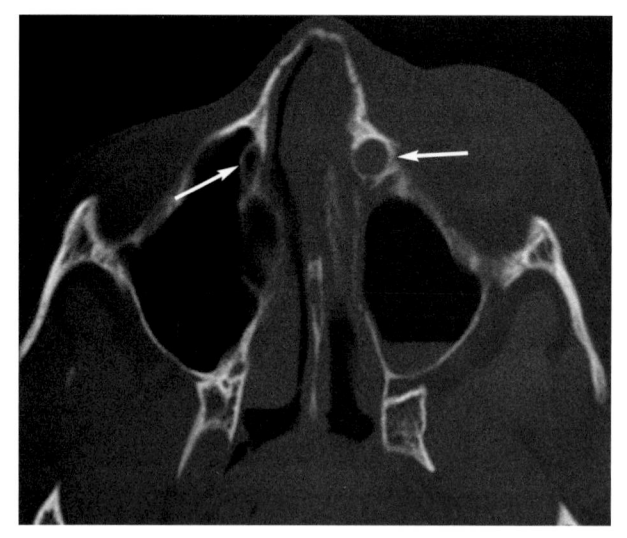

Figura 11.7 *Estenose do ducto nasolacrimal.* Ducto nasolacrimal esquerdo aumentado (seta direita) pela estenose na válvula de Hasner. Note o tamanho normal do ducto nasolacrimal direito (seta esquerda).

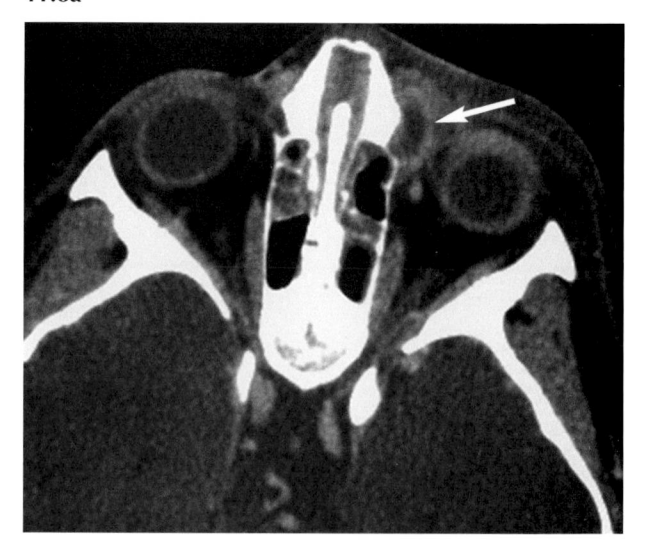

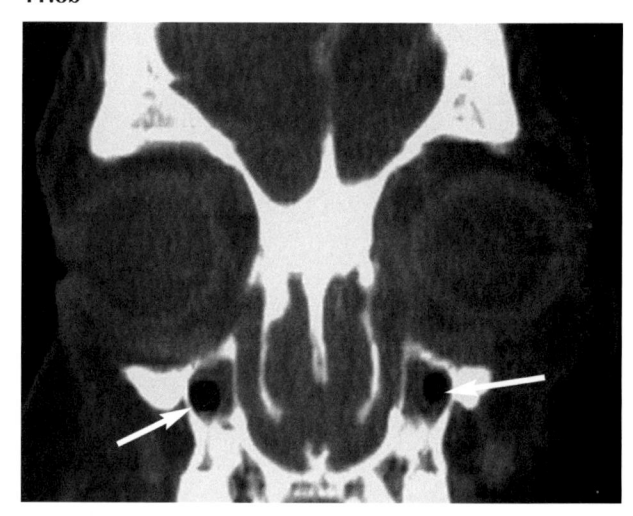

Figura 11.8 *Dacriocistocele.* (**a**) Imagem de TC axial com contraste mostrando uma dacriocistocele esquerda infectada com celulite periorbitária (seta). (**b**) Imagem de TC coronal mostrando aumento bilateral dos ductos nasolacrimais (afetando mais o lado esquerdo) (setas).

anças durante o 1º ano de vida. Antibióticos profiláticos podem ser usados durante este período para prevenir dacriocistite e celulite periorbitária.

DACRIOCISTOCELES

Dacriocistoceles são massas raras que se manifestam no canto medial ou na cavidade nasal. Podem ser unilaterais ou bilaterais. Dacriocistoceles são a segunda causa mais comum de obstrução nasal neonatal após atresia de coana. Elas são causadas por obstrução das extremidades proximal e distal do ducto nasolacrimal. Uma membrana de Hasner imperfurada causa o bloqueio distal, mas a causa da obstrução proximal não está claramente compreendida. Dacriocistoceles podem causar obstrução nasal, infectar-se, ou romper-se espontaneamente para dentro do nariz. A TC é diagnóstica e diferencia dacriocistoceles de outras massas intranasais. As características no diagnóstico por imagem incluem aumento da dilatação nasolacrimal óssea e uma massa homogênea, bem definida, de paredes finas com atenuação de líquido comprometendo o canto medial ou a cavidade nasal (Figuras 11.8 e 11.9). Dependendo do tamanho da dacriocistocele, pode haver um desvio superior da concha inferior e um desvio contralateral do septo nasal. Contraste da parede do cisto é proeminente somente quando há infecção secundária. Contraste dos tecidos moles adjacentes e aumento de volume também são comuns na dacriocistite. Diversamente da estenose de ducto nasolacrimal, pronto tratamento é usualmente recomendado para dacriocistoceles, devido à possibilidade de se tornarem infectadas e levarem à lesão do sistema nasolacrimal. O tratamento das dacriocistoceles inclui pressão manual, sondagem com irrigação, ressecção endoscópica e (nos casos graves) marsupialização.

MASSAS NASAIS CONGÊNITAS NA LINHA MEDIANA

Estruturas mesenquimais são formadas a partir de diversos elementos que eventualmente se fundem e começam a ossificar-se para formar a base do crânio e o nariz. Antes que se fundam, existem espaços reconhecidos entre estes elementos, os quais são importantes no desenvolvimento de massas nasais congênitas na linha mediana. Estes incluem o *fonticulus frontalis*, o espaço pré-nasal e o forame cego. A fontanela nasofrontal, ou *fonticulus frontalis*, separa temporaria-

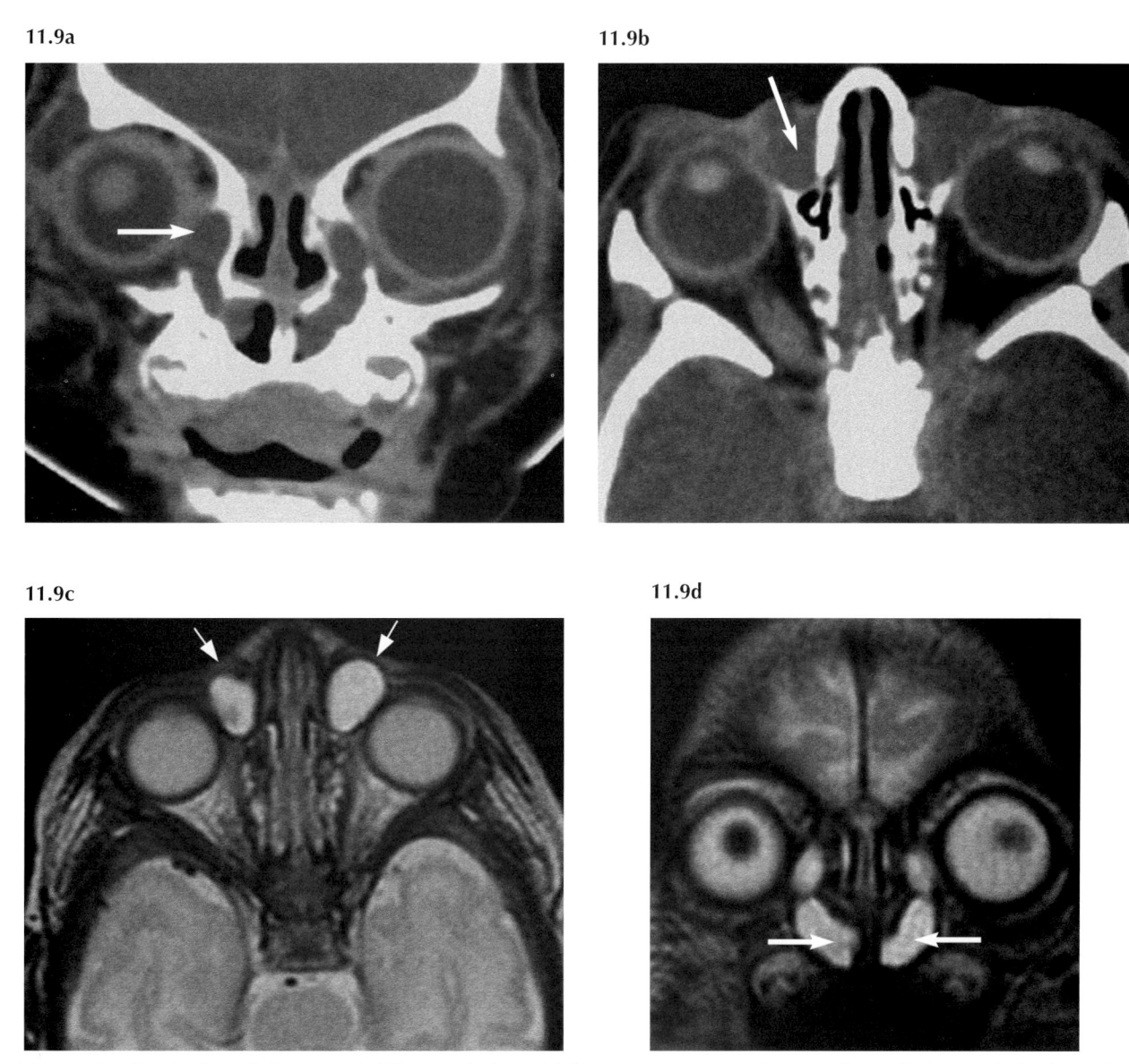

Figura 11.9 *Dacriocistocele.* Imagens de TC coronal (**a**) e axial (**b**) mostrando lesões císticas ao longo da área medial-inferior das órbitas sugestivas de dacriocistoceles (seta). Imagens de RM ponderada para T2 axial (**c**) e coronal (**d**) demonstrando estas lesões em melhor detalhe (setas).

mente os ossos nasais e frontal embrionários. Simultaneamente, o espaço pré-nasal transitório separa os ossos nasais e a cápsula nasal cartilaginosa. Um divertículo de dura-máter se estende da fossa anterior do crânio através do forame cego para dentro do espaço pré-nasal transitório. Ele faz contato brevemente com a pele no dorso do nariz antes de se retrair de volta para o crânio. O trato deste divertículo dural involui rapidamente. Os ossos nasais e frontais se fundem, obliterando o *fonticulus frontalis* e formando a sutura nasofrontal. O espaço pré-nasal torna-se menor com o crescimento das estruturas ósseas adjacentes, afinal sendo reduzido a um pequeno canal anterior à crista *galli* conhecido como forame cego. Finalmente, o forame cego é preenchido com tecido fibroso e se funde com o espaço pré-nasal.

Massas nasais medianas congênitas são anomalias raras que ocorrem uma vez em 20.000–40.000 nascidos vivos. A teoria amplamente aceita no presente sugere que os gliomas nasais, fístulas sinusais e encefaloceles resultam da regressão incompleta da dura que atravessa transitoriamente o espaço pré-nasal. Cistos dermóides e epidermóides ocorrem quando elementos da pele são tracionados para dentro do espaço pré-nasal juntamente com o divertículo dural em regressão.

Cistos dermóides e epidermóides

Estes podem ocorrer em qualquer lugar ao longo do trajeto do divertículo desde a columela até a fossa anterior do crânio. Uma conexão intracraniana é vista em até 57% dos pacientes afetados. Os cistos dermóides contêm ectoderma com apêndices cutâneos, são ligeiramente mais comuns do que cistos epidermóides, e são usualmente na linha mediana, com uma tendência a ocorrer na glabela. Os cistos epidermóides contêm elementos ectodérmicos sem apêndices cutâneos, são usualmente paramedianos, e tendem a ocorrer próximo da columela. Uma abertura de trato fistuloso, uma covinha ou um tufo de pêlo está presente na superfície da pele em até 84% dos cistos dermóides ou epidermóides e tratos fistulosos dérmicos. Os cistos dermóides e epidermóides são lesões firmes, não pulsáteis, que não se transiluminam e não mudam de tamanho com o choro ou com compressão das veias jugulares (teste de Furstenberg negativo). As características de imagem dos cistos dermóides e epidermóides podem superpor-se, embora os cistos dermóides tenham tendência a serem medianos e gordurosos, enquanto os cistos epidermóides usualmente têm atenuação de líquido na TC e são isointensos em relação a líquido em RM ponderada para T1 e T2 (Figuras 11.10–11.13). Embora os cistos epidermóides extracranianos raramente representem um dilema diagnóstico, as lesões intracranianas podem simular cistos aracnóideos (Figura 11.12). Os cistos epidermóides intracranianos são massas sólidas que podem ser identificadas em RM com imagens ponderadas para difusão. Nestes tipos de imagens os cistos epidermóides possuem difusão restrita (Figura 11.13c). O diagnóstico por imagem ajuda a determinar se há uma extensão intracraniana e por essa razão é importante no planejamento da conduta cirúrgica. O tratamento dos cistos dermóides e epidermóides inclui ressecção completa da massa e, se presente, do trato fistuloso. Ressecção incompleta pode levar a complicações de meningite ou recorrência em até 15% dos casos. Quando há comprometimento intracraniano, é necessária ressecção intra e extracraniana a fim de remover a massa e seu trato fistuloso. A ressecção da massa pode ser retardada até 2–5 anos de idade se possível.

Encefaloceles

Estas ocorrem em um de cada 4.000 nascidos vivos e não têm predileção de sexo. Podem apresentar-se como uma massa visível, congestão nasal, rinorréia, uma raiz nasal larga ou hipertelorismo. Dependendo do tamanho da conexão intracraniana, as encefaloceles podem ser pulsáteis ou mudar de tamanho durante o choro, a manobra de Valsalva ou compressão jugular (teste de Furstenberg positivo). As encefaloceles podem ser classificadas quanto à localização como occipitais (75% dos casos), sincipitais (15%) ou basais (10%). As encefaloceles sincipitais comprometem a face média e ocorrem em torno do dorso do nariz, as órbitas e a testa. A nomenclatura usada para as encefaloceles também pode ser baseada na origem do seu teto e assoalho;

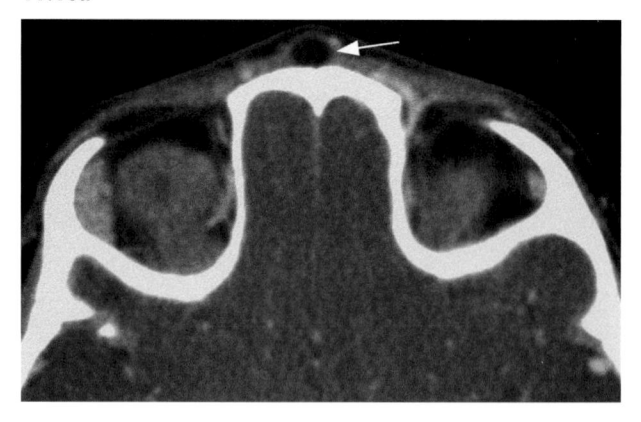

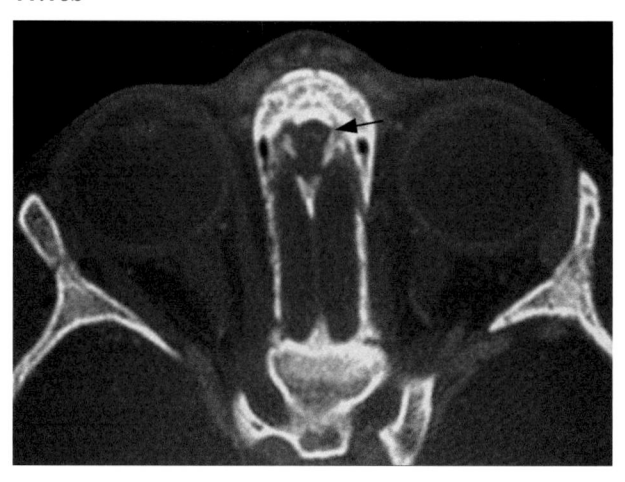

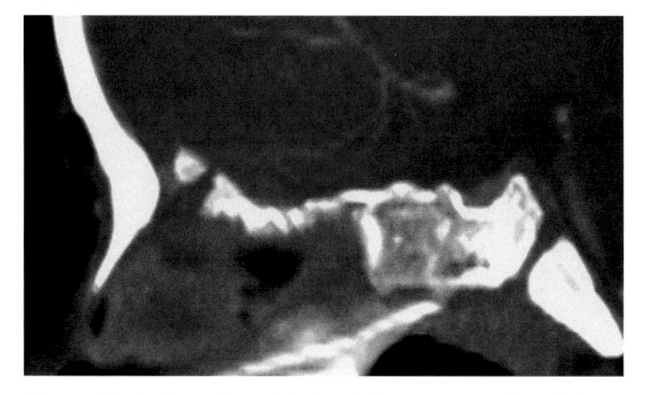

Figura 11.10 *Cisto dermóide.* (**a–c**) Um pequeno dermóide na base do nariz (seta branca em (**a**)). Embora o forame cego apareça aumentado (seta preta em (**b**)), não há conexão intracraniana óbvia (**c**).

assim, por exemplo, o teto e assoalho das encefaloceles frontonasais são os ossos frontal e nasais, respectivamente. As encefaloceles sincipitais podem tipicamente ser frontonasais (40–60% dos casos) ou nasoetmoidais (30%), com os restantes 10% sendo uma combinação

11.11a

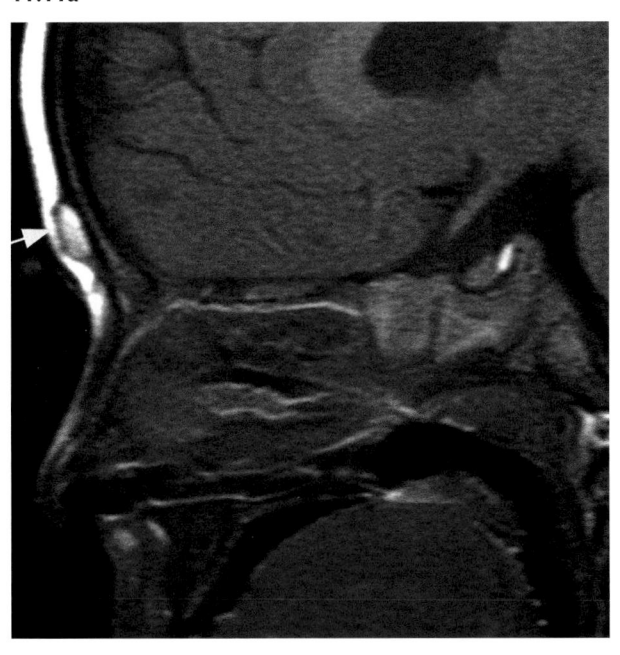

11.11b

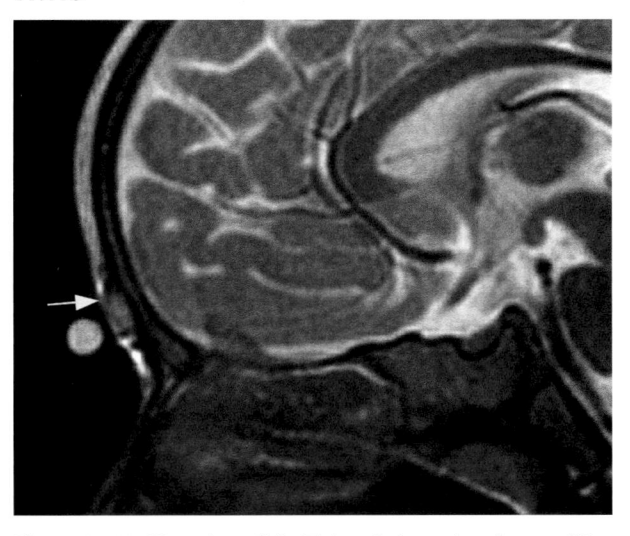

Figura 11.11 *Cisto dermóide*. RM sagital ponderada para T1 da mesma criança da Figura 11.10 (**a**). RM ponderada para T2 (**b**) mostra ausência de extensão intracraniana neste pequeno dermóide (setas). A presença de um forame cego brandamente aumentado pode ser apenas uma variação normal.

das duas. As encefaloceles frontonasais resultam da herniação da dura-máter através de ambos o forame cego e o *fonticulus frontalis* para dentro da região glabelar (Figura 11.14). As encefaloceles nasoetmoidais ocorrem quando existe uma herniação persistente do divertículo dural através do forame cego para dentro do espaço pré-nasal e a cavidade nasal. As encefaloceles têm uma alta prevalência de anomalias intracranianas associadas, incluindo cistos intracranianos, agenesia do corpo caloso, lipomas inter-hemisféricos, fendas faciais e esquizencefalia. As gravidezes subseqüentes têm um risco de 6% de uma anormalidade congênita do sistema nervoso central. As encefaloceles frontonasais são moles, císticas e azuladas quando cobertas por pele; quando não cobertas, são usualmente vermelhas e úmidas. As encefaloceles intranasais são pedunculadas e se estendem para baixo a partir da cavidade nasal súpero-medial. O avanço lateral de um cateter nasal pode ajudar a diferenciar encefaloceles de dacriocistoceles localizadas mais medialmente (mucoceles nasolacrimais).

Biopsia é contra-indicada em encefaloceles devidas ao potencial de vazamentos de líquido cerebroespinal (LCE), convulsões ou meningite.

As características de diagnóstico por imagem das encefaloceles nasais incluem uma massa de tecido mole que é conectada ao espaço subaracnóideo através de um forame cego aumentado e se estende para a glabela ou para dentro da cavidade nasal. RM é a modalidade de escolha para avaliação inicial de encefaloceles porque pode ajudar a determinar o tamanho, extensão e natureza do conteúdo da encefalocele bem como a presença de anomalias intracranianas associadas (Figura 11.15a). Se uma encefalocele contiver apenas meninges com LCE, é chamada meningocele; quando também contém tecido cerebral é chamada meningoencefalocele. O tecido cerebral dentro de encefaloceles é usualmente isointenso em relação à substância cinzenta com a maioria das seqüências de RM, mas pode ser hiperintenso com seqüências ponderadas para T2 devido à gliose. TC é útil para demonstrar alterações ósseas que sugiram extensão intracraniana, tais como uma *crista galli*, lâmina cribriforme ou osso frontal bífido ou ausente. Imagens de TC 3D são úteis para mostrar a extensão do defeito ósseo e são muito úteis para planejamento cirúrgico (Figura 11.15b, c).

As encefaloceles são tratadas com ressecção cirúrgica completa tão logo seja possível a fim de prevenir vazamento de LCE e meningite, e para melhorar o aspecto facial. A cirurgia envolve a reparação da dura-máter. A ressecção do tecido cerebral em uma encefalocele não leva a um risco aumentado de déficits neurológicos, graças à função anormal do tecido cerebral herniado.

Gliomas nasais

Os gliomas nasais são usualmente anomalias isoladas. São massas benignas de tecido glial, ocorrendo junto da raiz do nariz e usualmente sem qualquer conexão intracraniana. Entretanto, em 15% dos casos, os gliomas nasais permanecem conectados com estruturas intracranianas por um pedículo de tecido glial ou fibroso, geralmente através de um defeito na lâmina cribriforme. Eles podem ser considerados como ence-

11.12a

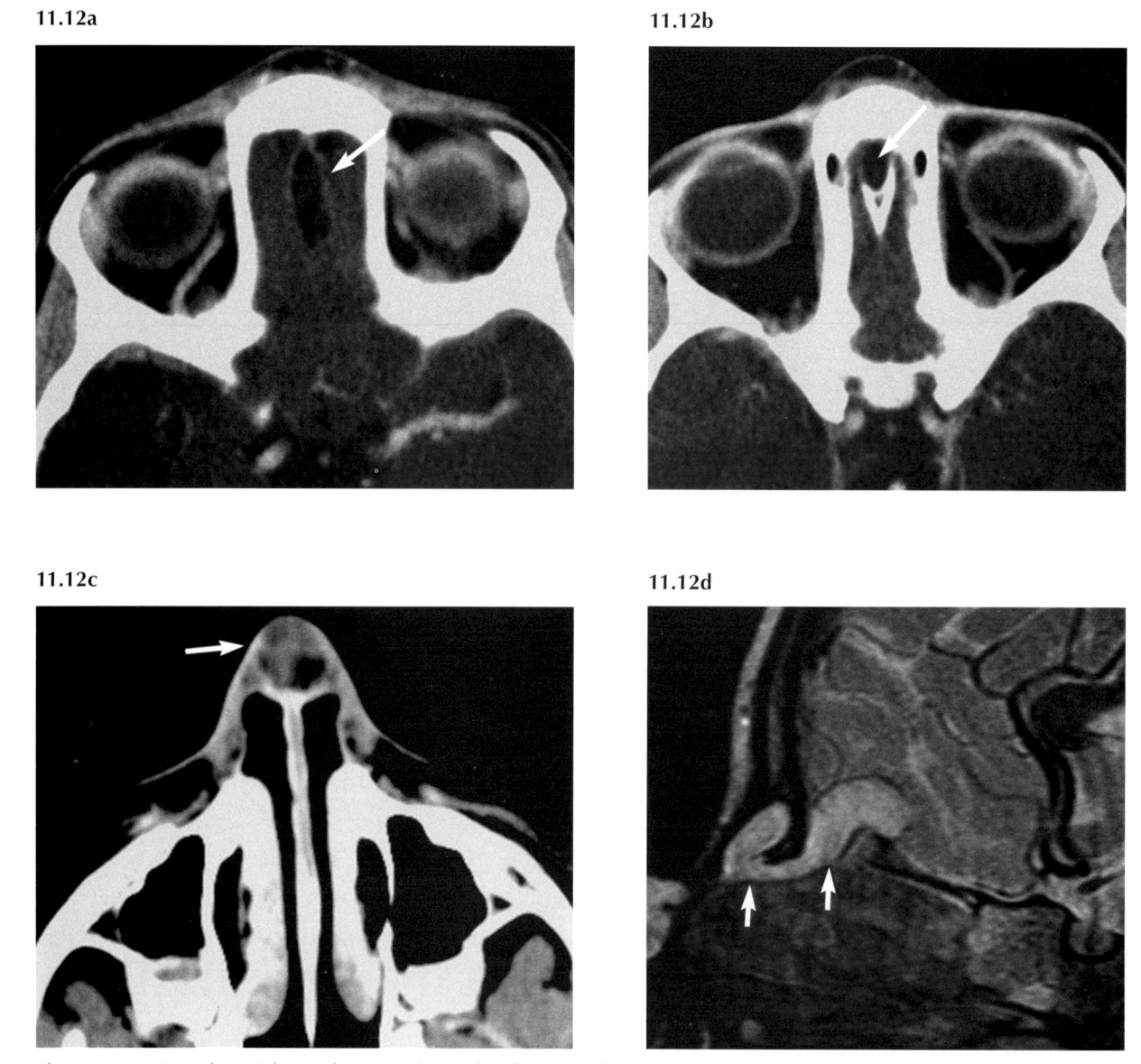

11.12b

11.12c

11.12d

Figura 11.12 *Cisto dermóide nasal.* Dermóide nasal (**a, b**), note o forame cego aumentado nestas imagens axiais (seta). (**c**) TC axial demonstrando dermóide nasal (seta). (**d**) RM sagital mostrando extensão intracraniana (ponderada para T2) (setas).

faloceles que perderam sua conexão intracraniana. A idade usual de apresentação dos gliomas nasais é na lactância ou começo da infância. Os gliomas nasais podem ser extranasais (60%, situados externamente aos ossos nasais e cavidades nasais — em geral imediatamente laterais à raiz do nariz), intranasais (30%, situados dentro das cavidades nasais — usualmente na parede nasal lateral, boca, ou raramente na fossa pterigopalatina) ou mistos (10%, com componentes intra e extranasal comunicando-se através de um defeito nos ossos nasais ou em torno de suas bordas). Os gliomas nasais podem causar remodelação e deformidades dos ossos adjacentes e comumente causam hipertelorismo. Nenhuma invasão microscópica, figuras mitóticas ou metástases foi descrita até agora. Eles geralmente contêm grandes agregados de astrócitos (fibrosos ou gemistocíticos) e tecido conjuntivo fibroso envolvendo os vasos sanguíneos.

Os gliomas nasais são usualmente isodensos em imagens de TC. Eles podem deformar os ossos da fossa nasal e podem ter extensões através da glabela, ossos nasais, lâmina cribriforme ou forame cego. Calcificações raramente são relatadas neles. Alterações císticas podem ocasionalmente ocorrer dentro dos gliomas nasais. RM é mais confiável para diferenciar gliomas nasais de encefaloceles. Em RM, os gliomas nasais são usualmente hiperintensos em imagens ponderadas para T2. Eles podem se mostrar hipo, iso ou hipointensos em relação à substância cinzenta em imagens ponderadas para T1.

Capítulo 11 • Anormalidades Congênitas Mediofaciais e dos Seios Paranasais

11.13a

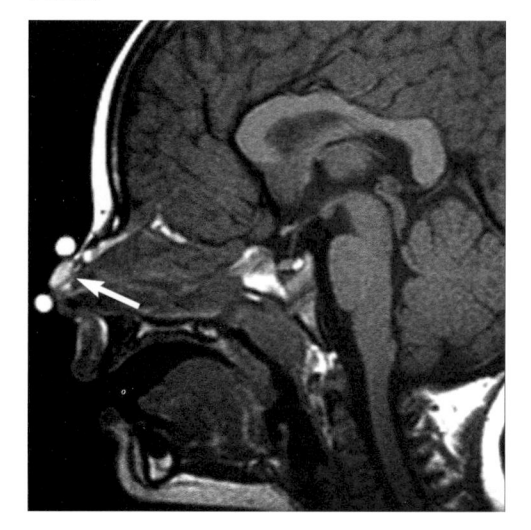

11.13b

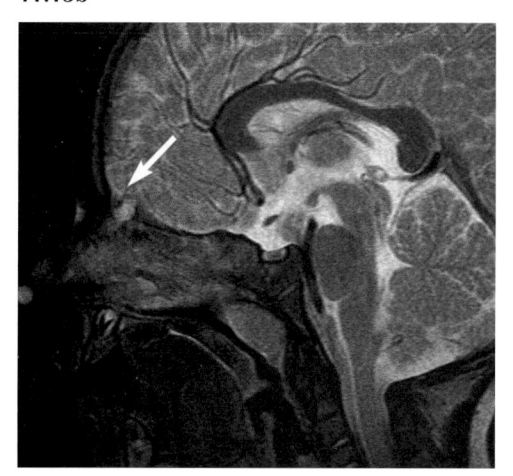

11.13c

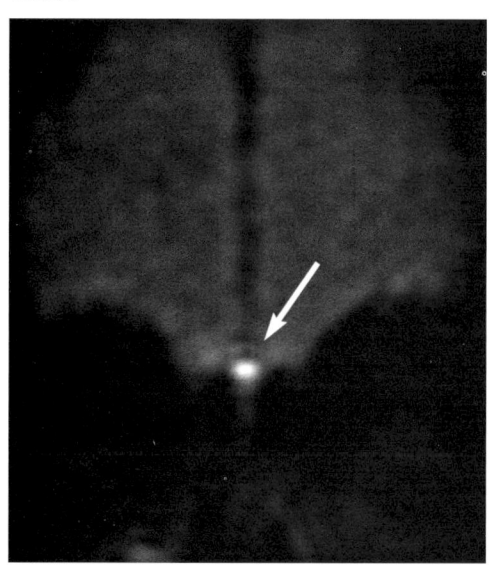

Figura 11.13 *Cisto epidermóide*. RMs sagitais ponderada para T1 (**a**) e ponderada para T2 (**b**) mostrando o trato dermóide com um cisto epidermóide intracranialmente (seta).
(**c**) Imagem ponderada para difusão mostrando difusão restrita a partir do cisto epidermóide (seta).

11.14a

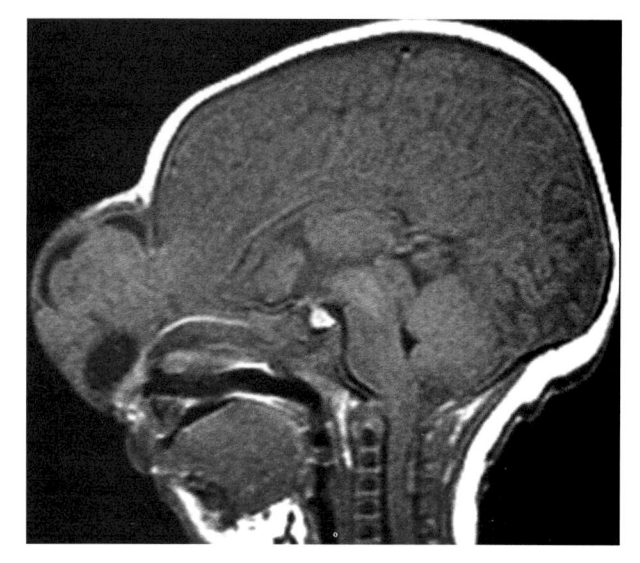

11.14b

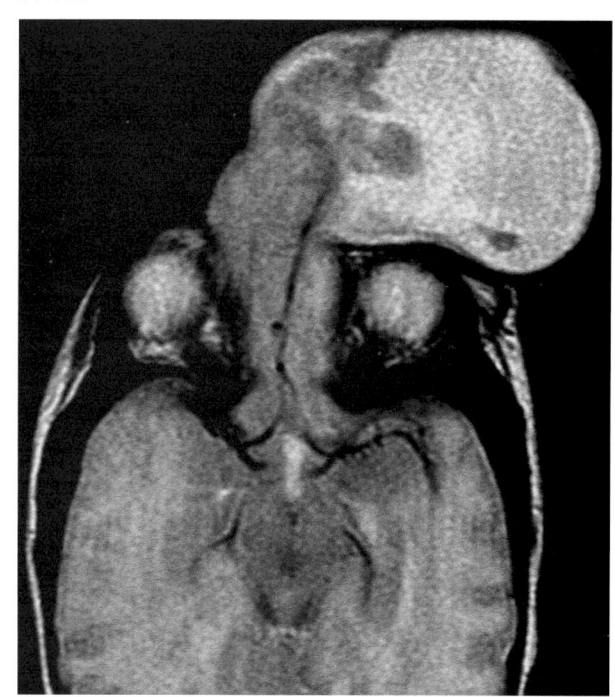

Figura 11.14 *Encefalocele frontonasal*. (**a**) RM sagital ponderada para T1 demonstrando grande encefalocele com tecido cerebral e líquido cerebrospinal herniando-se para dentro dela. (**b**) RM axial ponderada para T2 mostrando a mesma com hipertelorismo grosseiro. Observe o desvio anterior das artérias cerebrais anteriores na direção do defeito no osso frontal.

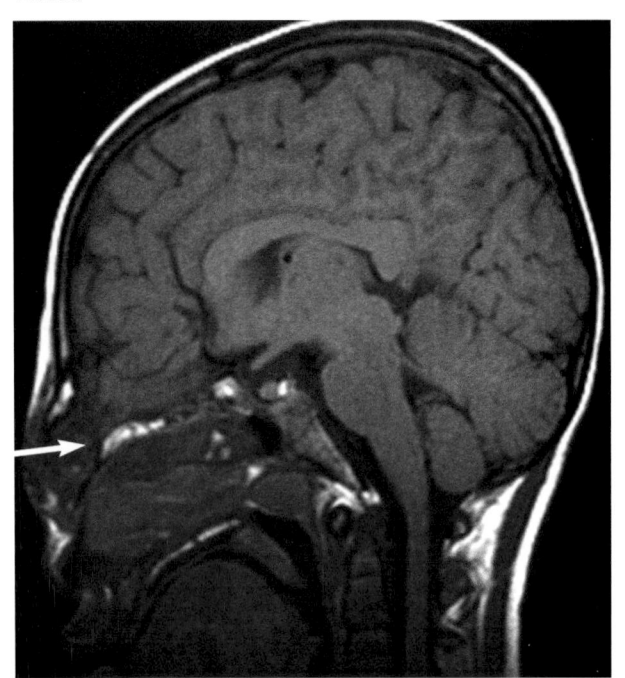

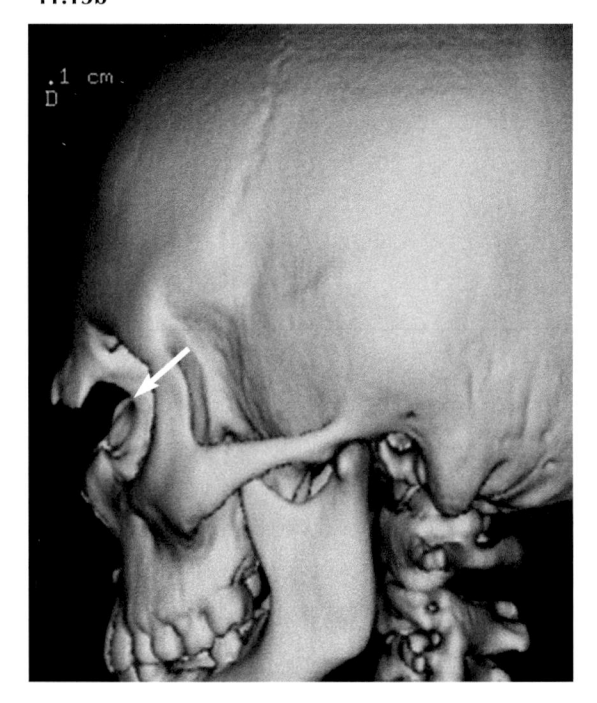

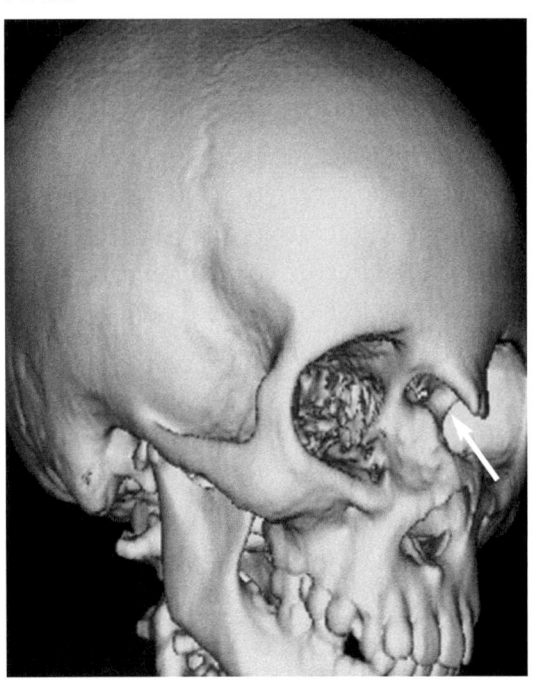

Figura 11.15 *Encefalocele frontonasal.* (**a**) Imagem de RM sagital ponderada para T1 mostrando uma encefalocele frontonasal (seta). (**b, c**) Imagens de TC 3D mostrando a extensão do defeito ósseo para planejamento cirúrgico (seta).

Avaliação radiológica das massas nasais medianas congênitas

Quando se suspeita de um cisto dermóide, glioma ou encefalocele, a biopsia não deve ser tentada antes que uma conexão intracraniana tenha sido excluída, por causa do risco de causar meningite ou vazamento de LCE. TC e RM podem ambas fornecer informação complementar. A TC mostra melhor as anormalidades ósseas, enquanto a RM é valiosa para identificar conexões intracranianas e quaisquer outras anormalidades intracranianas associadas. Devido ao custo aumentado dos dois exames e o risco adicional da anestesia, a RM é muitas vezes recomendada como estudo inicial, com a TC (com reconstruções em 3D) sendo reservada para encefaloceles no contexto do planejamento cirúrgico.

A presença de um forame cego aumentado ou *crista galli* bífida em imagens de TC é sugestiva de comprometimento intracraniano. Admite-se de modo geral que a ausência destes achados é mais confiável para excluir comprometimento intracraniano. A presença destes achados é sugestiva, mas não conclusiva de comprometimento intracraniano, uma vez que falso-positivos foram descritos (ver Figuras 11.10 e 11.11). Imagens de RM sagital finas são muito eficazes ao procurar uma conexão intracraniana. A presença de qualquer intensidade de sinal de gordura na massa sugere um cisto dermóide. Quanto às massas não gordurosas, a adição de uma seqüência ponderada para difusão é útil para confirmar cisto epidermóide, o qual tipicamente mostrará restrição da difusão. Se estiver presente qualquer evidência de inflamação, imagens saturadas para gordura contrastadas com gadolínio são úteis para mostrar a presença de um trato fistuloso dérmico.

CRANIOSSINOSTOSE

Craniossinostose ou estenose sutural é um grupo de afecções caracterizadas pelo fechamento prematuro de um ou mais das suturas cranianas por qualquer causa. Craniossinostose primária ocorre na ausência de anormalidade cerebral subjacente. Craniossinostose secundária ocorre como conseqüência indireta de volume intracraniano reduzido, muitas vezes após colocação de derivação em hidrocefalia ou um insulto cerebral. As causas metabólicas incluem raquitismo relacionado à vitamina D, hipofosfatasia familial, hipertireoidismo e hipercalcemia idiopática. Craniossinostose primária pode ocorrer como um fenômeno isolado (craniossinostose não-sindrômica, 85%) ou como parte de uma síndrome (craniossinostose sindrômica, 15%). Craniossinostose não-sindrômica usualmente ocorre isolada, enquanto os casos sindrômicos mostram comprometimento de mais de uma sutura. TC do esqueleto craniofacial com imagens reconstruídas em 3D constitui a modalidade de escolha para o diagnóstico por imagem destes pacientes. A RM não é necessária usualmente, a menos que uma anormalidade intracraniana seja esperada, especialmente em casos com sinostose craniossindrômica. A regra geral a respeito de craniossinostose é que não há crescimento, e o crânio cresce paralelamente à linha fundida.

Craniossinostose não-sindrômica

Craniossinostose sagital

A craniossinostose sagital é produzida pela fusão prematura da sutura sagital. Ela dá origem a uma aparência dolicocefálica ou escafocefálica da cabeça (um aumento na dimensão ântero-posterior sem crescimento na direção direita-esquerda). Uma crista óssea bem definida é vista muitas vezes no local da sutura fundida (Figura 11.16).

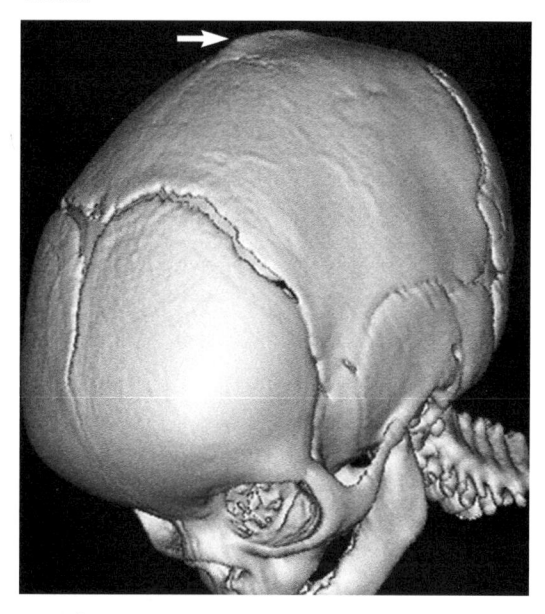

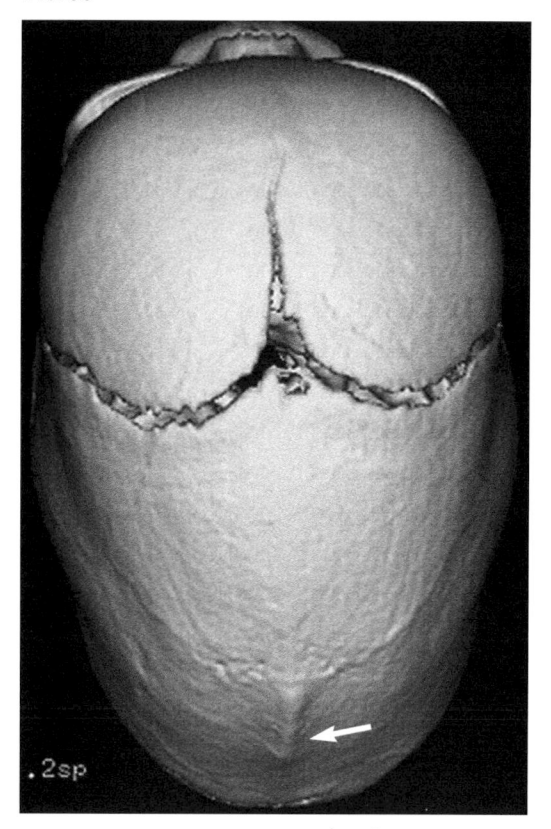

Figura 11.16 *Craniossinostose sagital.* (**a**, **b**) Imagens de TC reconstruídas para 3D de craniossinostose sagital mostrando uma sutura sagital fundida com uma abóbada craniana escafocefálica. Observe a crista de osso ao longo da posição esperada da sutura sagital (seta).

Craniossinostose coronal

A craniossinostose coronal é causada pela fusão prematura da sutura coronal. Ela pode ser unilateral ou bilateral. Craniossinostose coronal bilateral causa braquicefalia (dimensões direita-esquerda aumentadas e dimensões ântero-posteriores diminuídas). Há saliência compensadora nas regiões temporais e inclinação para cima e posterior da crista supra-orbitária (Figura 11.17). Isto dá origem à aparência de "órbita de arlequim". Craniossinostose coronal unilateral dá origem a crânio assimétrico, também conhecido como plagiocefalia.

Craniossinostose metópica

A sutura metópica geralmente se fecha pelo 2º ano de vida. Craniossinostose metópica ocorre devida ao fechamento prematuro da sutura metópica. Ela dá origem à trigonocefalia (um crânio em forma de machado ou de pêra em vistas axiais). Há uma diminuição no diâmetro bifrontal, e o crânio globalmente parece triangular em aspecto anteriormente (Figura 11.18). Muitas vezes associa-se a hipotelorismo.'

11.17a

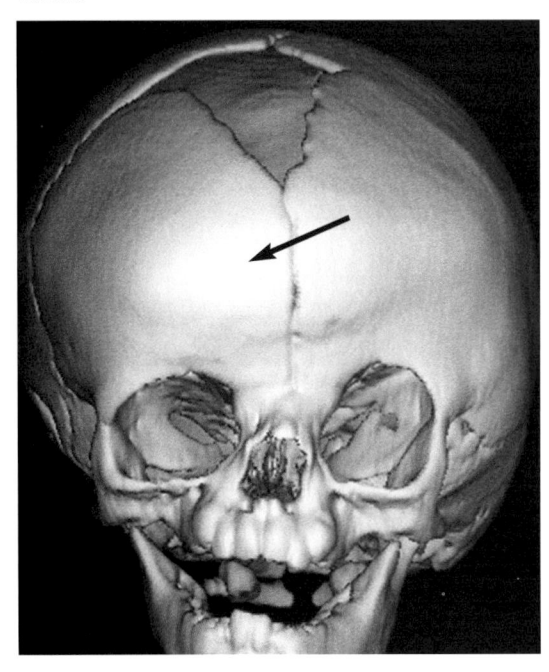

11.17b

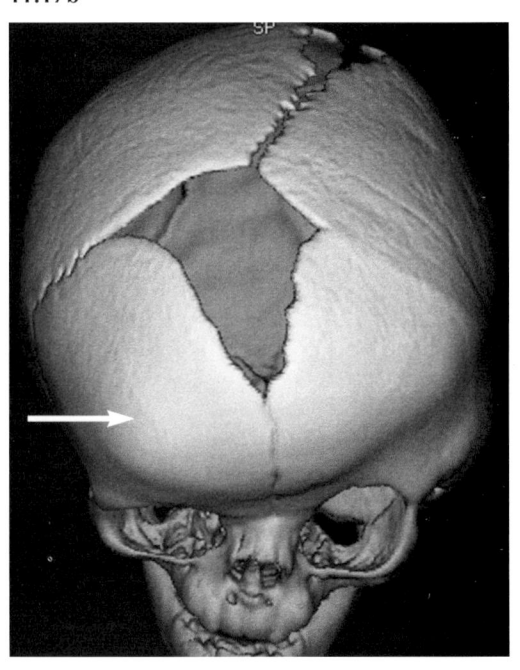

11.17c

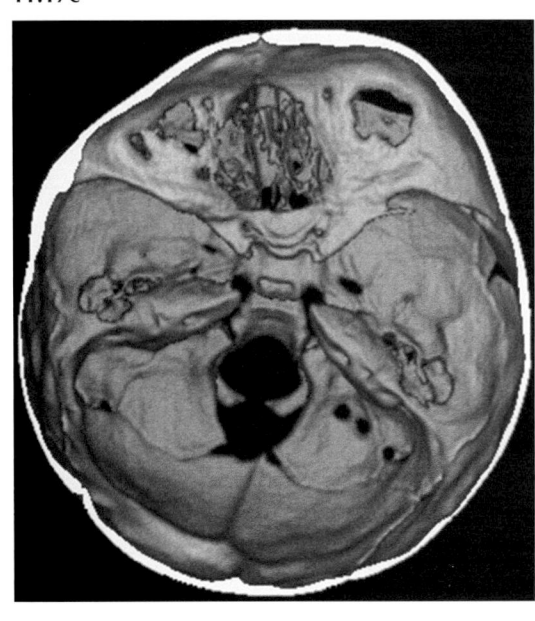

Figura 11.17 *Craniossinostose coronal.*
(**a–c**) Imagens de TC 3D em craniossinostose coronal unilateral mostrando proeminência frontal aumentada no lado afetado (seta), com saliência na região temporal. A crista orbitária superior é puxada para cima, e a parede lateral da órbita esquerda é inclinada para trás.

11.18a

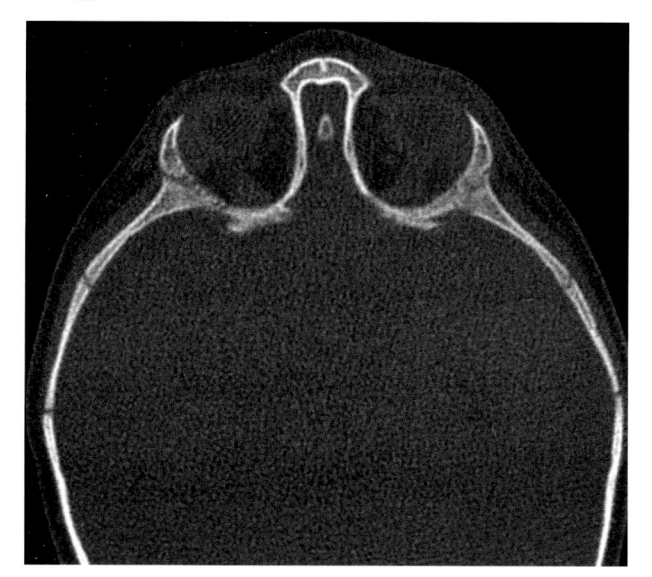

11.18b

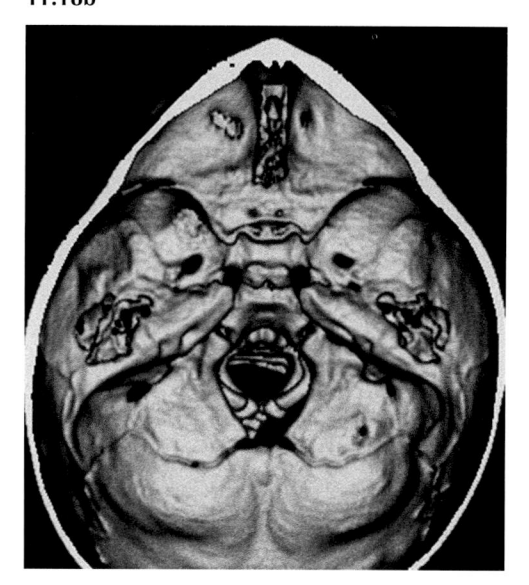

11.18c

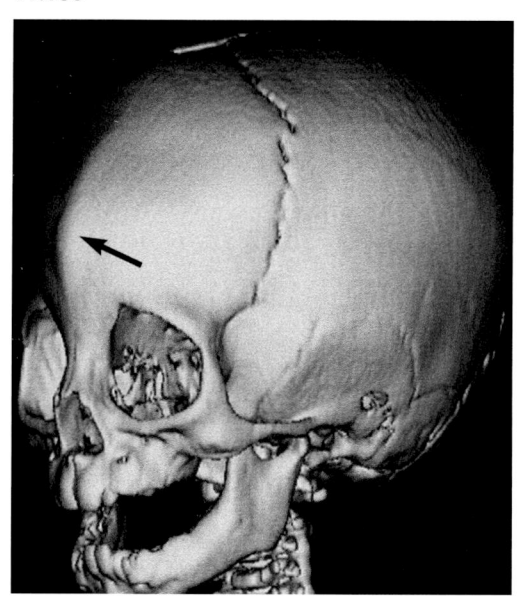

Figura 11.18 *Craniossinostose metópica.* (a–c) Imagens de TC axial e 3D do esqueleto facial mostrando fusão da sutura metópica com uma abóbada craniana anterior triangular e hipotelorismo. Uma crista proeminente de osso está localizada no lugar normalmente esperado da sutura metópica (seta).

Craniossinostose lambdóide

A craniossinostose lambdóide é muito rara em comparação com as outras craniossinostoses. A craniossinostose lambdóide mostra desvio posterior da orelha e osso temporal petroso ipsilaterais. Isto ajuda a diferenciar esta entidade da muito mais comum plagiocefalia posicional produzida devida à criança ficar deitada sobre o occipício durante um período prolongado de tempo.

Craniossinostoses sindrômicas

Síndrome de Apert

A síndrome de Apert também é conhecida como acrocefalossindactilia tipo I e é uma das causas comuns de craniossinostose sindrômica. Ela tem uma incidência de 15,5 casos por milhão e compreende 4,5% de todos os casos de craniossinostose. Os principais critérios diagnósticos incluem estenose sutural e sindactilia. Há craniossinostose bicoronal, dando ao crânio um aspecto braquicefálico com um diâmetro ântero-posterior encurtado e um occipício achatado. Às vezes, a craniossinostose pode ser grave, levando a uma deformidade em forma de trevo da abóbada craniana (Figura 11.19a). Além disso, os pacientes muitas vezes mostram anomalias do corpo caloso e estruturas límbicas. Anomalias dentárias com acavalamento e má-oclusão dos dentes também são vistas. Inteligência normal é observada em cerca de 70% dos pacientes. Os achados nas mãos incluem sindactilia do segundo, terceiro e quarto dedos, formando uma massa digital intermediária (Figura 11.19b). O primeiro e o quinto dedos podem unir-se a esta massa da mão. Sindactilia também pode ser vista nos pés. Outros achados incluem anomalias de segmentação–fusão vertebrais cervicais, sinostose radioulnar, estenose pilórica, defeito septal ventricular e doença renal policística.

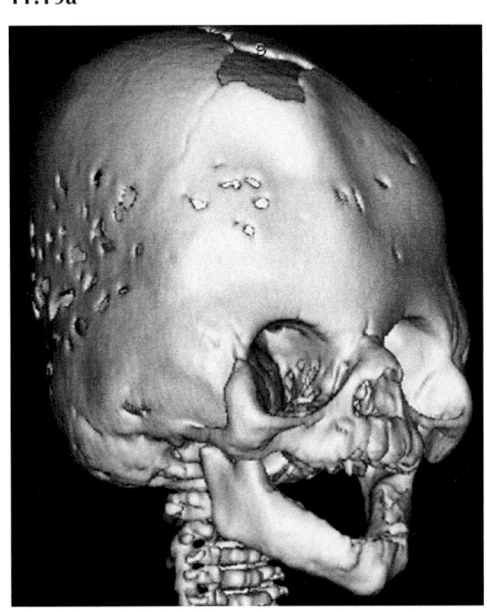

Síndrome de Crouzon

A síndrome de Crouzon, ou disostose craniofacial, é caracterizada por craniossinostose prematura, com anomalias mediofaciais, exoftalmia, hipertelorismo e prognatismo mandibular (Figura 11.20). As suturas comprometidas são as suturas bicoronais, sagital ou lambdóide. Diversamente da síndrome de Apert, não há achado de sindactilia. Entretanto, 30–55% dos pacientes têm perda auditiva com meato acústico exter-

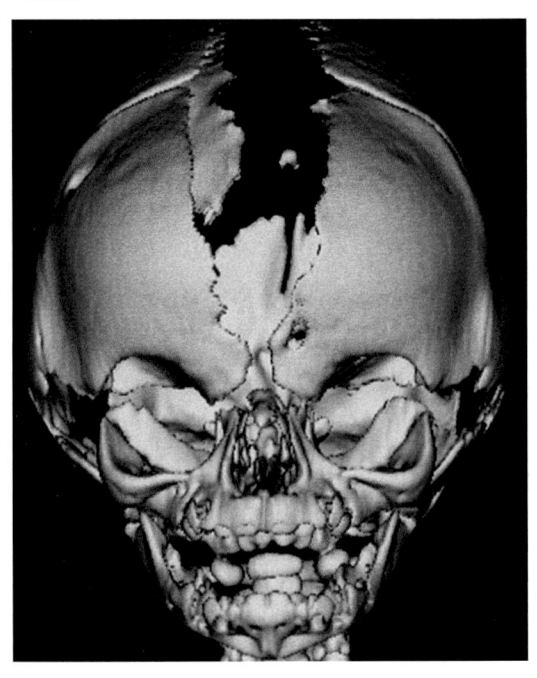

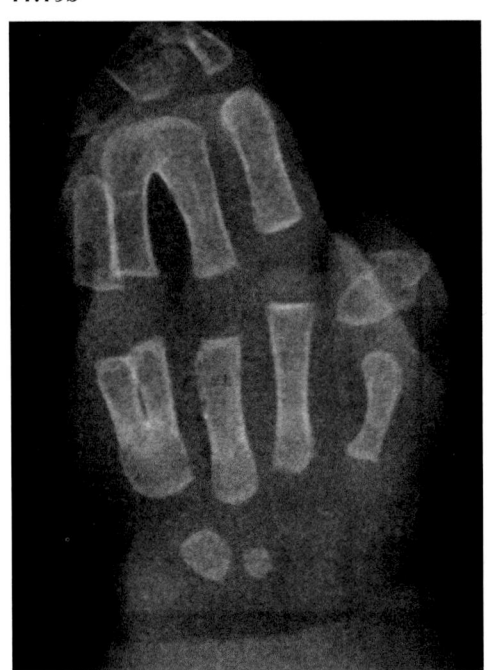

Figura 11.19 *Síndrome de Apert.* (a) Craniossinostose bicoronal com múltiplas lesões "arrancadas" na abóbada craniana refletindo pressão intracraniana elevada. (b) Radiografia da mão revelando sindactilia.

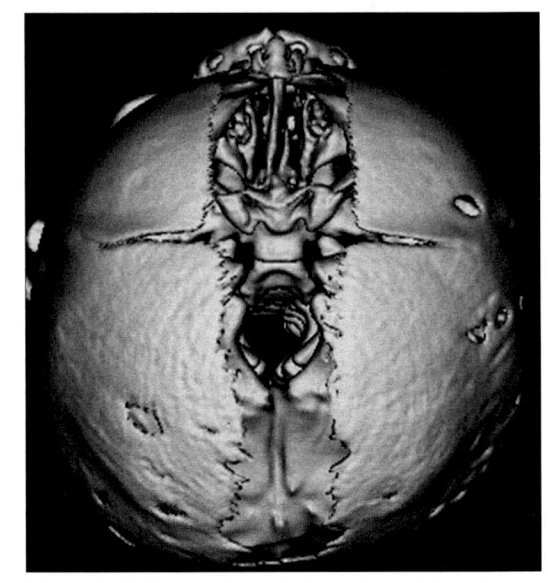

Figura 11.20 *Síndrome de Crouzon.* (a, b) Imagens de TC 3D mostrando uma sutura sagital anormalmente larga e craniossinostose bicoronal.

no atrésico e fenda palatina com úvula bífida. As órbitas rasas causam proptose, levando à ceratite de exposição da córnea. Anomalias do palato (proeminências palatais), nariz (muitas vezes semelhante ao de papagaio) e vértebras C2–C3 são alguns outros achados associados.

Síndrome de Goldenhar

A síndrome de Goldenhar, ou displasia oculoauriculovertebral (OAV), é caracterizada por anomalias do esqueleto facial, órbitas, orelhas, coluna vertebral e sistema nervoso central. A incidência varia de 1 em 3.500 a 1 em 25.000 nascimentos. Nestes pacientes, o ramo e côndilo mandibulares são hipoplásicos, a eminência malar e o osso temporal são pequenos, e a mastóide é subpneumatizada (Figura 11.21). Microtia com ocasionais apêndices pré-auriculares, anomalias da orelha média com canal aberrante do nervo facial e anomalias ossiculares da coluna cervical são observadas. A glândula parótida é freqüentemente agenética ou desviada, e fenda labial/palatina é vista em 10% dos casos. Retardo mental é variável, a incidência relatada sendo 5–15%.

Síndrome de Treacher Collins

Descrita pela primeira vez em 1900, a síndrome de Treacher Collins, ou disostose mandibulofacial, é caracterizada por microtia, orelhas e face média malformadas, inclinação descendente das fissuras palpebrais, coloboma do terço externo das pálpebras inferiores e micrognatia. As cristas supra-orbitárias são achatadas. As orelhas são malformadas, e os meatos acústicos externos são estenosados ou ausentes. As principais características na síndrome de Treacher Collins incluem:

- Hipoplasia do terço médio da face com ossos malares hipoplásicos, suportes zigomáticos pequenos e arcos zigomáticos ausentes.
- As fissuras orbitárias inferiores são hipoplásicas com inclinação ínfero-lateral.
- Micrognatia com mandíbula pequena, displásica.
- Não há ramo vertical, o plano condilar sendo paralelo ao ramo horizontal.
- Microtia com orelhas pequenas que são inferiores e para frente da sua posição usual.
- Perda auditiva de condução.
- Fenda palatina.

Anormalidades cerebrais na craniossinostose sindrômica

Anormalidades cerebrais não são incomuns na craniossinostose e devem ser procuradas antes de qualquer cirurgia definitiva. Os achados geralmente incluem hidrocefalia, devida à deformação do cérebro, e compressão, particularmente em torno do forame magno. Pequenas lesões isquêmicas e neuropatias cranianas devidas a estreitamento de forames também são mencionadas. Anomalias congênitas tais como disgenesia do corpo caloso e hipoplasia do hipocampo e nervo óptico também podem ocorrer, particularmente com síndrome de Apert.

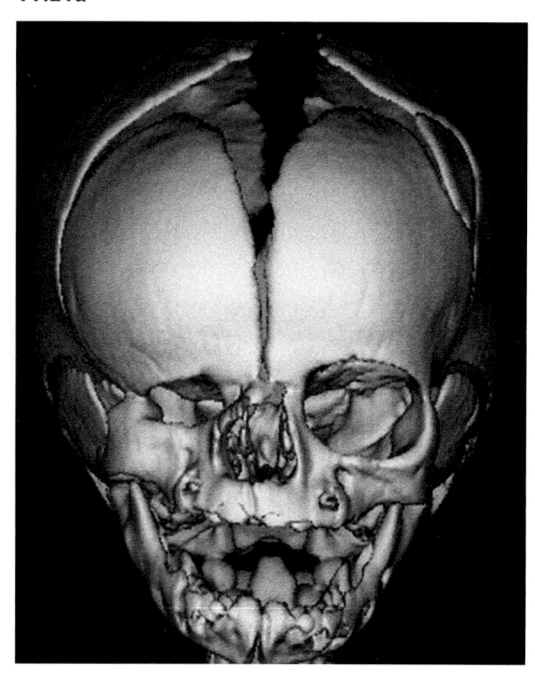

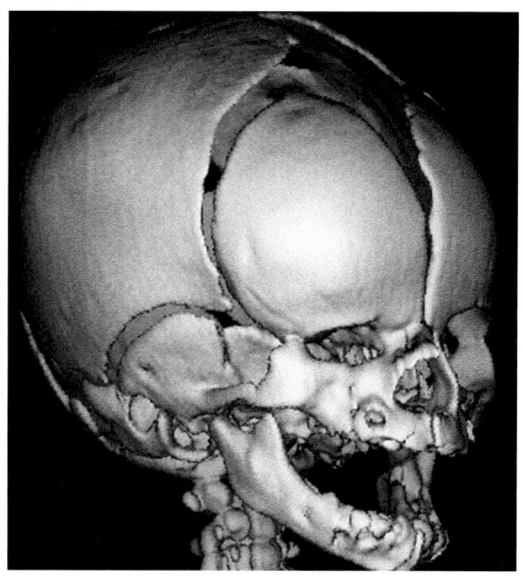

Figura 11.21 *Síndrome de Goldenhar.* Imagens de TC 3D mostrando hipoplasia do osso zigomático direito, com ângulo mandibular aumentado e órbita direita pequena.

11.22a **11.22b**

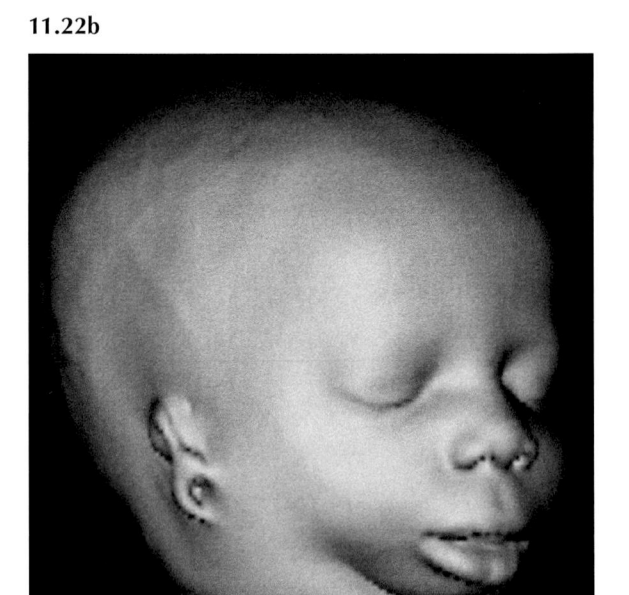

Figura 11.22 *Síndrome de Treacher Collins*. Imagens de TC 3D do osso (**a**) e dos tecidos moles (**b**) mostrando ausência do zigoma no lado direito, com mandíbula hipoplásica. Na imagem de tecidos moles (**b**) há microtia e micrognatia.

CONCLUSÃO

Uma ampla variedade de anormalidades ocorre o terço mediofacial. Familiaridade com a embriogênese mediofacial e anatomia do desenvolvimento é a chave para a compreensão destas anomalias. As anomalias mediofaciais em crianças, embora não comuns, são bastantes características no seu aspecto e formas no diagnóstico por imagem. As modernas TC e RM comprovaram extremamente valiosas no tratamento destas anormalidades.

CAPÍTULO 12

Diagnóstico por Imagem dos Traumatismos da Face e Seios Paranasais

Os seios paranasais desenvolvem-se dentro e são protegidos pelos ossos faciais, os quais também circundam e servem para proteger as órbitas e as cavidades nasal e oral. O esqueleto facial, que suporta a arcada dentária maxilar e serve como fixação para a musculatura facial, desenvolve-se para dar uma estrutura interiormente trabeculada como um favo de mel com espessura variável, na forma de uma malha fina ou uma sustentação forte, dependendo do grau de resistência necessário ao longo das linhas de força exercidas pela musculatura facial e as forças da mastigação.

ESTRUTURA DO ESQUELETO FACIAL

O esqueleto facial tende a ser avaliado em termos da sustentação que forma sua estrutura nos planos sagital, coronal e axial.

Sustentação sagital

Há duas sustentações sagitais principais em cada lado da face. Uma sustentação nasomaxilar medial estende-se do alvéolo maxilar anterior para cima pela parede lateral da abertura piriforme e para a parede medial da órbita, e é formado pela parte inferior da maxila, o processo frontal da maxila, o osso lacrimal e o processo nasal do osso frontal. Uma sustentação zigomaticomaxilar lateral é formada pela parede lateral da maxila, o corpo do zigoma e o processo orbitário do osso frontal na parede orbitária lateral. Ela é aumentada pela sustentação coronal anterior na margem orbitária lateral–processo frontal do zigoma e o processo zigomático do osso frontal mais anteriormente. Outras sustentações sagitais aumentadoras de menor importância incluem a mais posterior sustentação pterigomaxilar, estendendo-se da tuberosidade maxilar (alvéolo maxilar posterior) cranialmente ao longo das lâminas pterigóides para a base do crânio, e a sustentação mediana, formada pelo septo nasal, estendendo-se do palato à *crista galli* e à base do crânio. As maiores forças mastigatórias oclusais são absorvidas pela sustentação zigomaticomaxilar, conforme evidenciado pelo seu osso cortical espesso em comparação com a frágil parede maxilar medial. A curvatura observada dentro das sustentações evoluídas craniocaudalmente (com a exceção da fraca sustentação nasossinusal mediana) pode sugerir uma necessidade de reforço estrutural, o qual é suprido por sustentações ou apoios axiais horizontais.

Apoios axiais

Três níveis de apoios axiais interconectam-se e reforçam a sustentação orientadas verticalmente: ao nível do alvéolo maxilar e palato duro, o assoalho orbitário e arcos zigomáticos, e o assoalho da fossa anterior do crânio. Além disso, a base central do crânio, angulada 45° em relação ao plano oclusal maxilar, também atua como uma sustentação axial.

Sustentações coronais

Há dois planos de sustentações coronais: um plano anterior formado pela porção vertical (região glabelar) do osso frontal, as margens orbitárias, a maxila anterior e o alvéolo; e um plano posterior formado pela parede posterior da maxila e os processos pterigóides do osso esfenóide, estendendo-se inferiormente desde a base do crânio.

Esta estrutura global da mediofacial resiste às forças verticais da mastigação, fornecendo excelente estabilidade. Estas sustentações são menos bem estruturadas em relação a resistir aos esforços devidos à força externas (p. ex., impacto traumático), especialmente aquelas que não são alinhadas ao longo das direções fortes do esqueleto facial. A ruptura de uma única sustentação enfraquece a estrutura inteira e pode fazê-la colapsar-se. Esse colapso potencial pode ser evitado pela resistência das sustentações faciais e o suporte da base do crânio. Em geral, a área mais superficial do esqueleto facial possui sustentações mais espessas para proteger as partes mais frágeis centrais e mais profundas da face.

CLASSIFICAÇÃO DAS FRATURAS DA FACE

Uma compreensão das principais linhas de fraqueza no esqueleto facial permite a predição dos padrões de fratura. Tradicionalmente, as fraturas do terço médio da face são classificadas de acordo com o padrão específico pelo qual as linhas de fratura se estendem através do sistema de apoios faciais (Tabelas 12.1 e 12.2). Forças de impacto de baixa velocidade, como observado em quedas, eventos esportivos e socos são mais compatíveis com os padrões de fratura inicialmente descritos por Le Fort. As forças aumentadas do trauma de alta velocidade (devidas a acidentes de veículos, agressão com arma romba ou feridas por projétil de arma de fogo) possibilitam transferência mais importante de energia (lesão) a locais distantes dentro do esqueleto craniofacial. Locais múltiplos de impacto no momento da lesão facial também podem resultar em áreas separadas individualizadas de lesão. Embora as forças de impacto de alta velocidade resultem nas mesmas linhas de fratura que são encontradas com forças mais baixas de impacto, o comprometimento tende a ser mais extenso, mais cominutivo, mais assimétrico e em combinações mais variadas de fraturas do que as descritas na classificação típica de Le Fort.

Tabela 12.1 Classificação das fraturas mediofaciais

A) Apoio limitado (único)
 1. Arco nasal
 2. Arco zigomático
 3. Parede sinusal localizada (frontal, maxilar)
 4. Assoalho orbitário
 5. Parede orbitária medial
B) Estrutura complexa (duas regiões anatomicamente adjacentes)
 1. Complexo zigomaticomaxilar
 2. Complexo nasomaxilar
 3. Complexo nasoetmoidal–nasofrontoetmoidal
 4. Sustentação esfenotemporal
C) Fraturas transfaciais (bilaterais, exigem fratura de processo pterigóide)
 1. Le Fort I (transversa, de Guérin)
 2. Le Fort II (piramidais)
 3. Le Fort III (disjunção craniofacial)
 4. Le Fort complexa (assimétrica, combinada com zigomaticomaxilar)
D) Fraturas de múltiplos apoios
E) Esmagamento mediofacial
F) Fraturas associadas ou alargadas: base do crânio, mandíbula

Tabela 12.2 Complicações das fraturas mediofaciais

1. Órbita
 (a) Via visual
  Neuropatia óptica traumática
  Avulsão do nervo óptico
  Ruptura ocular, hifema, enoftalmia
  Luxação da lente
 (b) Músculos extra-oculares
  Compressão/fixação (pinçamento)
  Contusão
  Avulsão
  Desviados (puxados)
 (c) Lesão do sistema lacrimal
  Fratura do ducto nasolacrimal
  Lesão do saco lacrimal
  Avulsão do ligamento cantal medial
2. Seios paranasais
 - Drenagem obstruída: mucocele/piocele
 - Empiema intracraniano
 - Meningite
3. Espaço mastigatório/articulação temporomandibular
 - Má-oclusão
 - Trismo
4. Cérebro
 - Hematoma
 - Contusão
 - Infarto pós-embólico, pós-dissecção
 - Oclusão vascular
 - Trombose venosa dural
5. Complicações neurovasculares
 (a) Vasculares
  Oclusão vascular, dissecção, pseudo-aneurisma, fístula carotidocavernosa
  Epistaxe
 (b) Neuropatia craniana (síndrome da fissura orbitária superior)
6. Ossos faciais
 - Infecção: osteomielite
 - União defeituosa, falta de união

PADRÕES DE LESÃO CLÍNICA ASSOCIADOS ÀS FRATURAS MEDIOFACIAIS

Fraturas faciais, das quais as lesões mediofaciais foram as mais freqüentes, ocorreram em 16% dos nossos pacientes que sofreram politraumatismo fechado e foram encaminhados a um centro regional de trauma (Kassel e Gruss, 1991). Embora a maioria dos pacientes (71%), vistos em um centro de encaminhamento de trauma, se apresentasse com fraturas mediofaciais, só uma minoria destes pacientes (16,7%) teve fraturas mediofaciais limitadas, com aproximadamente 55% tendo também fraturas comprometendo as faces superior e inferior (Lee, 1987). Fraturas da fossa anterior do crânio foram observadas em 14,7% das fraturas mediofaciais centrolaterais, 7,1% das fraturas mediofaciais centrais e 1,1% das fraturas mediofaciais laterais (Schwenzer e Kruger, 1986).

Uma incidência de 59% de lesão intracraniana foi encontrada nas lesões mediofaciais relacionadas a acidentes de veículos a motor (alta velocidade), em comparação a apenas 10% quando as fraturas mediofaciais resultaram de quedas ou agressões (Brandt *et al.*, 1991). A incidência de lesão intracraniana concomitante foi mais alta se estivessem presentes fraturas orbitoetmoidais, do seio frontal, mediofacial superior ou de Le Fort III. Um pequeno número (1–2%) dos pacientes com fraturas faciais terá uma fratura da coluna cervical associada. Estas são quase sempre relacionadas a acidentes de veículos a motor de alta velocidade e são ocasionalmente vistas em quedas de escadas. Fraturas mandibulares coexistentes estavam presentes em vários dos pacientes com fraturas mediofaciais com fraturas associadas da coluna cervical.

Os padrões aperfeiçoados de segurança automotiva ao longo da última década, incluindo legislação sobre cinto de segurança e provisão de *airbags* frontais e laterais, ajudaram a diminuir o número de gravidade das lesões faciais. Entretanto, esses traumatismos de alta velocidade permanecem desanimadoramente freqüentes.

DIAGNÓSTICO CLÍNICO E O USO DE DIAGNÓSTICO POR IMAGEM (Figura 12.1)

O diagnóstico das fraturas faciais pode ser feito a partir dos sinais clínicos de deformidade facial, mobilidade anormal, crepitação, má-oclusão, alongamento ou achatamento facial, ou hipertelorismo. Diplopia, perturbação visual, vazamento de líquido cerebroespinal (LCE) ou neuropatia craniana podem sugerir adicionalmente o padrão da lesão. Edema sobrejacente, hemorragia ou lesão dos tecidos moles podem ocultar a lesão facial subjacente. A mediofacial mais profunda não é acessível ao exame físico.

TÉCNICAS E OBJETIVOS DO DIAGNÓSTICO POR IMAGEM

A tomografia computadorizada (TC) permanece a modalidade de escolha, oferecendo excelente avaliação do esqueleto facial e tecidos moles faciais adjacentes superando a maioria das limitações do exame físico. A TC multi slices possibilita diagnóstico por imagem isotrópico com grande aumento concomitante dos dados de imagem, com interpretação mais abrangente da extensão da fratura e da quantidade de luxação ou fragmentação. Angiotomografia minimamente invasiva pode ser efetuada, quando indicado, permitindo maior oportunidade de uma avaliação emergencial rápida. As técnicas mais recentes de TC podem ser executadas com maior precisão, menos tempo, menos desconforto do paciente e mais baixo custo. A velocidade da tecnologia helicoidal permite estudos completos de pacientes que poderiam não ter tolerado esse estudo anteriormente. Estas técnicas possibilitam estudos de TC seqüenciais múltiplos em "uma só visita" do paciente politraumatizado. Resulta qualidade mais alta em virtude da diminuição do mau registro causado pela respiração, melhor contraste das estruturas vasculares e maior flexibilidade na reconstrução de imagens, inclusive reformatações multiplanares e tridimensionais (3D). Uma pequena quantidade de detalhe é perdida como parte do algoritmo de alisamento de 3D, mas essas imagens podem visualizar preferencialmente os segmentos fraturados e sua relação de uns com os outros, melhor do que são visualizados em uma série de imagens em 2D.

Estudos biplanares ortogonais de TC são considerados como oferecendo informação detalhada superior aos estudos de TC monoplanares e reformatações subseqüentes; entretanto, com os avanços recentes em TC, essa degradação da reconstrução pode ser eliminada. Em qualquer dos casos, a visualização das imagens "fontes" reais, e não apenas as reconstruções, permanece valiosa. Deve ser assinalado, no entanto, que a imagem de ressonância magnética (RM) é melhor para avaliar lesão ou complicações intracranianas.

A exploração radiológica deve avaliar a informação necessária para permitir tratamento clínico apropriado e deve responder a certo número de perguntas-chave:

- A fratura maxilofacial compromete áreas que podem alterar a função fisiológica dos seios (obstrução), órbitas (visão, lacrimação ou diplopia), boca (oclusão ou comprometimento da via aérea), cavidade nasal ou nasofaringe (comprometimento da via aérea ou hemorragia)

- A fratura resultará em alguma anormalidade cosmeticamente detectável?
- Está presente um corpo estranho ou lesão penetrante?
- Há algum risco de comprometimento iminente da via aérea ou perigo de fragmentos serem aspirados?
- Há alguma evidência de hifema ou endoftalmite?
- Está presente uma fratura aberta?

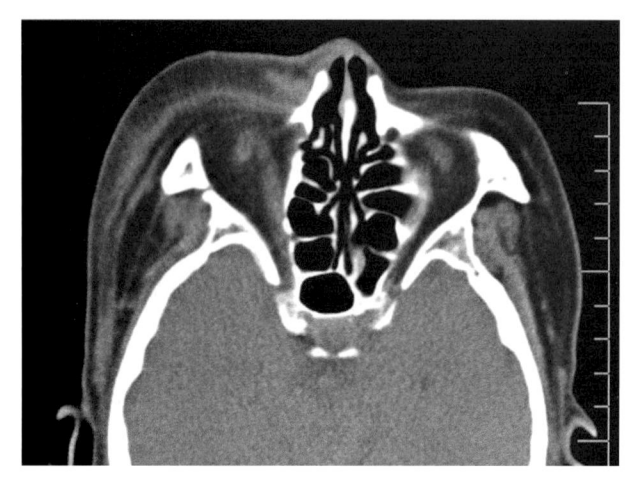

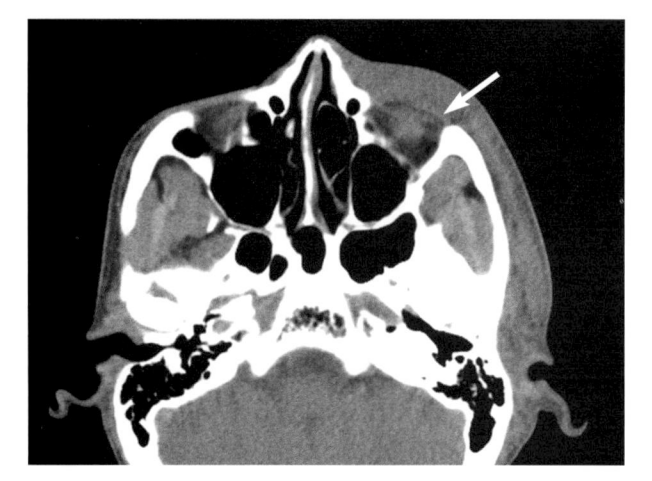

- Está faltando algum fragmento ósseo de tamanho apreciável?
- Há um fragmento de fratura potencial que pode comprometer o ápice orbitário ou o canal óptico?
- Há quaisquer anormalidades em posição, número, extensão, depressão, elevação, impacção, distração ou rotação que irão dificultar a redução da fratura ou a fixação adequada dos ossos fraturados uns aos

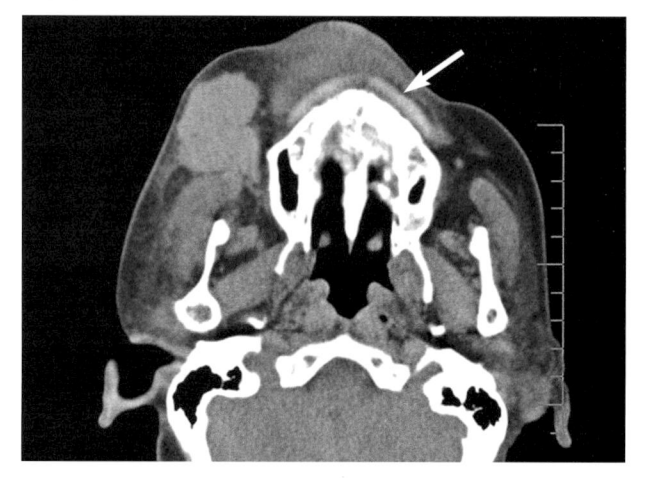

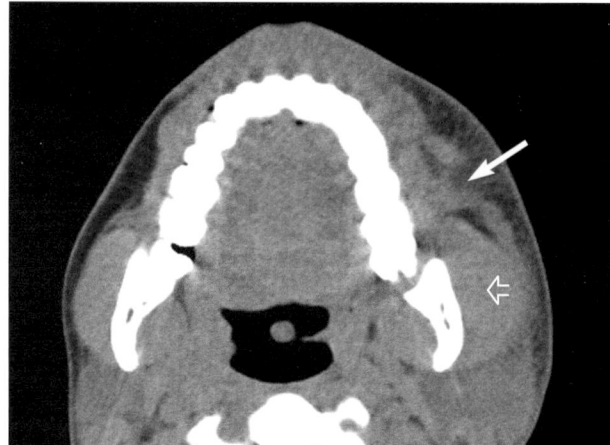

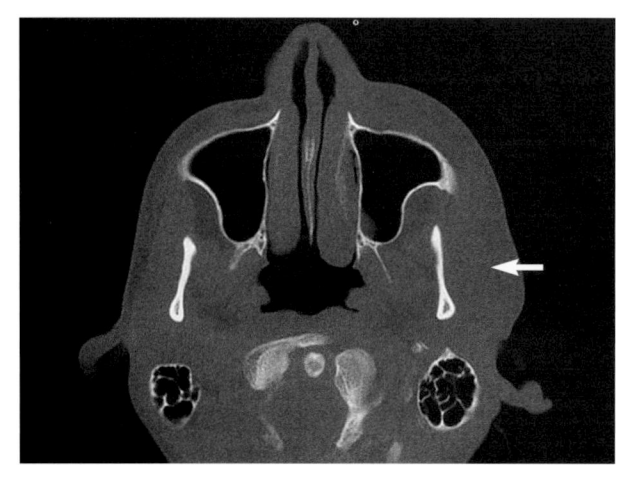

Figura 12.1 *Trauma facial — lesões de tecidos moles.*
(**a**) Edema extenso do tecido mole facial está sobrejacente à face média e órbita direitas, limitando a avaliação clínica das estruturas faciais subjacentes e da órbita. (**b**) Um grande hematoma na bochecha explica o achado facial firme, apalpado clinicamente e sentido como uma fratura da medioface lateral com desvio. A densidade linear aumentada na maxila anterior representa a área mais superior da dentadura do paciente (seta). (**c–e**) Um paciente agredido com suspeita de fratura da face lateral esquerda. Aumento de volume dos tecidos moles sobre a medioface esquerda anteriormente e lateralmente (setas). Edema intersticial aumentado é notado dentro dos tecidos moles faciais laterais esquerdos. O músculo masseter está contundido, explicando o trismo do paciente e uma massa significativamente maior que a normal do músculo masseter direito (seta aberta). Nenhuma anormalidade da medioface ou mandíbula subjacentes está presente.

outros e ao crânio que representem uma restrição à restauração cirúrgica da forma facial e da oclusão?
- Há algum hematoma ou aumento do tecido mole presente que possa explicar deformidade facial ou epistaxe sugerindo clinicamente uma fratura?

TRATAMENTO DAS FRATURAS FACIAIS

O tratamento cirúrgico atual das fraturas faciais inclui tratamento primário precoce da fratura com redução aberta e fixação interna rígida, usando microplacas, miniplacas e parafusos compressivos, após exposição subperiosteal ampla baseada em procedimentos cirúrgicos de reconstrução facial. Estruturas ósseas em falta são substituídas principalmente por enxertos ósseos autógenos ou materiais exógenos. Esse tratamento primário precoce reduz as seqüelas estéticas e funcionais tardias. Múltiplos pequenos fragmentos ósseos cominutivos — mais comumente encontrados em fraturas da parede maxilar anterior, assoalho orbitário, teto orbitário e seios frontais — são difíceis de tratar, tornando difícil a redução precisa com fios interfragmentários. Fragmentos ósseos maiores podem ser reconstruídos, os fragmentos menores sendo descartados. Adesivo tecidual (n-butil-2-cianoacrilato) pode ser usado para manter estes pequenos segmentos finos fragmentados, com algum sucesso. Espaços em superfícies ósseas do meio da face não de sustentações representam achados pós-cirúrgicos aceitáveis.

Infecções de uma linha de fratura representam uma complicação séria das fraturas faciais. Qualquer fratura deve ser considerada uma fratura aberta e potencialmente infectada se ele atravessar o alvéolo ou as paredes da cavidade nasal ou os seios paranasais, ou se ela se comunicar com uma ferida dos tecidos moles. Tratamento antibiótico reduz a probabilidade de infecção em fraturas maxilares ou mediofaciais a aproximadamente 2%, e o risco de osteomielite a 0,5%. O risco de osteomielite aumenta aproximadamente três vezes, para 1,3%, se houver um atraso no tratamento de 2–3 semanas. Sinusite pós-traumática ocorre em 7,25–9% dos pacientes com fraturas mediofaciais, e pode ser prevenida ou tratada pela manutenção adequada da drenagem sinusal.

FRATURAS MEDIOFACIAIS (Tabela 12.3)

As fraturas mediofaciais são subclassificadas como centrais e laterais. Podem ser adicionalmente descritas como localizadas ou transfaciais; unilaterais ou bilaterais; e simples (segmentares) comexas ou abertas (expostas).

FRATURAS MEDIOFACIAIS CENTRAIS

As maxilas, separadas pela cavidade nasal interveniente, formam o volume principal da porção mediofacial central. A maxila estende-se superiormente para for-

Tabela 12.3 Fraturas mediofaciais

1. Centrais
   - Isoladas:
     Alvéolo dentário
     Palato
     Maxilar
     Ossos nasais
   - Le Fort I transversa (de Guérin)
   - Le Fort II (piramidal), Wassmund II
   - Wassmund I (ossos nasais poupados)
   - Nasoetmoidorbitárias:
     Nasoetmoidal
     Nasorbitária
     Nasoetmoidorbitária
     Nasofrontal
2. Laterais
   - Zigomaticomaxilar
   - Do tripé (trimalar)
   - Arco zigomático
   - Zigomaticomandibular
   - Fratura de parede orbitária:
     Parede medial
     Assoalho orbitário (explosiva para fora/explosiva para dentro)
3. Centrolaterais
   - Le Fort III
   - Várias combinações de componentes centrais e laterais

mar um componente da raiz do nariz superior ao nível do assoalho orbitário. Inferiormente, a maxila se estende para formar o alvéolo maxilar e o componente principal do palato duro. Os ossos nasais, ossos lacrimais, conchas inferiores, vômer, osso etmóide e ossos palatinos também contribuem para a porção mediofacial central. As fraturas mediofaciais centrais incluem todas as formas de fratura que ocorrem entre a raiz do nariz e os processos alveolares das maxilas, mas não comprometem os zigomas.

Segmentares

Fraturas alveolares (Figuras 12.2 e 1.4)

As fraturas alveolares são o tipo mais comum de fratura maxilar isolada. Elas resultam mais freqüentemente de uma pancada na mandíbula impelindo a dentição mandibular para dentro da arcada dentária maxilar. O arco mandibular de menor diâmetro força a dentição maxilar para cima e para fora, fraturando a dentição ou o alvéolo maxilar. Os fortes tecidos de suporte periodontais e periosteais, firmemente aderentes ao alvéolo, limitam significativamente o desvio das fraturas alveolares, de tal modo que os achados em imagem muitas vezes são sutis. Em crianças, lesão oculta dos brotos dentários em desenvolvimento pode necessitar

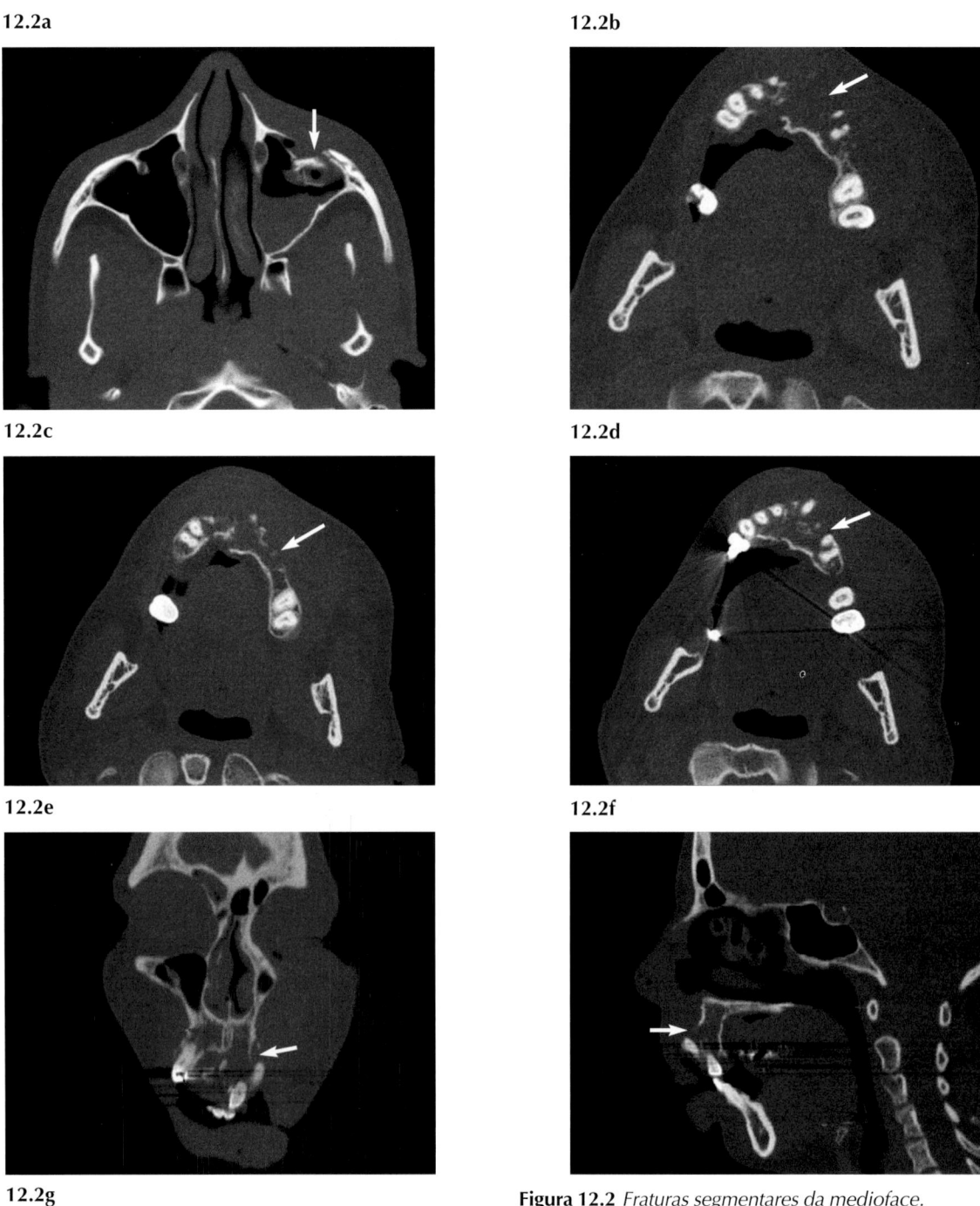

Figura 12.2 *Fraturas segmentares da medioface.*
(**a**) Fratura com afundamento isolada da parede anterior da maxila esquerda resultante de uma força local de mais baixa velocidade e de menor diâmetro (seta). Nenhuma anormalidade do zigoma ou das estruturas nasais está presente. (**b–g**) Uma fratura cominutiva da arcada dentária maxilar anterior com interrupção do córtex labial e lingual (seta). (**b–d**) Imagens axiais mostrando dimensão ântero-posterior expandida da arcada maxilar anterior. (**e**) Reconstrução coronal mostrando desvio da dentição anterior com uma fratura através da arcada dentária maxilar anterior.
(**f, g**) Reconstruções sagitais mostrando uma fratura através do alvéolo e superior à dentição, com dentes desviados e arrancados e fragmentos ósseos. Nenhuma lesão da medioface é observada de qualquer outro modo (setas).

ser avaliada no decorrer do tempo. Na nossa experiência, a probabilidade de uma fratura mandibular associada (dentição, alvéolo, corpo ou côndilo) é alta, aproximadamente 70%. A probabilidade de uma fratura mandibular associada é maior se não houver nenhuma indicação de um golpe direto na medioface central, sugerindo que a fratura alveolar maxilar é causada por terem sido as arcadas dentárias batidas juntas. Fraturas da tuberosidade maxilar exigem mais força e geralmente envolvem um segmento dentoalveolar, levando dentes molares a serem desviados súpero-lateralmente. Estas fraturas podem ser associadas a fraturas sagitais do palato ou maxila.

Palato (Figura 12.3)

As fraturas que comprometem o palato freqüentemente o dividem longitudinalmente junto da linha mediana, na porção mais fraca do processo palatino da maxila. O palato mediano é reforçado pelo vômer, enquanto o palato duro lateral é suportado pelo alvéolo maxilar. As fraturas sagitais palatais medianas significam trauma mais violento. As fraturas palatais cominutivas tendem a ser associadas a outras fraturas faciais centrais ou centrolaterais. A presença de fraturas palatais permite a rotação de segmentos dentoalveolares, aumentando significativamente a instabilidade da fratura, e exige fixação interna mais específica.

A sinostose da sutura palatal começa entre 15 e 19 anos de idade. Trauma em indivíduos mais jovens pode separar a sutura em vez de dividir o palato parassagitalmente. Avulsão de dente incisivo é comum em lesões palatais e sugere a possibilidade de uma fratura sagital da maxila.

As fraturas do palato podem levar à formação importante de hematoma e subseqüente comprometimento da via aérea. Um mucoperiósteo muito firmemente fixado limita formação de hematoma do palato duro anterior. Entretanto, sobre o palato duro posterior na lâmina horizontal do osso palatino, o periósteo e membranas mucosas são mais frouxamente fixados, com potencial de hemorragia importante do palato duro posterior, palato mole e paredes faríngeas por uma fratura localizada mais posteriormente dentro do palato. A posição posterior das artérias palatinas maiores e veias palatinas de drenagem, que se comunicam com os plexos venosos pterigóideo e faríngeo, supre essa formação de hematoma.

Fraturas segmentares da maxila

Estas fraturas usualmente comprometem as paredes anterior ou lateral da maxila, e resultam de uma força de baixa velocidade, freqüentemente com uma superfície contundente de menor diâmetro. Elas podem estender-se na direção da cavidade nasal ou para o alvéolo maxilar.

Fraturas cominutivas ou transfaciais
(Figuras 12.5, 12.8 e 12.9)

Fratura de Le Fort I (transversa) (de Guérin) (Figuras 12.10 e 12.11)

A fratura de Le Fort I resulta de um golpe na medioface inferior imediatamente superior à arcada maxilar. A fratura horizontal (transversa) compromete a cavidade nasal e os antros maxilares bilateralmente, imediatamente superiores ao palato duro, com a fratura sendo caracterizada pela separação da porção caudal das maxilas (incluindo o palato, alvéolo e dentição) do componente maxilar intacto mais superior. A linha de fratura atravessa todas as paredes dos antros e cavidade nasal, bem como os processos pterigóides. O segmento "flutuante" do palato pode estar intacto ou cominutivo. As linhas de fratura na face inferior tendem a ser menos cominutivas e mais horizontais que nas fraturas de Le Fort II. Pode haver mínima cominuição ou desvio do fragmento de fratura, tornando a detecção difícil em TC axial isolada. Os indícios são a tendência de o componente fraturado ser desviado posteriormente, criando uma má-oclusão com uma mordida aberta anterior. Ocasionalmente, a fratura transversa de Le Fort I pode ser vista mais superiormente no seio maxilar intermediário ou mesmo superior, com comprometimento típico das paredes dos antros e cavidade nasal. Este último achado pode ser relacionado a uma força contundente localizada ligeiramente mais superiormente. Um padrão de Le Fort I alterado também pode ser observado em usuários de dentaduras com próteses completas do arco maxilar protegendo o alvéolo de fratura, mas um componente vertical de fratura pode ser notado passando superiormente desde a fratura transversa principal, e nos pacientes cujo aparelho tem uma descontinuidade, uma fratura alveolar pode também ser notada nesse lugar.

Fratura de Le Fort II (piramidal) (Figuras 12.6, 12.7 e 12.12)

Esta fratura, denominada em virtude da sua configuração triangular, estende-se inferior e lateralmente do ápice piramidal à raiz do nariz, para comprometer o osso lacrimal e a parede orbitária medial (etmóide) obliquamente. A fratura a seguir estende-se anteriormente ao longo do assoalho orbitário, comprometendo a porção medial do processo orbitário da maxila próximo do canal infra-orbitário, antes de se estender inferiormente pela sutura zigomaticomaxilar e a parede anterior da maxila. Posteriormente, a fratura se

12.3a

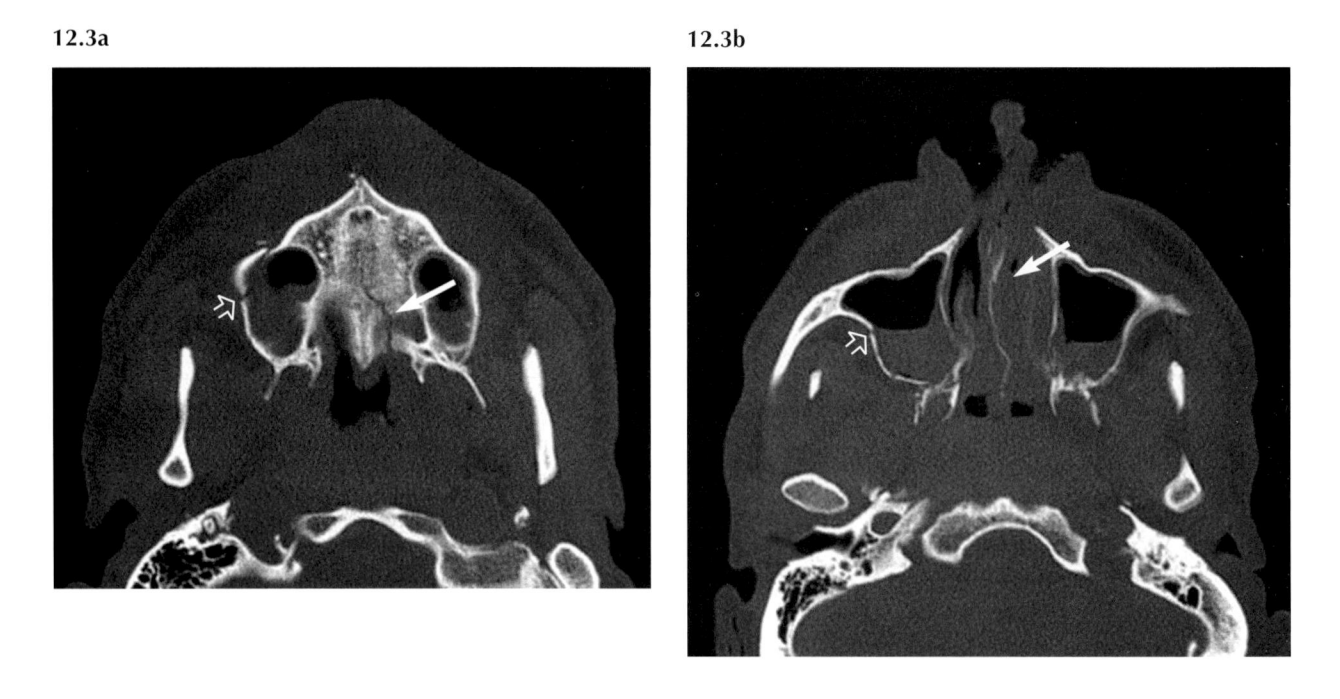

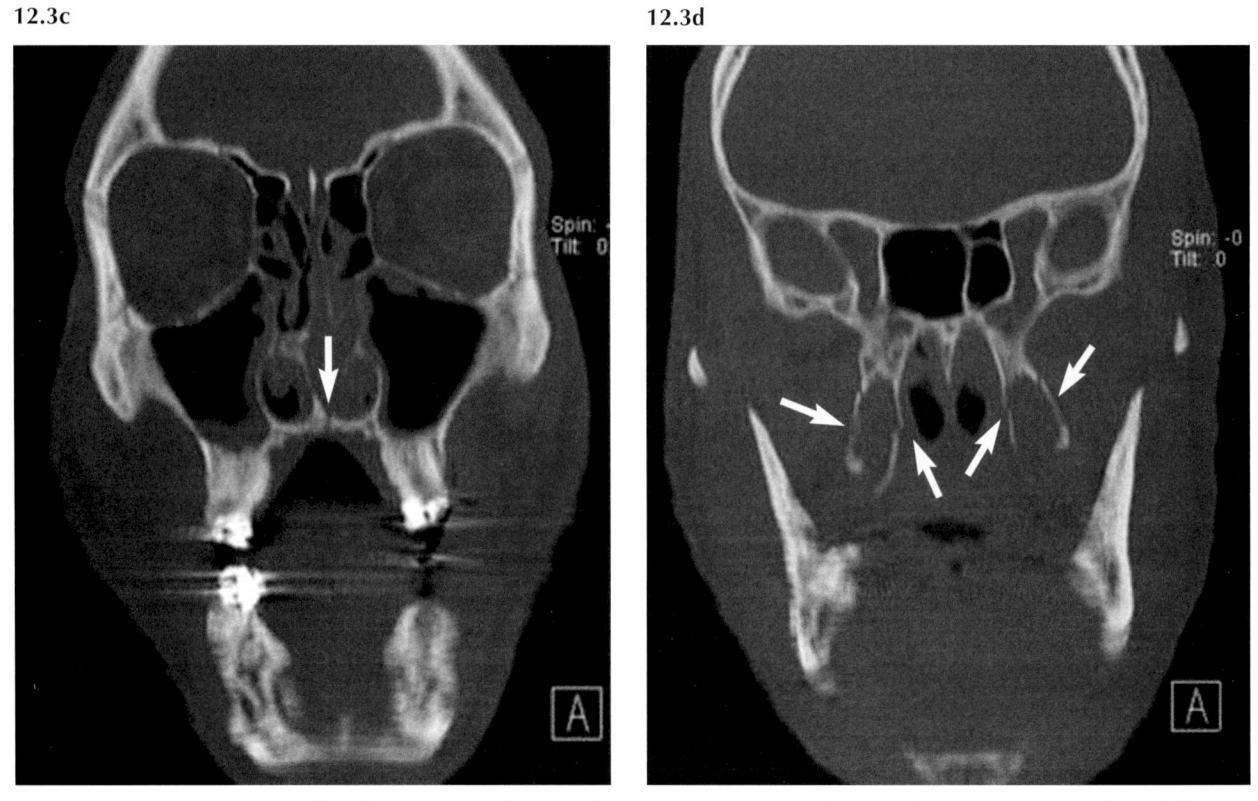

12.3b

12.3c

12.3d

Figura 12.3 *Fratura segmentar do palato e pterigóides.* Uma fratura sem desvio do palato imediatamente à esquerda da linha mediana posteriormente, mostrada em imagens axiais (seta), (**a**, **b**) e coronal (**c**), é associada a uma fratura sem desvio da parede lateral direita da maxila (seta aberta) e fraturas bilaterais das lâminas pterigóides, estas últimas sendo vistas na reconstrução coronal (**d**) (setas).

12.4a

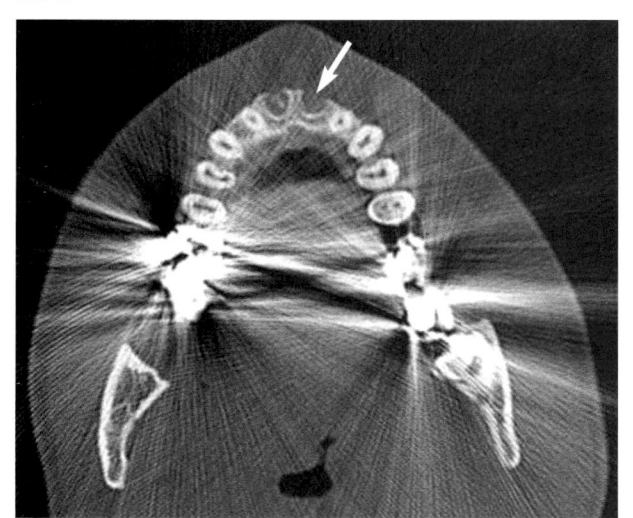

12.4b

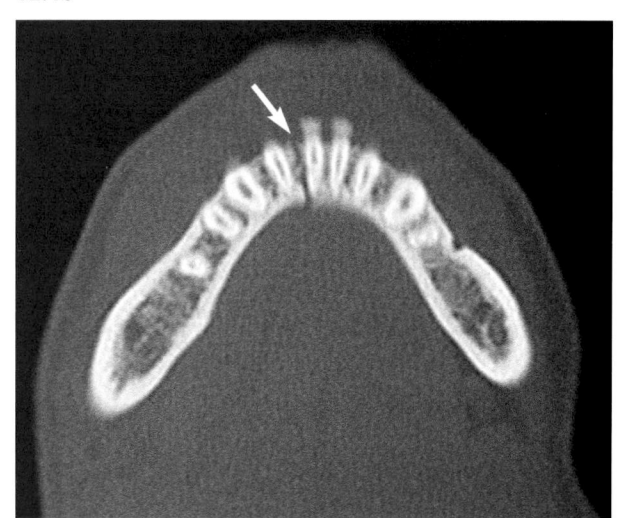

12.4c

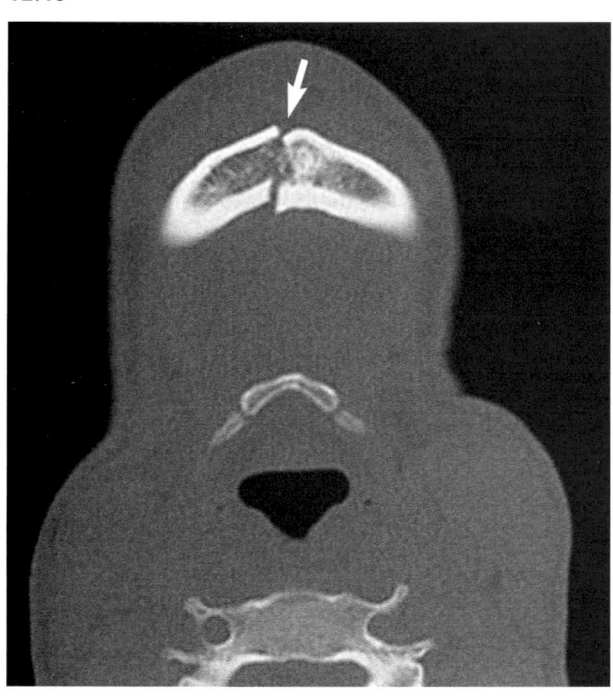

Figura 12.4 *Lesão maxilar por força mandibular* (**a–c**). Incisivos centrais maxilares arrancados secundariamente a uma força oclusal na dentição maxilar a partir de um golpe na mandíbula. Uma fratura parassinfisária da mandíbula está presente (setas).

estende através da parede póstero-lateral (infratemporal) do seio maxilar para comprometer a área mais inferior das lâminas pterigóides. A fratura pode estender-se posteriormente ao longo do assoalho orbitário até a fissura orbitária inferior e a seguir inferiormente ao longo da maxila posterior para comprometer as lâminas pterigóides. O nível de comprometimento das lâminas pterigóides não diferencia uma fratura de Le Fort II de uma Le Fort I. A fratura de Le Fort II permanece inferior e medial à sutura zigomaticomaxilar, com a parede orbitária lateral, corpo e arco do zigoma permanecendo intactos. A fratura de Le Fort II é uma fratura mediofacial subzigomática na qual a porção central mediofacial é separada da base do crânio superiormente e da área lateral da mediofacial lateralmente. O comprometimento do complexo nasoetmoidal, parede orbitária medial e área medial do assoalho orbitário visto na fratura de Le Fort II não é visto com a fratura de Le Fort I, que permanece inferior ao nível do assoalho orbitário e seios etmoidais. A fratura da parede medial do seio maxilar e do septo nasal, observada na fratura de Le Fort I, também pode ser vista na fratura de Le Fort II, especialmente se uma fratura mediofacial central de Le Fort II for cominutiva devi-

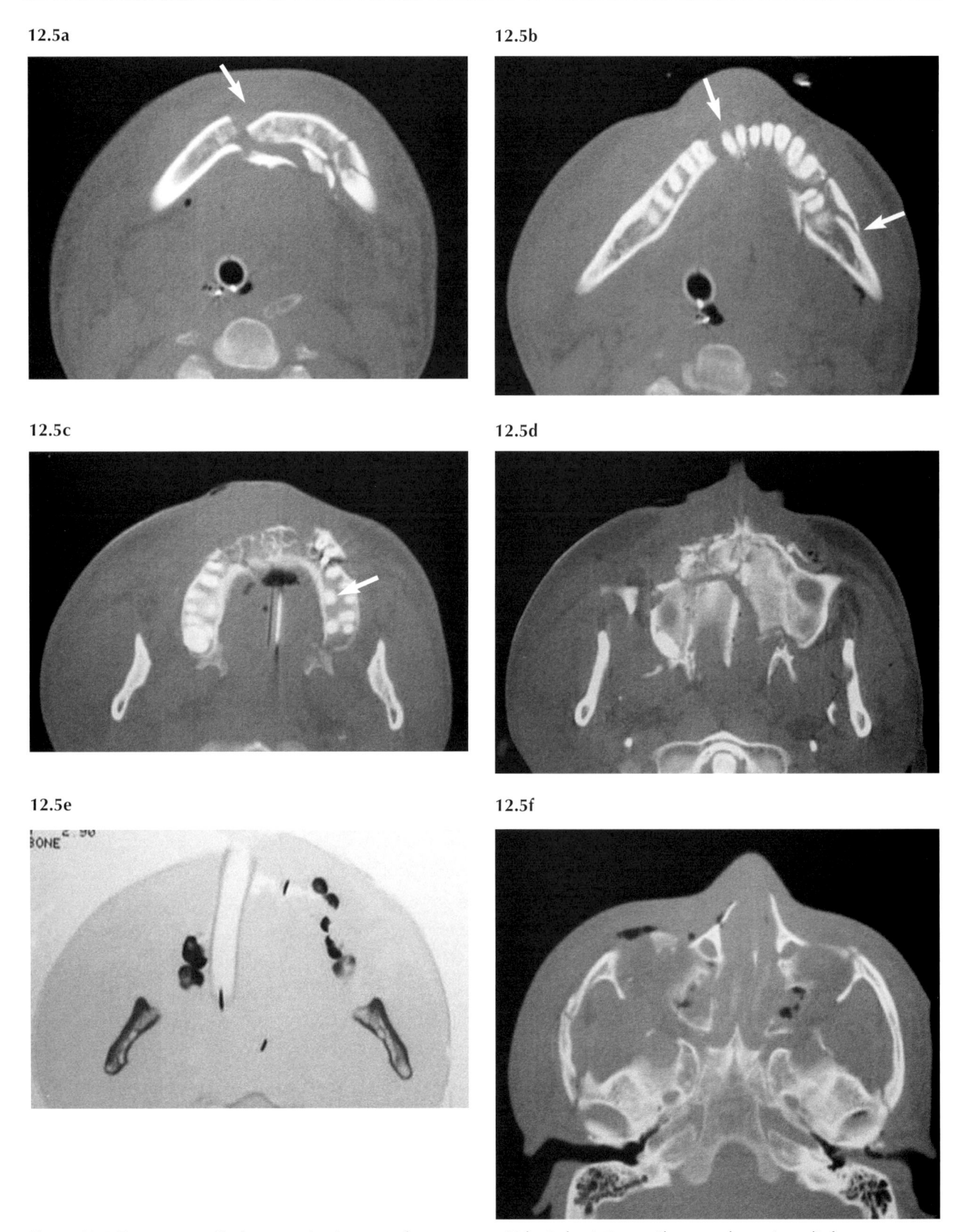

Figura 12.5 *Fraturas mandibulares cominutivas com fraturas transmitidas à dentição maxilar, ao palato e à medioface.*
(**a–f**) Imagens axiais de inferior a superior. (**a**) Fratura cominutiva da mandíbula inferior anterior (seta). (**b**) Fraturas cominutivas da mandíbula, incluindo uma fratura através do primeiro molar mandibular esquerdo (setas). Dentição anterior maxilar arrancada, com os dentes bicúspides maxilares esquerdos desviados lateralmente do seu alvéolo dentário (**c**) (seta). Coroas rachadas da dentição maxilar esquerda. (**d**) Fraturas palatais cominutivas. (**f**) Fraturas maxilares e zigomáticas bilaterais (clinicamente fraturas de Le Fort III bilaterais).

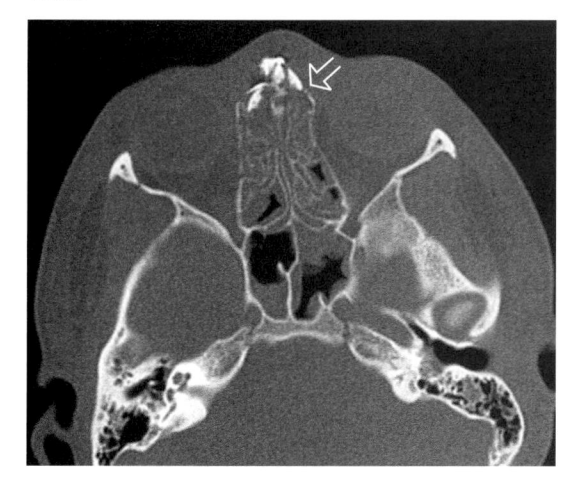

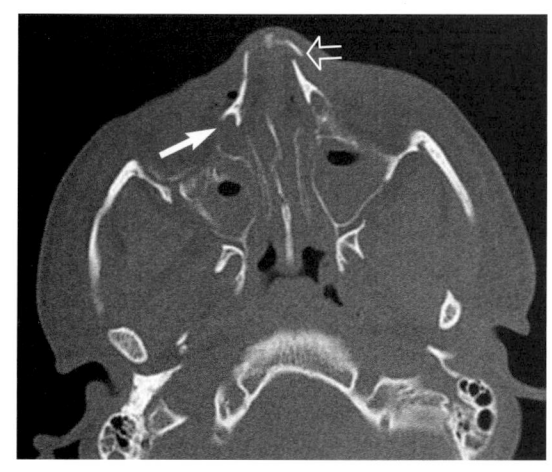

Capítulo 12 • Diagnóstico por Imagem dos Traumatismos da Face e Seios Paranasais

Figura 12.6 *Fratura bilateral de Le Fort II (piramidal) estendendo-se até o canal lacrimonasal* (seta). (**a**, **b**) Imagens axiais mostrando cominuição através do complexo nasoetmoidal anterior bilateralmente (setas abertas), sem desvio posterior dos fragmentos ósseos. As fraturas estendem-se para a parede medial do canal lacrimonasal direito desde o seu componente posterior. Fraturas cominutivas do septo nasal bem como da parede do seio maxilar lateral direita são observadas. As estruturas faciais ósseas laterais estão normais.

do a uma força de alta velocidade. O fragmento da face central de Le Fort II de forma piramidal é desviado posteriormente, em relação à mediofacial lateral e crânio não comprometidos, com uma resultante deformidade de "face de prato" e má-oclusão. Anestesia ou parestesia do nervo infra-orbitário é uma ocorrência freqüente (aproximando-se de 80%), devido à relação íntima do componente de fratura do assoalho e margem orbitários com o nervo infra-orbitário. A fratura mediofacial central profunda (Wassmund I) poupa os ossos nasais e se estende desde os bordos laterais da abertura piriforme através dos ossos lacrimais e as paredes orbitárias mediais.

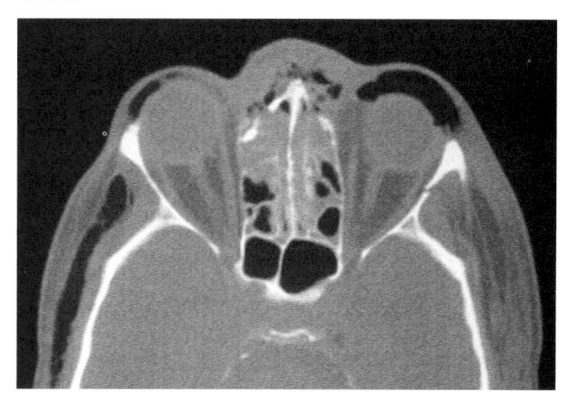

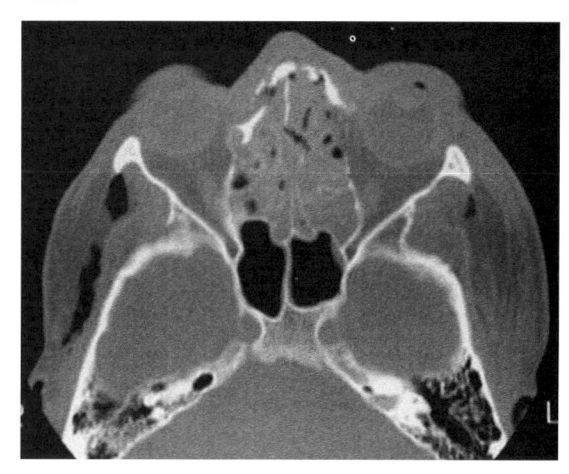

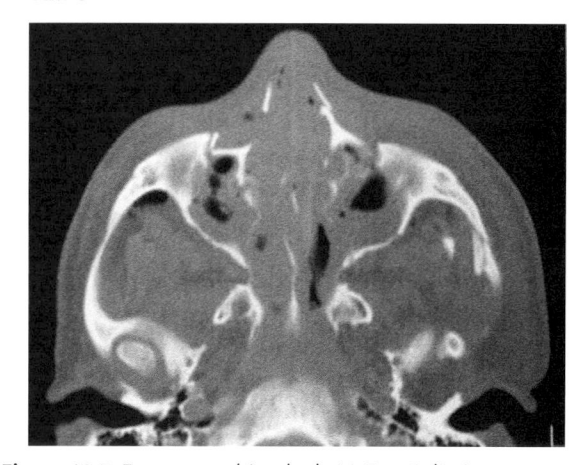

Figura 12.7 *Fratura combinada de Le Fort II direita e Le Fort III esquerda.* (**a–c**) Imagens axiais (de superior a inferior) mostrando uma fratura cominutiva do complexo nasoetmoidal anterior com uma fratura sem desvio da parede orbitária lateral esquerda. Ao nível orbitário inferior, há maior cominuição do complexo nasoetmoidal, incluindo uma fratura do canal lacrimonasal direito e avulsão focal do osso na inserção do tendão cantal medial esquerdo. Ao nível da medioface, fraturas estendem-se para baixo pela maxila anterior, com desvio posterior da face central em relação às estruturais faciais laterais. Uma fratura cominutiva do meio do arco zigomático esquerdo está presente.

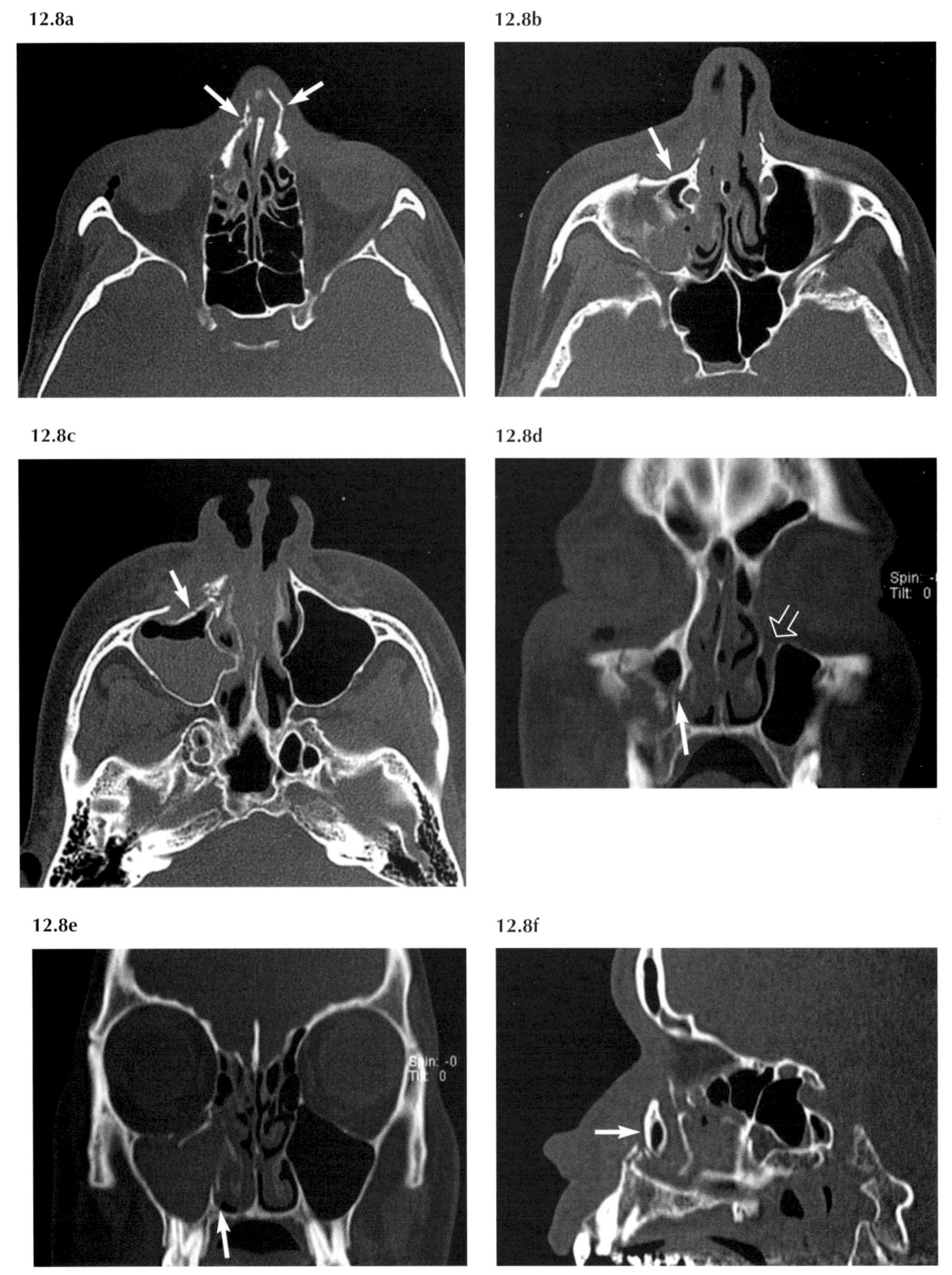

Figura 12.8 *Fragmento de fratura focal nasomaxilar direita desviado posteriormente com o ducto lacrimonasal (DNL) permanecendo desimpedido.* (**a–c**) Imagens axiais mostrando fraturas bilaterais dos ossos nasais (setas (**a**)) com um segmento nasomaxilar–lacrimonasal direito desviado posteriormente, incluindo o DNL direito (seta (**b**)). Nota-se cominuição do fragmento ósseo inferiormente, incluindo fragmentação óssea que se projeta dentro do meato inferior, até o aspecto inferior do DNL (seta). (d-e) Imagens coronais mostrando fragmento do osso direito desviado posteriormente, comprometendo o meato inferior direito (seta) (ver o canal lacrimonasal esquerdo normal (seta aberta) (**d**)). (**f**) Reconstrução sagital mostrando um DNL patente apesar de desvio posterior e fragmentação da maxila anterior adjacente (seta).

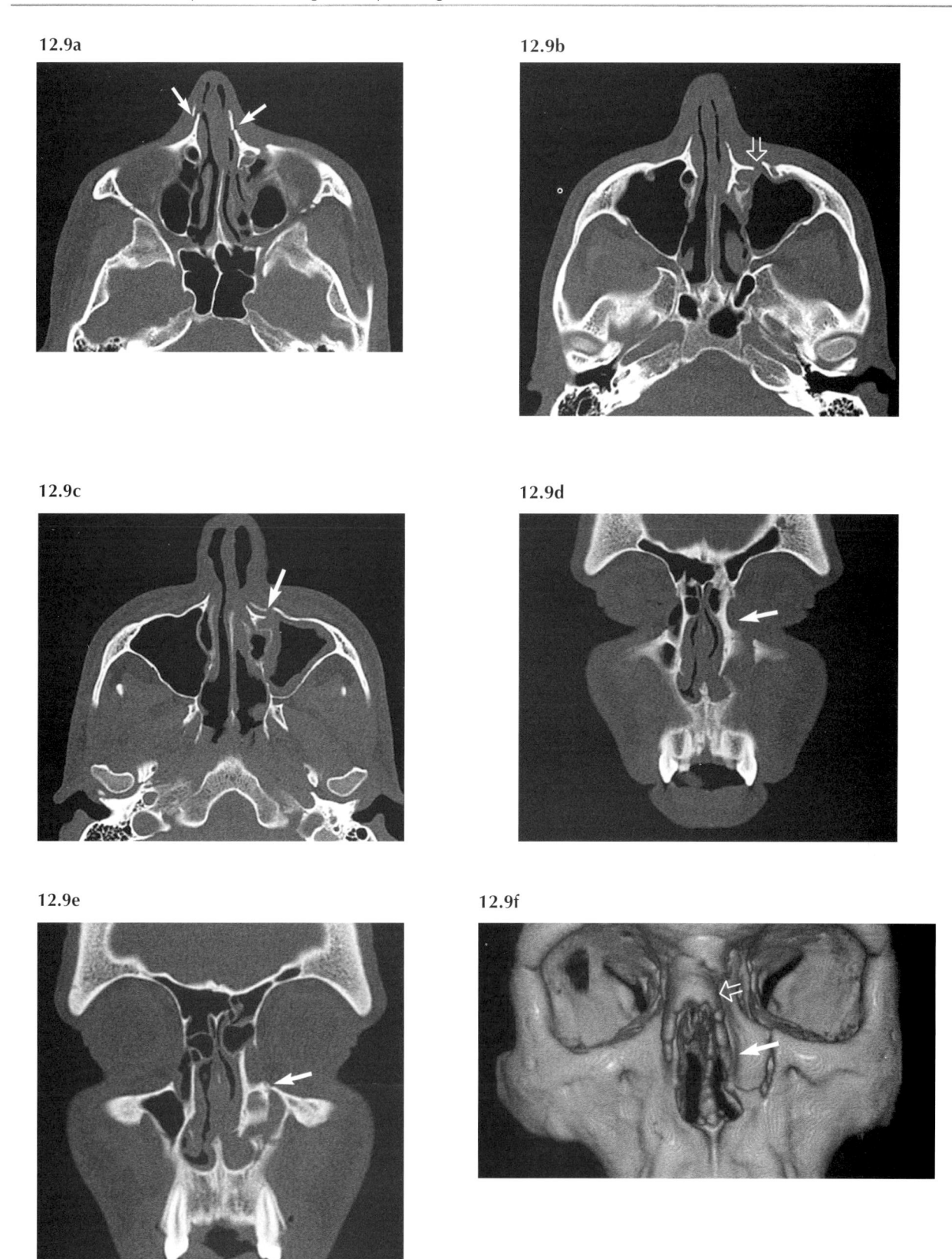

Figura 12.9 *Maxila ântero-medial esquerda cominutiva desviada para dentro do ducto nasolacrimal (DNL).* (**a–c**) Imagens axiais mostrando fraturas nasais bilaterais, com maior cominuição à esquerda (setas). Um fragmento ósseo separado rodeia o ducto lacrimonasal esquerdo cominuído (seta aberta). (**d**, **e**) TC coronal não mostra tão bem a relação ao DNL, com o canal sendo obscurecido pelo fragmento ósseo desviado (seta). (**f**) Vista em 3D frontal mostrando um fragmento ósseo na maxila ântero-medial superior esquerda (seta), com desvio dos ossos nasais (seta aberta).

12.10a

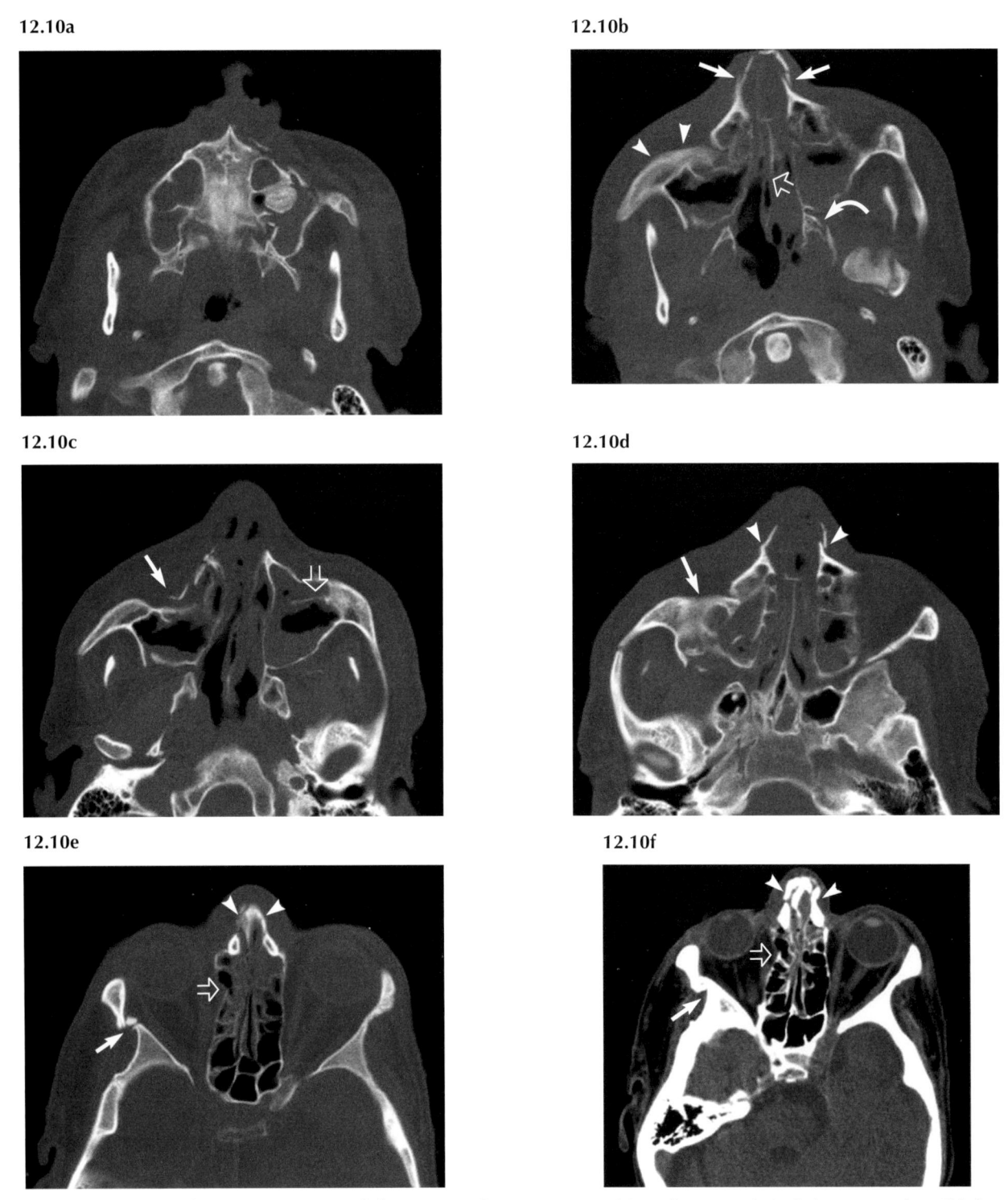

12.10b

12.10c

12.10d

12.10e

12.10f

Figura 12.10 *Fraturas de Le Fort assimétricas bilaterais complexas.* Imagens axiais (**a–f**) e coronais (**g–i**) demonstrando múltiplas fraturas faciais bilaterais. Observe a craniotomia temporal direita precedente para hematoma subdural. Fratura–luxação da cabeça condilar mandibular esquerda (articulação temporomandibular, ATM) parece subaguda, com reação óssea periosteal presente. Osteoma incidente está presente no seio maxilar esquerdo inferior. (**a–f**) Imagens axiais de inferior a superior. (**a**) Uma fratura da parede anterior inferior do seio maxilar esquerdo. (**b**) Fraturas bilaterais dos ossos nasais (setas) e uma fratura septal nasal cominutiva (seta aberta), um zigoma direito desviado posteriormente com fratura associada das paredes anterior e lateral do seio maxilar direito (pontas de setas) uma fratura do processo pterigóideo esquerdo (seta curva); e um fragmento ósseo no interior do seio maxilar esquerdo. (**c**) Fraturas cominutivas do seio maxilar anterior direito (seta). O fragmento ósseo no interior do seio maxilar esquerdo é visto melho aqui (seta aberta). (**d**) Osso nasal bilateral (pontas de setas) e fraturas do septo nasal e uma fratura zigomaticomaxilar direita desviada posteriormente (seta). (**e, f**) Fraturas da parede orbitária lateral direita (seta), parede orbitária medial direita (seta aberta) e complexo nasoetmoidal bilateral (pontas de setas).

12.10g

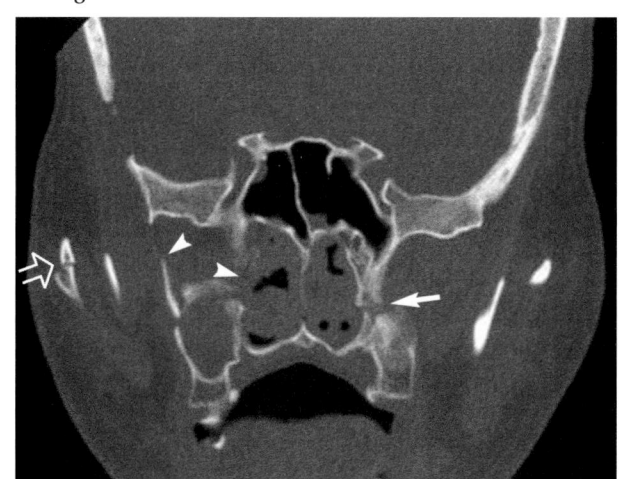

12.10h

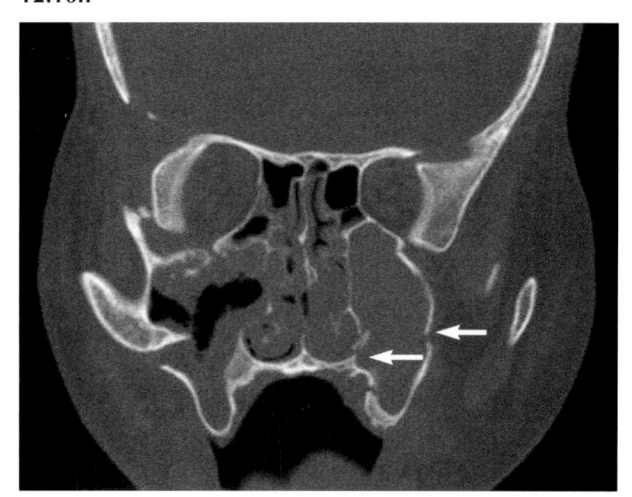

12.10i

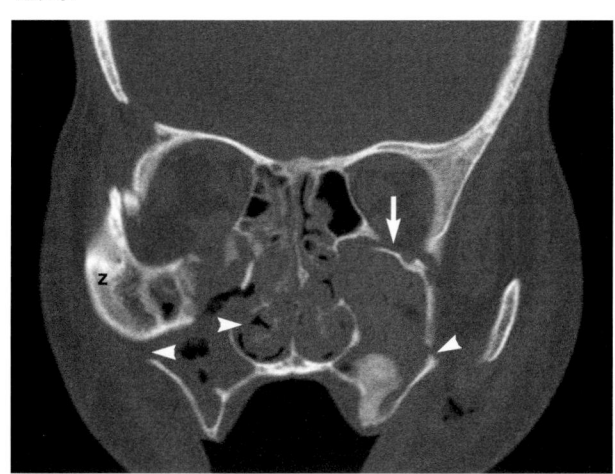

Figura 12.10 *Continuação* (**g–i**) Imagens coronais de posterior a anterior. (**g**) Fraturas do arco zigomático direito (seta aberta), paredes medial e lateral (pontas de setas), e seio maxilar direito posterior, e uma fratura horizontal do processo pterigóide esquerdo (seta). (**h**) Fraturas das paredes medial e lateral do seio maxilar esquerdo inferior (setas). (**i**) Desvio superior do corpo zigomático direito (z), uma fratura do assoalho orbitário esquerdo (seta) e fraturas das paredes medial e lateral do seio maxilar bilateralmente (pontas de setas) — esta combinação de fraturas representa fraturas de Le Fort I, II e III direitas e uma combinação de fraturas de Le Fort I e II esquerdas.

12.11a

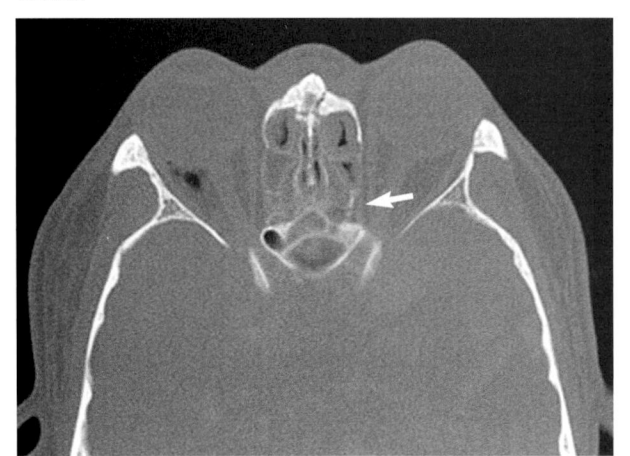

12.11b

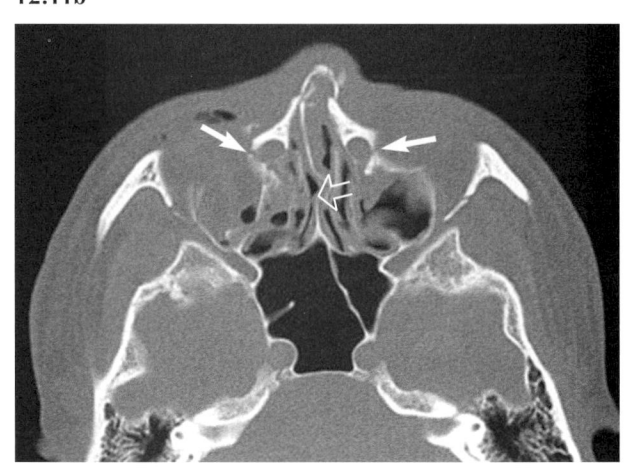

12.11c

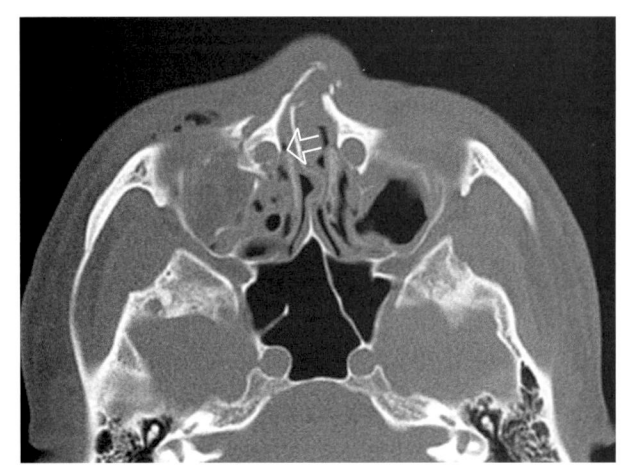

12.11d

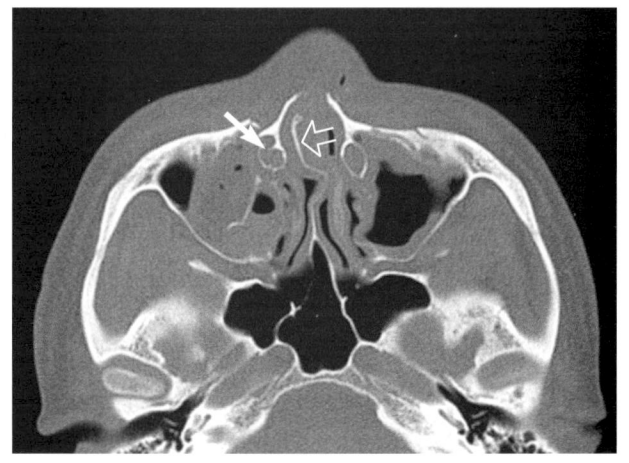

12.11e

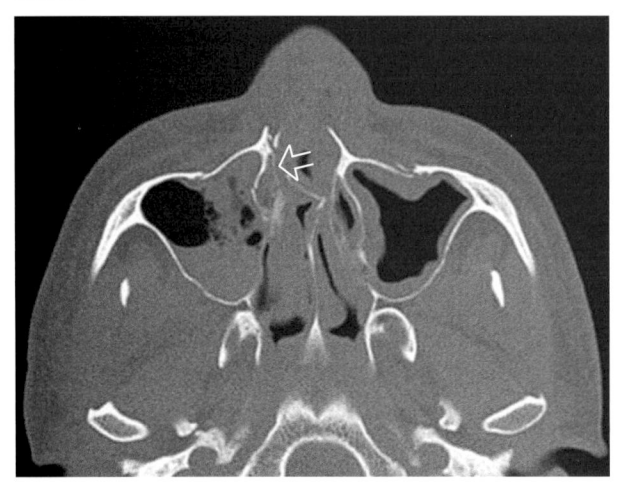

Figura 12.11 *Fraturas maxilares nasoetmoidais complexas.* (**a–e**) Imagens axiais. As imagens axiais de superior a inferior (**a–e**) mostram uma fratura do complexo nasoetmoidal, com encurvamento sutil da lâmina papirácea bilateralmente (na imagem mais superior (seta) (**a**). O septo nasal está arqueado e desviado (setas abertas). O complexo nasoetmoidal está desviado posteriormente em relação às estruturas da face lateral. Fraturas estendem-se através dos canais lacrimonasais bilateralmente (setas). Os ossos nasais direitos, o canal lacrimonasal (DNL) e o processo nasal da maxila estão fraturados como uma unidade e rodados para a esquerda. O DNL e o processo nasal da maxila estão fraturados como uma unidade separada e rodados para a direita.

12.11f

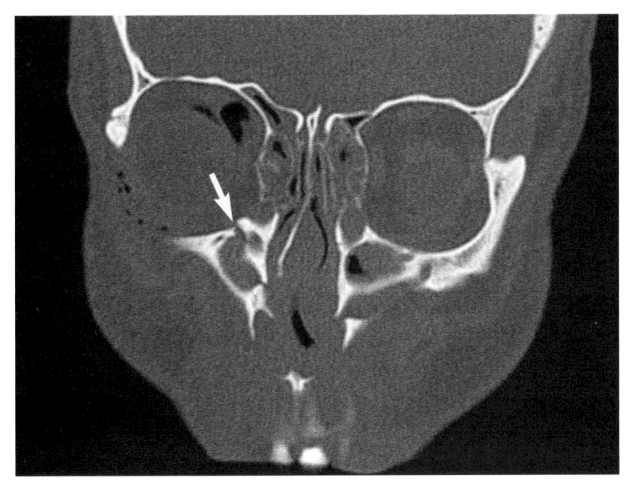

12.11g

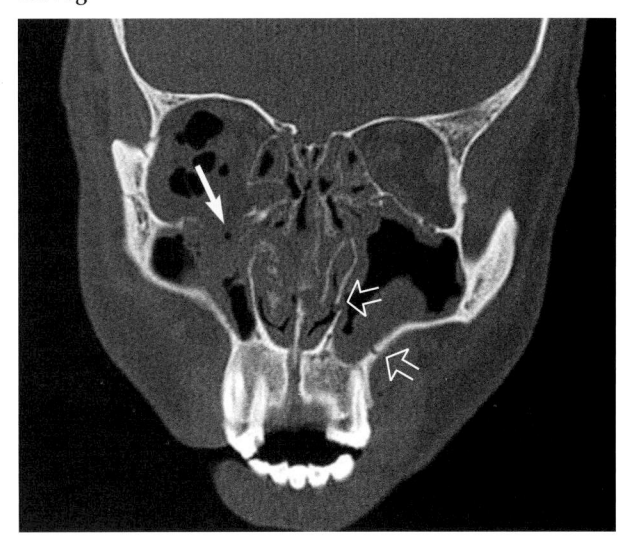

12.11h

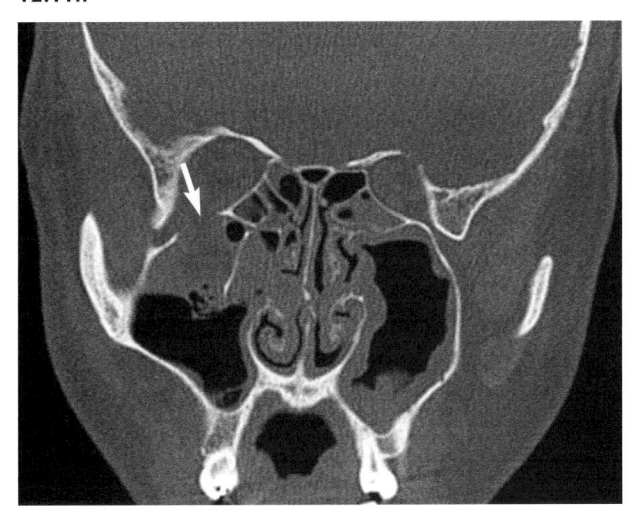

Figura 12.11 *Continuação* (**f–h**) Imagens coronais. A margem infra-orbitária esquerda e a parede anterior da maxila estão desviadas posteriormente. Há uma grande fratura do assoalho orbitário direito (setas). A face lateral direita permanece intacta, sem evidência de componentes de Le Fort II ou Le Fort III. À esquerda, há uma fratura da parede medial e lateral da maxila compatível com uma fratura de Le Fort II (setas abertas).

Fraturas de Le Fort III (Wassmund IV) (disjunção craniofacial) *(Figuras 12.12 e 12.13)*

A fratura de Le Fort III é caracterizada por separação do esqueleto facial centrolateral inteiro da base do crânio como uma disjunção craniofacial. Como na fratura de Le Fort II, o componente medial tem uma linha de fratura que envolve a raiz do nariz, o osso lacrimal e a parede orbitária medial, mas a seguir cruza o assoalho orbitário póstero-lateralmente para atingir a fissura orbitária inferior, ponto no qual a linha de fratura diverge. Uma parte da linha de fratura continua lateral e superiormente através da parede orbitária lateral para terminar próximo da sutura zigomaticofrontal e a margem orbitária lateral. A segunda linha de fratura estende-se do assoalho orbitário posterior, posterior e inferiormente ao longo da maxila posterior para a área mais inferior da lâmina pterigóide. Os arcos zigomáticos são também fraturados, completando a separação craniofacial. Uma fratura de Le Fort III sem inclusão dos ossos nasais é chamada fratura de Wassmund III, com a linha de fratura estendendo-se a partir de cada lado da abertura piriforme para cima para os ossos lacrimais, a seguir continuando como se vê com a fratura de Le Fort III. A fratura de Le Fort II tende a comprometer o assoalho orbitário mais medialmente, em contraste com o comprometimento do assoalho mais lateral visto com a fratura de Le Fort III. Ambos os tipos de fratura são associados a comprometimento do nervo infra-orbitário, o qual é ligeiramente maior com Le Fort II (89%) que com Le Fort III (70%). Uma fratura de Le Fort III verdadeira compromete o teto do seio maxilar (assoalho orbitário) sem ruptura das paredes anterior ou lateral do seio maxilar como notado com a fratura de Le Fort II, e sem a ruptura medial da fratura de Le Fort I. Os pacientes com Le Fort III tendem a ter deformidade de "face de prato", má-oclusão, interrupção da drenagem nasolacrimal e rinoliquorréia. Instabilidade ou desvio mediofacial lateral pode diferenciar clinicamente esta fratura de uma fratura de Le Fort II.

12.12a

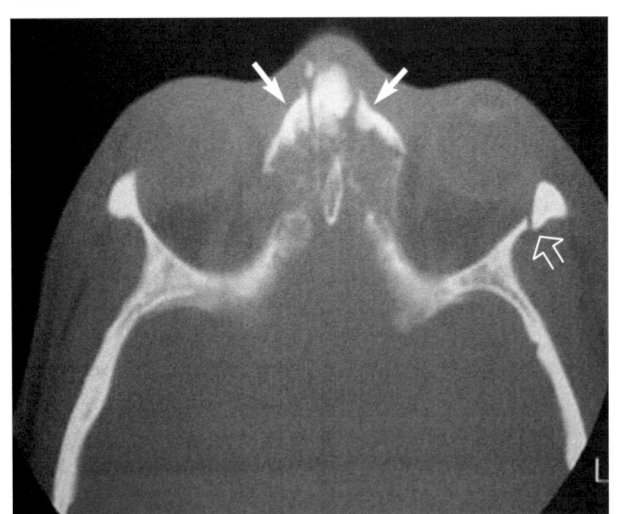

12.12b

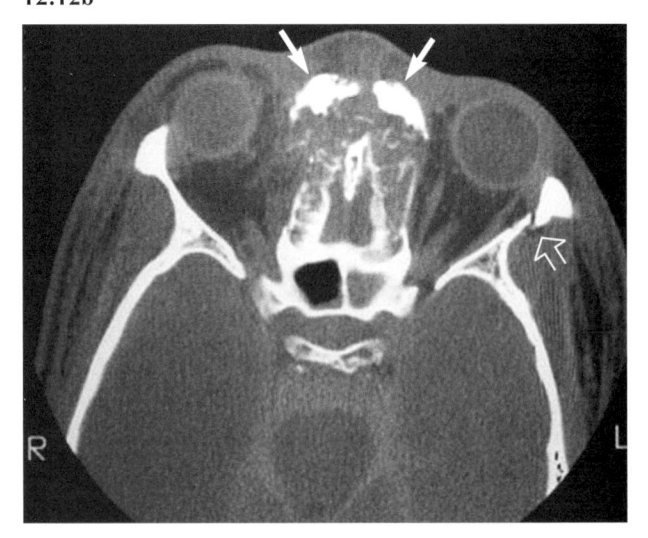

12.12c

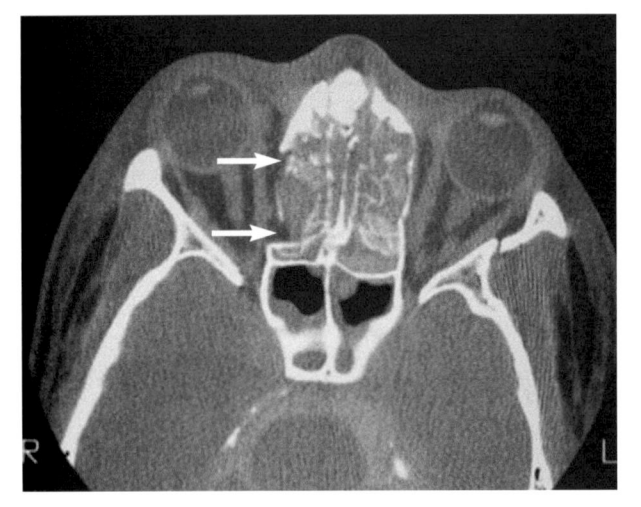

12.12d

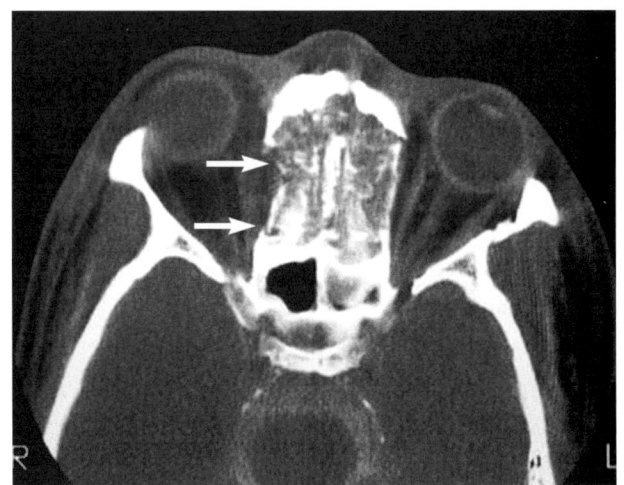

12.12e

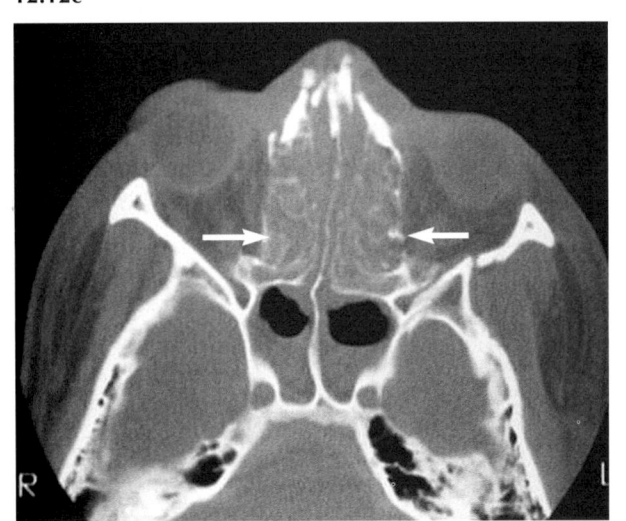

Figura 12.12 *Fraturas complexas da medioface: fraturas cominutivas nasoetmoidais, Le Fort II direita, Le Fort III esquerda, com espalhamento dos complexos nasoetmoidais e nasomaxilares.* (**a–g**) Imagens axiais de superior a inferior. (**a, b**) Fraturas cominutivas com espalhamento dos fragmentos nasoetmoidais anteriores, inclusive os ductos nasolacrimais (setas). A *crista galli* permanece na sua posição normal. Está presente uma fratura da parede orbitária lateral esquerda com desvio lateral da margem orbitária lateral (setas abertas). O globo direito está desviado lateralmente pelos fragmentos ósseos. (**c–e**) Ao nível do seio esfenoidal e da base do crânio, fragmentos cominuídos nasoetmoidais (setas) representam um complexo ósseo instável. Está presente extensa hemorragia subaracnóidea.

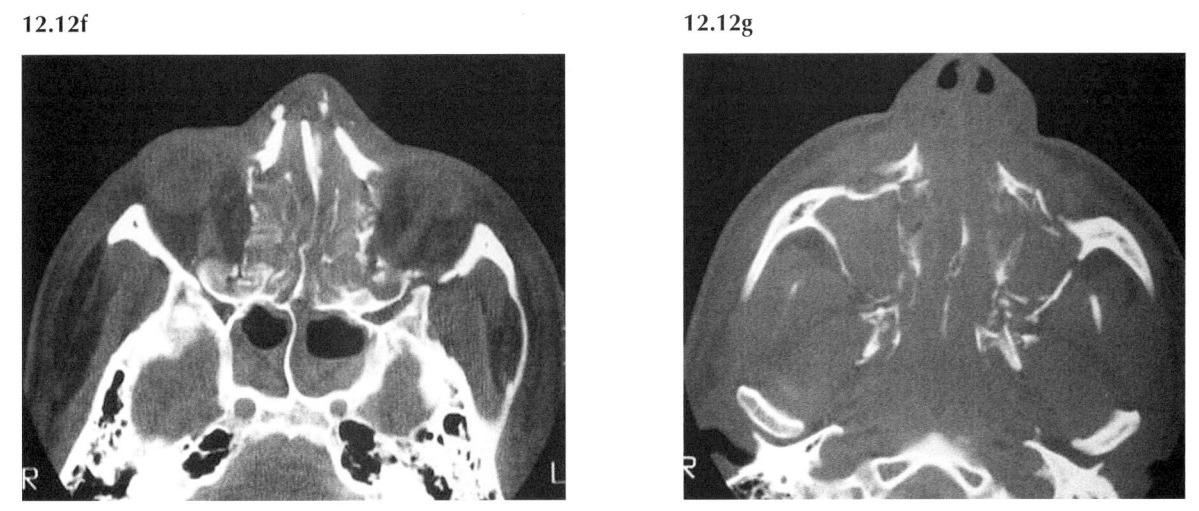

Capítulo 12 • Diagnóstico por Imagem dos Traumatismos da Face e Seios Paranasais   211

12.12f

12.12g

Figura 12.12 *Continuação* (**f, g**) Na mediaface inferior, fraturas nasoetmoidais complexas estendem-se na direção do ápice orbitário inferior. Fraturas cominutivas do assoalho orbitário posterior estão presentes bilateralmente. Há fraturas sutis do arco zigomático esquerdo. Os padrões de fratura representam fraturas nasoetmoidais complexas com uma fratura de Le Fort II direita e uma fratura de Le Fort III esquerda.

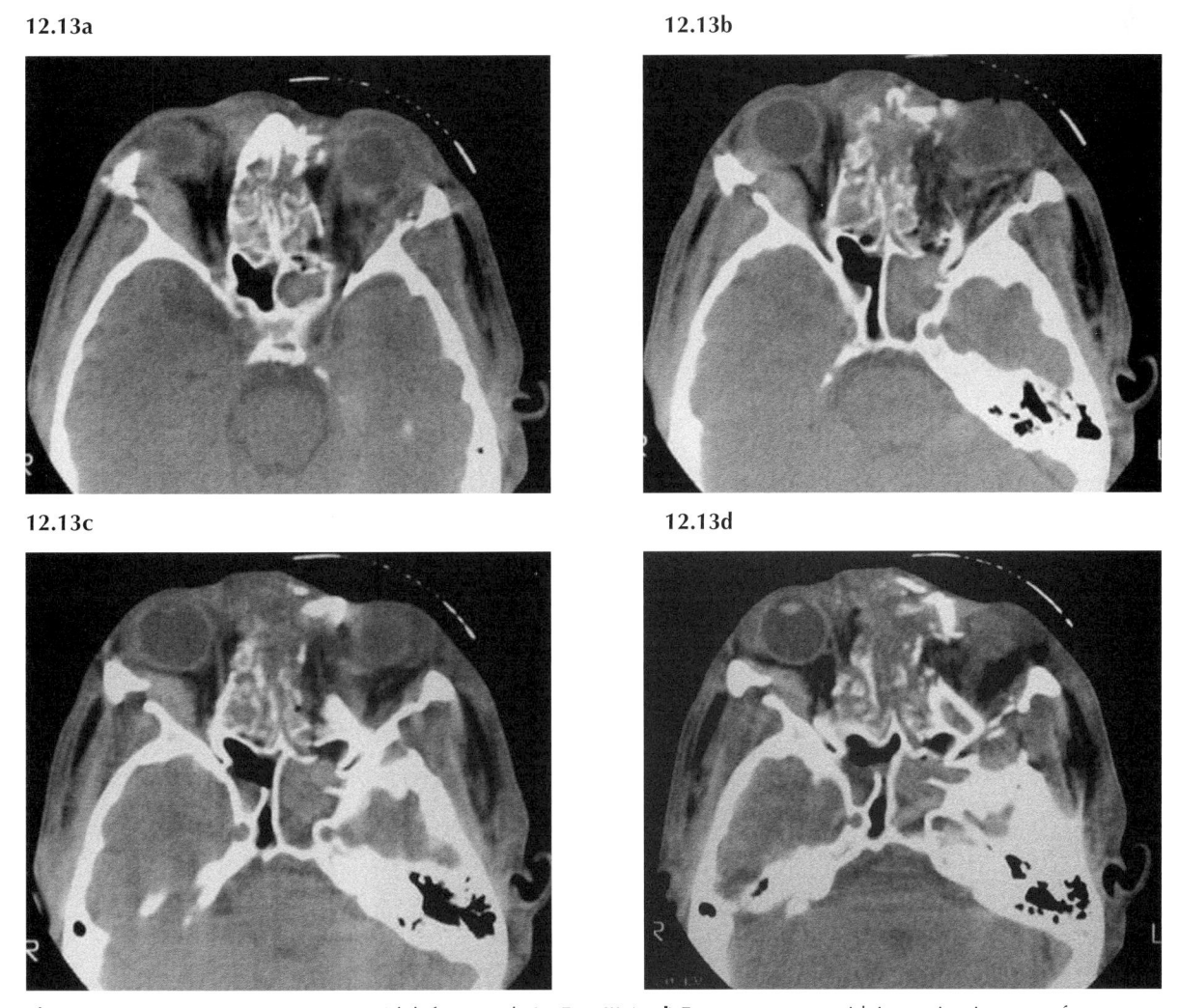

12.13a

12.13b

12.13c

12.13d

Figura 12.13 *Esmagamento nasoetmoidal, fraturas de Le Fort III.* (**a–d**) Fraturas nasoetmoidais cominutivas com fraturas associadas da face lateral (fraturas de Le Fort III). Hipertelorismo traumático é observado nos níveis orbitários médio a inferior. Um hematoma subperiosteal é notado com fratura da parede orbitária lateral direita.

Fraturas mediofaciais centrais superiores: fraturas nasorbitárias, nasoetmoidais, nasoetmoidorbitárias (NEO)

A região nasoetmoidorbitária representa a junção entre as cavidades nasal, orbitária e craniana. O espaço interorbitário posterior aos ossos nasais, entre a parede medial da órbita, e embaixo do assoalho da fossa anterior do crânio (FAC) contém os dois labirintos etmoidais, a cavidade nasal superior, o septo nasal e porções das conchas superiores e médias. O teto é formado pela lâmina cribriforme, a fóvea etmoidal e a lâmina orbitária do osso frontal, de medial a lateral. A junção do teto etmoidal e lâmina cribriforme é a parte mais fraca do assoalho da FAC. A aderência firme de uma dura mais fina, aqui, resulta em lacerações durais e vazamentos de LCE associados com fraturas neste local, com a dura e a base do crânio funcionando como uma só unidade. Lesão de nervo olfatório também pode ser suspeita com ruptura da região cribriforme. Pneumocele ou infecção intracraniana têm uma incidência aumentada relacionada a fraturas neste local.

As fraturas podem ser limitadas ao complexo NEO, porém mais freqüentemente são associadas a outras fraturas faciais. A maioria destas fraturas resulta de trauma de veículos a motor em alta velocidade, com uma tendência a complicações orbitárias e intracranianas, e com lesão do SNC sendo vista em aproximadamente 50% dos casos. A parede medial da órbita com o osso lacrimal anteriormente e a lâmina papirácea mais posteriormente é frágil e invariavelmente sofre cominuição por uma força traumática centrada sobre a ponte do nariz, desviando a pirâmide nasal posteriormente. Telecanto, visto em 10–12% destas lesões, é quase sempre produzido pela divisão da sustentação nasomaxilar, que é desviado lateralmente. O ligamento cantal medial tende a ser desviado com a sustentação e raramente é lacerado ou arrancado. Lesões do aparelho nasolacrimal também são comuns. O assoalho orbitário medial mais fino facilita fraturas concomitantes do assoalho orbitário.

A fina trama dos seios etmoidais permite que o complexo nasoetmoidal se colapse, como um acordeão, sobre si próprio, com os ossos nasais sendo impulsionados posteriormente para dentro do seio etmoidal. Este desenho protetor mantém melhor as forças traumáticas mais centralmente, com uma freqüência relativamente diminuída de fragmentos ósseos comprometendo os globos oculares ou nervos ópticos. A *crista galli* e o septo nasal têm um efeito brando de escoramento e ajudam a limitar a extensão da cominuição ao longo do assoalho da FAC.

As fraturas do complexo NEO podem estender-se posteriormente ao longo da lâmina cribriforme ou parede orbitária medial para comprometer o seio esfenoidal, ápice orbitário e forame óptico. Alterações sutis na configuração do complexo NEO, especialmente um desvio lateral mínimo deste complexo, têm significado importante por causa da sua relação íntima ao nervo óptico, o ápice orbitário e os tecidos parasselares, inclusive as estruturas do seio cavernoso anterior. Lesão séria destas estruturas pode ocorrer secundária a forças transmitidas ao longo da parede orbitária medial, com mínimo, se algum, desvio de partes moles. Precaução extrema é necessária durante a redução destes fragmentos faciais a fim de evitar qualquer desvio de um fragmento do canal óptico, resultando em cegueira.

Traumatismo nasoetmoidorbitário tende a fraturar a margem orbitária na junção das margens medial e supra-orbitária. Inferiormente, a fratura se estende a áreas de relativa fraqueza nos canais infra-orbitários ou lacrimonasal.

As fraturas NEO apresentam acentuada complexidade e potencial de deformidade e disfunção. Uma fratura associada da margem orbitária ou do assoalho é vista em aproximadamente 95%, com fraturas associadas de Le Fort II ou III ou fraturas maxilares complexas em 75% dos casos. Quarenta por centro destes pacientes têm rinoliquorréia, e 25% têm fraturas associadas do seio frontal. Lesão ocular grave é vista em 30%. O ducto nasolacrimal é lesado em 66% das fraturas cominutivas etmoidais anteriores. O osso nasal, vômer, lâmina perpendicular dos etmóides e labirinto etmoidal são finos e predispostos à cominuição, restringindo significativamente a via aérea nasal. O processo nasal do osso frontal e o processo frontal da maxila são mais fortes e oferecem alguma estabilidade. Hematomas orbitários são relativamente freqüentes. Os forames etmoidais anteriores e posteriores (na lâmina papirácea na junção da sutura frontoetmoidal) representam um local de fixação relativa, com resultantes lacerações dos vasos ou nervos.

A inclinação curva da parede posterior do seio frontal sobre o assoalho da fossa anterior do crânio pode ser avaliada precariamente por imagens axiais, subestimando fraturas ou desvio. Desvio posterior do complexo etmoidonasofrontal anterior sugere ruptura do assoalho da fossa anterior do crânio e exige avaliação adicional por meio de reconstruções coronais e sagitais. As fraturas do etmóide anterior–raiz do seio frontal têm uma incidência mais alta de complicações com drenagem do que as fraturas posicionadas mais superiormente.

FRATURAS MEDIOFACIAIS LATERAIS

As fraturas mediofaciais laterais incluem fraturas zigomaticomaxilares, fraturas em tripé trimalar, fraturas do arco zigomático e fraturas zigomaticomandibulares, bem como as fraturas em explosão do assoalho orbitário.

Fraturas zigomaticomaxilares e do tripé trimalar (Figuras 12.30–12.39)

O zigoma, como uma proeminência protetora na área súpero-lateral da mediface, é o segundo osso facial mais freqüentemente fraturado (depois dos ossos nasais), representando aproximadamente 50% das fraturas mediofaciais, e aproximadamente 70% das fraturas mediofaciais comprometendo o complexo zigomático isoladamente ou em conjunção com outras fraturas mediofaciais. Estas fraturas são tradicionalmente denominadas fraturas trimalares ou em tripé relacionadas às fraturas através das três projeções ósseas do zigoma, a saber, a parede orbitária lateral, a interface zigomaticomaxilar e o arco zigomático. A linha de fratura através da parede orbitária lateral compromete ambas as suturas zigomaticofrontal e zigomaticoesfenoidal. O componente do arco zigomático fratura-se mais comumente no componente temporal mais fraco do arco, aproximadamente 1,5 cm posterior à sutura zigomaticotemporal. As fraturas associadas ao zigoma freqüentemente afetam os ossos que se encontram, sem nenhuma fratura através do próprio zigoma.

A linha da fratura em tripé estende-se desde a parede orbitária lateral até a fissura orbitária inferior, em seguida ao longo da face lateral do assoalho orbitário próximo ao canal infra-orbitário, para estender-se inferiormente na maxila anterior próximo da sutura zigomaticomaxilar. O nervo infra-orbitário é comprometido em aproximadamente 95% das fraturas em tripé. Distúrbios oculares são vistos em um terço das fraturas de tripé — o dobro da ocorrência de distúrbios oculares em fraturas explosivas.

Mau posicionamento retardado com rotação ou inclinação de fraturas zigomáticas pode ocorrer em uma fratura malar não fixa devido a forças musculares, especialmente pelo músculo masseter. Esse assentamento retardado dos desvios pode ocorrer póstraumaticamente durante até 10 dias, exigindo acompanhamento clínico estreito para avaliação destes pacientes. Fraturas do corpo zigomático rodadas medialmente ou fraturas zigomaticomaxilares mais complexas têm instabilidade aumentada e maior risco de lesão do nervo infra-orbitário. As fraturas da sustentação zigomaticomaxilar seguem o corpo zigomático para inclinar-se para baixo e para dentro, causando depressão tardia da proeminência zigomática.

A fratura zigomaticomaxilar tende a ser mais complexa do que a fratura em tripé, com a primeira tendo componentes mais extensos maxilares, orbitários ou pterigóides. O segmento maxilar anterior estende-se mais medialmente perto do forame infra-orbitário, com a linha de fratura estendendo-se inferiormente para a região pré-molar e a seguir estendendo-se através do palato até a tuberosidade maxilar e as lâminas pterigóides inferiores.

A fratura do assoalho orbitário mais lateral envolve posicionamento menos íntimo em relação aos músculos reto inferior ou oblíquo inferior a não ser que o componente orbitário seja extenso — o que explica a relativa infreqüência de diplopia ou compressão muscular. As fraturas através do recesso zigomático do seio maxilar, comprometendo o rebordo infra-orbitário, não devem ser confundidas com uma fratura de Le Fort II.

Fraturas explosivas da parede orbitária (Figuras 12.21–12.29)

As fraturas explosivas orbitárias resultam de pancadas na órbita por objetos demasiado grandes para penetrar na órbita, com a força absorvida pela margem orbitária sendo transmitida para as paredes mais finas orbitária inferior (assoalho orbitário) ou a parede orbitária medial, a qual se fragmenta na sua área mais delgada. O desvio posterior do globo aumenta a pressão orbitária, dirigindo os fragmentos de fratura para fora (explosão). Embora a parede medial seja mais fina que o assoalho orbitário, o escoramento pelos septos etmoidais subjacentes oferece resistência aumentada a esta parede. Em contraposição, o fino processo orbitário da maxila é ainda mais enfraquecido pelo canal infra-orbitário, o qual freqüentemente é deiscente. O assoalho fratura-se mais comumente no terço medial, em contraste com a fratura de tripé, que tende a ocorrer lateral ao canal infra-orbitário.

Aproximadamente 50% das fraturas do assoalho orbitário possuem uma fratura associada da parede medial. A presença de enfisema orbitário sugere uma fratura da parede nasal, com esse enfisema raramente originando-se do seio maxilar. A vedação rápida do local de fratura do assoalho orbitário por edema, hemorragia, gordura herniada ou componentes musculares pode responsabilizar-se pela incidência diminuída de enfisema orbitário. As fraturas da parede medial não têm tendência a causar disfunção ou aprisionamento muscular. Uma incidência aumentada de fraturas da parede orbitária medial foi observada em alguns estudos, com fraturas da parede medial sendo mais comuns que fraturas do assoalho orbitário. A fratura associada mais comum desta fratura pura da parede medial é uma fratura nasal, vista em aproximadamente 50%, com apenas um terço das fraturas da parede medial tendo uma fratura associada do assoalho orbitário.

O diagnóstico retardado de enoftalmia, que ocorre em 14% das fraturas do assoalho orbitário, leva à fibrose e alterações crônicas da lipogranulação dos tecidos herniados, causando perda adicional de volume, aderências e mobilidade reduzida do globo e músculos extra-oculares.

FRATURAS DO SEIO FRONTAL (Figuras 12.14–12.16, 12.18 e 12.19)

As fraturas do seio frontal podem ser limitadas à tábua anterior, tábua posterior ou ambas, com fraturas da parede anterior sendo muito mais comuns. As fraturas do seio frontal ocorrem por força direta ou como extensões de fratura da calvária. As fraturas da parede posterior podem ocorrer como uma extensão de uma fratura da base do crânio. Fraturas afundadas cominutivas do seio frontal podem ser clinicamente obscurecidas por edema e hemorragia enchendo a depressão resultante. Fraturas complexas do seio frontal podem ser associadas a outras fraturas mediofaciais, especialmente traumatismos nasoetmoidorbitários.

O grau de força associado a fraturas do osso frontal e os seios frontais, escorados com um arcabouço ósseo mais forte, é significativamente maior do que o observado com fraturas dos seios etmoidais ou maxilares. As forças traumáticas mais fortes exigidas e a relação mais íntima com o conteúdo craniano são coerentes com a incidência muito mais alta de lesão intracraniana associada. Estas fraturas são associadas a comprometimento aumentado dos espaços epidurais e subdurais, vazamento de LCE, pneumoencefalia e possível formação de pneumocele, bem como infecções intracranianas. As forças traumáticas podem ser transmitidas à margem orbitária adjacente, teto da órbita e base do crânio. Na nossa experiência, as fraturas que comprometem seios frontais subpneumatizados têm uma tendência maior a estender-se à base do crânio e ápices orbitários adjacentes, sugerindo um efeito de amortecimento das forças traumáticas com a pneumatização aumentada destes seios. Cominuição grave da parede sinusal anterior (deformidade em casca de ovo) constitui o padrão mais comum de lesão do seio frontal visto com trauma fechado de alta velocidade. A capacidade de amortecimento do seio frontal aerado como barreira protetora para o cérebro pode ser vista em paciente que têm fraturas cominutivas do seio frontal anterior, porém mínima lesão da parede sinusal posterior ou cerebral. Em contraste, as forças que golpeiam a testa mais lateralmente resultam freqüentemente em desvio posterior de ambas as paredes anterior e posterior na área lateral do seio frontal, com extensão da fratura ao longo do assoalho da fossa anterior do crânio. Embora fraturas lineares cruzando a testa possam aparecer bem visualizadas em diagnóstico por imagem convencional, extensão inferior ao longo do teto orbitário ou base do crânio pode não ser apreciada, e pode exigir técnicas adicionais de diagnóstico por imagem por TC.

FRATURAS DO SEIO ESFENOIDAL (Figura 12.17)

Fraturas do seio esfenoidal são relativamente raras devido à função protetora dos seios localizados mais anteriormente. Essas fraturas são usualmente associadas a trauma craniano grave e fraturas da base do crânio. Trauma por força anterior na calvária ou na testa por forças dirigidas obliquamente ou mais lateralmente pode envolver maior transmissão destas forças para a base craniana central. Fraturas do seio esfenoidal são mais freqüentemente associadas a fraturas do terço superior da face estendendo-se posteriormente ao longo do teto da órbita para comprometer o ápice orbitário e o seio esfenoidal, ou a fraturas do complexo nasoetmoidal nas quais a estrutura em trama protetora favorece a absorção da força golpeadora dentro da mediofice central, com transmissão das fraturas posteriormente ao longo

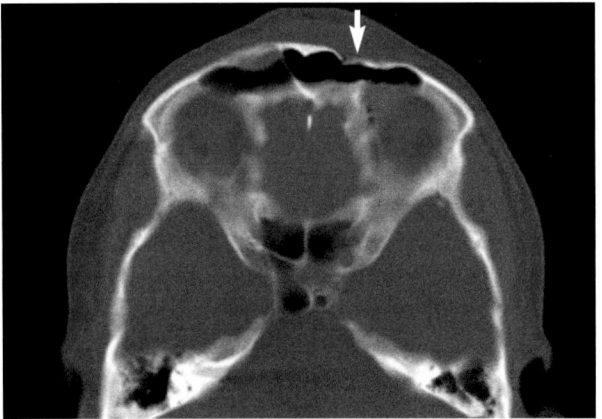

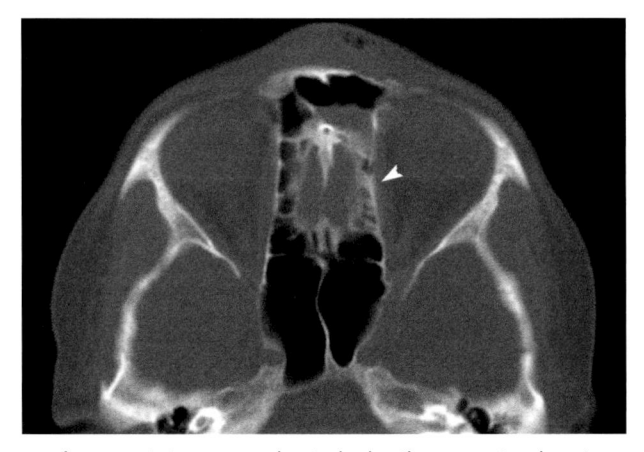

Figura 12.14 *Seio frontal: fratura frontoetmoidal.* (**a**, **b**) Apesar de uma fratura minimamente desviada da tábua anterior do seio frontal esquerdo (seta), há transmissão da força de fratura com resultante desvio mínimo e fraturas sutis da parede lateral do seio etmoidal esquerdo (ponta de seta). A tábua posterior dos seios frontais está intacta.

12.15a

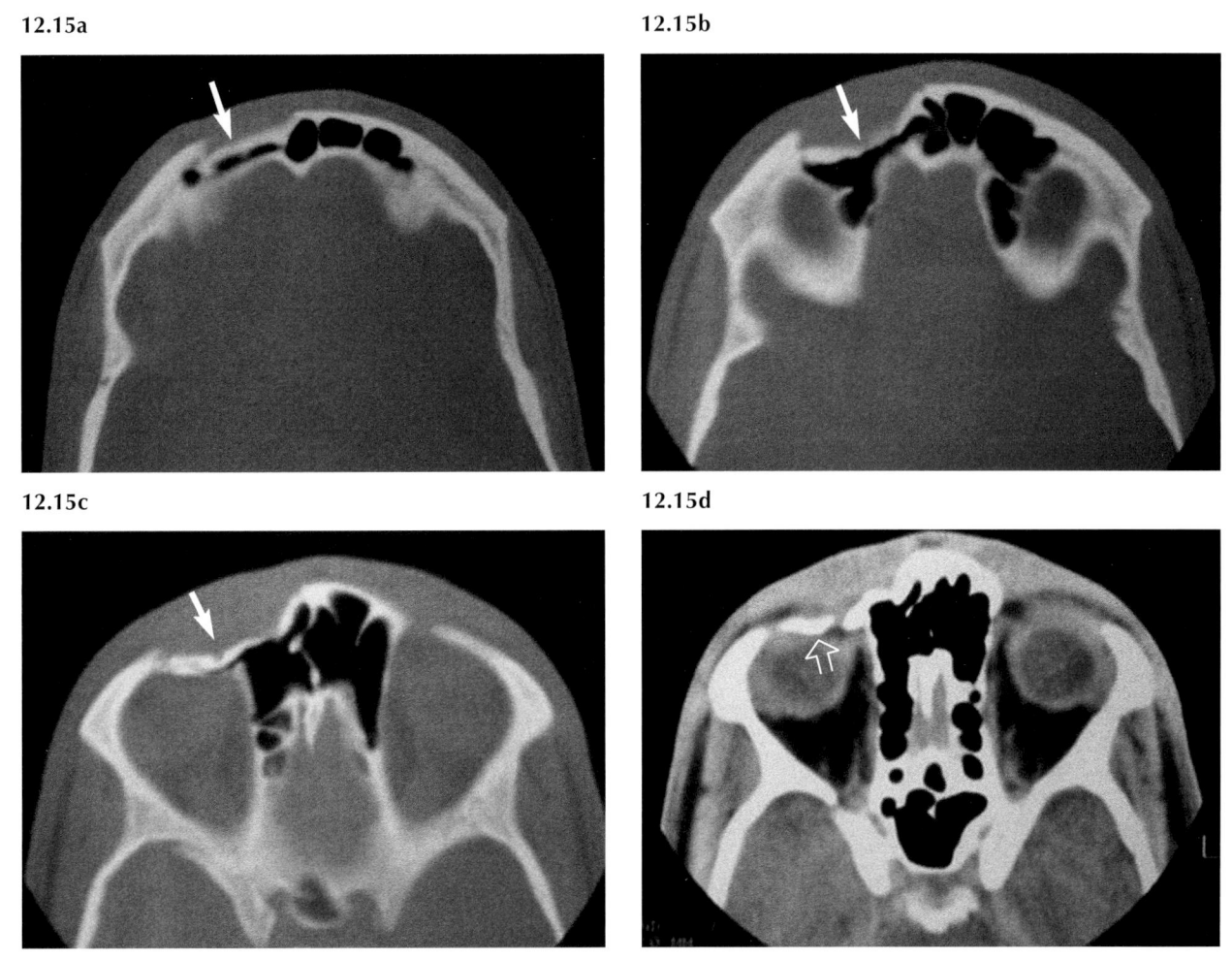

12.15b

12.15c

12.15d

Figura 12.15 *Seio frontal bem aerado com fratura da parede anterior.* (**a–d**) Imagens axiais de superior a inferior mostrando uma fratura com afundamento da parede anterior do seio frontal direito (setas), sem transmissão da força de fratura para a parede posterior do seio frontal ou para a base do crânio adjacente. Na imagem mais inferior (**d**), o fragmento de fratura inclui a margem orbitária superior, a qual avança minimamente sobre a órbita anterior superior (seta aberta).

da parede medial da órbita ou lâmina cribriforme ao seio esfenoidal. As fraturas do seio esfenoidal, comprometendo mais freqüentemente as paredes laterais e teto do seio, podem ser difíceis de detectar. A maioria dessas fraturas não mostra desvio ósseo importante, se houver algum. As fraturas da parede lateral do seio esfenoidal freqüentemente têm um componente horizontal e, com desvio mínimo, podem ser difíceis de ver em TC axial. Fraturas das lâminas pterigóides do esfenóide que fornecem inserções para a musculatura pterigóide, podem causar disfunção muscular, especialmente se cominutivas. A relação íntima entre a artéria carótida interna e o osso esfenóide sugere possíveis complicações vasculares. Dissecção, pseudo-aneurisma, êmbolos ou oclusão podem ser o resultado. Fístulas carotidocavernosas podem não se manifestar imediatamente. Vazamentos de LCE relacionados com o seio esfenoidal podem ser difíceis de detectar, especialmente se as fraturas se estenderem através dos recessos laterais do seio. Essas faturas do seio esfenoidal podem ser secundárias a fraturas zigomaticomaxilares, com extensão das forças ao longo da asa maior do esfenóide até o recesso esfenoidal lateral e base do crânio adjacente, apesar de um desvio mínimo do componente zigomaticomaxilar. As fraturas que comprometem o seio esfenoidal podem estar intimamente associadas a causas de lesão do canal óptico ou fissura orbitária superior e seu conteúdo. Estudos de diagnóstico por imagem para avaliar o seio esfenoidal são mais freqüentemente executados para avaliação ou tratamento de complicações. Esses estudos tendem a ser mais difíceis que para os outros seios paranasais, com os dados de escaneamento utilizando cortes axiais mais finos e com maior uso de imagens reconstruídas. Angio TC ou angiografia definitiva com cateter podem ser necessárias. Aspectos clínicos da função mastigatória e da cosmese geralmente não são fatores nos traumatismos do seio esfenoidal. A intervenção cirúrgica nessas fraturas também é de função limitada.

12.16a

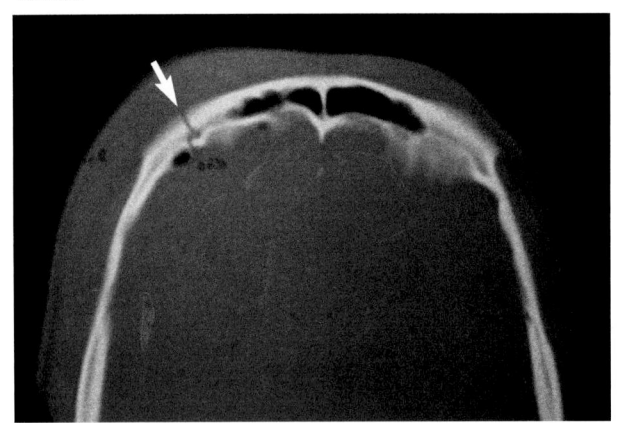

12.16b

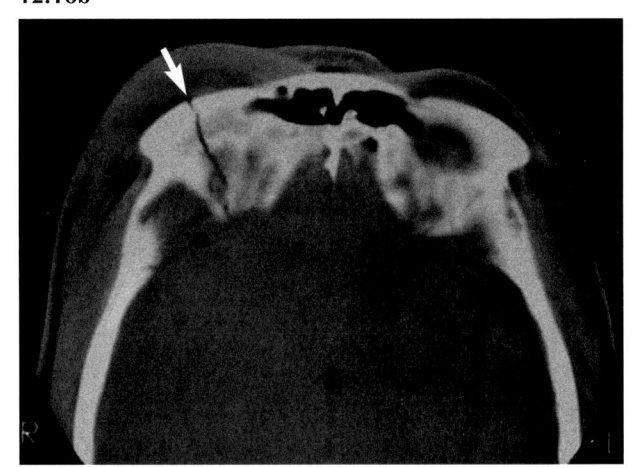

12.16c

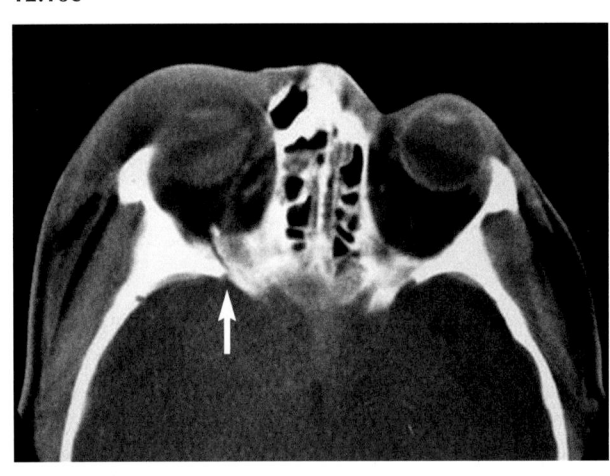

Figura 12.16 *Fratura da testa lateral ou do seio frontal hipoplásico.* (**a–c**) Uma fratura sem desvio através da área lateral do osso frontal, lateral ao seio frontal, estendendo-se posteriormente ao longo do teto orbitário direito e da asa menor do esfenóide (setas). Essas fraturas tendem a estender-se mais profundamente para dentro da base do crânio central, porque há uma falta relativa de ação de suporte de sustentação como quando associada a um seio frontal aerado.

12.17a

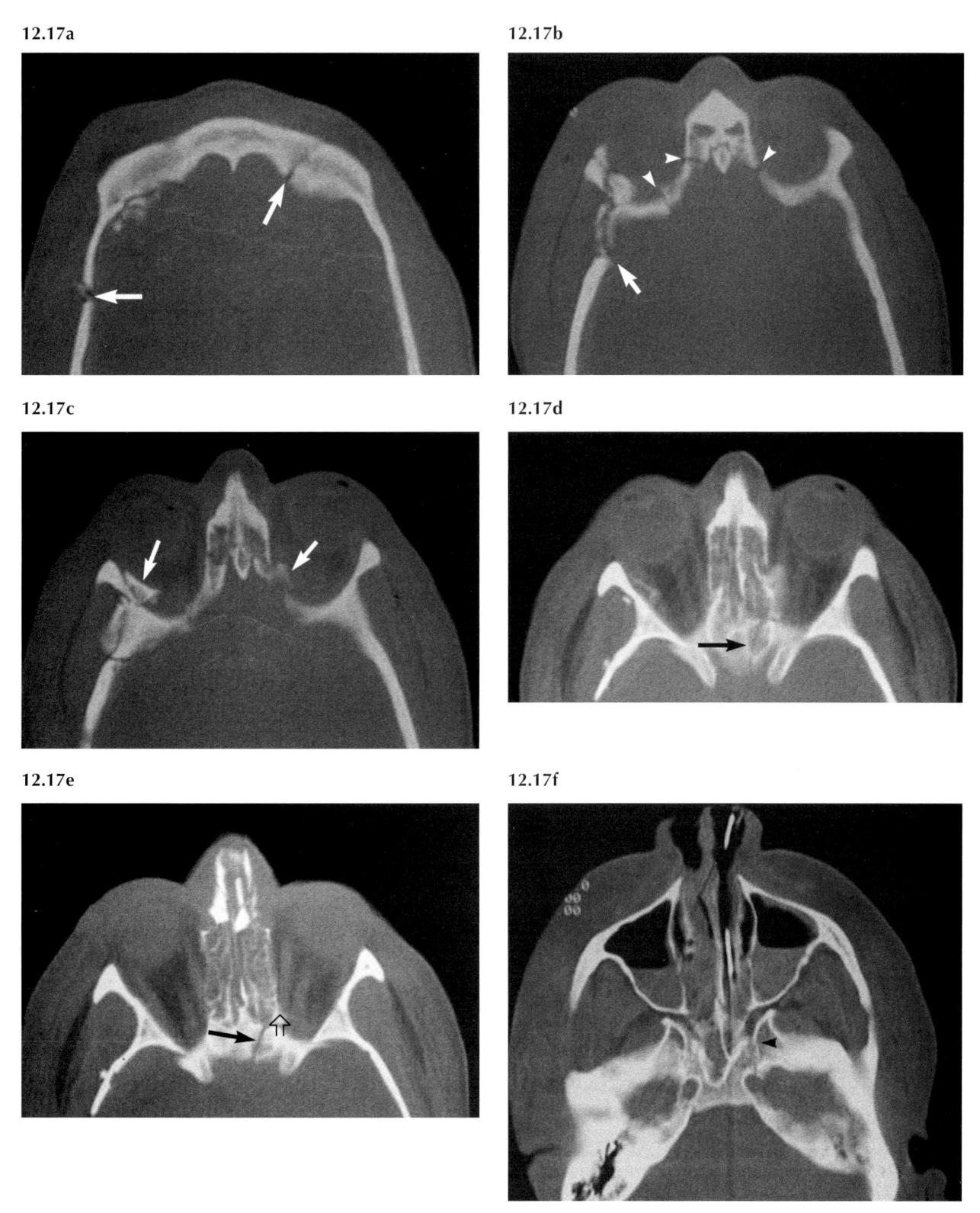

12.17b

12.17c

12.17d

12.17e

12.17f

Figura 12.17 *Trauma da face superior com fraturas da base do crânio central e lateral e da órbita. A medioface está preservada (a–f).*
(**a**) Ao nível da testa inferior (observe a hipoplasia do seio frontal), uma fratura está presente nas áreas anterior e lateral posterior direita da testa (setas). (**b**) Ao nível da órbita superior, há uma fratura cominutiva da parede orbitária lateral direita estendendo-se para incluir o assoalho da fossa temporal (seta), bem como fraturas bilaterais da parede medial da órbita e uma fratura do teto etmoidal direito (pontas de setas). (**c**) Fragmentos ósseos desviados estendem-se para dentro das órbitas póstero-medial esquerda e lateral direita (setas).
(**d, e**) Uma fratura se estende desde o etmoidal esquerdo posterior para o teto esfenoidal esquerdo e o jugo esfenoidal. A área posterior do fragmento orbitário medial colide com o nervo óptico (seta aberta). Fraturas nasais esquerdas permanecem mais superiormente.
(**f**) Uma fratura linear estende-se para a margem anterior do canal carotídeo esquerdo (ponta de seta). Não são observadas outras fraturas da medioface senão as fraturas mais superiores nasoetmoidais e da parede orbitária lateral esquerda.

12.18a

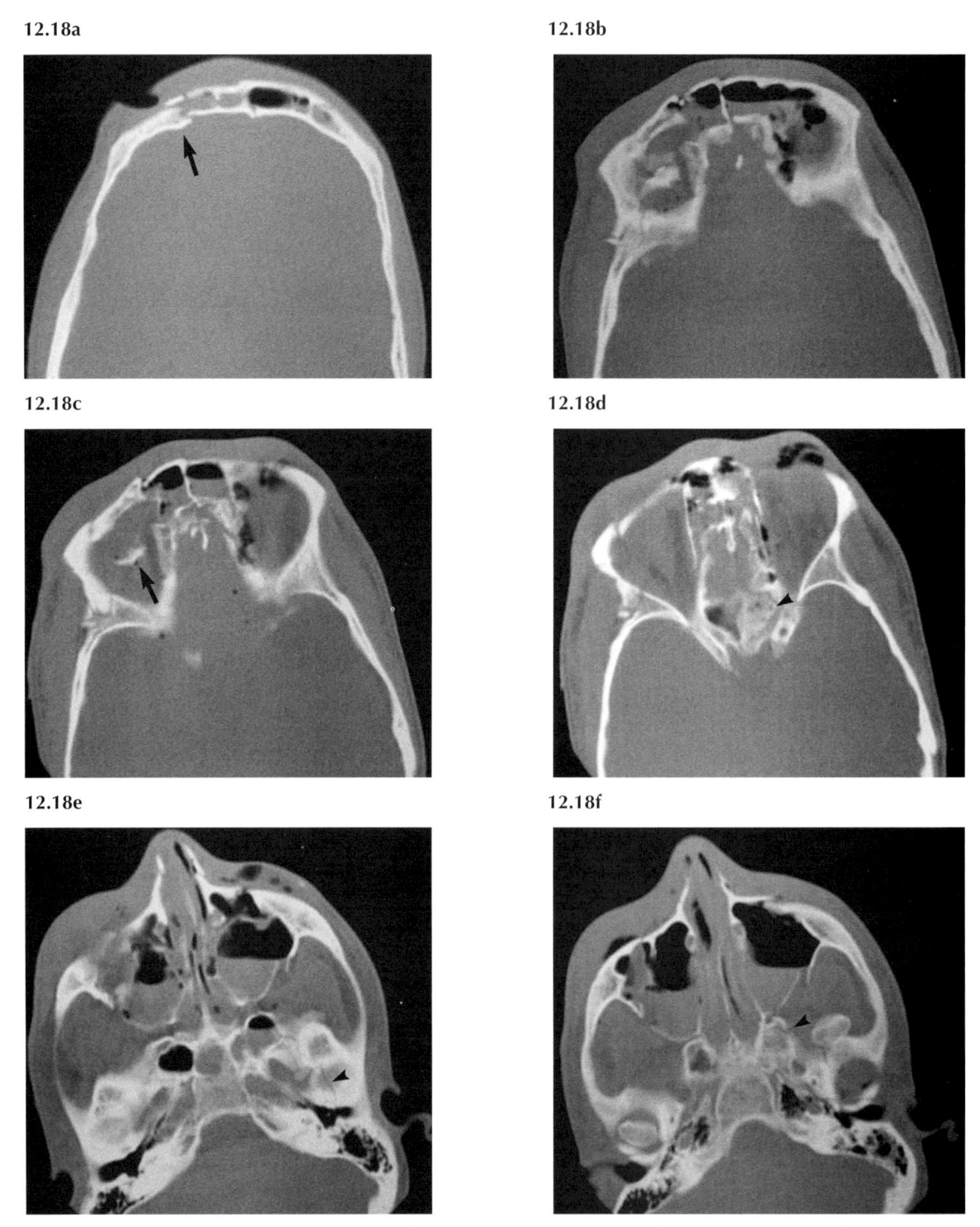

12.18b

12.18c

12.18d

12.18e

12.18f

Figura 12.18 *Fraturas do osso frontal–seio frontal lateral (traumatismo de tobogã) estendendo-se para a base anterior do crânio, o teto orbitário, os ápices orbitários, o assoalho da fossa média esquerda do crânio e a articulação temporomandibular (ATM) esquerda.* (**a–f**) Imagens axiais de superior a inferior. (**a**) Fratura cominutiva da área lateral do seio frontal direito (seta), incluindo as paredes sinusais anterior e posterior, com brando desvio posterior da testa lateral direita. (**b**) Fratura cominutiva do teto orbitário bilateralmente, maior à direita, onde a fratura se estende através da asa menor do esfenóide. Há fraturas cominutivas do seio frontal. (**c**) Ao nível da órbita superior, um fragmento ósseo foi desviado para dentro da órbita a partir do teto orbitário (seta). Há uma fratura da margem orbitária superior e fraturas bilaterais para dentro da área superior das paredes orbitárias mediais. (**d**) Fraturas cominutivas da parede orbitária medial. Uma fratura da base do crânio estende-se através do jugo esfenoidal e canal do nervo óptico esquerdo (ponta de seta). (**e**) Fratura mediofacial masomaxilar anterior – apenas inferior ao nível da órbita. Há uma discreta fratura do assoalho da fossa média esquerda desde o recesso lateral esquerdo do seio esfenóide até a fossa glenóide esquerda (ponta de seta). (**f**) Fraturas mediofaciais anteriores bem como fraturas da lâmina pterigóide esquerda (ponta de seta). Há uma fratura–luxação do côndilo mandibular-esquerdo.

12.19a

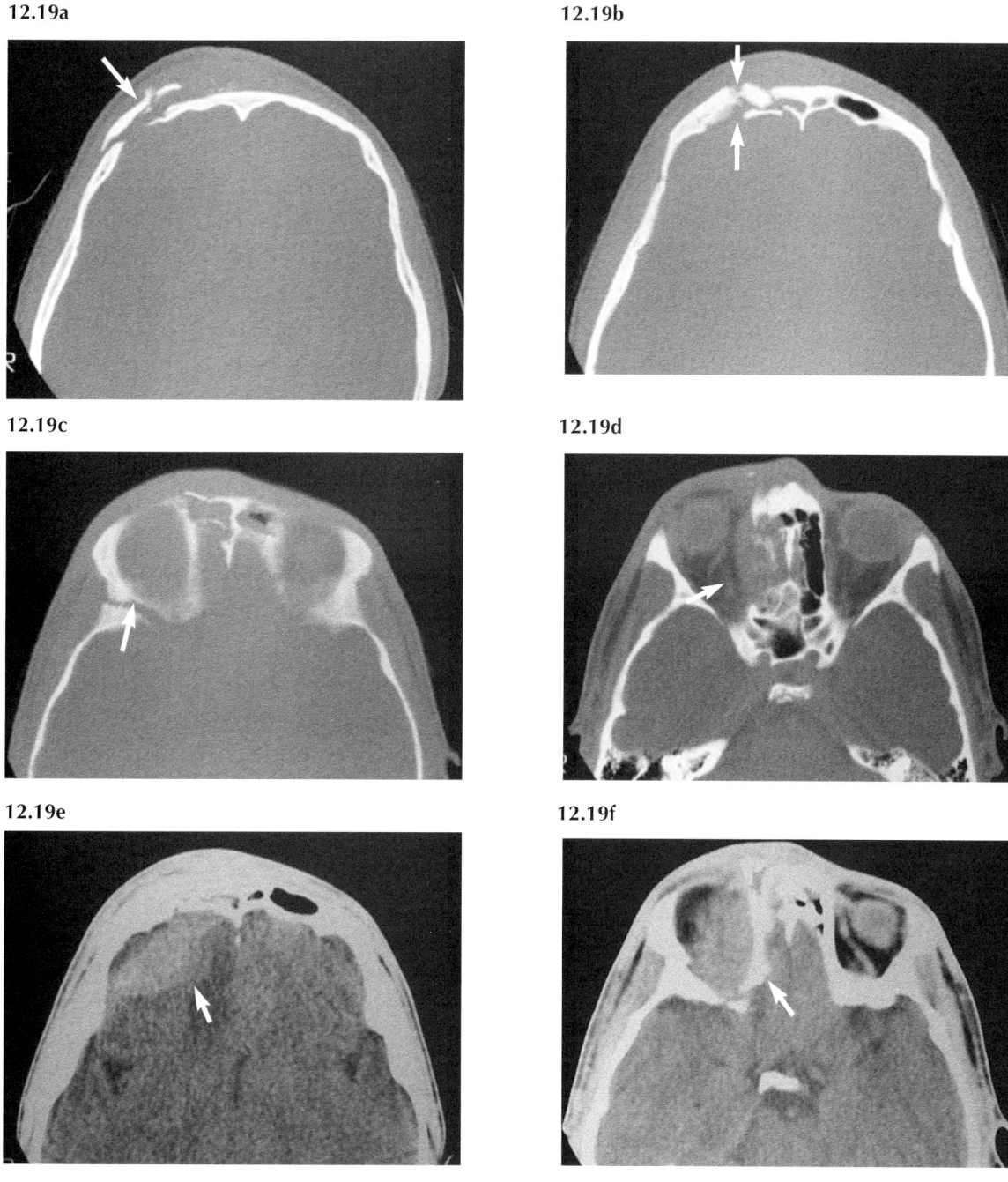

12.19b

12.19c

12.19d

12.19e

12.19f

12.19g

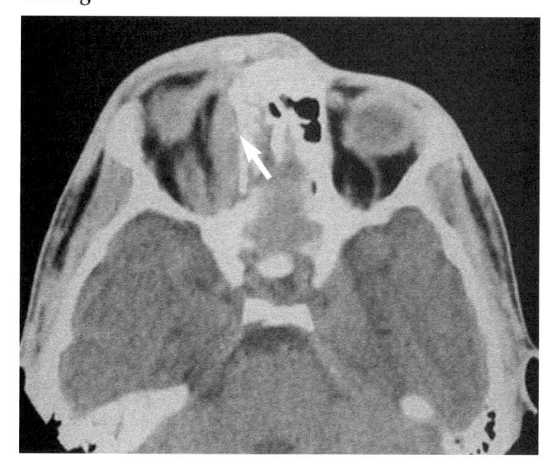

Figura 12.19 *Fratura da testa lateral e da área lateral do seio frontal. Isto possibilita maior transmissão da força de fratura para o frontoetmóide, teto orbitário, órbita ou cérebro.*
(**a–g**) Imagens axiais. (**a**) Fratura cominutiva da área lateral da testa direita (seta). (**b**) Fraturas cominutivas das paredes anterior e posterior do seio frontal direito relativamente hipoplásico (setas). (**c**) Fratura estendendo-se para a área posterior do assoalho da fossa anterior do crânio (seta), sugerindo que o teto orbitário representa um grande fragmento de fratura. (**d**) Osso desviado na parede medial da órbita direita, com tecido mole periorbitário adjacente compatível com hematoma. (**e**) Associação de contusão, hemorragia e edema do lobo frontal direito (seta).
(**f, g**) Proeminência de tecido mole na área superior da órbita direita, estendendo-se ao longo da mediaface, representando hematoma periorbitário (setas). (*Continua.*)

12.19h

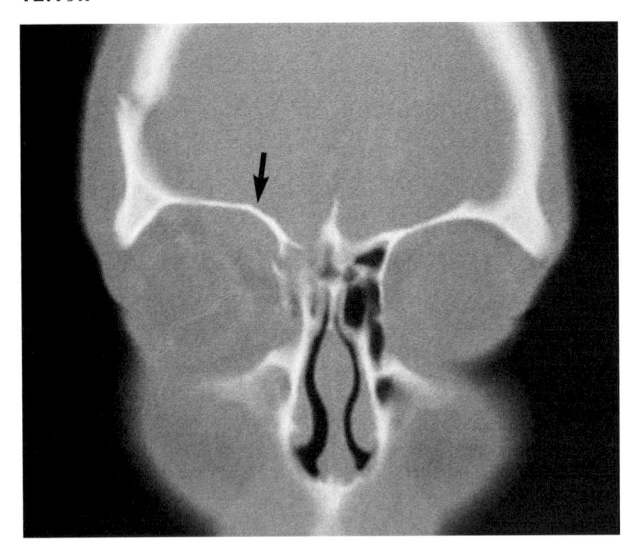

12.19i

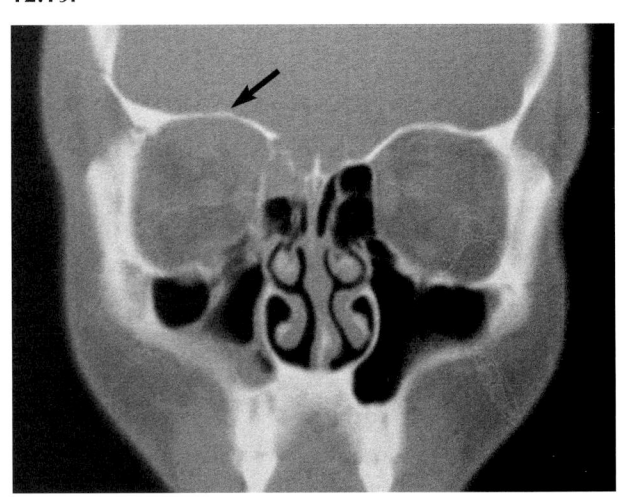

12.19j

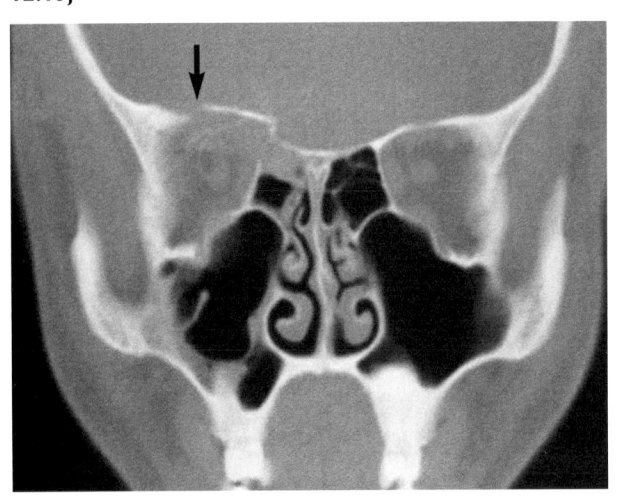

Figura 12.19 *Continuação* (**h–j**) Imagens ósseas coronais. O teto da órbita direita representa um fragmento ósseo grande separado do complexo etmoidal por um plano de fratura medial (setas). O fragmento do teto orbitário direito está elevado — mais difuso anteriormente e mais focal posteriormente.

12.19k

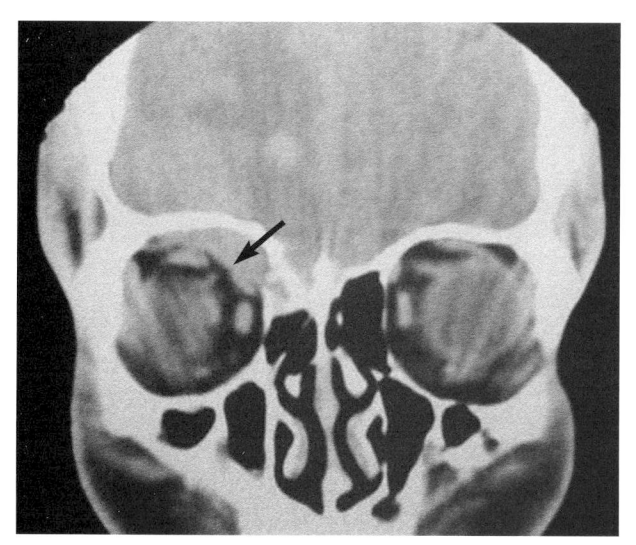

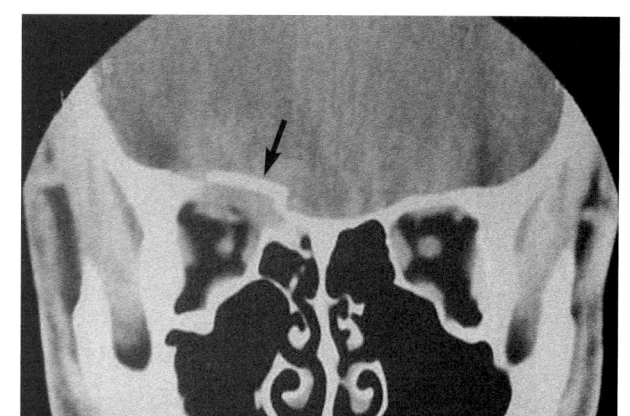

12.19l

Figura 12.19 *Continuação* (**k**, **l**) Imagens coronais de tecidos moles. Um hematoma periorbitário é visto embaixo do teto da órbita, com elevação associada do fragmento de fratura do teto (setas). Lesão cerebral também é observada.

12.20a

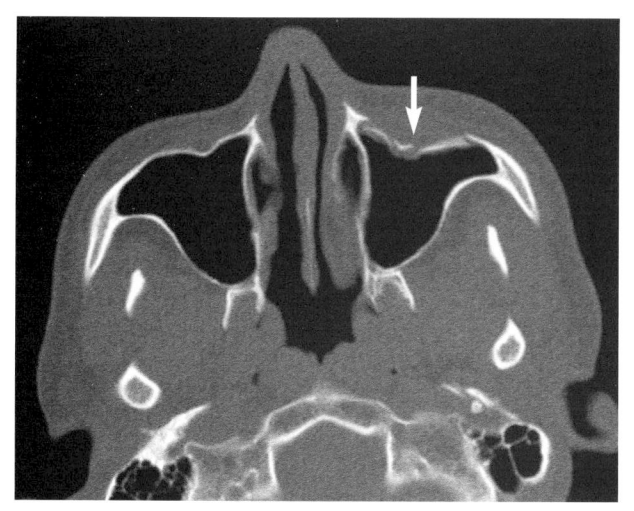

12.20b

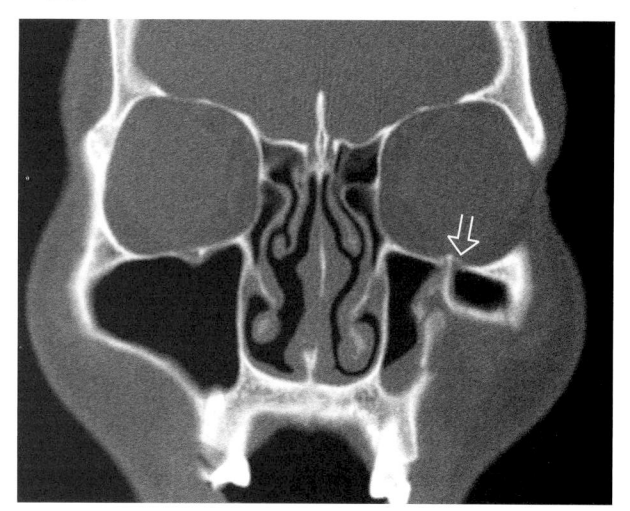

Figura 12.20 *Fratura segmentar com parestesia do nervo infra-orbitário.* Uma fratura segmentar da parede do seio maxilar ântero-lateral esquerda está presente. O paciente apresentou-se com parestesia do nervo infra-orbitário. Um fragmento de fratura cravou-se no canal do nervo infra-orbitário esquerdo. (**a**) Imagem axial mostrando uma fratura cominutiva da parede anterior do seio maxilar esquerdo (seta). (**b**) Imagem coronal mostrando um fragmento dentro do canal infra-orbitário (seta aberta). Não havia fraturas do assoalho orbitário. Não foram observadas outras fraturas faciais.

12.21a

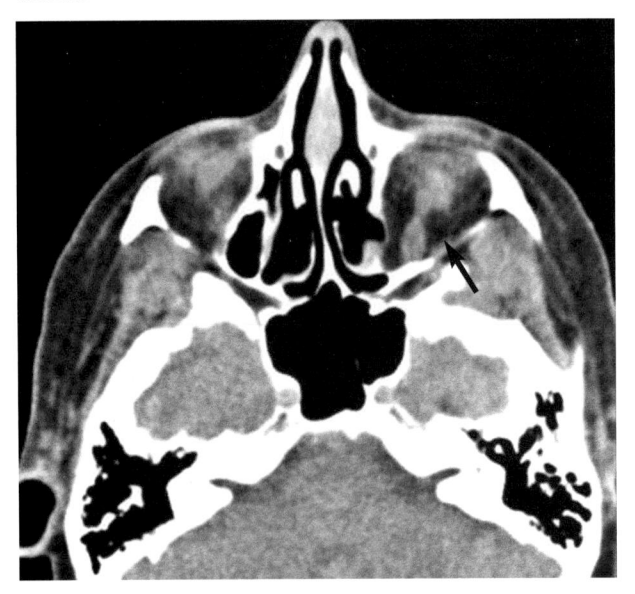

12.21b

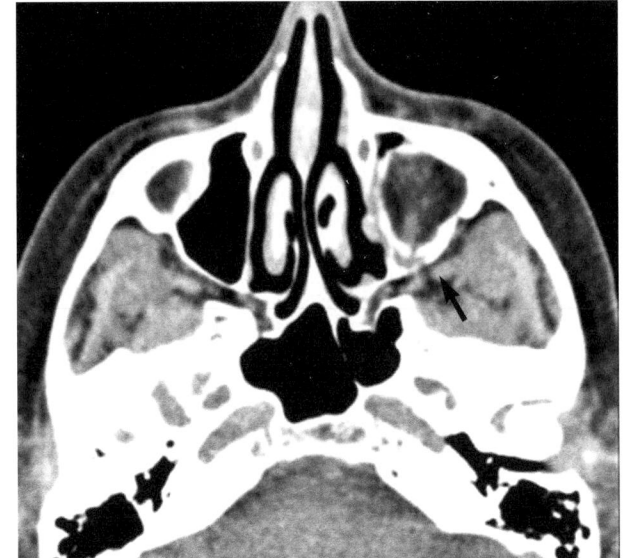

12.21c

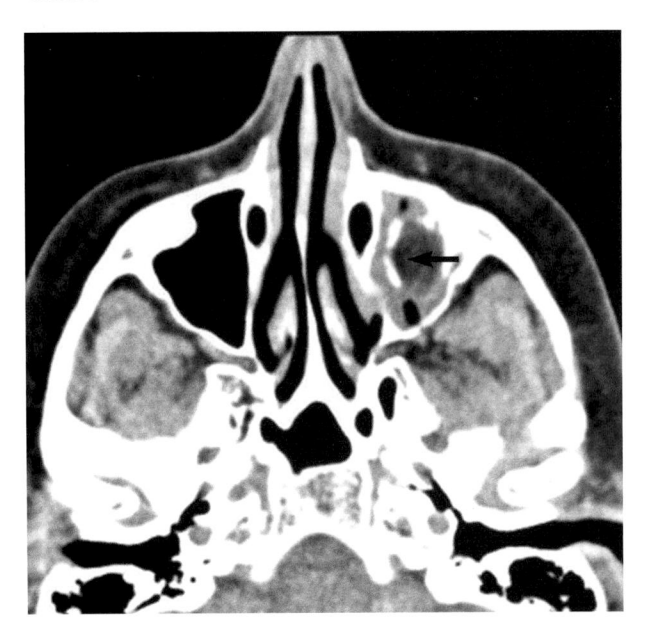

12.21d

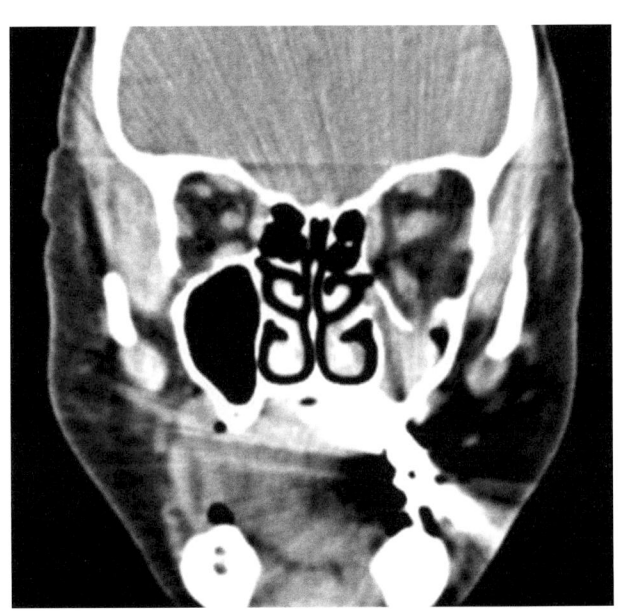

12.21e

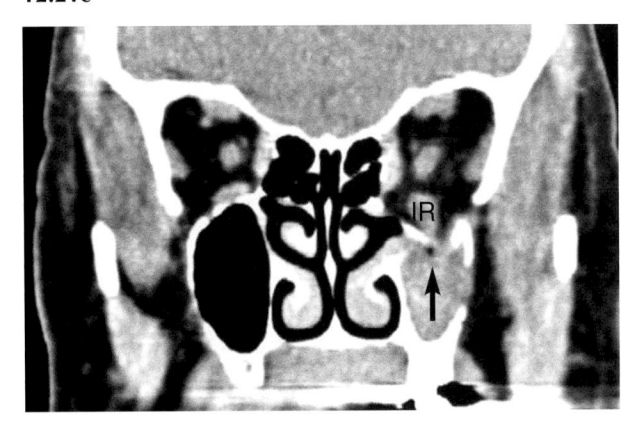

Figura 12.21 *Imagens diretas axiais, coronais e reconstruções de imagens de fratura explosiva do assoalho orbitário.*
(**a–c**) Imagens axiais. (**a**) O desvio inferior do assoalho orbitário esquerdo é sutil, com a área póstero-superior do seio maxilar obscurecida pelo conteúdo orbitário, incluindo músculo reto inferior quando comparada com a direita (seta). (**b**) Imagem mais inferior mostrando margens ósseas da fratura do assoalho orbitário estendendo-se para dentro do seio maxilar (seta).
(**c**) Fragmentos ósseos dentro do seio maxilar (seta).
(**d–g**) Imagens coronais. (**d**) Detalhe de imagem coronal direta através da órbita retrobulbar é parcialmente obscurecida por um artefato metálico de restauração dentária. (**e**) Imagem coronal reconstruída mostrando uma fratura explosiva do assoalho orbitário (seta). Observe a configuração alterada do músculo reto inferior (IR) esquerdo, com sua face inferior enfiada por inserção de tecido mole na fratura com desvio. O artefato dentário, agora visto na direção horizontal, está abaixo do local de fratura na imagem reconstruída.

12.21f

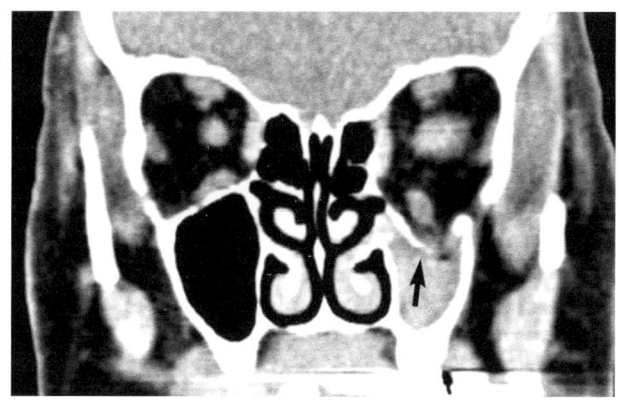

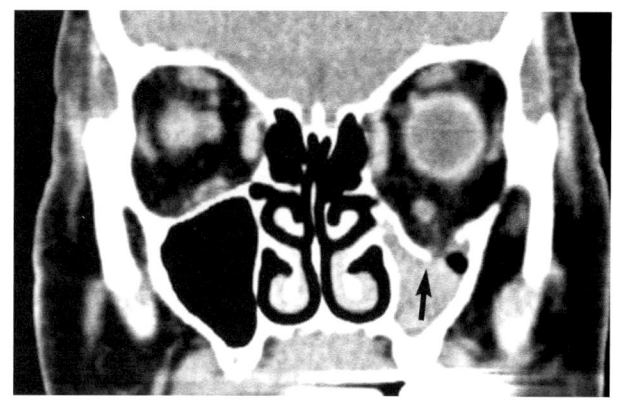

12.21g

Figura 12.21 *Continuação* (**f, g**) Imagens mais anteriores mostrando o músculo reto inferior com conexão de tecido mole ao assoalho orbitário desviado (setas).

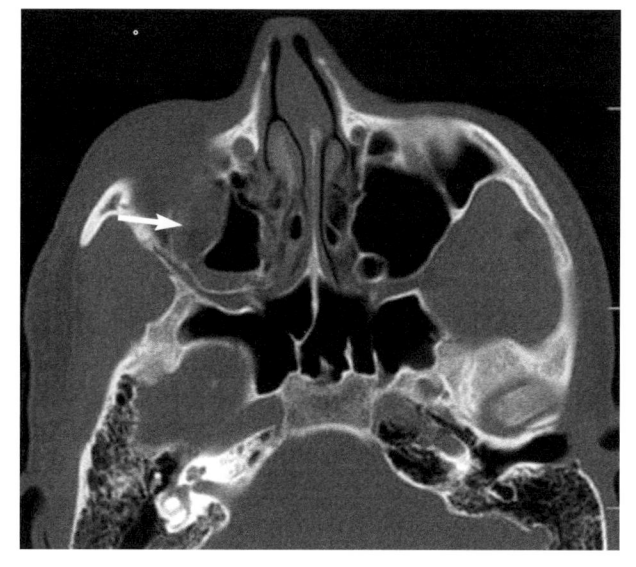

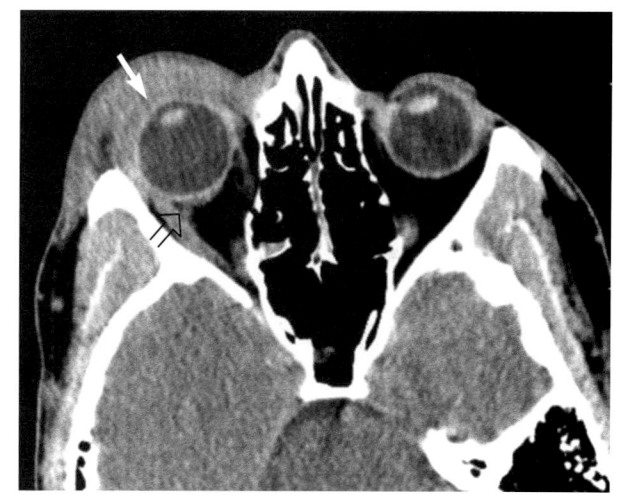

12.22a

12.22b

12.22c

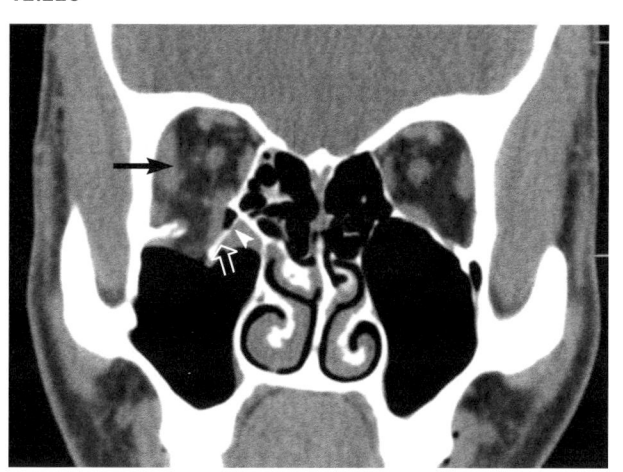

Figura 12.22 *Fratura explosiva do assoalho orbitário, músculo reto inferior aprisionado, e músculo reto lateral contundido.* (**a**) Imagem óssea axial mostrando desvio inferior do assoalho orbitário direito, invadindo o seio maxilar (seta). (**b**) Imagem mais superior de tecido mole mostrando intumescimento de tecido mole pré-septal (seta), e um músculo reto lateral direito contundido aumentado de tamanho (seta aberta). (**c**) O músculo reto lateral aumentado é ainda mais visualizado na imagem coronal (seta). O músculo reto inferior permanece aprisionado pelo fragmento ósseo desviado do assoalho orbitário medial, e tem um eixo mais vertical nesta imagem intermediária orbital (seta aberta). O canal infra-orbitário é imediatamente lateral ao fragmento de fratura. Uma pequena coleção de ar é vista dentro da órbita inferior medial (ponta de seta).

12.23a

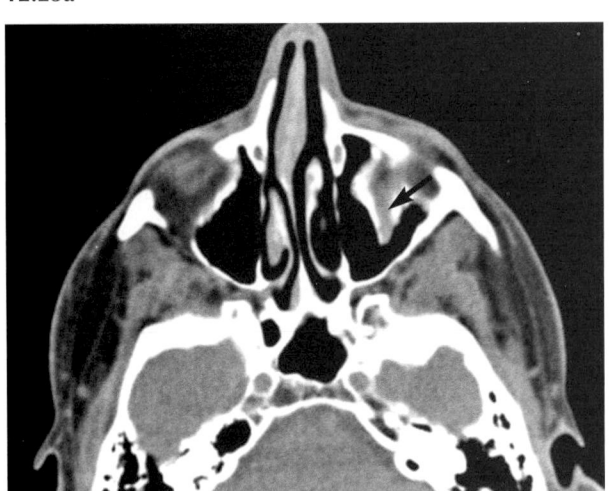

12.23b

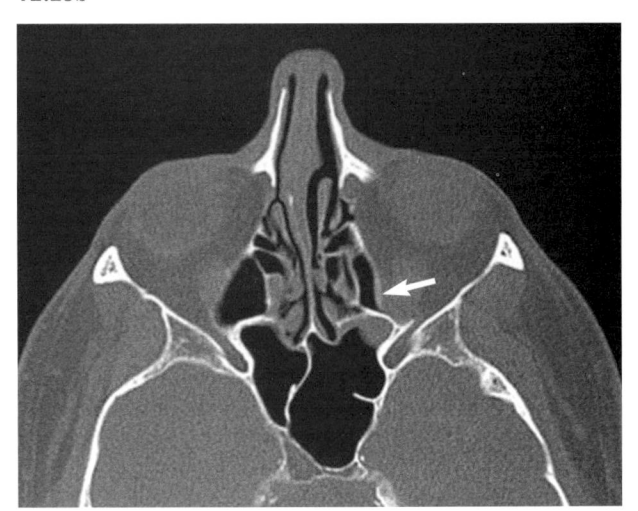

12.23c

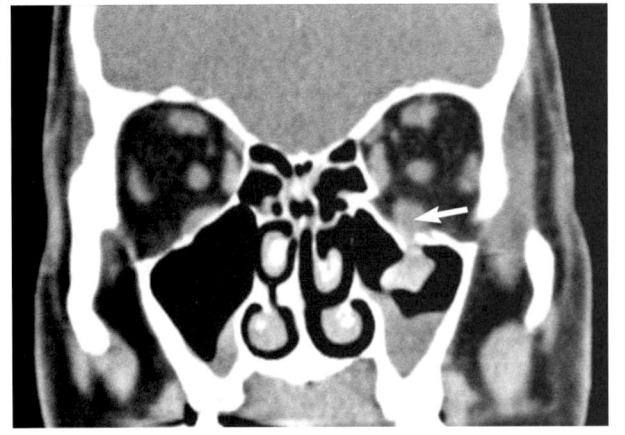

12.23d

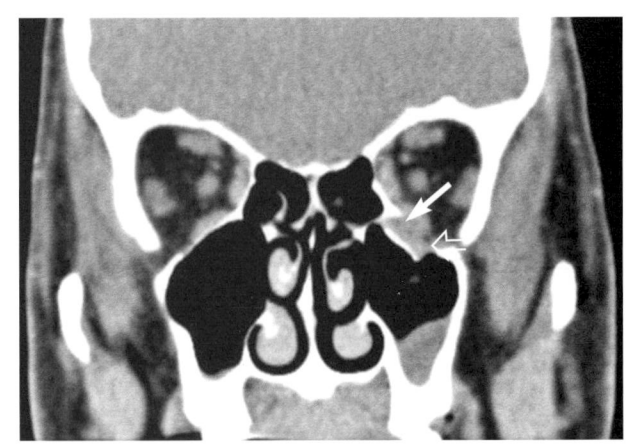

Figura 12.23 *Fratura explosiva do assoalho orbitário — músculo reto inferior aprisionado.* (**a**) Imagem axial para tecidos moles mostrando fragmentos ósseos na área superior do seio maxilar esquerdo (seta). (**b**) Imagem óssea axial mostrando uma posição anormal do assoalho orbitário esquerdo, desviado póstero-medialmente (seta). (**c, d**) Imagens coronais para tecidos moles mostrando um músculo reto inferior esquerdo aumentado (seta), estendendo-se para dentro da deiscência traumática do assoalho orbitário. Hematoma submucoso está presente na área superior do seio maxilar. Ligeiramente mais posteriormente, o fragmento do assoalho orbitário esquerdo está desviado mais inferiormente (seta aberta). Um músculo reto inferior esquerdo aumentado foi cravado pelo bordo lateral do remanescente do assoalho orbitário medial.

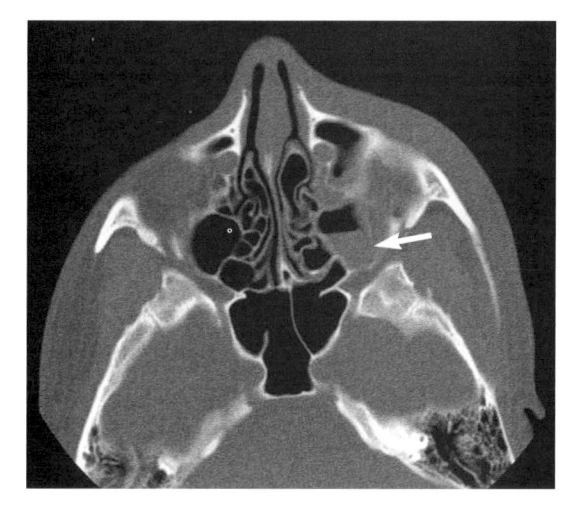

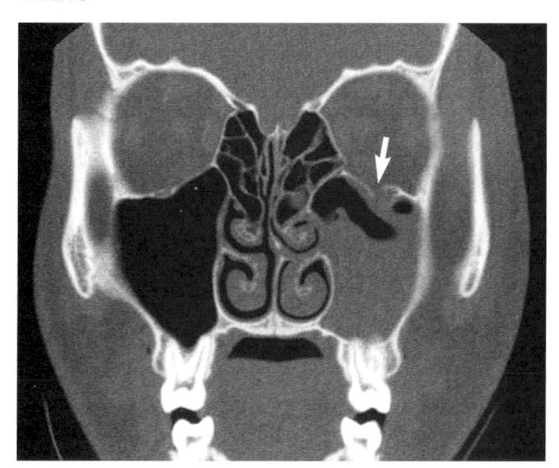

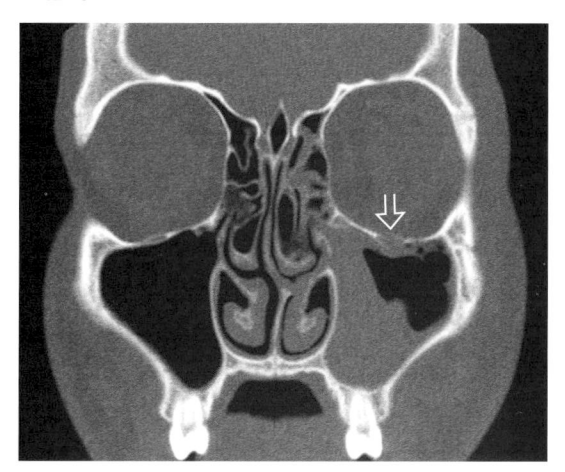

Figura 12.24 *Fratura explosiva do assoalho orbitário esquerdo isolada, estendendo-se através do canal infra-orbitário.* (**a**) Imagem óssea axial através do assoalho orbitário mostrando canal infra-orbitário esquerdo alargado. Hemorragia é observada dentro do seio maxilar esquerdo (seta). (**b**, **c**) Imagens coronais mostrando a fratura do assoalho orbitário esquerdo estendendo-se através da área medial do canal infra-orbitário esquerdo mais posteriormente (seta) e a área central do canal mais anteriormente, com um canal aumentado resultante (seta aberta).

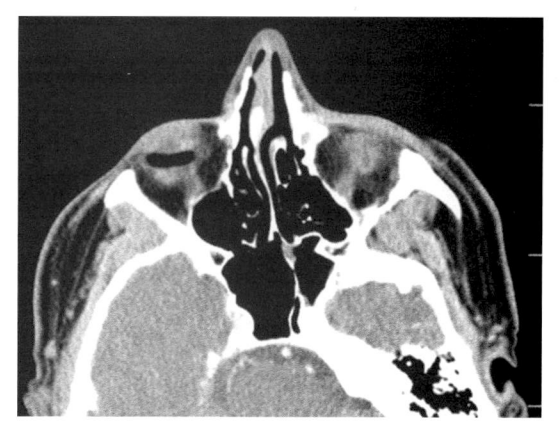

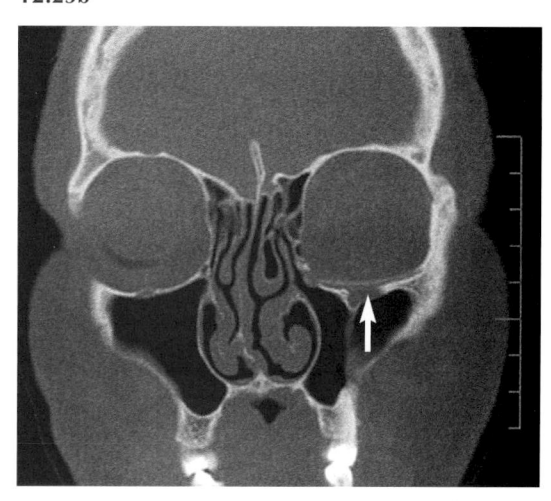

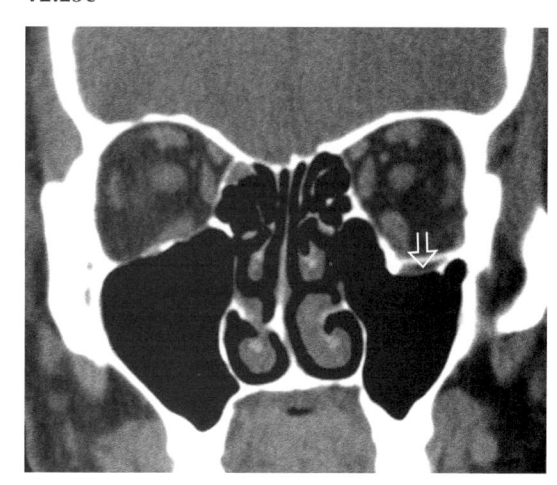

Figura 12.25 *Enxerto de Silastic para fratura explosiva do assoalho orbitário.* Estudo de TC pós-reparação do assoalho orbitário mostrando uma banda escleral direita incidental no lugar. (**a**) Imagem axial mostrando que o assoalho orbitário esquerdo posterior está ligeiramente inferior em posição em comparação ao direito. (**b**, **c**) Imagens coronais mostrando que o enxerto está em boa posição anteriormente (seta), mas que ele escorregou inferiormente na imagem através do meio da órbita (seta aberta). O músculo reto inferior esquerdo está entremeado inferiormente por cordões de tecido que conectam o músculo ao assoalho orbitário ou o implante de Silastic.

12.26a

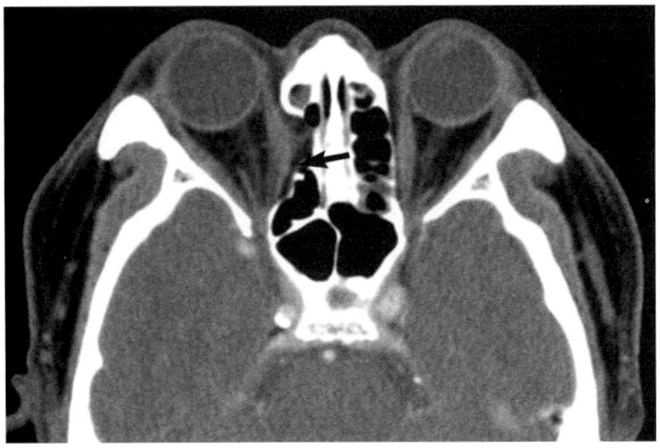

12.26b

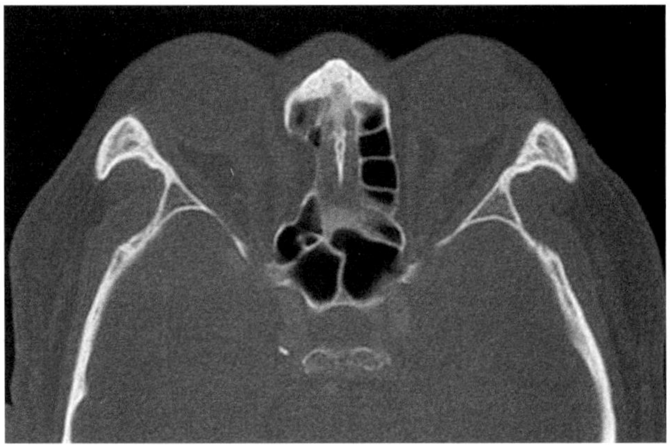

12.26c

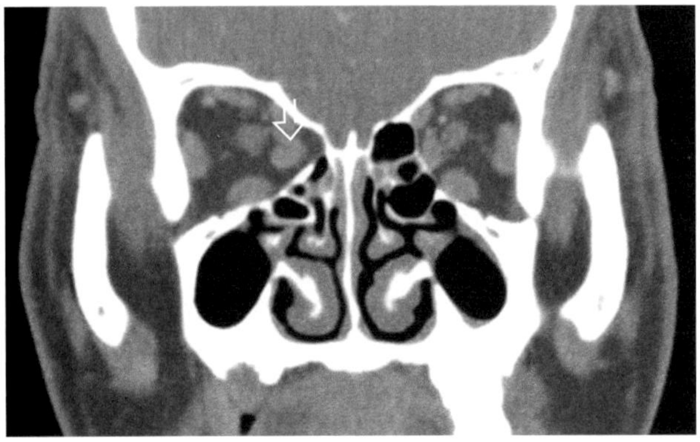

12.26d

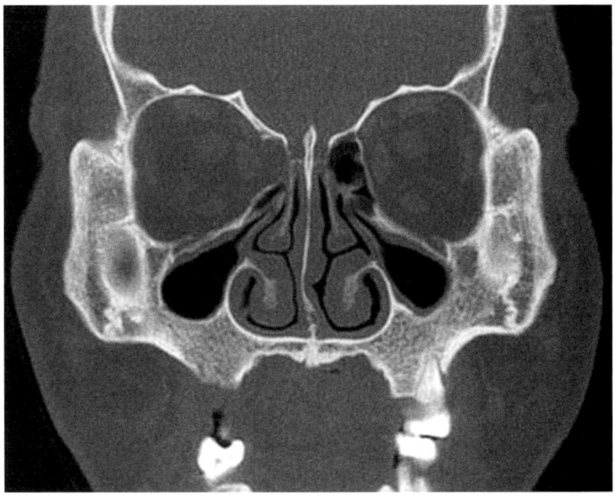

Figura 12.26 *Fratura explosiva medial direita.* (**a**, **b**) Imagens axiais de tecido mole e osso mostrando um defeito na parede medial da órbita direita. A imagem de tecido mole (**a**) mostra que o músculo reto medial está espessado e puxado para dentro do defeito (seta) — compatível com uma fratura explosiva medial prévia em vez de deiscência congênita da parede medial. Mínimas alterações mucosas nas células aéreas etmoidais adjacentes sugerem lesão precedente. (**c**, **d**) Imagens coronais mostrando a configuração alterada do músculo reto medial — oval com eixo mais longo horizontal em vez do seu vertical usual, mergulhando dentro do segmento da explosão (seta aberta).

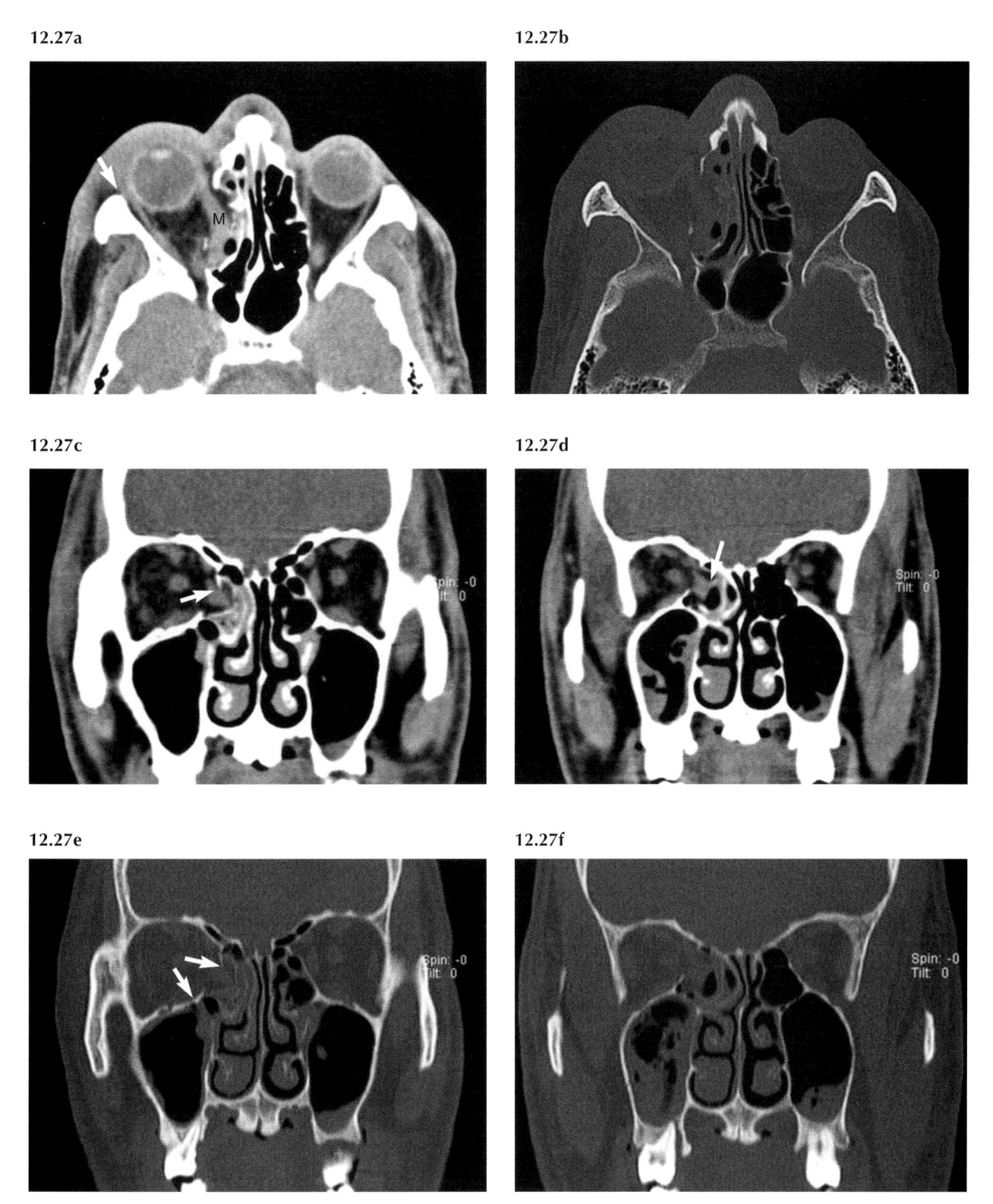

Capítulo 12 • Diagnóstico por Imagem dos Traumatismos da Face e Seios Paranasais

Figura 12.27 *Fratura explosiva medial direita — músculo reto medial desviado, com espículas ósseas adjacentes superior e ínfero-lateralmente.* (**a**, **b**) Imagens axiais de tecidos moles e osso mostrando uma grande fratura medial direita explosiva com um músculo reto medial aumentado (M) estendendo-se para dentro do local de fratura. Intumescimento de tecido mole sobrejacente à órbita (seta) mais alterações reativas da mucosa no seio etmoidal sugerem uma lesão recente. (**c**) Imagem coronal mais anterior de tecido mole mostrando uma espícula óssea que está causando uma indentação na área superior do músculo reto medial aumentado. (**d**) Imagem coronal mais posterior mostrando fixação do músculo reto medial à parede medial desviada (seta). (**e**, **f**) Imagens coronais ósseas mostrando mais claramente os fragmentos de fratura acima e ínfero-laterais ao músculo reto medial (setas).

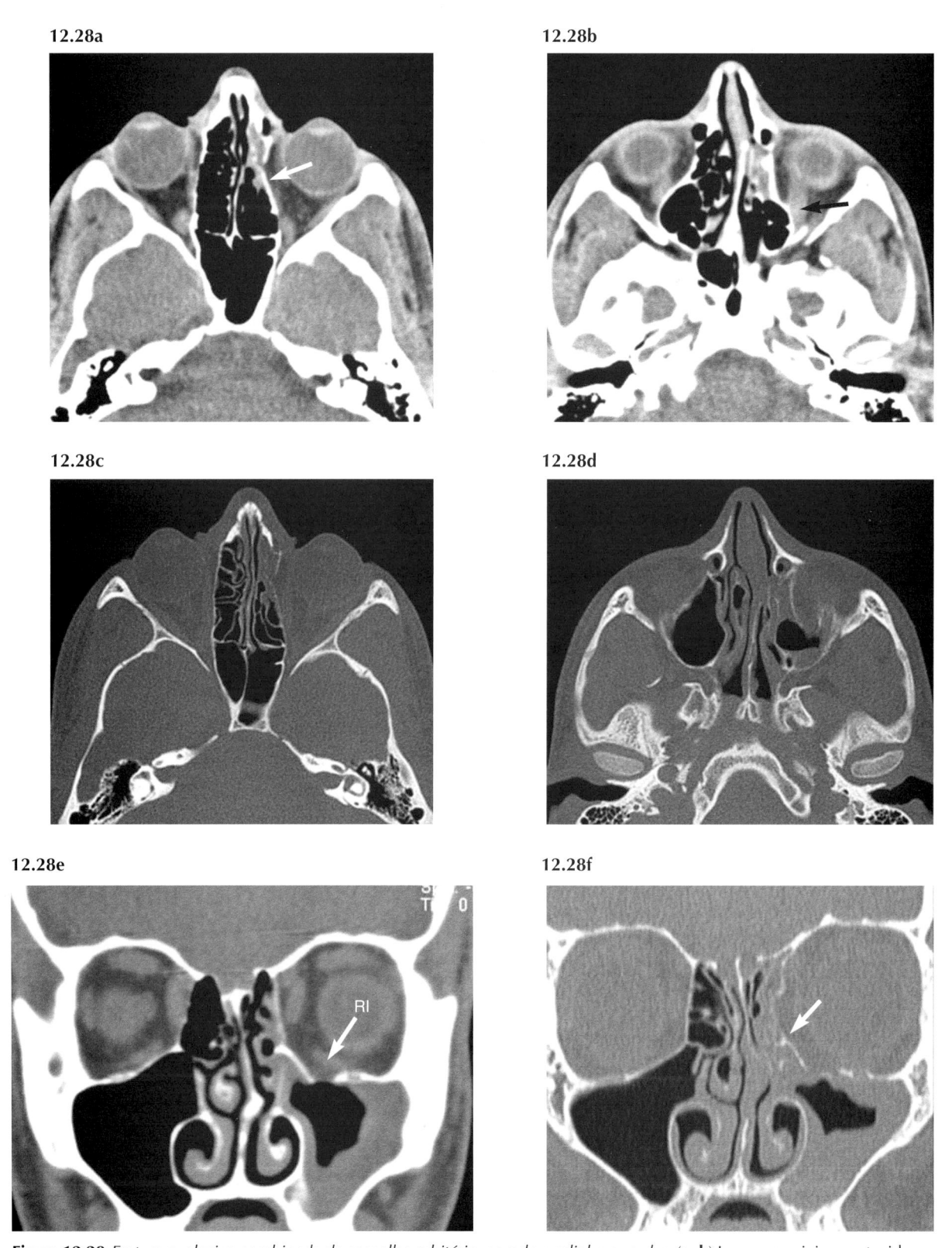

Figura 12.28 *Fratura explosiva combinada do assoalho orbitário–parede medial esquerdos.* (**a**, **b**) Imagens axiais para tecidos moles mostrando branda enoftalmia esquerda e irregularidade da parede orbitária medial esquerda (seta), com células aéreas etmoidais esquerdas anteriores opacificadas. A imagem mais inferior (**b**) mostra proeminência do músculo reto inferior esquerdo e o assoalho orbitário posicionado mais posteriormente — sugerindo uma fratura explosiva do assoalho orbitário (seta). (**c**, **d**) Estas fraturas são ainda mais detalhadas nas imagens axiais de algoritmo ósseo. A fratura do assoalho orbitário é medial ao canal infra-orbitário. (**e**) Imagem coronal de tecido mole mostrando uma pequena quantidade de tecido gorduroso desviado para o local da fratura (seta). O músculo é de calibre normal sem evidência de aprisionamento do reto inferior (RI). (**f**) Imagem coronal óssea mostrando irregularidade e desvio da área inferior da parede medial, contígua à área medial fragmentada do assoalho orbitário (seta).

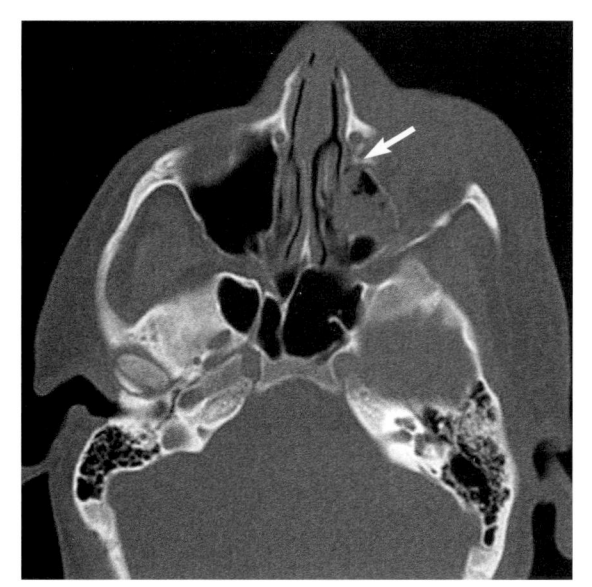

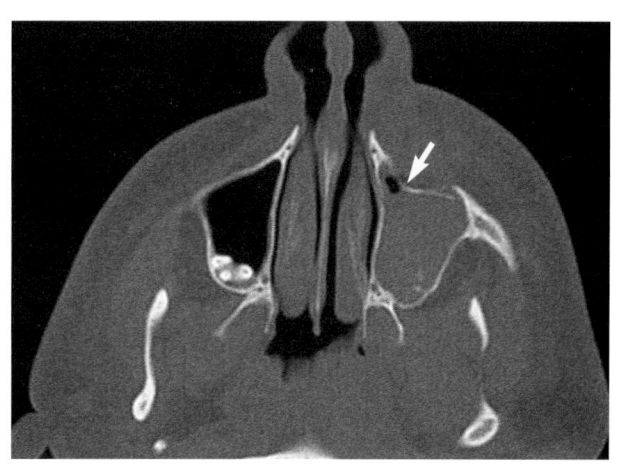

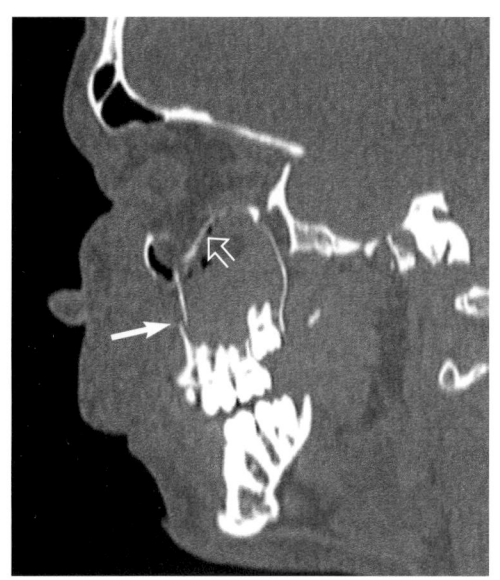

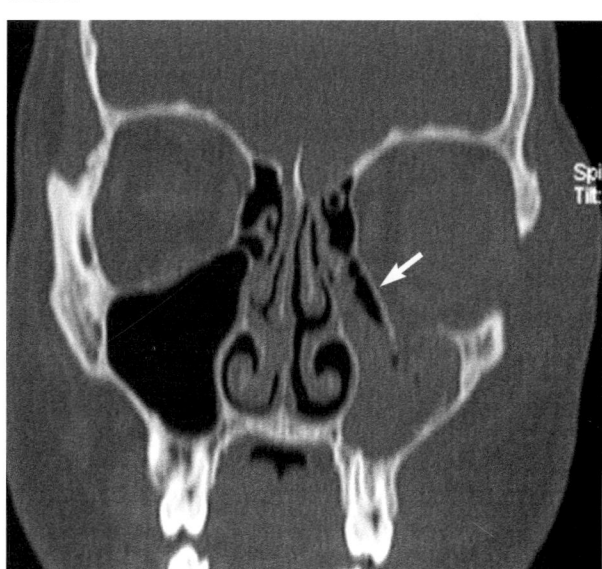

Figura 12.29 *Fratura explosiva cominutiva do assoalho orbitário esquerdo.* (**a**) Imagem axial para osso mostrando uma fratura do assoalho orbitário esquerdo. Um fragmento cominutivo é notado imediatamente póstero-lateral ao ducto nasolacrimal (seta). (**b**) Imediatamente inferior, um fragmento afundado da parede anterior da maxila é mostrado (seta). (**c**) Reconstrução sagital mostra desvio posterior do fragmento da parede maxilar anterior (seta), bem como afundamento pronunciado do assoalho orbitário anterior (seta aberta). (**d**) Imagem coronal para osso mostrando um componente explosivo grande tipo dobradiça (seta).

12.30a

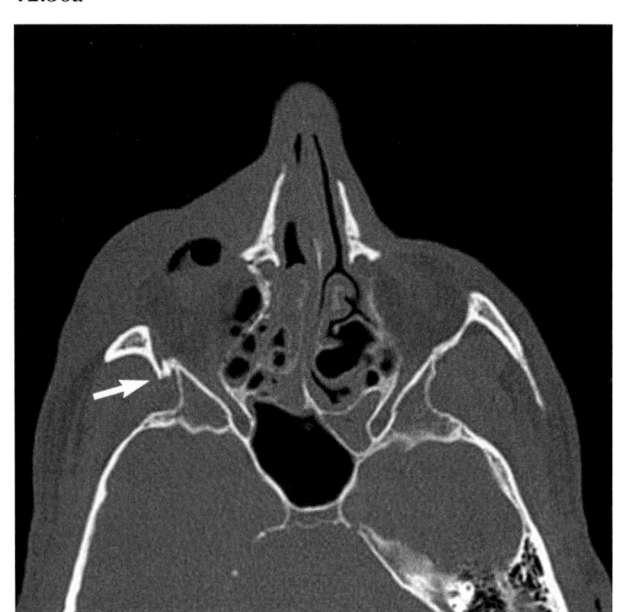

12.30b

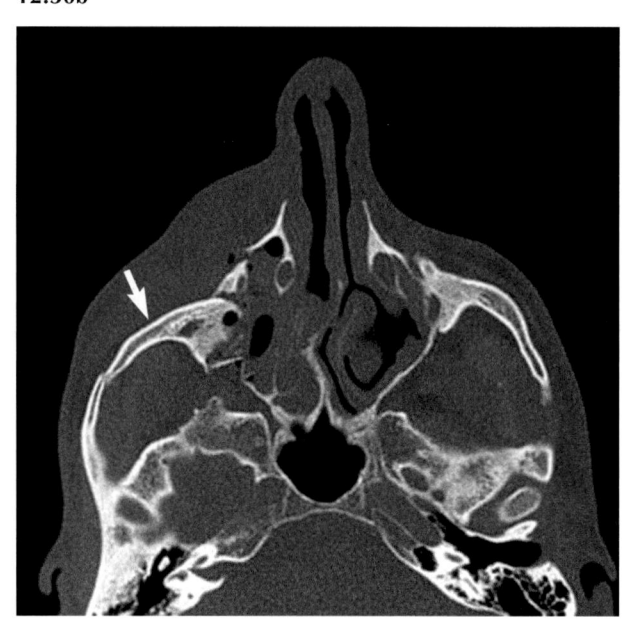

12.30c

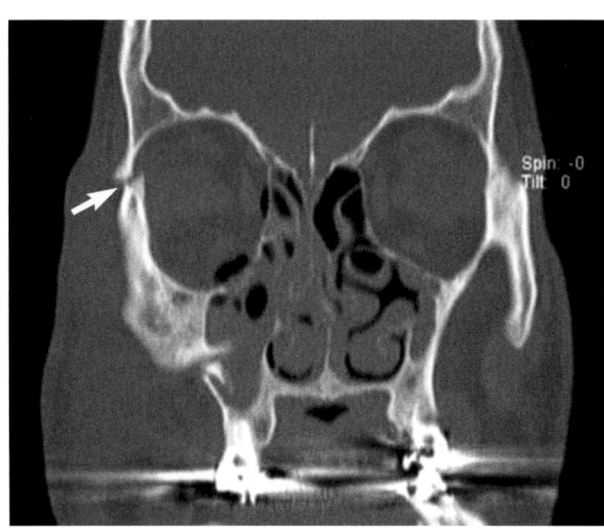

Figura 12.30 *Fratura zigomaticomaxilar direita.* (**a**) Imagem axial através da órbita mostrando desvio posterior da margem orbitária lateral direita com superposição e cominuição da parede orbitária lateral na sutura zigomaticoesfenoidal (seta). (**b**) Imagem axial através da face mostrando o corpo do zigoma desviado medial e posteriormente (seta), com fraturas associadas das paredes anterior e lateral do seio maxilar direito. Há curvatura exagerada do arco zigomático por causa do desvio posterior do corpo zigomático, com uma fratura no meio do arco zigomático. Observe que o corpo do próprio zigoma permanece intacto, com as fraturas tendendo a ocorrer nas suas inserções ou extensões. (**c**) Imagem coronal mostrando a fratura da extensão frontal do zigoma na sutura zigomaticofrontal (seta). Nenhuma anormalidade é observada no complexo nasoetmoidal.

12.31a

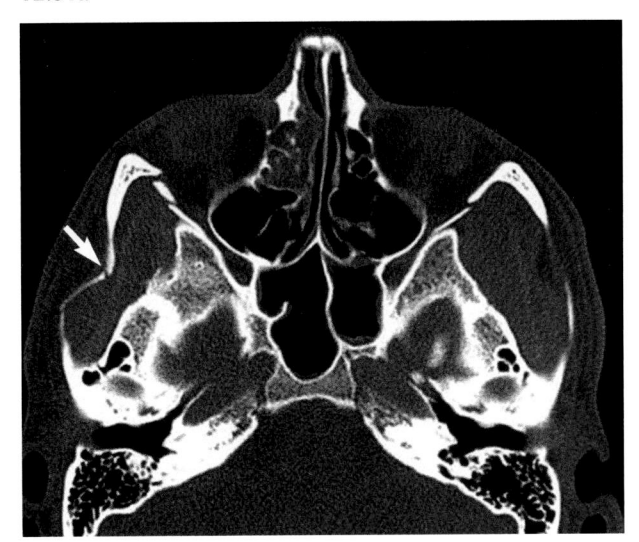

12.31b

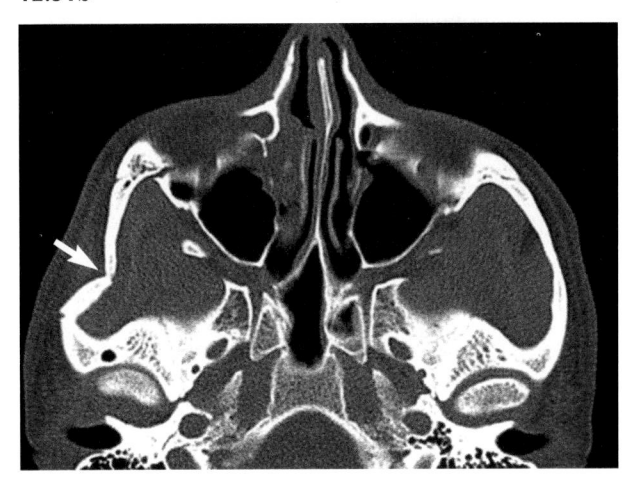

12.31c

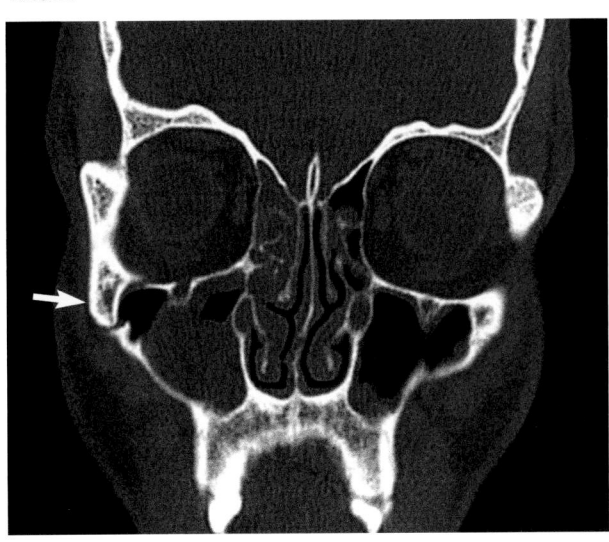

Figura 12.31 *Fratura em tripé direita com fratura associada afundada do arco zigomático.* Imagens axiais (**a**, **b**) e coronal (**c**) mostrando uma fratura afundada cominutiva da parede orbitária lateral (setas). Nenhum desvio importante do zigoma é observado. A margem orbitária lateral está intacta, com a fratura estendendo-se exatamente até à margem medial, na área mais lateral do assoalho orbitário, e imediatamente inferior ao corpo zigomático através da parede lateral do seio maxilar e a área anterior adjacente da parede orbitária lateral.

12.32a

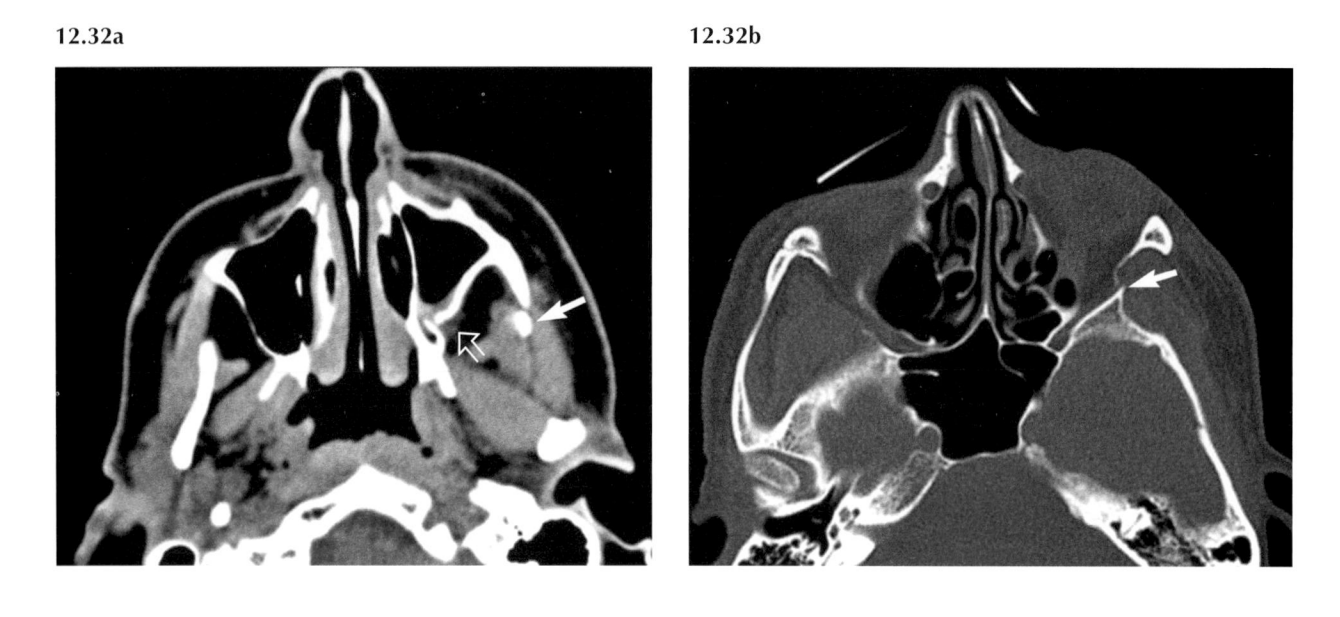

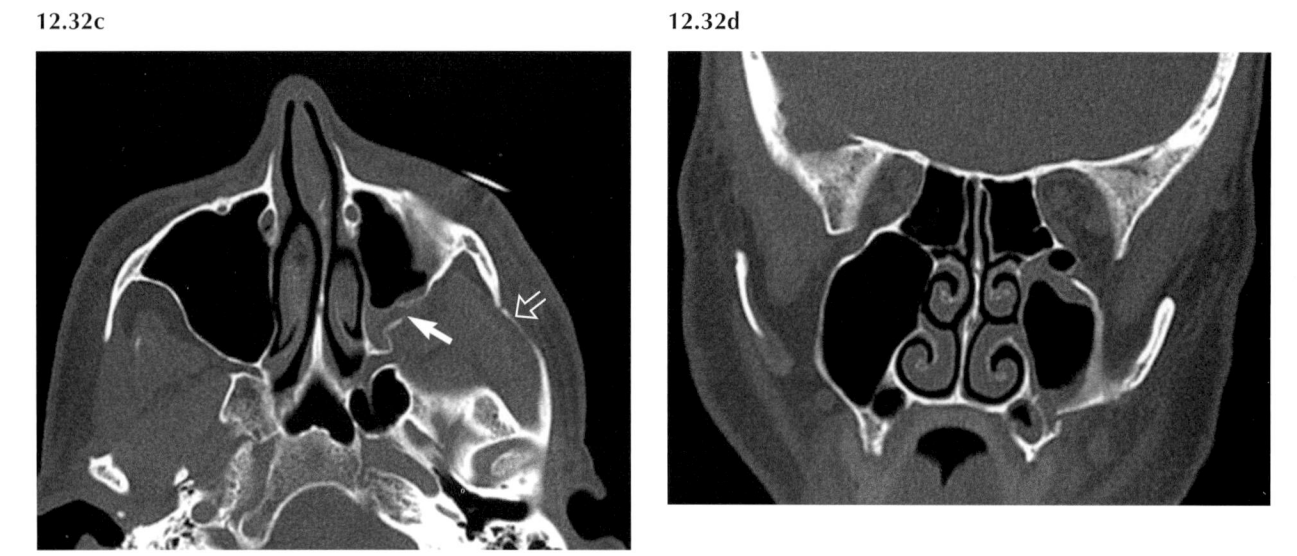

12.32b

12.32c

12.32d

Figura 12.32 *Fratura do arco zigomático esquerdo encontrando-se com o processo coronóide, com rotação branda e desvio mínimo do zigoma.* (**a**) Imagem axial de tecido mole mostrando o arco zigomático encontrando-se com o processo coronóide esquerdo (seta). Uma fratura da área póstero-lateral do seio maxilar esquerdo também está presente (seta aberta). (**b, c**) Imagens axiais para osso mostrando uma fratura da parede orbitária lateral (seta) e assoalho orbitário, bem como afundamento brando do arco zigomático (seta aberta). (**d**) Imagem coronal mostrando leve desvio inferior e branda rotação do componente zigomático.

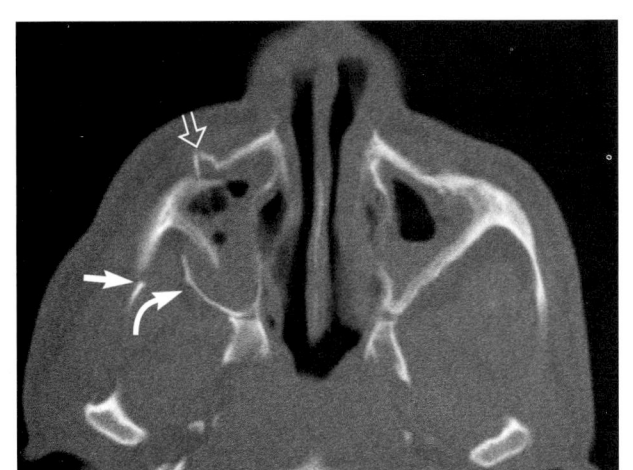

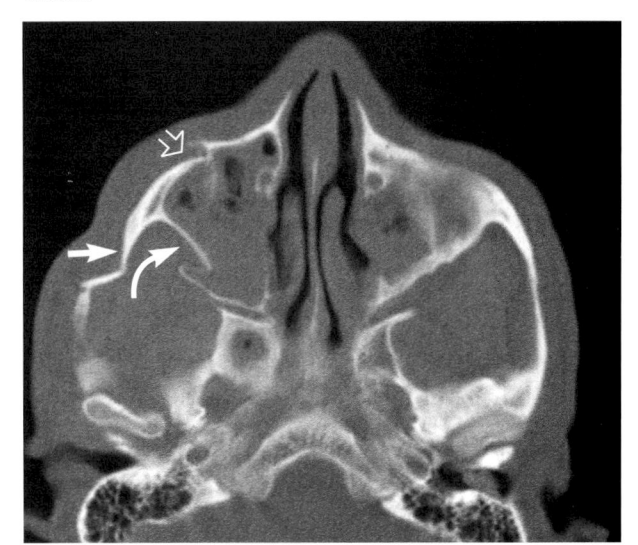

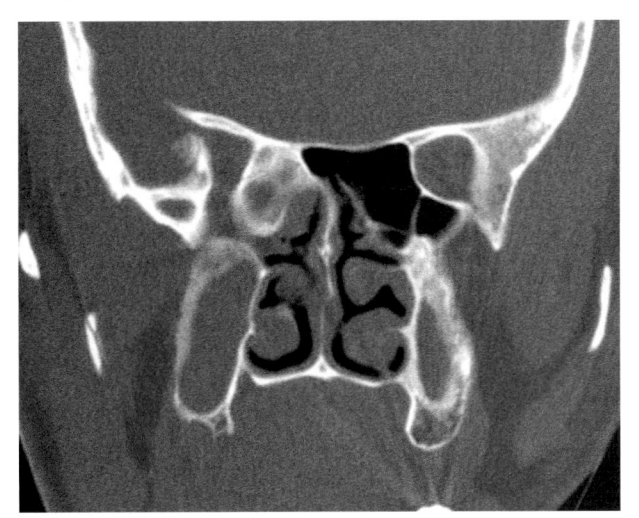

Capítulo 12 • Diagnóstico por Imagem dos Traumatismos da Face e Seios Paranasais

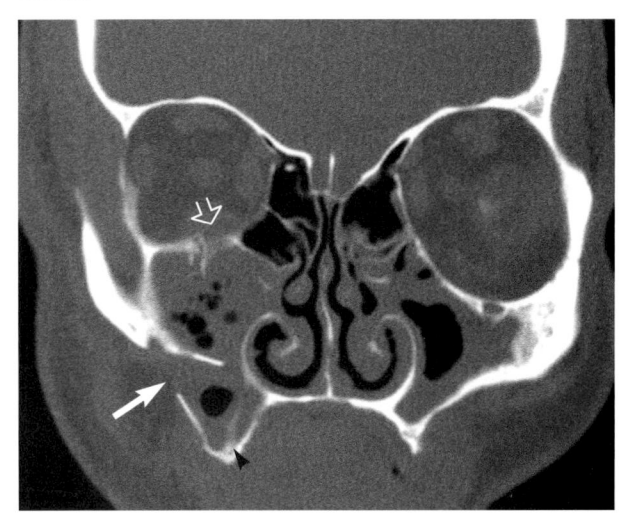

Figura 12.33 *Fratura em tripé com cominuição do canal infra-orbitário e fratura do processo coronóide.* (**a**, **b**) Imagens axiais mostrando o zigoma direito desviado medialmente (seta) com uma fratura cominutiva da parede anterior da maxila no local do forame infra-orbitário (seta aberta). O processo coronóide está situado adjacente ao componente zigomático desviado do arco zigomático. O corte mais superior (**a**) mostra o zigoma medialmente desviado recurvando lateralmente a parede sinusal lateral (seta curva) e penetrando o forame infra-orbitário anteriormente. (**c**) Imagem coronal mais posterior mostrando uma fratura sem desvio do processo coronóide. (**d**) Mais anteriormente, a interrupção do canal infra-orbitário e o desvio da parede sinusal lateral podem ser observados (setas). O músculo reto inferior direito está aumentado (seta aberta). Um fragmento ósseo está situado na área inferior do seio maxilar direito (ponta de seta).

12.34a

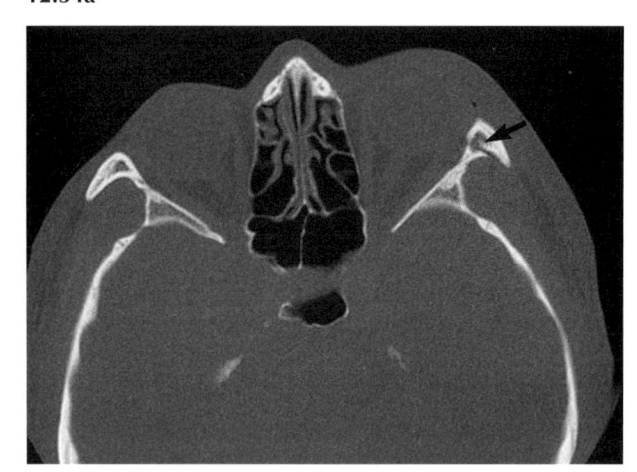

12.34b

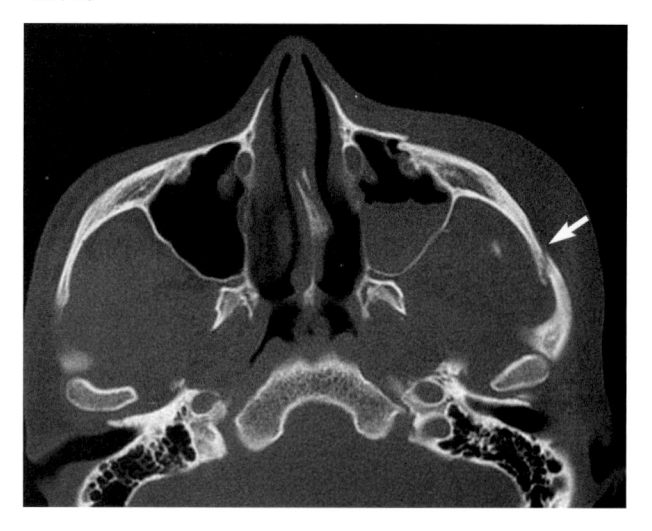

12.34c

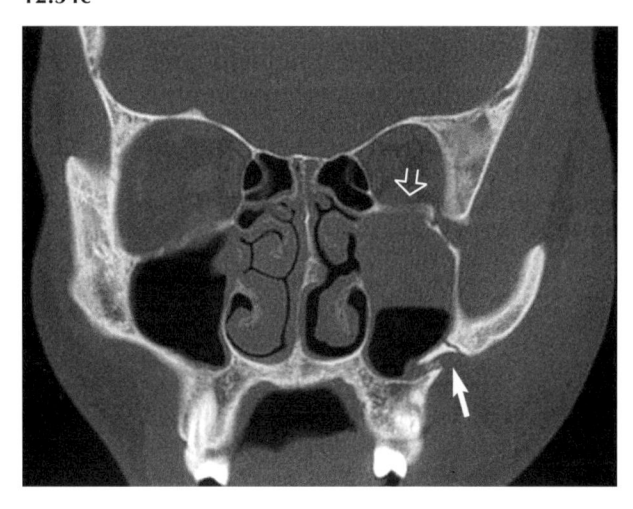

Figura 12.34 *Fratura em tripé esquerda com elevação do assoalho orbitário.* (**a**) Imagem axial óssea através da órbita mostrando fraturas através da parede orbitária lateral anteriormente (seta), inchaço de tecido mole sobrejacente à face lateral esquerda, e uma suspeita de proptose esquerda. (**b**) Imagem através dos seios maxilares mostrando uma fratura do arco zigomático e desvio medial mínimo do zigoma (seta). (**c**) Imagem coronal mostrando ligeira elevação do fragmento ósseo (seta), com elevação branda do assoalho orbitário esquerdo mais posteriormente (seta aberta).

12.35a

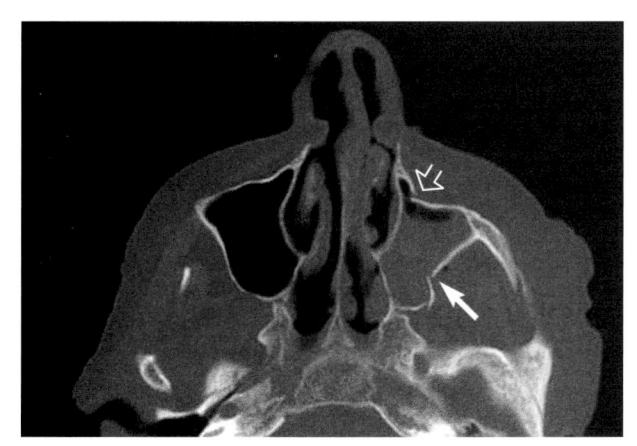

12.35b

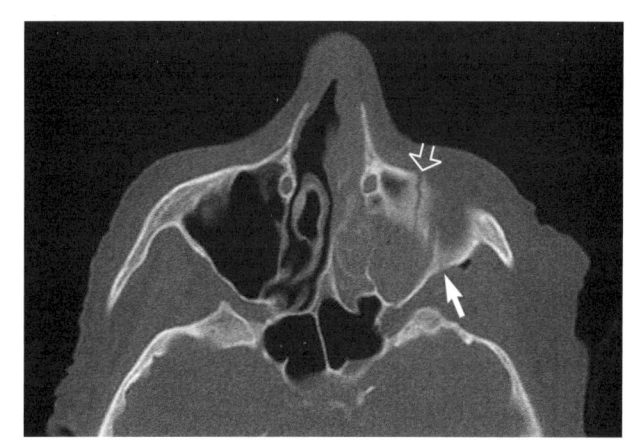

12.35c

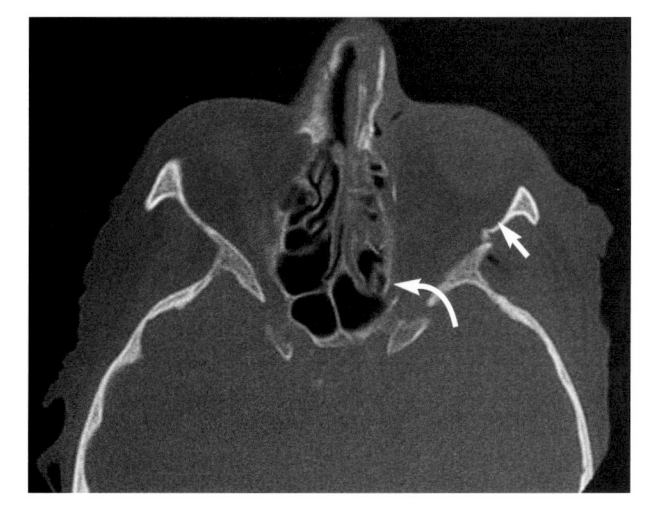

12.35d

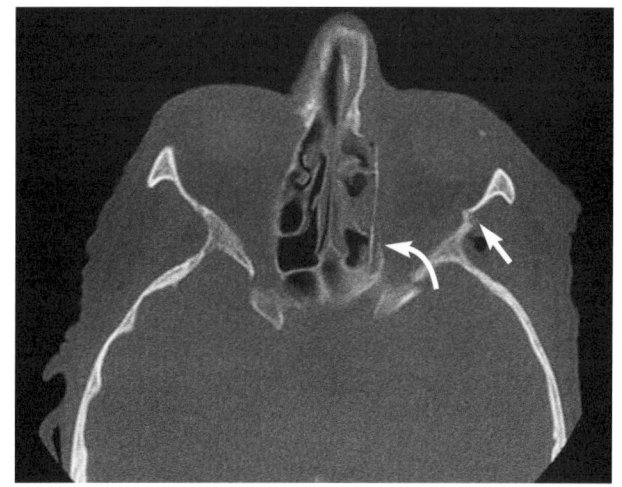

12.35e

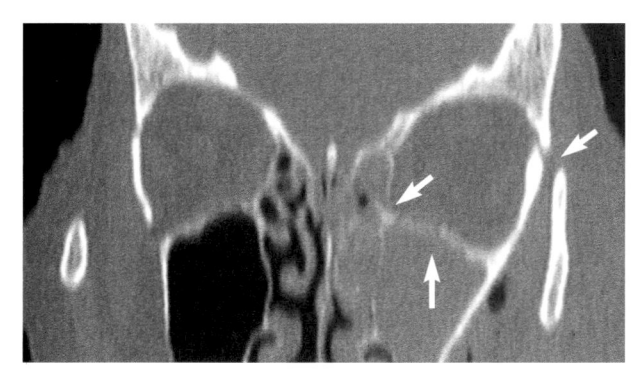

Figura 12.35. *Fratura zigomaticomaxilar esquerda estendendo-se à parede orbitária medial esquerda (Le Fort III unilateral).* (**a–d**) Imagens axiais de inferior a superior. Há uma fratura tipo tripé com desvio posterior do corpo do zigoma, e fraturas associadas das paredes anterior (seta aberta) e lateral (seta) do seio maxilar esquerdo e arco zigomático estão presentes. São vistas fraturas estendendo-se ao longo do assoalho orbitário esquerdo, medial ao canal infra-orbitário, com fraturas sutis da parede anterior da fossa pterigopalatina esquerda. Ao nível da órbita inferior, há superposição branda da fratura da parede orbitária lateral. Há uma fratura com desvio do osso nasal esquerdo, bem como fraturas das septações etmoidais e da parede orbitária medial. O fragmento desviado da parede orbitária medial esquerda é mais facilmente definido ao nível orbitário intermediário a superior e se assemelha a uma fratura de Le Fort III unilateral (seta curva). É preciso cautela ao reduzir esta fratura para assegurar que o componente da parede orbitária medial não se encrave ou comprima o canal óptico, o nervo contido ou vasos. (**e**) Reformatação coronal mostrando a transmissão de força ao longo do assoalho orbitário esquerdo para dentro do seio etmoidal e lâmina papirácea (setas).

12.36a

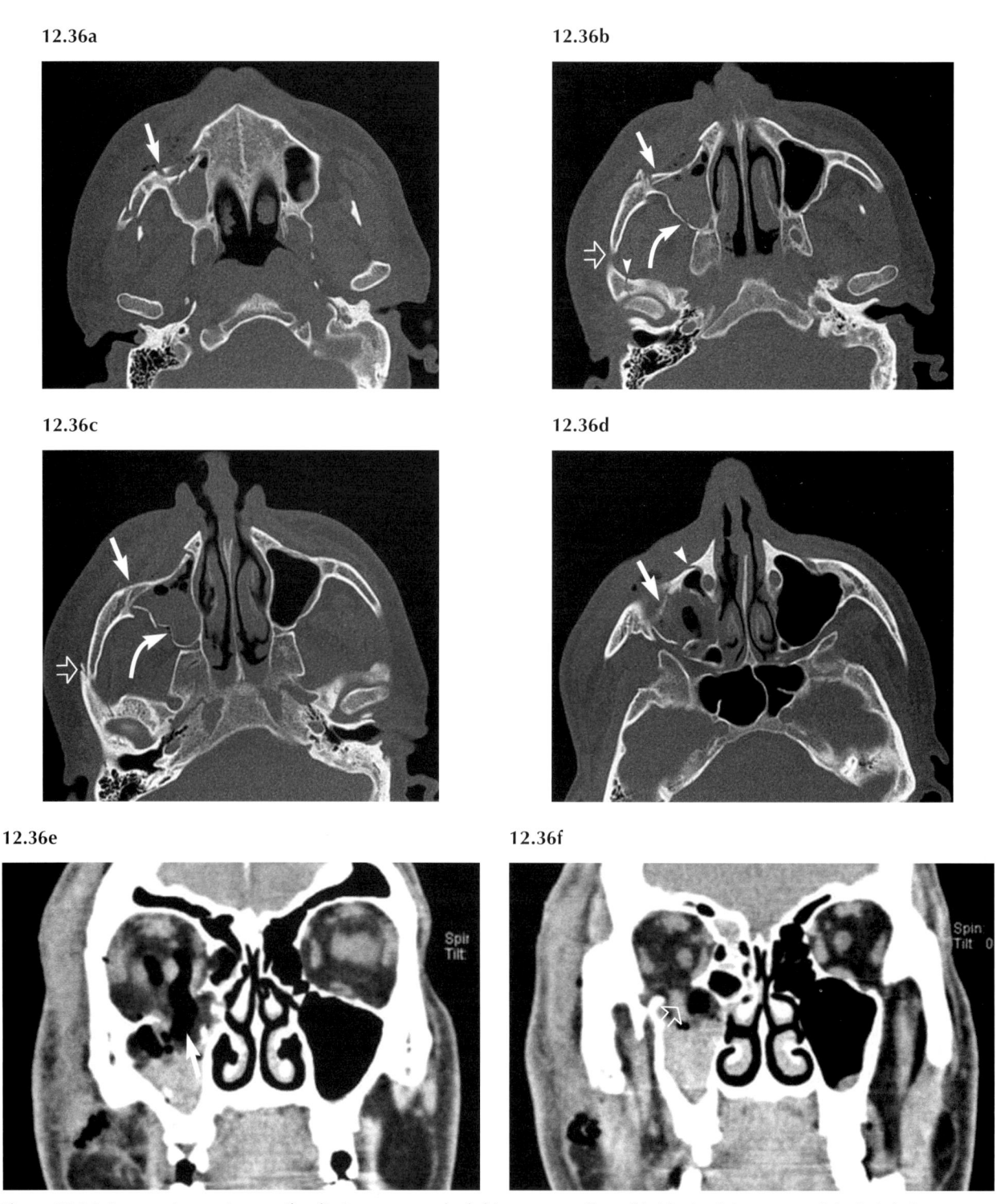

12.36b

12.36c

12.36d

12.36e

12.36f

Figura 12.36 *Fratura zigomaticomaxilar direita com grande defeito no assoalho orbitário.* (**a–d**) Imagens axiais de inferior a superior mostrando fraturas da parede ântero-lateral do seio maxilar direito (seta), incluindo o recesso zigomático do seio maxilar e o arco zigomático; há uma fratura sem desvio através da eminência articular da articulação temporomandibular direita (**b**) (ponta de seta). Um desvio posterior do zigoma está presente, com superposição dos componentes do arco zigomático (seta aberta) e encurvamento da parede lateral do seio maxilar (**d**) (seta curva). Há uma fratura da margem infra-orbitária. Fragmentos ósseos sutis são observados dentro do seio maxilar superior. (**e**, **f**) Imagens coronais através do meio da órbita imediatamente posterior ao globo mostrando um grande defeito no assoalho orbitário direito (seta), com enfisema orbitário estendendo-se desde o seio maxilar. Há um hematoma dentro do seio maxilar inferior. Inchaço de tecido mole está sobrejacente a face direita e couro cabeludo com um hematoma na bochecha direita. O músculo reto inferior está puxado inferiormente para dentro da área superior do seio maxilar (seta aberta). O seio maxilar direito tem um diâmetro transverso diminuído por causa do desvio medial brando do zigoma.

12.36g 12.36h

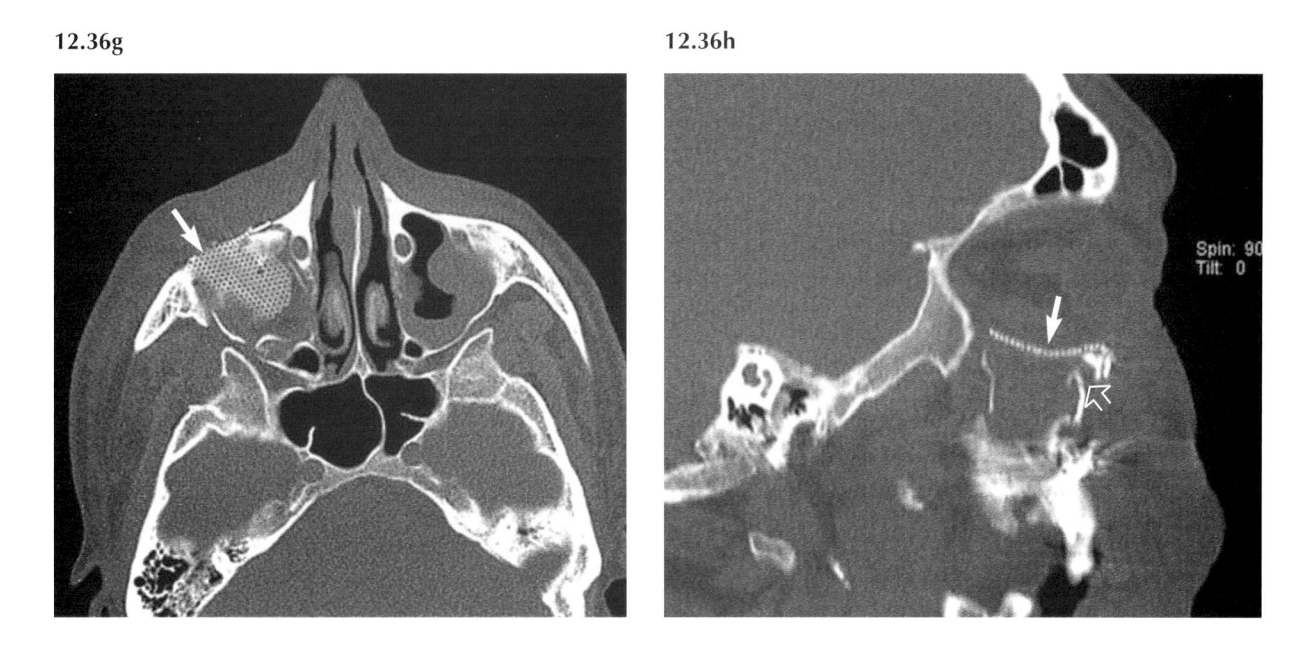

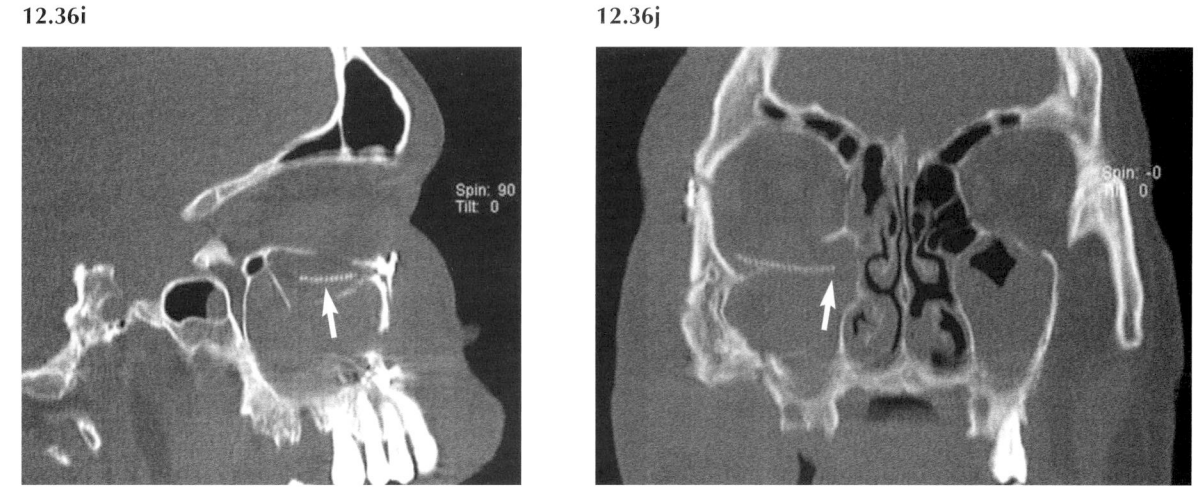

12.36i 12.36j

Figura 12.36 *Continuação* (**g–j**) Avaliação pós-operatória do mesmo paciente. (**g**) Imagem axial mostrando um implante de malha de aço no assoalho orbitário direito (seta). Observe que a imagem axial não é capaz de avaliar a adequação da posição do enxerto neste plano. (**h**) Reconstrução sagital mais lateral mostrando que o enxerto está em boa posição (seta). Um fragmento de osso na maxila anterior permanece desviado posteriormente. (**i**) Reformatação sagital mais medial mostrando um desvio inferior do enxerto abaixo do nível do assoalho orbital (seta). (j) Reconstrução coronal fornecendo uma melhor apresentação da posição inferior do enxerto medialmente (seta).

12.37a

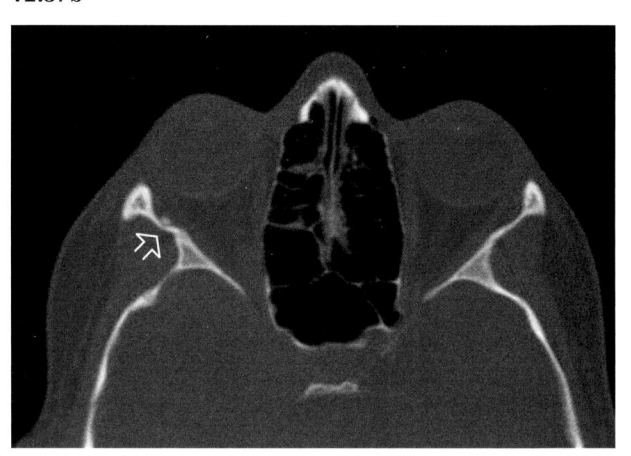

12.37b

12.37c

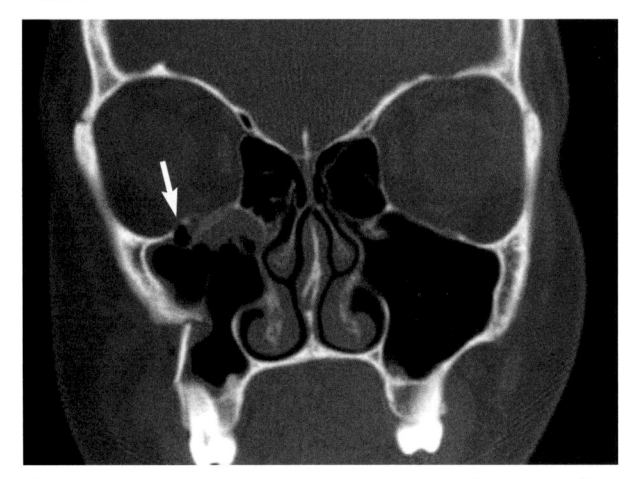

12.37d

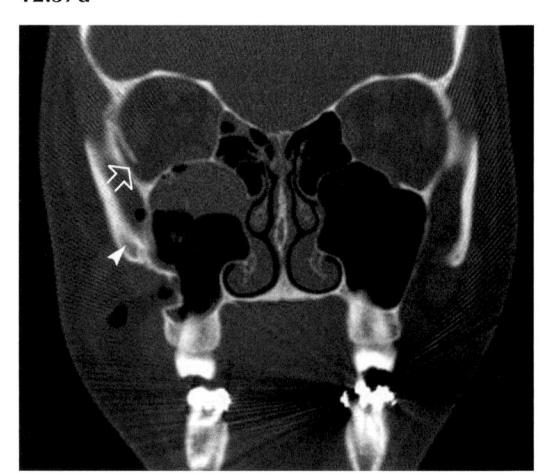

Figura 12.37 *Fratura em tripé direita — corpo do zigoma desviado posteriormente.* (**a**, **b**) Imagens axiais mostrando o corpo do zigoma desviado medial e posteriormente (seta), invadindo o espaço da área ântero-lateral do seio maxilar direito. Um diminuto fragmento ósseo está presente na parede lateral da órbita (seta aberta). (**c**, **d**) Imagens coronais mostrando invasão sobre a área lateral do seio maxilar. Uma fratura sutil do assoalho orbitário está presente (seta). Mais posteriormente, superposição de fragmentos ósseos é notada na parede orbitária lateral (seta aberta), bem como elevação do assoalho orbitário pelo desvio póstero-medial do zigoma, conforme observado pela sua presença neste plano (ponta de seta).

12.38a 12.38b

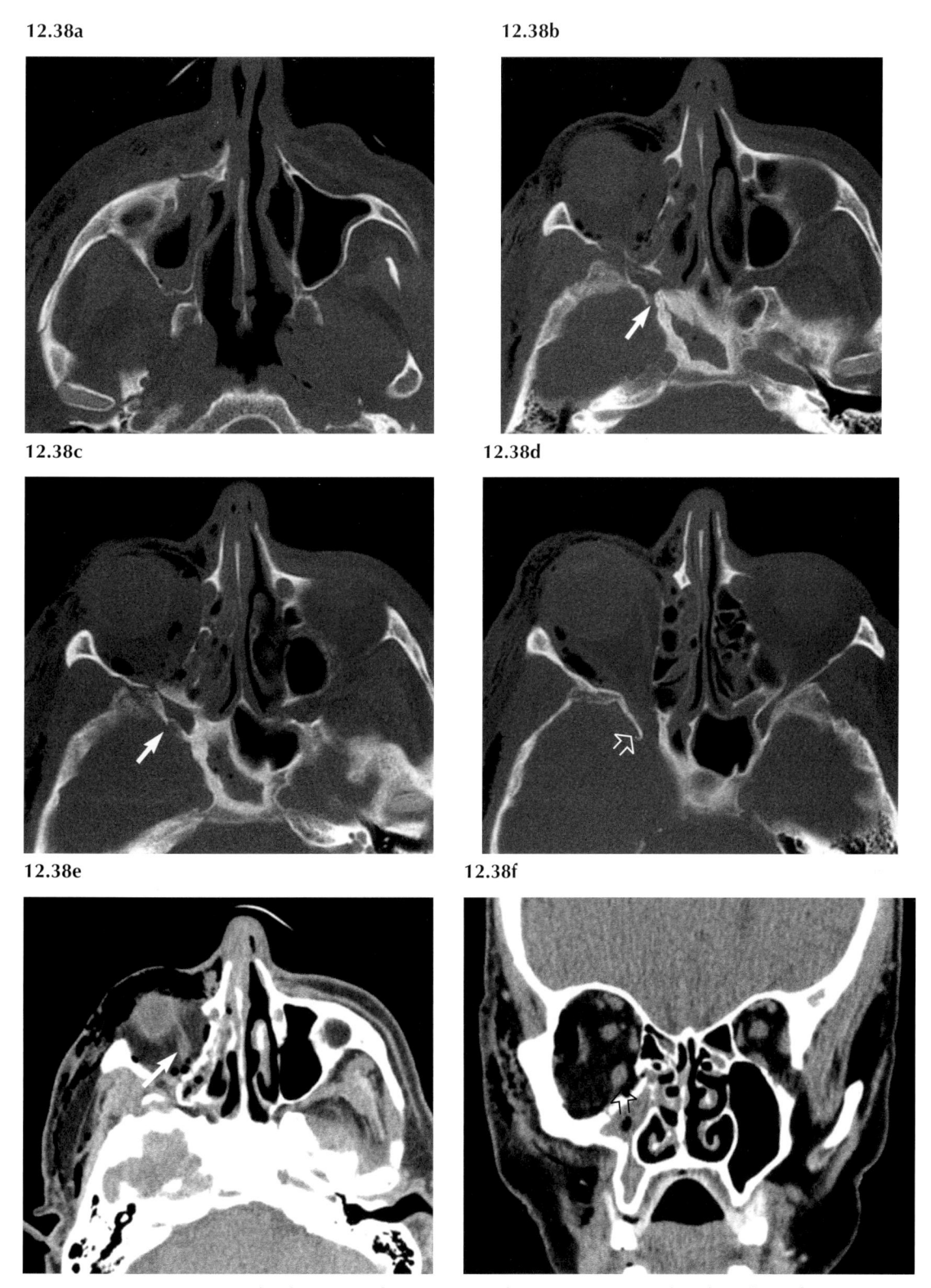

12.38c 12.38d

12.38e 12.38f

Figura 12.38 *Fratura zigomaticomaxilar direita com forças transmitidas para a asa maior do esfenóide.* (**a–d**) Imagens axiais ósseas de inferior a superior mostrando fraturas do zigoma direito, com leve aumento da curvatura do arco zigomático. Fraturas sutis das paredes anterior e póstero-lateral do seio maxilar estão presentes. Na imagem (**a**) através da órbita inferior, fraturas do assoalho orbitário são observadas com o músculo reto inferior mantendo uma relação estreita com o assoalho orbitário desviado. A imagem imediatamente superior (**b**) mostra uma fratura da asa maior direita do esfenóide estendendo-se para a área anterior da fossa média do crânio (seta). A fratura do assoalho orbitário invade a área póstero-superior do seio maxilar esquerdo. Observa-se deformidade da asa maior do esfenóide lateral à fissura orbitária superior (seta aberta). (**e**) Imagem axial para tecido mole mostrando uma suspeita de aprisionamento do músculo reto inferior (seta). A parede lateral da órbita está encurtada, sugerindo desvio posterior. (**f**) Imagem coronal para tecido mole mostrando uma aparência alterada do músculo reto inferior, afixado ao assoalho orbitário (seta aberta). O assoalho orbitário neste plano está desviado ínfero-medialmente. (*Continua*)

12.38g

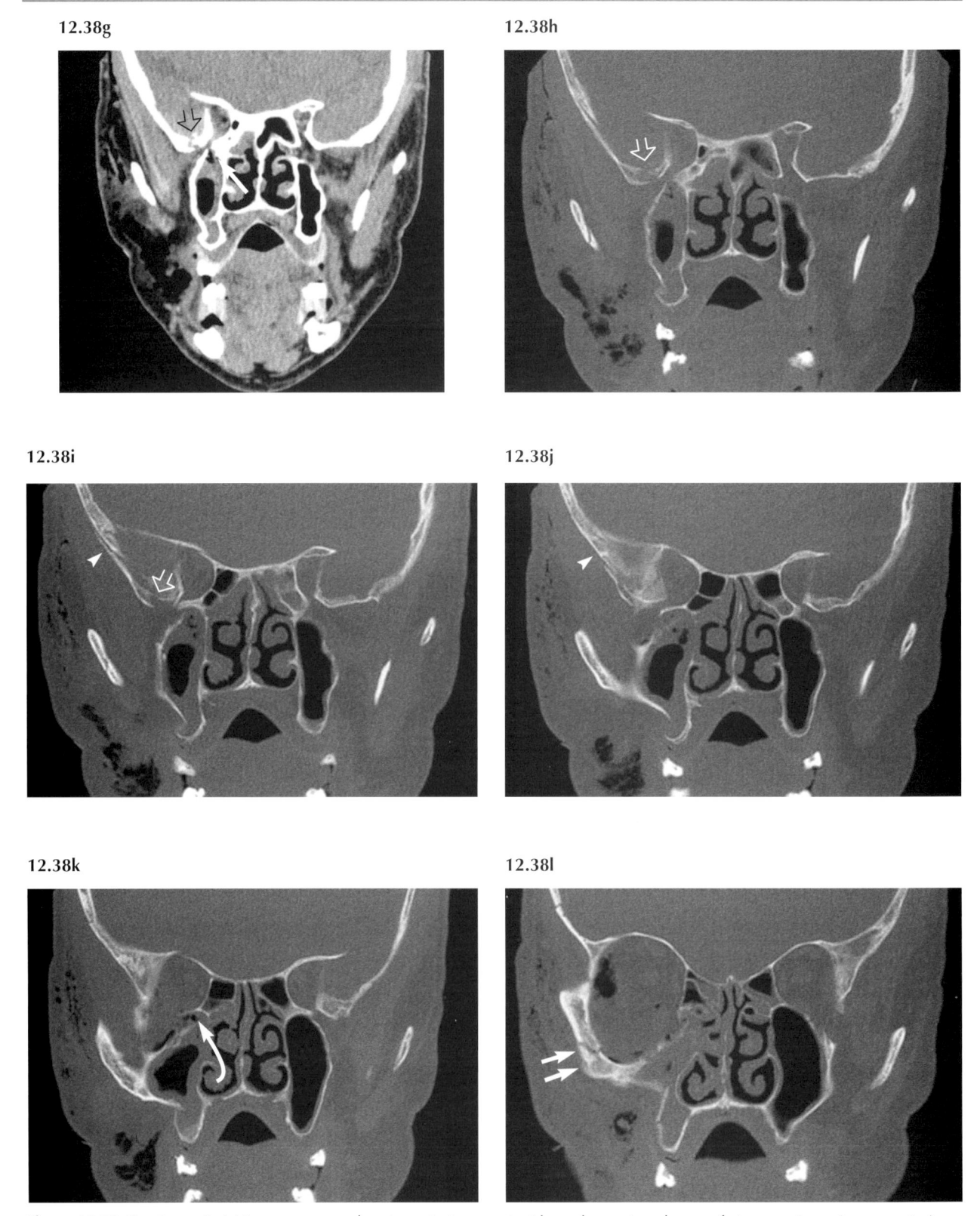

12.38h

12.38i

12.38j

12.38k

12.38l

Figura 12.38 *Continuação* (**g**) Imagem coronal mais posterior para tecido mole mostrando uma fratura na área súpero-posterior do seio maxilar, estendendo-se para a fissura orbitária inferior (seta) e através da asa maior do esfenóide no assoalho da fossa média do crânio (seta aberta). (**h–l**) Imagens coronais de algoritmo ósseo, de posterior a anterior, mostrando fraturas através da asa maior do esfenóide, uma fratura (seta aberta) do arco zigomático, e fraturas sutis na área lateral da abóbada da fossa média do crânio (pontas de setas), observadas imediatamente superiores ao nível das órbitas. O assoalho orbitário direito está desviado inferiormente (seta curva). Há uma fratura da área inferior do processo frontal do zigoma, na margem orbitária lateral (dupla seta).

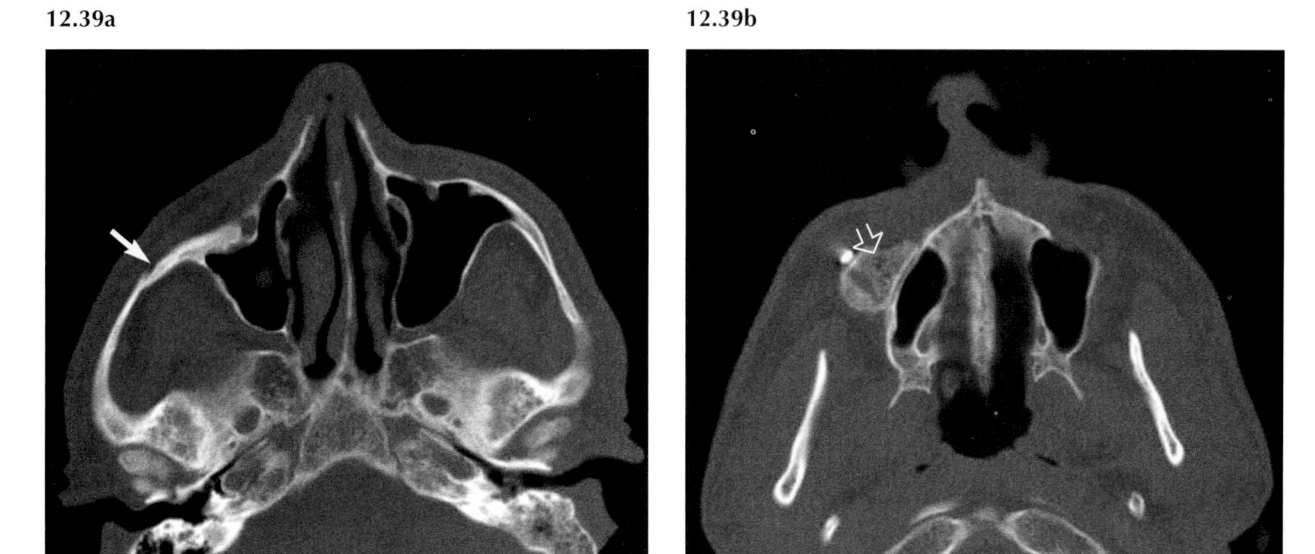

Figura 12.39 *Fratura em tripé direita não reduzida, com enxerto ósseo de aposição.* (**a**) Imagem axial mostrando curvatura exagerada do arco zigomático (seta) em uma fratura em tripé direita não reduzida com o corpo do zigoma desviado posterior e medialmente. (**b**) Imagem axial mais inferior mostrando um enxerto ósseo de superposição para melhorar a aparência cosmética da medioface inferior (seta aberta).

Bibliografia

Alden TD, Lin KY, Jane JA. Mechanisms of premature closure of cranial sutures. Childs Nerv Syst 1999; 15: 670-675

al-Qurainy IA, Stassen LF, Dutton GN, et al. Diplopia following midfacial fractures. Br J Oral Maxillofac Surg 1991; 29: 302-307

al-Qurainy IA, Stassen LF, Dutton GN, et al. The characteristics of midfacial fractures and the association with ocular injury: a prospective study. Br J Oral Maxillofac Surg 1991; 29: 291-301

Astor FC, Donegan O, Glugman JL. Unusual anatomic presentations of inverting papilloma. Head Neck Surg 1985; 7: 243-245

Babbel R, Harnsherger HR, Nelson B, et al. Optimization of techniques in screening CT of the sinuses. AJNR Am J Neuroradiol 1991; 12: 849-854

Balter S. An introduction to the physics of magnetic resonance imaging. Radiographics 1987; 7: 371-383

Bassoiouny A, Newlands WJ, Ali H, et al. Maxillary sinus hypoplasia and superior orbital fissure asymmetry. Laryngoscope 1982; 92: 441-448

Beahm E, Teresi L, Lufkin R, Hanafee W. MR of the paranasal sinuses. Surg Radiol Anat 1990; 12: 203-208

Behrman RE, Kuelman R, Jenson H. Craniosynostosis. In: Kliegman R, ed. Nelson Textbook of Pediatrics, 16th edn. Philadelphia: WB Saunders, 2000: 1831-1832

Berlinger NT. Sinusitis in immunodeficient and immunosuppressed patients. Laryngoscope 1985; 95: 29

Bingham B, Shankar L, Hawke M. Pitfalls in computed tomography of the paranasal sinuses. J Otolaryngology 1991; 20: 414-418

Black CM, Dungan D, Fram E, et al. Potential pitfalls in the work-up and diagnosis of choanal atresia. AJNR Am J Neuroradiol 1998; 19: 326-329

Blaser S, Armstrong D. Congenital Malformations of the Face. In: King SJ, Boothroyd AF, eds. Pediatric ENT Radiology. New York: Springer Verlag, 2002: 99-118

Bolger WE, Butzin CA, Parsons DS. Paranasal sinus bony anatomic variations and mucosal abnormalities: CT analysis for endoscopic sinus surgery. Laryngoscope 1991; 101: 56-64

Bolger WE, Woodruff WW, Morehead J. Maxillary sinus hypoplasia: classification and description of associated uncinate process hypoplasia. Otolaryngol Head Neck Surg 1990; 103: 759-765

Borges A, Fink J, Villablanca P, et al. Midline destructive lesions of the sinonasal tract: simplified terminology based on histopathologic criteria. AJNR Am J Neuroradiol 2000; 21: 331-336

Bradley WG Jr. Fundamentals of magnetic resonance image interpretation. In: Bradley WG, Adey WR, Hasso AN, eds. Magnetic Resonance Imaging of the Brain, Head, and Neck: A Text Atlas. Rockville, MD: Aspen, 1984: 1-16

Brandt KE, Burruss GL, Hickerson WL, et al. The management of mid-face fractures with intracranial injury. J Trauma 1991; 31: 15-19

Bridger MWM, van Nostrand AWP. The nose and paranasal sinuses – applied surgical anatomy. Otolaryngol 1978; 7(Suppl 6)

Brockbank MJ, Brookes GB. The sphenoiditis spectrum. Clin Otolaryngol 1991; 16: 15-20

Buehwald C, Nielsen LH, Ahlgren P, et al. Radiologic aspects of inverted papilloma. Eur J Radiol 1990; 10: 134-139

Burm JS, Chung CH, Oh SJ. Pure orbital blowout fracture: new concepts and importance of medial orbital blowout fracture. Plast Reconstr Surg 1999; 103: 1839-1849

Carter BL, Bankoff MS, Fisk JD. Computed tomographic detection of sinusitis responsible for intracranial and extraeranial infections. Radiology 1983; 147: 739-742

Castillo M. Congenital abnormalities of the nose: CT and MR findings. AJR Am J Roentgenol 1994; 162: 1211-1217

Catalano PJ, Lawson W, Som P, Biller HE. Radiographic evaluation and diagnosis of the failed frontal osteoplastic flap with fat obliteration. Otolaryngol Head Neck Surgery 1990; 104: 225-234

Centeno RS, Bentson JR, Mancuso AA. CT scanning in rhinocerebral mucormycosis and aspergillosis. Radiology 1981; 140: 383-389

Chan LL, Singh S, Jones D, et al. Ginsberg imaging of mucormycosis skull base osteomyelitis. AJNR Am J Neuroradiol 2000; 21: 828-831

Coker NJ, Brooks BS, El Gamma] T. Computed tomography of orbital medial wall fractures. Head Neck Surg 1983; 5: 383-389

Conner BL, Roach ES, Laster W, Georgitis JW. Magnetic resonance imaging of the paranasal sinuses: frequency and type of abnormalities. Ann Allergy 1989; 62: 457-460

Cooke LD, Hadley DM. MRI of the paranasal sinuses: incidental abnormalities and their relationship to symptoms. J Laryngol Otol 1991; 105: 278-281

Cooke LD, Hadley DM. MRI of the paranasal sinuses: incidental abnormalities and their relationship to symptoms. J Laryngol Otol 1991; 105: 278-281

Crain MR, Dolan KD, Maves MD. Maxillary sinus mucocoele. Ann Otol Rhinol Laryngol 1990; 99: 321-322

Curtin HD, Williams R, Johnson J. CT of perineural tumor extention: pterygopalatine fossa. AJR Am J Roentgenol 1985; 144: 163-169

Curtin HD, Williams R. Computed tomographic anatomy of the pterygopalatine fossa. Radiographics 1985; 5: 429-435

Danemann F, Pereira P, Laniado M, et at. Inverted papilloma of the nasal cavity and the paranasal sinuses: using CT for primary diagnosis and follow-up. AJR Am J Roentgenol 1999; 172: 543-548

Daniels DL, Pech P, Kay MC, et al. Orbital apex: correlative anatomic and CT study. AJR Am J Roentgenol 1985; 145: 1141-44

Daniels DL, Rauschning W, Lovas J, et al. Pterygopalatine fossa: computed tomographic studies. Radiology 1983; 149: 511-516

DeLone DR, Goldstein RA, Petermann G, et al. Disseminated aspergillosis involving the brain: distribution and imaging characteristics. AJNR Am J Neuroradiol 1999; 20: 1597-1604

Deutsch JH, Hudgins PA, Siegel JL, et al. The paranasal sinuses of patients with acute graft-versus-host disease. AJNR Am J Neuroradiol 1995; 16: 1287-1291

Dillon WP, Som PM, Fullerton GD. Hypointense MR signal in chronically inspissated sinonasal secretions. Radiology 1990; 174: 73-78

Dolan K, Smoker WRK. Paranasal sinus radiology, Part 4B: Maxillary sinus. Head Neck Surg 1983; 5: 428-446

Dolan KD, Smoker WRK. Paranasal sinus radiology, Part 4A: Maxillary sinuses. Head Neck Surg 1983; 5: 345-362

Fascenelli Maj FW. Maxillary sinus abnormalities. Arch Otolaryngol 1969; 90: 98-101

Felsberg GJ, Tien RD, McLendon RE. Frontoethmoidal giant cell reparative granuloma. AJNR Am J Neuroradiol 1995; 16: 1551-1554

Fullerton GD. Magnetic resonance imaging signal concepts. Radiographics 1987; 7: 579-596

Furin MJ, Zinreich SJ, Kennedy DW. The atelectatic maxillary sinus. Am J Rhinology 1991; 5: 79-83

Gentry LR, Manor WF, Turski PA, Strother CM. High resolution CT analysis of facial struts in trauma. 1. Normal anatomy. AJR Am J Roentgenol 1983; 140: 523-532

Gentry LR, Manor WF, Turski PA, Strother CM. High resolution CT analysis of facial struts in trauma. II. Osseous and soft tissue complications. AJR Am J Roentgenol 1983; 140: 533-541

Gentry LR. Facial trauma and associated brain damage. Radiol Clin North Am 1989; 27: 435-446

Gonsalves CG, Briant TDR. Radiologic findings in nasopharyngeal angiofibromas. J Canadian Assos Radiol 1978; 29: 209-213

Gordon AR, Loevner LA, Sonners Al, et al. Post-transplantation lymphoproliferative disorder of the paranasal sinuses mimicking invasive fungal sinusitis: case report. AJNR Am J Neuroradiol 2002; 23: 855-857

Gorlin RJ, Cohen MM Jr, Levin LS. Syndromes of the Head and Neck. New York: Oxford University Press, 1990

Goss CM, ed. Gray's Anatomy. Philadelphia: Lea & Febiger, 1973

Gotwald TF, Sprinzl GM, Fischer H, Rettenbacher T. Retained packing gauze in the ethmoidal sinuses after endonasal sinus surgery: CT and surgical appearances. AJR Am J Roentgenol 2001; 177: 1487-1489

Grossman RJ, Gomori JM, Goldberg HL, et al. MR imaging of hemorrhagic conditions of the head and neck, Radiographics 1988; 8: 441-454

Gruss JS, Kassel EE, Bubak P. Clinical, surgical, and treatment perspectives in the management of craniomaxillofacial trauma. Neuroimag Clin North Am 1991; 1: 341-355

Gruss JS. Naso-ethmoid-orbital fractures: classification and the role of primary bone grafting. Nast Reconstr Surg 1985; 75: 303-315

Han MH, Chang KH, Lee CH, et al. Cystic expansile masses of the maxilla: differential diagnosis with CT and MR. AJNR Am J Neuroradiol 1995; 16: 333-338

Harris J, Robert E, Kallen B. Epidemiology of choanal atresia with special reference to the CHARGE association. Pediatrics 1997; 99: 363-367

Hasso AN. CT of tumours and tumour like conditions of the paranasal sinuses. Radiol Clin North Am 1984; 22: 119-130

Havas TE, Motbey Å, Gullane PJ. Prevalence of incidental abnormalities on Computed tomographic seans of the paranasal sinuses. Arch Otolaryngol Head Neck Surg 1988; 114: 856-859

Hsu L, Fried MP, Jolesz FA. MR-guided endoscopic sinus surgery. AJNRAm J Neuroradiol 1998; 19: 1235-1240

Hudgins PA, Browning DG, Gallups J, et al. Endoscopic paranasal sinus surgery: radiographic evaluation of severe complications. AJNR Am J Neuroradiol 1992; 13: 1161-1167

Hudgins PA, Mukundan S. Screening sinus CT: a good idea gone bad? AJNR Am J Neuroradiol 1997; 18: 1850-1854

Hunink MGM, de Slegte RGM, Gerritsen GJ, et al. CT and MR assessment of tumors of the nose and paranasal sinuses, the nasopharynx and the parapharyngeal space using ROC methodology. Neuroradiology 1990; 32: 220

Hurst RW, Judkins A, Bolger W, et al. Mycotic aneurysm and cerebral infaretion resulting from fungal sinusitis: imaging and pathologic correlation. AJNR Am J Neuroradiol 2001; 22: 858-863

Jackson IT. Classification and treatment of orbitalozygomatic and orbitalo-ethmoid fractures. Clin Plast Surg 1989; 16: 77-91

Jacobs M, Som PM. The ethmoidal `polypoidal mucocoele'. J Comput Assist Tomogr 1982; 6: 721-724

Jorgensen RA. Endoscopic and computed tomographic findings in ostiomeatal sinus disease. Arch Otolaryngol Head Neck Surg 1991; 117: 279-287

Kassel EE, Gruss JS. Imaging of midfacial fractures. Neuroimaging Clin North Am 1991; 1: 259-283

Katsantonis GP, Friedman WH, Sivore MC. The role of computed tomography in revision sinus surgery. Laryngoscope 1990; 100: 811-816

Kennedy DW, Josephson JS, Zinreich SJ, et al. Endoscopic sinus surgery for mucocoeles: a viable alter-native. Laryngoscope 1989; 99: 885-895

Kennedy DW, Zinreich SJ, Shaalan H, et al. Endoscopic middle meatal antrostomy: theory, technique and patency. Laryngoscope 1987; 94 (Suppl 43): 1

Khalek AA, Razek A, Elasfour AA. MR appearance of rhinoscleroma. AJNR Am J Neuroradiol 1999; 20: 575-578

Khanobthamchai K, Shankar L, Hawke M, Bingham B. The ethmo-maxillary sinus and hypoplasia of the maxillary sinus. J Otolaryngol 1991; 20: 425-427

Khanobthamchai K, Shankar L, Hawke M, Bingham B. The secondary middle turbinate. J Otolaryngol 1991; 20: 412-413

Kim HJ, Kim JH, Kim JH, Hwang EG. Bone erosion caused by sinonasal cavernous hemangioma: CT findings in two patients. AJNR Am J Neuroradiol 1995; 16: 1176-1178

Koichi Y, Watanabe M, Nakamura T. Age-related expansion and reduction in aeration of the sphenoid sinus: volume assessment by helical CT scanning. AJNR Am J Neuroradiol 2000; 21: 179-182

Kopp W, Stammherger H, Fotter R. Special radiologic imaging of paranasal sinuses. Eur J Radiol 1988; 8: 153

Kramer GS, Gatenby RA. Malignant plasmacytoma appearing as invasive paranasal sinus disease after cardiac transplantation. AJNR Am J Neuroradiol 1996; 17: 1582-1584

Lai PH, Yang CF, Pan HB, et al. Recurrent inverted papilloma: diagnosis with pharmacokinetic dynamic gadolinium-enhanced MR imaging. AJNR Am J Neuroradiol 1999; 20: 1445-1451

Lang J. Clinical anatomy of the nose, nasal cavity and paranasal sinuses. New York: Thieme, 1989

Lanzieri CF, Shah M, Krauss D, Lavertu P. Use of gadolinium-enhanced MR imaging for differentiating mucoceles from neoplasms in the paranasal sinuses. Radiology 1991; 178: 425-428

Lauffer RB. Magnetic Resonance contrast media: principles and progress. Magn Reson Q 1990; 6: 65-84

Lee JH, Lee MS, Lee BH, et al. Rhabdomyosarcoma of the head and neck in adults: MR and CT findings. AJNR Am J Ncuroradiol 1996; 17: 1923-1928

Lee KF. High resolution computed tomography in facial trauma associated with closed head injury. In: Toombs BD, Sandler CM. eds. Computed Tomography in Trauma. Philadelphia: WB Saunders, 1987: 187-209

LeFort R. Etude experimental sur les fractures de la machoire superieure, Parts I, IT, III. Rev Chir (Paris) 1901; 23: 208-227

Lewin JS, Curtin HD, Eelkema E, Obuchowski N. Benign expansile lesions of the sphenoid sinus: differentiation from normal asymmetry of the lateral recesses. AJNR Am J Neuroradiol 1999; 20: 461-466

Lidov M, Behin F, Som PM. Calcified sphenoid mucocoele. Arch Otolaryngol Head Neck Surg 1990; 116: 718-720

Littlejohn MC, Stiernberg CM, Hokanson JA, et al. The relationship between the nasal cycle and mucociliary clearance. Laryngoscope 1992; 102: 117-120

Lloyd GAS, Lund VJ, Phelps PD, et al. Magnetic resonance imaging in the evaluation of nose and paranasal sinus disease. Br J Radiol 1987; 60: 957-968

Lloyd GAS. CT of the paranasal sinuses: study of a control series in relation to endoscopic sinus surgery. J Laryngol Otol 1990; 104: 477-481

Loevner LA, Yousem DM, Lanza DC, et al. MR evaluation of frontal sinus osteoplastic flaps with autogenous fat grafts. AJNR Am J Neuroradiol 199; 16: 1721-1726

Lowe LH, Booth TN, Joglar JM, Rollins NK. Midface anomalies in children. Radiographics 2000; 20: 907-922

Lund VJ, Lloyd GAS. Radiological changes associated with inverted papilloma of the nose and paranasal sinuses. Br J of Radiol 1984; 57: 455-461

Mackay IS, Bull TR. Scott Brown's Otolaryngology, Vol 4: Rhinology, 5th edn. London: Butterworths, 1987

Mafee MF. Endoscopic sinus surgery. role of the radiogist. AJNR Am J Neuroradiol 1991; 12: 855-860

Maniglia AJ. Fatal and major complications secondary to nasal and sinus surgery. Laryngoscope 1989; 99: 276-283

Manson PN, Glassman D, Vanderkolk C, et al. Rigid stabilization of sagittal fractures of the maxilla and palate. Plast Reconstr Surg 1990; 85: 71 1-717

Manson PN, Markowitz B, Mirvis S, et al. Toward CT-based facial fracture treatment. Plast Reconstr Surg 1990; 85: 202-12; discussion 1990: 213-214

Maran AGD, Lund VJ. Clinical Rhinology. New York: Thieme, 1990

Martello JY, Vasconez HC. Supraorbital roof fractures; a formidable entity with which to contend. Ann Nast Surg 1997; 38: 223-227

Masala W, Perugini S, Salvolini U, Teatini GP. Multiplanar reconstruction in the study of ethmoid anatomy. Neuroradiology 1989; 31: 151-155

McLean FM, Ginsberg LE, Stanton CA. Perineural spread of rhinocerebral mucormycosis. AJNR Am J Neuroradiol 1996; 17: 114-116

Melhem ER, Oliverio PJ, Benson ML, et al. Optimal CT evaluation for functional endoscopic sinus surgery. AJNR Am J Neuroradiol 1996; 17: 181-188

Merkes J, Sarnat H. Child Neurology, 6th edn. Philadelphia: Lippincott Williams & Wilkins, 2000: 351-354

Miaux Y, Ribaud P, Williams M, et al. MR of cerebral aspergillosis in patients who have had bone marrow transplantation. AJNR Am J Neuroradiol 1995; 16: 555-562

Mitchell MR, Tarr RW, Conturo CL, et al. Spin echo technique selection: basic principles for choosing MRI pulse sequence timing intervals. Radiographics 1986; 6: 245-260

Modic MT, Weinstein WA, Berlin J, Duschesneau PM. Maxillary sinus hypoplasia visualised with computed tomography. Radiology 1980; 135: 383-385

Moloney JA, Badham NJ, McRae A. The acute orbit: preseptal (periorbital) cellulitis subperiosteal abscess and orbital cellulitis due to sinusitis. J Laryngol Otol 1987; 12(Suppl): 1

Moser FG, Panush D, Rubin IS, et al. Incidental paranasal sinus abnormalities on MRI of the brain. Clin Radiol 1991; 43: 252-254

Nass RL, Holliday RA, Reede DL. Diagnosis of surgical sinusitis using nasal endoscopy and computed tomography. Laryngoscope 1989; 99: 1158-1160

Nolasco FP, Mathog RH. Medial orbital wall fractures: classification and clinical profile. Otolaryngol Head Neck Surg 1995; 112: 549-556

Noyek AM, Zizmor J. Radiology of the maxillary sinus after Caldwell-Luc surgery. Otolaryngol Clin North Am 1976; 9: 135-151

Ojiri H, Ujita M, Tada S, Fukuda K. Potentially distinctive features of sinonasal inverted papilloma on MR imaging. AJR Am J Roentgenol 2000; 175: 465-468

Olson EM, Wright DL, Hoffman HT, et al. Frontal sinus fractures: evaluation of CT scans in 132 patients. AJNR Am J Neuroradiol 1992; 13: 897-902

Ooi GC, Chim CS, Liang R, et al. Nasal T-cell/natural killer cell lymphoma: CT and MR imaging features of a new clinicopathologic entity. AIR Am I Roentgenol 2000; 174: 1141-1145

Pace Balzan A, Shankar L, Hawke M. Computed tomographic findings in atrophic rhinitis. J Otolaryngol 1991; 20: 428-432

Patel RS, Yousem DM, Maldjian JA, Zager EL. Incidence and clinical significance of frontal sinus or orbital entry during pterional (frontotemporal) craniotomy. AJNR Am J Neuroradiol 2000; 21: 1327-1330

Phillips CD, Platts-Mills TA. Chronic sinusitis: relation-ship between CT findings and clinical history of asthma, allergy, eosinophilia, and infection. AJR Am J Roentgenol 1995; 164: 185-187

Provenzale JM, Allen NB. Wegener granulomatosis: CT and MR findings. AJNR Am J Neuroradiol 1996; 17: 785-792

Rak KM, Newell JD, Yakes WJ, et al. Paranasal sinuses on MR images of the brain: significance of mucosal thickening. AJNR Am J Neuroradiol 1990; 11: 1211

Raymond HW, Zwiebel WJ, Harnesberger HR. Essentials of screening sinus. Comput Tomogr 1991; 12: 526

Robinson JD, Crawford SC, Teresi LM, et al. Extracranial lesions of the head and neck: Preliminary experience with Gd-DTPA-enhanced MR imaging. Radiology 1989; 172: 165-170

Rohen JW, Yokochi C. Color Atlas of Anatomy. Schattauer Verlag, 1983

Rontal M, Rontal E. Studying whole-mounted sections of the paranasal sinuses to understand the complications of endoscopic sinus surgery. Laryngoscope 1991; 101: 361-366

Rumboldt Z, Castillo M. Indolent intracranial mucormycosis: case report. AJNR Am J Neuroradiol 2002; 23: 932-934

Russell EJ, Czervionke L, Huckman M, et al. CT of the inferomedial orbit and the lacrimal drainage apparatus: normal and pathologic anatomy. AJR Am J Roentgenol 1985; 145: 1147-1154

Saini S, Modic MT, Hamm B, Hahn PR Advances in contrast-enhanced MR imaging. AJR Am J Roentgenol 1991;156:235-254

Schatz CJ, Becker TS. Normal and CT anatomy of the paranasal sinuses. Radiol Clin North Am 1984; 22: 107-118

Schuknecht B, Simmen D, Yuksel C, Valavanis A. Tributary venosinus occlusion and septic cavernous sinus thrombosis: CT and MR findings. AJNR Am J Neuroradiol 1998; 19: 617-626

Schwenzer N, Kruger E. Midface fracture. In: Kruger E, Schilli W, Worthington P, eds. Oral and Maxillary Facial Traumatology. Vol 2. Chicago: Quintessence, 1986: 107-136

Scuderi AJ, Harnsberger HR, Boyer RS. Pneumatization of the paranasal sinuses: normal features of importance to the accurate interpretation of CT scans and MR images. AJR Am J Roentgenol 1993; 160: 1101-1104

Shankar L, Hawke M. Principles and objectives of functional endoscopic sinus surgery and CT of the paranasal sinuses. ENT J 1991; 4: I

Shetty PG, Shroff MM, Fatterpekar GM, et al. A retrospective analysis of spontaneous sphenoid sinus fistula: MR and CT findings. AJNR Am J Neuroradiol 2000; 21: 337-342

Shetty PG, Shroff MM, Sahani DV, Kirtane MV. Evaluation of high-resolution CT and MR cisternography in the diagnosis of cerebrospinal fluid fistula. AJNR Am J Neuroradiol 1998; 19: 633-639

Shockley WW, Stucker FJ Jr, Gage-White L, Antony SO. Frontal sinus fractures: some problems and some solutions. Laryngoscope 1988; 98: 18-22

Silver AJ, Beredes S, Bello JA, et al. The opacified maxillary sinus: CT findings in chronic sinusitis and malignant tumors. Radiology 1987; 163: 205-210

Silverman CS, Mancuso AA. Periantral soft-tissue infiltration and its relevance to the early detection of invasive fungal sinusitis: CT and MR findings. AJNR Am J Neuroradiol 1998; 19: 321-325

Silverman FN, Caffey J, Kuhn JP. Essentials of Caffey's Pediatric X-Ray Diagnosis. St Louis, MO: Mosby-Year Book, 1990: 11-19

Slovis TL, Renfro B, Watts FR, et al. Choanal atresia: precise CT evaluation. Radiology 1985; 155: 345-348

Som PM, Bergeron RT. Head and Neck Imaging, 2nd edn. St Louis MO: Mosby-Year Book Inc, 1991

Som PM, Brandwein MS. Facial fractures and post-operative findings. In: Som PM, Curtin HD, eds. Head and Neck Imaging, 4th edn. St. Louis, MO: Mosby, 2003: 374-438

Som PM, Dillon WP, Curtin HD, et al. Hypointense paranasal sinus foci: differential diagnosis with MR imaging and relation to CT findings. Radiology 1990; 176: 777

Som PM, Dillon WP, Fullerton GD, et al. Chronically obstructed sinonasal secretions: observations on T1 and T2 shortening. Radiology 1989; 172: 515-520

Som PM, Dillon WP, Sze G, et al. Benign and malignant sinonasal lesions with intracranial extention: differentiation with MR imaging. Radiology 1989; 172: 763-766

Som PM, Lawson W, Biller HF, Lanzieri CF. Ethmoid sinus disease: CT evaluation in 400 cases. Part I: Non-surgical patients. Radiology 1986; 159: 591-597

Som PM, Lawson W, Biller HE Lanzieri CF. Ethmoid sinus disease: CT evaluation in 400 cases. Part 2: Postoperative findings. Radiology 1986; 159: 599-604

Som PM, Lawson W, Lidov MW. Simulated aggressive skull base erosion in response to benign sinonasal disease. Radiology 1991; 180: 755-759

Som PM, Sacher M, Lawson W, Biller HF. CT appearance distinguishing benign nasal polyps from malignancies. J Comput Assist Tomogr 1987; 11: 129-133

Som PM, Shapiro MD, Biller HF, et al. Sinonasal tumors and inflammatory tissues: differentiation with MR imaging. Radiology 1988; 167: 803-808

Som PM, Silvers AR, Catalano PJ, et al. Adenosquamous carcinoma of the facial bones, skull base, and calvaria: CT and MR manifestations. AJNR Am J Neuroradiol 1997; 18: 173-175

Sum PM. CT of the paranasal sinuses. Neuroradiology 1985; 27: 189-201

Stammberger H. Functional Endoscopic Sinus Surgery: The Messerklinger Technique. Philadelphia: BC Decker, 1991

Stammberger HR, Kennedy DW. Paranasal sinus: anatomic terminology and nomenclature. The Anatomic Terminology Group. Ann Otol Rhinol Laryngol 1995; 104 (Suppl 167): 7-16

Stankiewicz JA. Complications of endoscopic nasal surgery: occurrence and treatment. Am J Rhinol 1987; 1: 45-49

Stranc MF. The pattern of lacrimal injuries in naso-ethmoid fractures. Br J Plast Surg 1970; 23: 339-346

Suojanen JN, Regan F. Spiral CT scanning of the paranasal sinuses. AJNR Am J Neuroradiol 1995; 16: 787-789

Tassel PV, Lee Y, Jing B, De Pena CA. Mucoceles of the paranasal sinuses: MR imaging with CT correlation. AJR Am J Roentgenol 1989; 153: 407-412

Terrier F, Weber W, Ruenfenacht D, et al. Anatomy of the. ethmoid: CT, endoscopic and macroscopic. AJR Am J Roentgenol 1985; 144: 493-500

Tewfik TL, Der Kaloustian VM. Congenital Anomalies of the Ear, Nose, and Throat. New York: Oxford University Press, 1997

Toriumi DM, Berktold RE. Multiple frontoethmoid mucocoeles. Ann Otol Rhinol Laryngol 1989; 98: 831-833

Towbin R, Han BK, Kaufman RA, Burke M. Postseptal cellulitis: CT in diagnosis and management. Radiology 1986; 158: 735

Unger JM, Shaffer K, Duncavage JA. Computed tomography in nasal and paranasal sinus disease. Laryngoscope 1984; 94: 1319-1324

Valvassori GE, Buckingham RA, Carter BL, et al. Head and Neck Imaging. New York: Thieme, 1988

Van Tassell P, Lee YY, Jing BS, De Pena CA. Mucocoeles of the paranasal sinuses: MR with CT correlation. AJR Am J Roentgenol 1989; 153: 407-412

Vogl T, Dresel S, Bilaniuk LT, et al. Tumors of the nasopharynx and adjacent areas: MR imaging with Gd-DTPA. AJNR Am J Neuroradiol 1990; 11: 187-194

Wallace R, Salazar JE, Cowles S. The relationship between frontal sinus drainage and ostiomeatal complex disease. A CT study in 217 patients. AJNR Am J Neuroradiol 1990; 11: 183-186

Weber AL, Mikulis DK. Inflammatory disorders of the paraorbital sinuses and their complications. Radiol Clin North Am 1987; 3: 615-630

Weber AL. Inflammatory diseases of the paranasal sinuses and mucoceles. Otolaryngol Clin North Am 1988; 21: 421-438

Weber AL. Tumors of the paranasal sinuses. Otolaryngol Clin North Am 1988; 21: 439-454

Weissman JL, Snyderman CH, Hirsch BE. Hydroxyapatite cement to repair skull base defects: radiologic appearance. AJNR Am J Neuroradiol 1996; 17: 1569-1574

Wigand ME. Endoscopic Surgery of the Paranasal Sinuses and the Anterior Skull Base. New York: Thieme, 1990

Yonetsu K, Bianchi JG, Troulis MJ, Curtin HD. Unusual CT appearance in an odontogenic keratocyst of the mandible: case report. AJNR Am J Neuroradiol 2001; 22: 1887-1889

Yoon JH, Na DG, Byun HS, et al. Calcification in chronic maxillary sinusitis: II comparison of CT findings with histopathologic results. AJNR Am J Neuroradiol 1999; 20: 571-574

Youngs R, Evans K, Watson M. The Paranasal Sinuses. A Handbook of Applied Surgical Anatomy. Taylor & Francis, 2006

Yousem DM, Galetta SL, Gusnard DA, Goldberg HI. MR findings in rhinocerebral mucormycosis. J Comput Assist Tomogr 1989; 13: 878-882

Zimmerman RA, Bilaniuk LT, Hackney DB, et al. Paranasal sinus hemorrhage: evaluation with MR imaging. Radiology 1987; 162: 499-503

Zinreich SJ, Kennedy DW, Kumar AJ, et al. MR imaging of the normal nasal cycle: comparison with sinus pathology. J Comput Assist Tomogr 1988; 12: 1014-1019

Zinreich SJ, Kennedy DW, Malat J, et al. Fungal sinusitis: diagnosis with CT and MR imaging. Radiology 1988; 169: 439-444

Zinreich SJ, Kennedy DW, Rosenbaum AE, et al. Paranasal sinuses: CT imaging requirements for endoscopic surgery. Radiology 1987; 163: 769-775

Zinreich SJ, Mattox DE, Kennedy DW. Concha bullosa: CT evaluation. J Comput Assist Tomogr 1988; 12: 778-784

Zinreich SJ. Paranasal sinus imaging. Otolaryngol Head Neck Surg 1990; 103: 863

Zinreich SZ. Paranasal sinus imaging. Radiology 1990; 103; 5: 863-869

Índice Remissivo

A

Abertura(s)
  Piriforme anterior, 178
    Estenose da, 178
Abscesso(s)
  Orbitário, 127
  Epidural, 128
  Subdural, 128
  Cerebral, 128
Agger nasi, 21
  Células da, 21, 36, 56
Ameloblastoma(s), 132
Angiofibroma(s), 137
Anomalia(s)
  Da concha média, 61
Anormalidade(s)
  Congênitas, 175-192
    Mediofaciais, 175-192
      Introdução, 175
      Mediofacial, 175
        Embriologia básica da, 175
      Atresia das coanas, 176
      Abertura piriforme anterior, 178
        Estenose da, 178
      Fendas faciais, 178
      Ducto nasolacrimal, 179
        Obstrução congênita do, 179
        Estenose do, 179
      Dacriocistoceles, 180
      Linha mediana, 180
        Massas nasais congênitas na, 180
      Craniossinostose, 187
      Conclusão, 192
    Dos seios paranasais, 175-192
      Introdução, 175
      Conclusão, 192
    Cerebrais, 191
    Na craniossinostose sindrômica, 191
Antrostomia
  Meatal, 157
    Inferior, 157

  Indicações, 157
  Técnica, 157
  Aspectos radiográficos, 158
Aparelho(s)
  Lacrimal, 17
Apert
  Síndrome de, 189
Ápice
  orbitário, 23
  da órbita, 51
    TC da, 51
    RM da, 51
Aplasia(s)
  Do processo uncinado, 57
  Da concha média, 62
Artéria(s)
  Etmoidais, 23
    Anterior, 23
    Posterior, 23
  Carótida interna, 72
    Sulco na, 72
      Deiscência da parede no, 72
    Lesão da, 173
  Central, 127
    Da retina, 127
      Oclusão da, 127
Assoalho(s)
  Da órbita, 69
Atresia
  Coanal, 83
  Das coanas, 176

B

Bolha(s)
  Etmoidal, 21, 64
    TC da, 42
    RM da, 42
  Frontal, 33
    TC da, 33
    RM da, 33
Bulla ethmoidalis, 21
  TC da, 42
  RM da, 42

C

Caldwell-Luc
  Procedimento de, 158
Cavidade(s) Nasal(ais)
  Anatomia da, 9-24
    Macroscópica, 9-24
    Em cortes, 9-24
  Suprimento Vascular da, 23
Célula(s)
  Da *agger nasi*, 21, 36, 56
    TC da, 21, 36
    RM da, 21, 36
  De Haller, 65
Celulite(s)
  Facial, 121
  Periorbitária, 124
  Orbitária, 124
    Pré-septal, 124
    Pós-septal, 124
    Extraconal, 124
      Características da, 124
    Intraconal, 126
      Características da, 127
  Difusa, 127
    Intraconal, 127
    Extraconal, 127
Cirurgia(s)
  Sinusal, 155
    Causas de falha da, 155
    Endoscópica, 161
      Indicações, 161
      Técnica, 161
  Dos seios paranasais, 166
    Complicações após, 166
      Locais tardias, 167
      Orbitárias, 168
Cisto(s)
  De retenção, 89
    Mucosos, 89
      Dos seios paranasais, 89
  Dermóides, 181
  Epidermóides, 181
  Odontogênicos, 131

249

Dentígeros, 131
Periacais, 132
Coana(s)
Atresia das, 176
Colesterol
Granuloma de, 128
Dos seios, 128
Complexo(s)
Ostiomeatal, 14, 55-84
Variações anatômicas do, 55-84
Concha(s)
Superior, 12
Média, 12
TC da, 45
RM da, 45
Acessória, 60,
Anomalias da, 61
Recurvada paradoxalmente, 61
Lateralizada, 61
Secundária, 61
Sulcos sagitais na, 61
Hipertrofia da, 61
Hipoplasia da, 62
Aplasia da,
Concha bolhosa da, 62
Lateral basal, 12
Inferior, 14
TC da, 45
RM da, 45
Crânio
Fossa anterior do, 169
Lesão da, 169
Craniossinostose
Não-sindrômica, 187
Sagital, 187
Coronal, 188
Metópica, 188
Lambóide, 189
Sindrômicas, 189, 191
Anormalidades cerebrais na, 191
Crista galli
TC da, 32
RM da, 32
Crouzon
Síndrome de, 190

D

Dacriocistocele(s), 180
Deflexão
Inferior, 58
Do processo uncinado, 58
Deiscência(s)
Da lâmina papirácea, 69
Da parede óssea, 72
Em torno do nervo óptico, 72
No sulco, 72
Da artéria carótida interna, 72
Desvio(s)
Do septo nasal, 67
Medial, 58
Do processo uncinado, 58
Lateral, 59
Do processo uncinado, 59
Displasia(s)
Fibrosa, 140

Doença(s)
Inflamatórias, 85-107
Características radiológicas das, 85-107
Introdução, 85
Sinusite aguda, 85
Sinusite crônica, 86
Cistos de retenção, 89
Pólipos nasais, 89
Pólipos antrocoanais, 95
Infecções fúngicas, 96
Rinite atrófica, 100
Hemorragia sinusal, 100
Drenagem
Nasal, 5
Ducto
Nasolacrimal, 17
TC da, 52
RM da, 52
Obstrução do, 179
Congênita, 179
Estenose do, 179

E

Empiema, 118
Epidural, 128
Encefalocele(s), 182
Esfenoidotomia
Indicações, 166
Técnica, 166
Características radiográficas, 166
Esqueleto(s)
Facial, 193
Estrutura do 193
Sustentação, 193
Apoios axiais, 193
Sustentações coronais, 193
Estenose
Da abertura piriforme, 178
Anterior, 178
Do ducto nasolacrimal, 179
Estesioneuroblastoma(s), 148
Etmoidectomia(s), 159
Transnasal, 159
Indicações, 159
Técnica, 159
Transantral, 160
Indicações, 160
Técnica, 160
Externa, 160
Indicações, 160
Técnica, 160
Transorbitária, 160
Indicações, 160
Técnica, 160
Achados radiográficos após, 161
Exoftalmia
Bilateral, 114
Seios etmoidais com 114
Mucoceles polipóides dos, 114

F

Face
Traumatismos da, 193-241
Diagnóstico por imagem dos, 193-241
Clínico, 195
Técnicas do, 195
Objetivos, 195
Fraturas da, 194
Classificação das, 194
Fenda
Faciais, 178
Fibroma
Ossificante, 142
Fisiologia Nasal, 5-8
Secreção mucosa, 5
Ventilação, 5
Drenagem, 5
Fluxo sanguíneo, 6
Seios paranasais, 7
Normais, 7
Fluxo(s)
Sanguíneo, 6
Nasal, 6
Fossa(s)
Pterigopalatina, 22
TC da, 50
RM da, 50
Anterior, 169
Do crânio, 169
Lesão da, 169
Fóvea
Etmoidal, 70
Fratura(s)
Da face, 194
Classificação das, 194
Mediofaciais, 195
Lesões clínicas e, 195
Faciais, 197
Tratamento das, 197
Mediofaciais, 197, 212
Centrais, 197, 212
Superiores, 212
Laterais, 212
Segmentares, 197
da maxila, 199
Alveolares, 197
cominutivas, 199
transitória, 199
de Le Fort I, 199
transversal, 199
de Guérin, 199
de Le Fort II, 199
piramidal, 199
Do palato, 199
de Le Fort III, 209
de Wassmund IV, 209
nasorbitárias, 212
nasoetmoidais, 212
nasoetmoidorbitárias, 212
zigomaticomaxilares, 213
do tripé trimalar, 213
explosivas, 213
da parede orbitária, 213

dos seios, 214
   frontal, 214
   esfenoidal, 214
Frontoetmoidectomia
  Externa, 164
    Indicações, 164
    Técnica, 164
    Achados radiográficos, 164

G

Glioma(s)
  Nasais, 183
Goldenhar
  Síndrome de, 191
Granuloma(s)
  De colesterol, 128
    Dos seios paranasais, 128
Granulomatose
  De Wegener, 142
Guérin
  Fratura de, 199

H

Haller
  Células de, 65
Hemangioma(s), 135
Hemorragia(s)
  Sinusal, 100
  Intranasal, 166
Hiato
  Semilunar, 16
    TC do, 44
    RM do, 44
Hipoplasia
  Do processo uncinado, 57
  Da concha média, 62
  Do seio maxilar, 75
    Primária, 75
    Adquirida, 80
Hiperplasia
  Do seio maxilar, 83
Hipertrofia
  Do processo uncinado, 59
  Da concha média, 61

I

Infecção(ões)
  Fúngica, 96
    Dos seios paranasais, 96
  Intracraniana, 128
    Aspecto em, 128
Infundíbulo(s)
  Etmoidal, 15
    TC do, 43
    RM do, 43

L

Lamela
  Basal, 44
    TC da, 44
    RM da, 44

Lâmina(s)
  Papirácea, 69
    Deiscência da, 69
  Cribriforme, 70
    Em situação baixa, 70
Le Fort I
  Fratura de, 199
Le Fort II
  Fratura de, 199
Le Fort III
  Fratura de, 209
Lesão(ões)
  Da fossa anterior, 169
  Do crânio, 169
  Dos seios,
    Esfenoidal, 173
    Cavernoso, 173
  Da artéria carótida, 173
Linfoma(s), 150

M

Malignidade(s)
  Nasossinusal, 146
    TC em, 146
    RM em, 146
Massa(s)
  Nasais, 180
    Congênitas, 180
      Na linha mediana, 180
      Avaliação radiológica das, 186
Maxila, 19
  Fraturas de, 199
    Segmentares, 199
Maxilectomia
  Indicações, 165
  Técnica, 165
  Achados radiográficos, 166
Meato(s)
  Superior, 17
  Médio, 17
    TC do, 44
    RM do, 44
    Variações anatômicas do, 44
  Inferior, 17
    TC do, 44
    RM do, 44
Mediofacial
  Embriologia básica da, 175
Melanoma(s), 149
Meningite, 128
Mucocele, 110
  TC da, 110
    Características de, 111
  RM da, 112, 113
    Características de, 113
  Anatômicas específicas, 114
  Dos seios, 114
    Etmoidais, 114
      Com exoftalmia bilateral, 114
    Maxilar, 115
    Frontal, 115
    Esfenoidal, 115
  Polipóides, 114
    Dos seios etmoidais, 114
      Com exoftalmia bilateral, 114
  Do saco lacrimal, 116

N

Nariz
  Externo, 31
    TC do, 31
    RM do, 31
Nervo(s)
  Óptico, 72
    Deiscência em torno do, 72
    Da parede óssea, 72
Neurite
  Óptica, 127

O

Obliteração
  Do seio frontal, 164
    Retalho osteoplásico com, 164
      Indicações, 164
      Técnica, 164
      Achados radiográficos, 165
Obstrução(ões)
  Congênita, 179
  Do ducto nasolacrimal, 179
Oclusão(ões)
  Da artéria central, 127
  Da retina, 127
Órbita
  Ápice da, 51
    TC do, 51
    RM do, 51
  Assoalho da, 69
Osso(s)
  Nasal, 9
  Frontal, 18
  Etmóide, 20
  Esfenóide, 21
    TC do, 31
    RM do, 31
Osteoma(s), 131
Osteomielite, 118
  Aspecto radiográfico da, 120
Osteíte, 121
Óstio(s)
  Do seio maxilar, 39
    TC do, 39
    RM do, 39
  Acessórios, 40
    Do seio maxilar, 40
    TC do, 40
    RM do, 40

P

Palato
  Fratura de, 199
Papiloma
  Invertido, 138
Parede
  Nasal, 14
    Lateral, 14
      Estruturas da, 14
  Óssea, 72
    Deiscência da, 72
      Em torno do nervo óptico, 72
      No sulco, 72
        Da artéria carótida interna, 72

Órbitária, 213
   Fraturas explosivas, 213
Piocele, 118
Plasmocitoma(s), 150
Pólipo(s)
   Nasais, 89
   Antrocoanais, 95
Polipose
   Nasossinusal, 91
      Aspecto em TC da, 91
      Características em RM da, 95
Procedimento(s)
   De Caldwell-Luc, 158
      Indicações, 158
      Técnica, 158
      Aspectos radiográficos, 158
Processo(s)
   Uncinado, 15, 57
      TC do, 43
      RM do, 43
      Aplasia do, 57
      Hipoplasia do, 57
      Desvio do, 58
         Medial, 58
         Lateral, 59
      Longo, 58
      Protusão anterior do, 58
      Deflexão inferior do, 58
      Aerado, 59
      Hiperplasia do, 59
Protusão
   Anterior, 58
      Do processo uncinado, 58

R

Rabdomiossarcoma(s), 148
Recesso(s)
   Frontal, 18, 34
      TC do, 34
      RM do, 34
      Variações anatômicas, 36
Retalho(s)
   Osteoplásico, 164
      Com obliteração, 164
         Do seio frontal, 164
            Indicações, 164
            Técnica, 164
            Achados radiográficos, 164
Retina
   Artéria central da, 127
      Oclusão da, 127
Rinite
   Atrófica, 100
Rinolito(s), 145
Rinotomia
   Lateral, 165
      Indicações, 165
      Técnica, 165
      Achados radiográficos, 165
RM (*Ressonância Magnética*)
   Dos seios, 7
      Paranasais normais, 7
      Frontal, 33
      Maxilar, 37

Etmoidal(ais), 40
   Anteriores, 41
   Posteriores, 46
   Lateral, 44
   Esfenoidal, 47
   Do nariz externo, 31
   Dos ossos nasais, 31
   Do septo nasal, 31
   Da *crista galli*, 32
   Da bolha frontal, 33
   Do recesso frontal, 34
   Das células, 36
      Da *agger nasi*, 36
   Dos óstios, 39
      Do seio maxilar, 39
      Acessórios, 40
         Do seio maxilar, 40
   Da bolha etmoidal, 42
   Da *bulla ethmoidalis*, 42
   Do processo uncinado, 43
   Do infundíbulo etmoidal, 43
   Do hiato semilunar, 44
   Dos meatos, 44
      Médio, 44
      Inferior, 45
   Da lamela basal, 44
   Das conchas, 45
      Médias, 45
      Inferior, 45
   Da fossa pterigopalatina, 50
   Do ápice da órbita, 51
   Do saco lacrimal, 52
   Do ducto nasolacrimal, 52
   Características em, 87
      Da sinusite, 87
   De malignidade nasossinusal, 146
   Alterações pós-operatórias na, 155

S

Saco(s)
   Lacrimal, 52
      Na TC, 52
      Na RM, 52
      Mucoceles do, 116
Secreção(ões)
   Mucosa, 5
Seio(s)
   Paranasais, 7-84
      Normais, 7
      RM dos, 7
      Anatomia dos, 9-24, 31-53
         Macroscópica, 9-24
         Em cortes, 9-24
         Por TC, 31-53
         Por RM, 31-53
      Estruturas relacionadas aos, 22
      Suprimentos dos, 22
         Vascular dos, 22
         Nervoso, 24
      TC dos, 25-30
         Introdução, 25
         Visão geral, 25
         Diagnóstico por imagem, 27
         Planos de, 27

         Parâmetros de, 28
         Contraste intravenoso, 29
            Administração de, 29
         Esquema de laudo, 29
      Complexo ostiomeatal nos, 55-84
         Variações anatômicas do, 55-84
      Cistos de retenção dos, 89
         Mucosos, 89
      Infecção dos, 96
         Fúngica, 96
      Aspectos pós-operatórios dos, 155-174
         Introdução, 155
         Alterações pós-operatórias, 155
            Na TC, 155
            Na RM, 155
         Cirurgia sinusal, 155
            Causas de falha da, 155
            Endoscópica, 161
            Complicações, 166
         Turbinectomia inferior, 157
         Antrostomia meatal inferior, 157
         Procedimento de Caldwell-Luc, 158
         Etmoidectomia, 159
            Transnasal, 159
            Transantral, 160
            Externa, 160
            Transorbitária, 160
            Achados radiográficos após, 161
         Trepanação, 164
            Do seio frontal, 164
         Frontoetmoidectomia externa, 164
         Obliteração do seio frontal, 164
            Retalho osteoplásico com, 164
         Rinotomia lateral, 165
         Maxilectomia, 165
         Esfenoidotomia, 166
      Cirurgia dos, 166
         Complicações após, 166
      Anormalidades dos, 175-192
         Introdução, 175
         Conclusão, 192
      Traumatismos dos, 193-241
         Diagnóstico por imagem dos, 193-241
            Clínico, 195
            Técnicas do, 195
            Objetivos, 195
   Lateral, 17, 44
      Lamela basal, 44
         Na TC, 44
         Na RM, 44
   Frontal, 18
      Anatomia dos, 33
      Na TC, 33
      Na RM, 33
      Mucocele do, 115
      Trepanação do, 164
         Indicação, 164
         Técnica, 164
         Achados radiográficos, 164
         Retalho osteoplásico com, 164

Indicações, 164
Técnica, 164
Achados radiográficos, 165
Fraturas do, 214
Maxilar, 19
Anatomia do, 37
Na TC, 37
Na RM, 37
Óstio do, 39
Óstios acessórios do, 40
Variações anatômicas do, 72
Hipoplasia do, 75
Primária, 75
Tipo I, 79
Tipo II, 79
Tipo III, 79
Adquirida, 80
Hiperplasia do, 83
Septado, 83
Mucocele do, 115
Etmoidais, 20, 40
Anterior, 20, 41
Na TC, 41
Na RM, 41
Posterior, 21
Na TC, 46
Na RM, 46
Mucocele do, 114
Esfenoidal, 21
Na TC, 47
Na RM, 47
Mucocele do, 115
Lesão do, 173
Fraturas do, 214
Etmomaxilar, 83
Granuloma dos, 128
De colesterol, 128
Cavernoso, 128
Trombose do, 128
Lesão do, 173
Septo nasal, 9, 11
Na TC, 31
Na RM, 31
Desvio do, 67
Síndrome(s)
De Apert, 189
De Crouzon, 190
De Goldenhar, 191
De Treacher Collins, 191
Sinusite
Aguda, 85
Esfenoidal, 85
Crônica, 86
Características da, 87
Em RM, 87
Complicações da, 109-129
Introdução, 109
Mucocele, 110
Piocele, 118
Empiema, 118
Osteomielite, 118
Osteíte, 121

Celulite, 121
Facial, 121
Periorbitária, 124
Orbitárias, 124
Abscesso orbitário, 127
Neurite óptica, 127
Oclusão da artéria central, 127
Da retina, 127
Intracranianas, 127
Granuloma de colesterol, 128
Dos seios, 128

T

TC (*Tomografia Computadorizada*)
Dos seios, 7, 25
Paranasais normais, 7, 25
Introdução, 25
Visão geral, 25
Diagnóstico por imagem, 27
Planos de, 27
Parâmetros de, 28
Contraste intravenoso, 29
Esquema de laudo, 30
Frontal, 33
Maxilar, 37
Etmoidal(ais), 40
Anteriores, 41
Posteriores, 46
Lateral, 44
Esfenoidal, 47
Do nariz externo, 31
Dos ossos nasais, 31
Do septo nasal, 31
Da *crista galli*, 32
Da bolha frontal, 33
Do recesso frontal, 34
Das células, 36
Da *agger nasi*, 36
Dos óstios, 39
Do seio maxilar, 39
Acessórios, 40
Do seio maxilar, 40
Da bolha etmoidal, 42
Da *bulla ethmoidalis*, 42
Do processo uncinado, 43
Do infundíbulo etmoidal, 43
Do hiato semilunar, 44
Dos meatos, 44
Médio, 44
Inferior, 45
Da lamela basal, 44
Das conchas, 45
Médias, 45
Inferior, 45
Da fossa pterigopalatina, 50
Do ápice da órbita, 51
Do saco lacrimal, 52
Do ducto nasolacrimal, 52
Da infecção intracraniana, 128
Aspecto em, 128
Alterações pós-operatórias na, 155

De malignidade nasossinusal, 146
Traumatismo(s)
Da face, 193-241
Diagnóstico por imagem dos, 193-241
Clínico, 195
Técnicas do, 195
Objetivos, 195
Dos seios paranasais, 193-241
Diagnóstico por imagem dos, 193-241
Clínico, 195
Técnicas do, 195
Objetivos, 195
Treacher Collins
Síndrome de, 191
Trepanação
Do seio frontal, 164
Indicações, 164
Técnica, 164
Achados radiográficos, 164
Tripé Trimalar
Fraturas do, 213
Trombose
Do seio cavernoso, 128
Turbinectomia
Inferior, 157
Indicação, 157
Técnica, 157
Aspectos radiográficos, 157
Tumor(es)
Da cavidade nasossinusal, 131-154
Benignos, 131
Osteoma, 131
Cistos odontogênicos, 131
Hemangioma, 135
Angiofibroma, 137
Papiloma invertido, 138
Malignos, 145
Malignidade nasossinusal, 146
Rabdomiossarcoma, 148
Estesioneuroblastoma, 148
Melanoma, 149
Plasmocitoma, 150
Linfoma, 150
Condições semelhantes a, 131-154
Displasia fibrosa, 140
Fibroma ossificante, 142
Granulomatose de Wegener, 142
Rinolitos, 145
Odontogênicos, 131

V

Ventilação
Nasal, 5

W

Wegener
Granulomatose de, 142

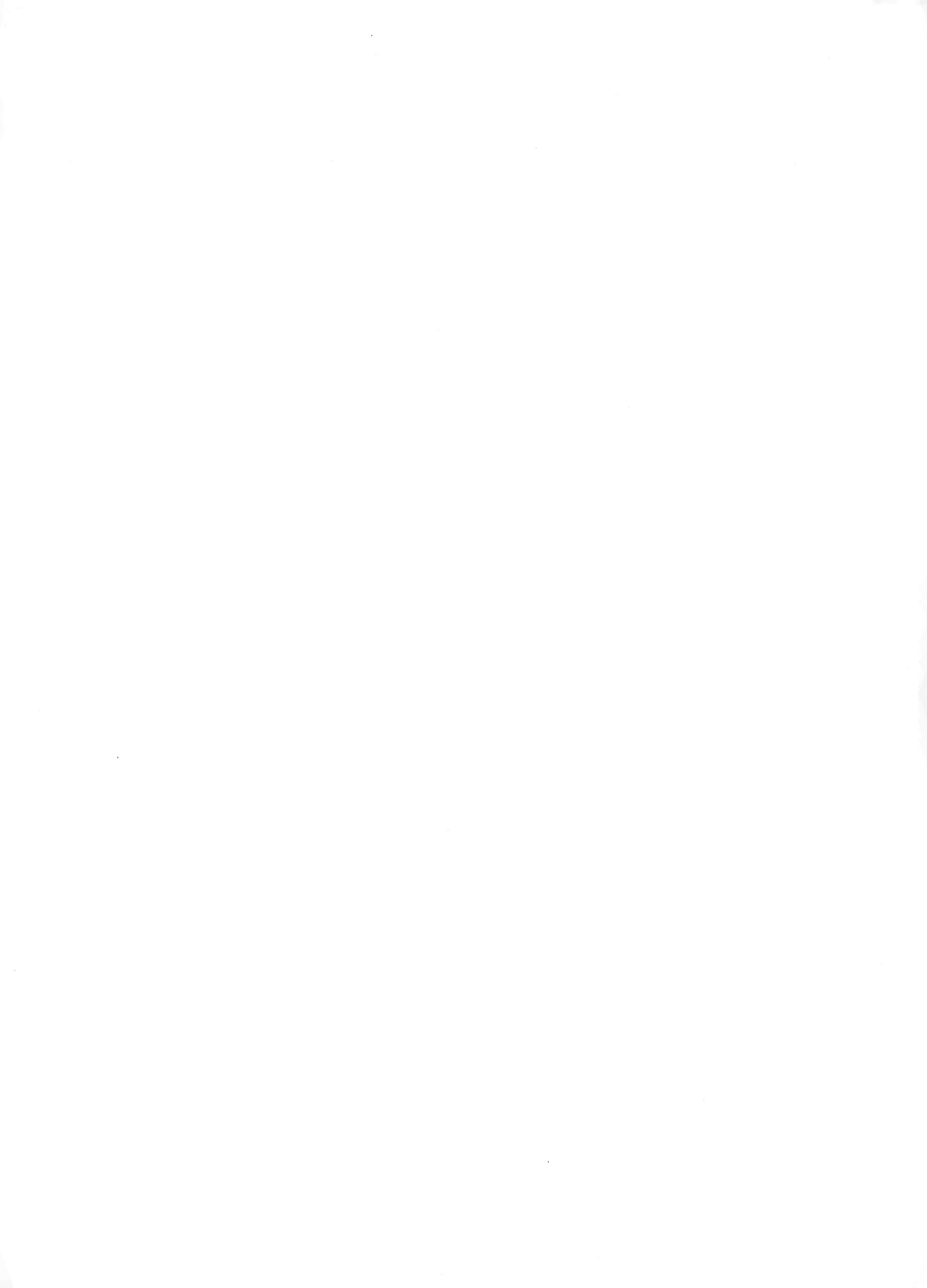